Schlenk/Bauer/Blaschke/Emde/Glöckler/Müller-Frahling/Schlesinger

Komplementärmedizin für die Kitteltasche

Für die **Kitteltasche**

Komplementärmedizin

Beratungsempfehlungen für die Selbstmedikation

Margit Schlenk, Happurg-Förrenbach
Gerald Bauer, Sauerlach
Helen Blaschke, Saarlouis
Birgit Emde, Berlin
Michaela Glöckler, Dornach (Schweiz)
Margit Müller-Frahling, Sundern
Nicole Schlesinger, Pöcking

3., überarbeitete und erweiterte Auflage

DAV Deutscher Apotheker Verlag

Zuschriften an
lektorat@dav-medien.de

Leider ist es uns nicht überall gelungen, den Anforderungen an eine gendersensible Sprache gerecht zu werden. Aus Gründen der Lesbarkeit beschränken wir uns in einigen Fällen auf die zurzeit noch häufiger gebrauchte männliche Form. Gemeint sind in jedem Fall alle Menschen, unabhängig von ihrem Geschlecht.

Bibliografische Information der Deutschen Nationalbibliothek

Die Deutsche Nationalbibliothek verzeichnet diese Publikation in der Deutschen Nationalbibliografie; detaillierte bibliografische Daten sind im Internet unter http://dnb.d-nb.de abrufbar.

3., überarbeitete und erweiterte Auflage 2024
ISBN 978-3-7692-8032-6 (Print)
ISBN 978-3-7692-8311-2 (E-Book, PDF)

Birkenwaldstr. 44, 70191 Stuttgart
www.deutscher-apotheker-verlag.de

Printed in Germany

Satz: primustype Hurler GmbH, Notzingen
Grafiken: FOXDESiGNER Wahner GbR, Ebsdorfergrund
Druck und Bindung: Druckerei C.H. Beck, Nördlingen
Umschlaggestaltung: deblik, Berlin
Umschlagabbildung: Suryadi suyamtina / vecteezy.com

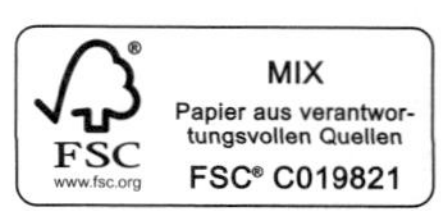

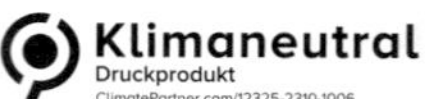

Vorwort

Integrativmedizinische und alternative Heilmethoden kommen immer häufiger zur Anwendung. Der Beratungsbedarf steigt und damit auch der Fortbildungsbedarf bzw. der Informationsbedarf in der Apotheke.
Es gibt viele Bücher, die ausführlich über die verschiedenen Methoden und Arzneien der integrativen und alternativen Medizin berichten, doch im Apothekenalltag ist weder Zeit noch Platz für ein umfassendes Literaturstudium.
Der Patient wünscht vielmehr schnelle und kompetente Hilfe auf der Suche nach Alternativen. Der Mitarbeiter in der Apotheke benötigt Literatur, die das Wesentliche kompakt auf den Punkt bringt. Genau in dieser Situation soll dieses Buch helfen.
Der Begriff Komplementärmedizin (auch Alternativmedizin) ist eine Sammelbezeichnung für unterschiedliche Heilweisen oder diagnostische Konzepte, die eine Alternative oder eine Ergänzung zur wissenschaftlich begründeten Medizin (integrative Medizin) darstellen und unterstützend oder auch alternierend angewendet werden. Zur Komplementärmedizin gehören z. B. auch Bereiche wie Ernährungstheorien, Akupunktur oder Cranio-Sacral-Therapie. Das vorliegende Buch beschränkt sich hierbei auf den Bereich der öffentlichen Apotheke und zeigt alternative Therapiemöglichkeiten in Bezug auf die Arzneitherapie.
Nach einer kurzen Einführung in die verschiedenen komplementärmedizinischen Heilweisen in Teil A folgt in Teil B des Buches ein ausführlicher Beratungsteil. Er ist nach Indikationen gegliedert, die in der Selbstmedikation eine große Rolle spielen. Es sind aber auch Indikationen genannt, die vorwiegend mit verschreibungspflichtigen Arzneimitteln therapiert werden. Von Patienten wird gerne nachgefragt, was sie selbst noch tun können oder welche verkäuflichen Mittel es zur Unterstützung gibt.
Am Anfang jedes Kapitels im Indikations-Teil werden die Grenzen der Selbstmedikation erläutert und die gängigen allopathischen Mittel vorgestellt. Danach werden Behandlungsvorschläge mit Mitteln der **Phytotherapie**, der **Homöopathie** mit Einzelmitteln, der **Komplexhomöopathie**, der **Anthroposophischen Medizin**, der **Biochemie nach Dr. Schüß-**

ler, der **Spagyrik** und der **Bach-Blüten-Therapie** gegeben. Am Ende eines jeden Kapitels finden sich noch **Zusatzhinweise**, die dem Patienten in der Beratung mit auf den Weg gegeben werden können.
Mit der Idee des Kitteltaschenbuchs Komplementärmedizin ist 2009 ein Buch auf den Markt gekommen, das in kürzester Zeit großen Zuspruch bei Anwendern und Freunden von alternativen Heilmethoden gefunden hat. Auch der Neueinsteiger in Komplementär- und Integrativmedizin, wie z. B. in die Homöopathie oder Anthroposophische Medizin, konnte mithilfe des Buches schnell im Apothekenalltag ein passendes Mittel in der Beratung finden.
In der nun vorliegenden, aktualisierten 3. Auflage wurden alle Kapitel auf den neuesten Stand gebracht. Vor allem im Bereich der Phytotherapie hat sich in den letzten zwei Jahren viel getan, und es waren einige Änderungen erforderlich. Im Teil der anthroposophischen Arzneimittel wurden die Beratungshinweise umfassender ausgearbeitet.
Bei den spagyrischen Arzneien wurden die Rezepturen überarbeitet und neue Komponenten eingefügt. Die Kapitel Aromatherapie und Mikrobiomtherapie kamen neu dazu.
Wir danken dem Deutschen Apotheker Verlag und insbesondere Frau Winterhagen für die Beratung und die konstruktive Zusammenarbeit.
Wir freuen uns, wenn auch diese 3. Auflage eine wertvolle Hilfe bei der Beratung im Apothekenalltag oder in der Praxis von Ärzten und Ärztinnen sowie Heilpraktikerinnen und Heilpraktikern sein wird, und wünschen viel Erfolg mit der Komplementärmedizin.

Im Winter 2023/2024 Die Autoren

Abkürzungsverzeichnis

AM	Arzneimittel
Amp.	Ampulle
Atr.	Augentropfen
Bta.	Brausetablette
Btl.	Beutel
Drg.	Dragee
EL	Esslöffel
Erw.	Erwachsene
Fbe.	Filterbeutel
Fl.	Flüssigkeit
Fta.	Filmtablette
Inj.	Injektion
Jgl.	Jugendliche
Kdr.	Kinder
Klkdr.	Kleinkinder
Kmr.	Kapsel, magensaftresistent
Kps.	Kapsel
Kta.	Kautablette
l	Liter
Liq.	Liquidum
Lsg.	Lösung
Lut.	Lutschtablette
Min.	Minute
ML	Messlöffel
ml	Milliliter
Msp.	Messerspitze
MZ	Mahlzeit
n. d. E.	nach dem Essen
Otr.	Ohrentropfen
Pul.	Pulver
Schulkdr.	Schulkinder
Sgl.	Säuglinge
Std.	Stunde

Stk.	Stück
Susp.	Suspension
Tbl.	Tablette
tgl.	täglich
TL	Teelöffel
v. d. E.	vor dem Essen
Vta.	Vaginaltablette

Inhaltsverzeichnis

Vorwort V

Abkürzungsverzeichnis VII

A THERAPIEFORMEN

1 Therapieformen 3
1.1 Allopathie und/oder Komplementärmedizin 3
1.2 Phytotherapie 4
1.3 Homöopathie – Einzelmittel 13
1.4 Homöopathie – Komplexmittel 20
1.5 Anthroposophische Medizin 22
1.6 Mikrobiomtherapie 39
1.7 Nahrungsergänzungsmittel 40
1.8 Biochemie nach Dr. Schüßler 46
1.9 Spagyrik 52
1.10 Bach-Blüten 66
1.11 Mikrobiomtherapie und Mikrobiomlenkung 74

B INDIKATIONEN VON A–Z

2 ADHS 83
3 Akne 92
4 Allergische Hautreaktionen 102
5 Angst 110
6 Aphthen 119
7 Appetitlosigkeit 127
8 Augen, trockene 134
9 Bindehautreizung 141

10 Blähungen 146
11 Blasenentzündung 155
12 Blasenschwäche 167
13 Depressive Verstimmungen, Burn-out-Prävention 174
14 Diabetes 188
15 Durchblutungsstörungen der Beine 195
16 Durchblutungsstörungen des Gehirns 202
17 Durchfall 207
18 Dysmenorrhö 218
19 Ekzem 226
20 Entgiftung/Ausleitung 238
21 Erkältung 251
22 Erschöpfung, Rekonvaleszenz 266
23 Fettstoffwechselstörungen 278
24 Fieber 284
25 Furunkel 292
26 Gedächtnisleistung, nachlassende 298
27 Gelenkschmerzen 307
28 Gerstenkorn, Lidrandentzündung 319
29 Gewichtsreduktion 325
30 Gicht 334
31 Haarausfall 340
32 Hämorrhoiden 347
33 Halsbeschwerden, Heiserkeit 354
34 Hautentzündungen 364
35 Herpes labialis, Lippenzoster 373

36 Herzschwäche ... 380
37 Heuschnupfen ... 387
38 Husten, Bronchitis ... 399
39 Hypotonie ... 423
40 Immunschwäche ... 429
41 Insektenschutz ... 442
42 Insektenstiche ... 445
43 Juckreiz ... 451
44 Kopfschmerzen ... 459
45 Lactoseintoleranz ... 470
46 Läusebefall ... 476
47 Leber-/Gallenbeschwerden ... 481
48 Magenschmerzen ... 491
49 Migräne ... 503
50 Müdigkeit, Leistungsschwäche ... 513
51 Mundgeruch ... 522
52 Mundsoor ... 529
53 Muskelbeschwerden ... 535
54 Narbenbehandlung ... 546
55 Nasenbluten ... 551
56 Nasennebenhöhlenentzündung ... 555
57 Nervosität, Unruhe, Stress ... 563
58 Neurodermitis ... 572
59 Ohrenschmerzen, Mittelohrentzündung ... 585
60 Osteoporose ... 593
61 Pilzerkrankungen der Haut, Fußpilz ... 601

62 Potenzstörungen 610
63 Prämenstruelles Syndrom 615
64 Prostatabeschwerden 623
65 Psoriasis, Schuppenflechte 632
66 Raucherentwöhnung 638
67 Reisekrankheit 644
68 Reizdarmsyndrom 650
69 Rheuma 662
70 Rückenschmerzen, Ischias-/Nackenschmerzen 677
71 Schlafstörungen 693
72 Schmerzen 705
73 Schnupfen 713
74 Schuppen (Kopfhaut, Haut) 728
75 Schwangerschaft und Stillzeit 732
76 Schwindel 739
77 Schwitzen, übermäßiges 745
78 Sehnenscheidenentzündung 751
79 Sodbrennen 757
80 Sonnenallergie 764
81 Sonnenbrand 769
82 Stumpfe Verletzungen; Bluterguss, Prellung, Verstauchung, Zerrung 774
83 Tinnitus 787
84 Übelkeit, Erbrechen 794
85 Übergewicht 802
86 Vaginalmykosen 809

87 Venenschwäche 815
88 Verstopfung 823
89 Virale Infektionen, akut 835
90 Virale Infektionen, chronisch 842
91 Virale Infektionen, Langzeitfolgen 847
92 Völlegefühl 853
93 Warzen 864
94 Wechseljahresbeschwerden 869
95 Wetterfühligkeit 877
96 Windeldermatitis 884
97 Wundversorgung 890
98 Wurmerkrankungen 899
99 Zahnfleischentzündung 903
100 Zahnschmerzen 911
101 Zahnungsbeschwerden 917

Sachregister 921
Die Autoren 971

A Therapieformen

1 Therapieformen

1.1 Allopathie und/oder Komplementärmedizin

Die Allopathie bezeichnet ursprünglich im Sprachgebrauch der Homöopathen alle Heilmittel, welche nicht homöopathisch sind; d. h., die Allopathie nach dieser Definition existiert erst seit Samuel Hahnemann (nach 1841). Heute versteht man darunter v. a. die Schulmedizin nach den Regeln der Evidence Based Medicine (EBM), die seit 1990 existiert und in Deutschland 1995 erstmals publiziert wurde. Grundlagen der Entscheidung zur Anwendung eines Arzneimittels sind die Ergebnisse klinischer Studien, die mit den Methoden der Statistik ausgewertet wurden. Der Evaluationsgrad und die Evidenz von Studien und deren Veröffentlichungen wird in unterschiedliche Level eingeteilt:

- **Level 1:** Es gibt ausreichende Nachweise für die Wirksamkeit aus systematischen Überblicksarbeiten (Metaanalysen) über zahlreiche randomisierte, kontrollierte Studien.
- **Level 2:** Es gibt Nachweise für die Wirksamkeit aus zumindest einer randomisierten, kontrollierten Studie.
- **Level 3:** Es gibt Nachweise für die Wirksamkeit aus methodisch gut konzipierten Studien, ohne randomisierte Gruppenzuweisung.
- **Level 4a:** Es gibt Nachweise für die Wirksamkeit aus klinischen Berichten.
- **Level 4b:** Stellt die Meinung respektierter Experten dar, basierend auf klinischen Erfahrungswerten bzw. Berichten von Experten-Komitees.

Die Allopathie ist demnach ein sehr junger Zweig der Heilmittelsystematik, und man muss sich darüber im Klaren sein, dass viele Arzneimittel im Handel sind, welche nicht nach den Kriterien der EBM geprüft sind. Im Rahmen des Nachzulassungsverfahrens sollen diese o. a. Kriterien überprüft sein. Dies erklärt auch, warum im August 2007 überraschend ein lange bewährtes Mittel wie der Hustenblocker Clobutinol zurückgerufen wurde. Nach Auswertung statistischen Erkenntnismaterials ergaben sich Hinweise negativer kardialer Auswirkungen nach Anwendung dieses Arzneistoffs, welche dazu führten, dass er vom Markt genommen wurde.

Dies heißt aber auch, dass nach neuer Definition von Allopathie ein Phytopharmakon die Kriterien der EBM durchaus erfüllen kann, z. B. Ginkgoblattextrakte, Johanniskrautextrakte, Weißdornblätter mit -blüten, Rosskastaniensamen usw. Und somit verschwimmen die Unterschiede zwischen den verschiedenen Therapierichtungen gänzlich. Auch Zubereitungen der anderen komplementären Heilweisen könnten als „Allopathika" eingestuft werden, sofern sie die Kriterien der EBM erfüllen, wobei dies aufgrund der fehlenden Möglichkeiten des Studiendesigns in den seltensten Fällen realisierbar sein dürfte. Dennoch darf an dieser Stelle kritisch hinterfragt werden, ob die Systematisierung der Heilweisen nicht oft für Marketingzwecke genutzt wird. Im negativsten Fall, um ein Argument für den Ausschluss aus der Erstattungspflicht der GKV zu finden und im Endeffekt das eigentliche Zentrum, um das die Heilkunde kreisen sollte, nämlich der Mensch mit einem Wunsch nach Gesundung bzw. Beeinflussung seiner Befindlichkeit, außen vor bleibt. Denn häufig gilt der Grundsatz: „Wer heilt, hat recht!" Jeder Leser möge daraus sein eigenes Urteil bilden.

1.2 Phytotherapie

1.2.1 Historie und Grundlagen

Die „Pflanzenheilkunde" gehört zu den ältesten medizinischen Therapien und ist auf allen Kontinenten und in allen Kulturen aufzufinden. Dies resultiert sicherlich aus der probatorischen Anwendung von Pflanzen als Nahrungsmittel, aus der Erfahrung von Wirkungen jedweder Art auf den Organismus und schließlich dem erfolgreichen Versuch, diese Wirkungen beherrschbar und zielgerichtet auszunutzen. So kann heute noch bei Menschenaffen die bewusste Nutzung von Heilpflanzen z. B. bei Verdauungsstörungen beobachtet werden. Häufig wird die Phytotherapie neben Anthroposophie und Homöopathie als „besondere Therapierichtung" eingeordnet.

Bedeutsame Namen im Zusammenhang mit der Geschichte der Nutzung der pflanzlichen Heilwirkungen sind Hippokrates (Begründer der Medizin als Wissenschaft), Dioskurides (berühmtester Pharmakologe des Altertums, 813 pflanzliche Arzneimittel in seiner Materia Medica: Systematik und Abbildung der Pflanzen), Karl der Große (Capitulare de villis:

In der Landgüterverordnung war der Anbau von 73 Kulturpflanzen, darunter viele Heilkräuter, Pflicht), Pietro Andrea Matthiolus (italienischer Arzt und Botaniker, 1501–1578, Verfasser des Dioskurides-Kommentars: hier findet sich die erste Abbildung der Rosskastanie), Tabernaemontanus (1522–1590, „Neuw Kreuterbuch“), Hieronymus Bock (1498–1554, „Kreütterbuch“), Hildegard von Bingen (1098–1179, Mystikerin, ihr Buch „Causae et Curae“, „Hildegard-Medizin“ als Marketingbegriff im 20. Jahrhundert), Leonhart Fuchs (1501–1566, „Vater der Pflanzenheilkunde“, Kräuterbücher v.a. „New Kreüterbuch“), Sebastian Kneipp (1821–1897, „Wasserdoktor“), Gerhard Madaus (1890–1942, Forschung und Herstellung von Naturheilmitteln), Johann Künzle (1857–1945, Kräuterpfarrer und Wegbereiter der modernen Phytotherapie, „Chrut und Uchrut“ als Standardwerk) und Maurice Mességué (1921–2017, französischer Kräuterpapst).

Phytopharmaka zwischen Allopathie und Komplementärmedizin

Per heutiger Definition sind Phytopharmaka Arzneimittel, die als wirksame Bestandteile ausschließlich pflanzliche Zubereitungen enthalten (Pflanzenteile, Extrakte, Presssäfte, Destillate usw.), welche nach heutiger Definition im Sinne einer rationalen Therapie (fußend auf anerkannten Grundsätzen und Anforderungen wie **Qualität, Wirksamkeit** und **Unbedenklichkeit**) angewendet werden. Diese Definition setzt jedoch genug Studien und Datenmaterial zu den einzelnen verwendeten Arzneipflanzen voraus, was durch die immensen Forschungskosten limitiert bleiben wird. Da seit 2004 durch gesetzliche Restriktionen pflanzliche Arzneimittel bis auf wenige Ausnahmen aus dem Erstattungskatalog der gesetzlichen Krankenkassen in Deutschland eliminiert wurden, findet Forschung nur mehr eingeschränkt und v.a. im Ausland statt. Im Gegenzug wird vermehrt der Weg Richtung „Phyto-light“ beschritten, hierbei ist die Markt-Positionierung eigentlich pflanzlicher Arzneimittel als Nahrungsergänzungsmittel gemeint (Bsp. Rhodiola rosea: Rosenwurz als offizinelle Arzneidroge der skandinavischen Pharmakopöe war in Deutschland unterdosiert als Nahrungsergänzungsmittel im Handel, die meisten Hersteller haben nun richtigerweise auf zugelassene apothekenpflichtige Arzneimittel umgestellt). Der Patient kann die Differenzierung

zwischen Phytopharmakon, Nahrungsergänzungsmittel oder gar Functional Food und Novel Food nicht mehr nachvollziehen und verliert möglicherweise das Vertrauen in die Anwendung von Phytopharmaka. Noch bedenklicher in diesem Zusammenhang ist das ausufernde Gebiet der Medizinprodukte mit pflanzlichen Inhaltsstoffen, welche sich als evidenzbasierte Phytotherapie zu gerieren versuchen, oder sogenannte Biologicals, wo Pflanzenextrakte gar als Nahrungsmittel deklariert werden und sich so jeder tiefer gehenden Regulatorik entziehen. Einer Trivialisierung der wissenschaftlichen evidenzbasierten Phytotherapie als Teil der Allopathie muss entgegengewirkt werden. Hier sind akademische Berufe, wie der des Apothekers, und solche mit hoher fachlicher Qualifikation, wie PTA, gefordert, Lotsen für die Patienten zu sein, um wirksame Mittel im Sinne einer echten „Preiswürdigkeit“ der Produkte bei nachgewiesener Wirkung auszuwählen und zu empfehlen. Hier heißt „beraten“ oft dann auch abraten!
Nach wie vor ist das Interesse von Patienten an Phytopharmaka sehr groß, wie entsprechende Marktforschungen zeigen. Aufgrund mangelnder Kenntnis werden aber immer wieder Hausmittel falsch angewendet, z. B. Kamillentee am Auge. Dies führt dazu, dass auch bei kleineren Beeinträchtigungen des Wohlbefindens ein Arztbesuch resultiert, verbunden mit Kosten für das Sozialsystem.
Aufgabe und Angebot der Apotheke ist die Beratung zum professionellen Einsatz von Hausmitteln, wie wieder unser Kamillen-Beispiel zeigt: Kamillentee, welcher nicht alle Inhaltsstofffraktionen enthält, ist anders zu bewerten als standardisierte Spezialextrakte wie z. B. Kamillosan®. Dazu kommt, dass die Anforderungen der Evidence Based Medicine (EBM) und deren Kautelen bzgl. Vorliegen von Metaanalysen und Studiendesign häufig von Vielstoffgemischen, welche pflanzliche Extrakte darstellen, nicht geleistet werden können. Häufig ist der wirksamkeitsbestimmende oder -mitbestimmende Inhaltsstoff keinesfalls allein für die pharmakologischen Effekte verantwortlich; hier gilt es auch EBM kritisch zu hinterfragen. Einer sauberen Pharmakokinetik sind Vielstoffgemische schlecht zugänglich. Gerade aber die Vielstofflichkeit bedingt in vielen Fällen die sehr gute Verträglichkeit von Phytopharmaka im Vergleich zu Monostoffpräparaten. Das Dilemma der Phytotherapie fokus-

siert sich also auf die Notwendigkeit des Nachweises der Wirksamkeit bis hin zum Nachweis der Rezeptorinteraktion bestimmter Inhaltsstoffe (vgl. β_2-mimetischer Effekt von Thymian-Flavonoiden und Terpenen) und der Notwendigkeit der Dosisfindung (vgl. Traubensilberkerzenextrakt: Hier sind 40 mg zur Reduktion der Wechseljahressymptomatik der Frau wirksam, in den USA sind Fälle von Lebertoxizität bei Nahrungsergänzungsmitteln mit 400 mg nicht näher definiertem Extrakt beschrieben). Weder ist eine Dramatisierung zur „Gefährlichkeit" von Phytopharmaka sinnvoll (vgl. Interaktionen von Johanniskraut) noch der herrschende Nihilismus im Nahrungsergänzungsmittelsektor (vgl. die aktuelle Risikobewertung von phytoestrogenhaltigen Soja-Nahrungsergänzungsmitteln und Säuglingsnahrungen des BfR). Bedenkt man die immensen genetischen pflanzlichen Ressourcen in den Regenwäldern (z. B. Costa Rica), so steht die „Revolution pflanzlicher Arzneien" eigentlich erst bevor. Dem entgegen steht die Problematik der Patentierbarkeit und damit der Re-Investition von Forschungsaufwendungen. Die Entwicklung von Reinsubstanzen aus dem pflanzlichen Pool bleibt nach wie vor spannend.

1.2.2 Wirkprinzip

Durch entsprechende Untersuchungen sind viele Inhaltsstoffgruppen der Pflanzen chemisch identifiziert, wobei für einzelne Stoffgruppen pharmakologische Interaktionsorte im Organismus typisch sind und daher häufig Wirkungen vorausgesagt werden können (Weißdorn: Flavonoide – Intima der Gefäße). Beispielhaft genannte Stoffgruppen sind ätherische Öle (meist Terpene), Alkaloide, Glykoside, Bitterstoffe, Polysaccharide, anorganische Stoffe, hormonartige Stoffe, Vitamine etc.
Pflanzen produzieren diese Sekundärstoffe mit vielfacher Funktion entweder zur Anlockung von Tieren oder setzen sie zur Abwehr von Pflanzenfressern und schädlichen Mikroorganismen ein. Beispielhaft sind die im Fingerhut enthaltenen Herzglykoside zu nennen, die selektive Hemmstoffe der Na^+/K^+-ATPase tierischer Organismen enthalten. Daneben wirken sie tensidartig und stören die Fluidität von Biomembranen, was antimikrobielle und zytotoxische Effekte erzielt. Zeigen pflanzliche Sekundärstoffe Wechselwirkungen mit Proteinen und Biomembranen,

so kann man sie als „Breitbandwirkstoff" bezeichnen. In diese Gruppe kann man z. B. folgende Sekundärstoffe einordnen:

- Senföle, Sesquiterpenlactone, Phenylpropane, Allicin: Reaktion mit SH-Gruppen,
- Terpenoide, Saponine: amphiphile Wechselwirkungen: Störung der Fluidität der Biomembranen.

Daneben findet man selektiv wirkende Sekundärstoffe, die als Liganden zelluläre Targets (Rezeptoren, Strukturproteine und Enzyme) modulieren können. Es kommt zu einer Ligand-Rezeptor-Erkennung (Bsp. Podophyllotoxin, Physostigmin oder Hyoscyamin; BNO-Diterpene docken am D2-Dopamin-Rezeptor an). Wiederum zeigen weitere Inhaltsstoffe von Pflanzen spezielle Effekte auf Zielstrukturen einer Zelle: So beeinflussen Saponine und Terpenoide die Biomembran, Colchicin, Taxol, Vinblastin, Podophyllotoxin die Mikrotubuli, Alkaloide die Signaltransduktion, Rezeptoren und Ionenkanäle auf der Zelloberfläche und die Transportproteine, Furocumarine interagieren z. B. mit der DNA. Wink spricht von einem sogenannten evolutionären „molecular modelling" der sekundären Pflanzenstoffe, welche zu den Strukturen des tierischen Organismus passend sind. Aus der Rezeptor-Liganden-Interaktion lassen sich entsprechende pharmakologische Wirkungsmodelle etablieren, welche dann mit der Reinsubstanz reproduzierbar sind. Diese können zur Entwicklung entsprechend hochpotenter Arzneimittel führen, welche dann jedoch per definitionem keine Phytopharmaka mehr sind (z. B. Herzglykosid-Präparate, Krebsmittel)!
Längst sind nicht alle Wirkprinzipien entschlüsselt, sodass die Wirkung von Pflanzen und deren Extrakten weiterhin im Fokus der Forschung bleiben muss. Phytopharmaka sind immer Vielstoffgemische, sodass die Vergleichbarkeit der Wirkung zweier Präparate oft nicht gegeben ist, da sie jeweils unterschiedliche Wirkstoffe enthalten (der Wirkstoff ist der Extrakt mit der jeweiligen Spezifikation). Wichtige Spezifikationen sind:

- Das Droge-Extrakt-Verhältnis (DEV) mit dem verwendeten Auszugsmittel, der verwendeten Stammpflanze und dem Pflanzenteil,
- die Angabe der Standardisierung, falls der wirksame oder die Wirksamkeit mitbestimmende Inhaltsstoff bekannt ist,
- die Einzeldosierung pro abgeteilter Arzneiform.

Selbst bei Übereinstimmung sämtlicher Parameter kann nicht von einer Gleichheit gesprochen werden, denn es stellt sich weiterhin die Frage nach den Anbaubedingungen der Droge, den Extraktionsbedingungen (Temperatur, Dauer), ja selbst nach den genetischen Eigenschaften des verwendeten Saatguts usw. Die Konsequenz hieraus ist, dass es bei Phytopharmaka verschiedener Hersteller kein Aut-idem, keine Austauschbarkeit geben kann.

1.2.3 Allgemeine Dosierungshinweise

Die Dosierung einzelner Phytopharmaka muss je nach verwendetem Extrakt (einfacher Extrakt, standardisierter Extrakt, aus welchem Pflanzenteil? Welche Stammpflanze?), der daraus hergestellten Darreichungsform (Tablette, Kapsel, Zäpfchen, Salbe), Zulassungsstatus (apothekenpflichtiges Präparat, well-established use/traditionelles Arzneimittel, freiverkäufliches Arzneimittel, Nahrungsergänzungsmittel usw.) und der anwendenden Patientengruppe (Säugling, Kleinkind, Kind, Erwachsene, Schwangere oder Stillende) individuell ermittelt werden.

Zudem müssen zum Ausschluss potenzieller Interaktionen auch die Medikationshistorie des Patienten betrachtet und gegebenenfalls Dosisanpassungen vorgenommen werden (Marcumar® – Johanniskraut) oder von der Anwendung eines Phytopharmakons in der Selbstmedikation bei schulmedizinischer Vorbehandlung abgesehen werden (Marcumar® – hochdosierte Enzyme). Zur Dosisfindung sollte, wo vorhanden, auf die etablierten Positivmonographien zurückgegriffen werden (siehe Literatur, ▸ Kap. 1.2.5; Wichtl, M. und Monographien der ESCOP, European Scientific Cooperation on Phytotherapy).

1.2.4 Anwendung

Phytotherapeutika sind als „mite"-Therapeutika anzusehen, d. h., ihr Fokus liegt in der Selbstmedikation von leichteren Krankheiten und Befindlichkeitsstörungen. Weitere Anwendungen sind Prophylaxe und Sekundärprävention, z. B. von standardisierten Weißdorn-Präparaten bei Herz-Kreislauf-Erkrankungen oder von hochdosierten Ginkgo-Präparaten bei Demenz-Syndromen. Gerade hier bedeutet Phytotherapie kein Entweder-oder zur Allopathie, sondern häufig ein Add-on, d. h. die Kome-

dikation und Kombination von pflanzlichen Arzneien zur Schulmedizin, welche häufig die Befindlichkeit und damit Lebensqualität des Patienten verbessern, ohne die schulmedizinische Behandlung zu gefährden.
Grundsätzlich kommen in der Phytotherapie **Arzneizubereitungen** aus **Frischpflanzen** oder aus **getrockneten Pflanzen** zum Einsatz. Da für die Wirksamkeit die Qualität des verwendeten Ausgangsmaterials und die Herstellung des Extrakts entscheidend sind, sollte der Verbraucher verstärkt aufgeklärt werden, Phytopharmaka nicht aus dubiosen Quellen zu beziehen. Der Internethandel ist nicht transparent. Hier besteht v. a. bei Drogen aus dem asiatischen Raum häufig die Gefahr der Schwermetall- und Pestizidbelastung sowie die Gefahr der Beimengung synthetischer Substanzen in Fertigpräparate (Cortison in Cremes).
Notwendig ist die meist **kurmäßige Anwendung** über längere Zeit, da der Wirkeintritt oft verzögert erfolgt und die Wirkung über den Anwendungszeitraum zunimmt. Als Beispiel ist die Venentherapie mit Rosskastanie zu nennen. Hier tritt der maximale Effekt nach circa zwei Wochen ein.
Die gute bis sehr gute Verträglichkeit der Phytopharmaka prädestinieren sie für eine Dauertherapie, z. B. im Bereich der Kardiologie, der Neurologie oder auch wie oben angefügt in der Venentherapie. In der Pädiatrie werden Phytopharmaka v. a. im Bereich der Atemwegstherapie und zur Behandlung von Befindlichkeitsstörungen im Magen-Darm-Trakt eingesetzt.
Um **Risiken** durch die Anwendung von Phytopharmaka auszuschließen, bestehen für Pflanzen mit riskanten Inhaltsstoffen, z. B. Pyrrolizidinalkaloiden in Pestwurzwurzelstock oder Hydrochinon in Bärentraubenblättern, entsprechende Anwendungsbeschränkungen. Mutagene, kanzerogene oder embryotoxische Inhaltsstoffe bedingen ein Verbot der Verwendung der entsprechenden Pflanzen.
Wann immer vorhanden, sollte **standardisierten apothekenpflichtigen** und **zugelassenen** Präparaten der Vorzug gegeben werden. Stehen diese nicht zur Verfügung, muss besonders auf die Bezugsquelle und die Qualität geachtet werden.
Vor der Nutzung von pflanzlichen Zubereitungen ist besonders auf die Wahl der passenden **Darreichungsform** zu achten. Bei Verwendung von Drogen mit lipophilen Inhaltsstoffen in einem wässrigen Auszugsmittel (z. B. nach Teeherstellung) resultiert die Wirkungslosigkeit der Arznei-

form. Ätherische Öle für die Atemwegstherapie (z. B. Eucalyptusöl) sind auch in magensaftresistenter Kapselzubereitung im Handel, um die Verträglichkeit und Pharmakokinetik zu verbessern.

Tipps für die Beratung zur Teeherstellung durch den Patienten:

- Abdecken des Gefäßes beim Ziehenlassen.
- Kamille mit kochend heißem Wasser überbrühen, da dann eine Umwandlung von Matricin in das entzündungshemmende Chamazulen erfolgt.
- Gefahr der Entmischung von Teemischungen mit Holz- oder Rindenbestandteilen (schwere Teile fallen nach unten).
- Kein Aufkochen des Tees, wenn Schleimdrogen enthalten sind. Bei Schleimdrogen empfehlen sich die Mazeration und anschließendes Abseihen; nachfolgend erwärmen; Keimproblematik beachten!
- Kein Aufkochen von Bärentraubenblättern, da beim Kochen vermehrt Gerbstoffe mit schlechter Magenverträglichkeit extrahiert werden.

Phytopharmaka stellen demnach keinesfalls einen trivialen Bereich der Therapiemöglichkeiten dar, sondern einen höchst erklärungsbedürftigen, welcher die Fachkompetenz des Heilberufs bedingt.

1.2.5 Herstellung (Arzneibuch, Ph. Eur.)

Im Europäischen Arzneibuch finden sich unter „Allgemeine Monographien" Vorschriften zur Herstellung von Zubereitungen aus pflanzlichen Drogen. Weitere Herstellungsvorschriften z. B. von Tinkturen, Extrakten etc. finden sich ebenfalls in den Arzneibüchern.

Literatur

ABDA – Datenbank ABDATA Pharma-Daten-Service über CSE-Pharmasoft Stand 15.01.08

Augustin M, Hoch Y. Phytotherapie bei Hauterkrankungen. Urban & Fischer/ Elsevier, München 2004

Augustin M, Schmiedel V. Leitfaden Naturheilkunde. 4. Aufl., Urban & Fischer Verlag, München 2003

Augustin M, Schmiedel V. Das große Praxisbuch der Naturheilkunde. Gondrom Verlag, Bindlach 2004
Benedum J, Loew D, Schilcher H. Arzneipflanzen in der Traditionellen Medizin. 4. Aufl., Kooperation Phytopharmaka, Bonn 2006
Braun R (Hrsg.). Standardzulassungen für Fertigarzneimittel. 18. Aktualisierungslieferung, Deutscher Apotheker Verlag, Stuttgart 2011
Brinkmann H, Wißmeyer K, Gehrmann B, Koch WG, Tschirch C. Phytotherapie für die Kitteltasche. Wissenschaftliche Verlagsgesellschaft mbH, Stuttgart 2004
Dingermann T, Löw D. Phytopharmakologie. Wissenschaftliche Verlagsgesellschaft mbH, Stuttgart 2003
ESCOP Monographs Second Edition. Thieme Verlag, Stuttgart 2003
Fintelmann V. Praktische Teetherapie. Wissenschaftliche Verlagsgesellschaft mbH, Stuttgart 2005
Kaspar H, Schlenk M. Adipositas. Govi-Verlag, Eschborn 2003
Keller G, Schlenk M, Jorek A, Wiesenauer M. Naturheilmittel und Phytotherapie. Deutscher Apotheker Verlag, Stuttgart 2005
Lauer Taxe Lauer-Fischer GmbH über CSE-Pharmasoft Stand 04/2011
Reichling J, Müller-Jahncke W D, Borchardt A. Arzneimittel der komplementären Medizin. GOVI Verlag GmbH, Frankfurt 2001
Rote Liste 2010. Verlag Rote Liste® Service GmbH, Frankfurt am Main
Schilcher H, Kammerer S. Leitfaden Phytotherapie. 4. Aufl., Urban & Fischer Verlag, München 2010
Schulz V, Hänsel R. Rationale Phytotherapie. 5. Aufl. Springer Verlag, Berlin 2004
Wenigmann M. Phytotherapie. Urban & Fischer Verlag, München 1999
Wichtl M. Teedrogen und Phytopharmaka. 5. Aufl. Wissenschaftliche Verlagsgesellschaft mbH, Stuttgart 2009
Wiesenauer M. Phytopraxis. 2. Aufl., Springer Verlag, Berlin 2006
Wink M. Wie funktionieren Phytopharmaka? Z Phytother 26 6 262–270 2005

Internetadressen:

http://www.babyundfamilie.de
http://www.ifap.de

1.3 Homöopathie – Einzelmittel

1.3.1 Historie und Grundlagen

Im Jahr 1776 veröffentlichte der Apotheker und Arzt Samuel Hahnemann (1755–1843) die Ergebnisse jahrelanger Forschung im „Journal der practischen Arzneykunde". Er war sich sicher, ein neues Prinzip zur Auffindung der Heilkräfte der Arzneisubstanzen entdeckt zu haben. Er nannte diese neue Methode Homöopathie, abgeleitet von dem griechischen Wort „homoin pathos = ähnliches Leiden". Die Homöopathie basiert auf den drei folgenden Grundregeln.

1. Arzneimittelprüfung am gesunden Menschen

Hahnemann hat die erste Arzneimittelprüfung an sich selbst vorgenommen. 1790 übersetzte er einen englischen Artikel über die Verwendung der Chinarinde als Malariamittel. Da er in jungen Jahren selbst an Malaria erkrankt war und auch bei ihm die Chinarinde zum Einsatz kam, interessierte er sich für das Wirkprinzip. In einem Selbstversuch nahm er pulverisierte Chinarinde ein und entwickelte rasch eine Reihe von Symptomen, wie Fieber- und Frostschübe, Herzjagen, Schweißausbrüche, die den Symptomen der Malariaerkrankung ähnlich sind. Sobald er die Arzneigabe absetzte, verschwanden die Symptome auch wieder. Er entwickelte also die Krankheitsmerkmale der Malaria, ohne an der eigentlichen Erkrankung zu leiden.

Er testete auf diese Weise noch eine Vielzahl von Pflanzen, Mineralien oder Bestandteile von Tieren, um so ein „Arzneimittelbild", also eine Aufzählung aller Symptome, die durch die Gabe des Mittels hervorgerufen werden können, zu erhalten. Die uns bekannten Arzneimittelbilder basieren heutzutage, neben den Arzneimittelprüfungen am gesunden Menschen, auch auf Ergebnissen aus pharmakologischen und toxikologischen Untersuchungen sowie auf therapeutischen Erfahrungen am Patienten.

2. Individuelle Anamnese

Eine Erhebung des gesamten Krankheitsbildes des Patienten bildet die wichtigste Grundlage für die homöopathische Arzneiwahl. Es werden sowohl die körperlichen als auch die seelischen Symptome des Patienten hinterfragt. In der Homöopathie interessieren vor allem die auffallenden und ungewöhnlichen Symptome, die den einen Patienten von dem anderen unterscheiden.

Ein Beispiel: Zwei Frauen klagen über Kopfschmerzen. In der Schulmedizin würde man sicherlich, nach Hinterfragung von Verträglichkeit und Dauermedikation, zum selben Mittel für beide Frauen greifen. In der Homöopathie interessieren die Besonderheiten, die den Kopfschmerz der einen Patientin vom Schmerz der anderen Patientin unterscheidet.

Patientin A klagt über pochenden, pulsierenden Kopfschmerz, sie kann keinen Lärm ertragen, möchte nur ihre Ruhe haben, kann sich aber auch nicht flach hinlegen, weil so der Schmerz noch schlimmer wird.

Patientin B klagt über drückenden Kopfschmerz, der immer den Ort wechselt, es tut mal hier weh und mal da. Sie kann einen Zusammenhang mit der Periode feststellen und fühlt sich an der frischen Luft wesentlich besser. Sobald sie lange im warmen, stickigen Zimmer ist, beginnen die Schmerzen erneut.

Diese beiden individuellen Krankheitsbilder benötigen also auch ganz individuelle, passende Arzneien.

3. Arzneimittelwahl nach dem Ähnlichkeitsprinzip

Anhand der ermittelten Symptome wird die ähnlichste Arznei herausgesucht. Die Symptome sind die wichtigsten Hinweise zur Wahl der richtigen Arznei. Das Symptombild der Krankheit wird mit den Arzneisymptomen des Arzneimittelbildes verglichen und so nach größtmöglicher Übereinstimmung die passende Arznei gewählt. Es gilt hier der Kernsatz der Homöopathie: similia similibus curentur – Ähnliches möge durch Ähnliches geheilt werden.

Für Patientin A wäre in diesem Fall Belladonna das Mittel der Wahl, da ihre Symptome dem Arzneimittelbild der Belladonna am ähnlichsten sind. Patientin B kann besser mit Pulsatilla geholfen werden, weil hier die meiste Übereinstimmung zu finden ist.

1.3.2 Wirkprinzip

Die Homöopathie ist eine Reiz- und Regulationstherapie. Sie ermöglicht es, die Selbstheilungskräfte des Körpers zu aktivieren. In der Homöopathie erfolgt diese Regulation allerdings nicht mit physischer Materie, sondern aufgrund der Verdünnung der Arzneien (▶ Kap. 1.3.3) mithilfe von „Energie", die mit dem heutigen Stand der Wissenschaft noch nicht vollständig zu erklären ist. Diese Art von Energie oder Information, die mit den Arzneien gegeben wird, wirkt auf die von Hahnemann so bezeichnete Lebenskraft (Dynamis) des Körpers. Die Lebenskraft hält alle Lebensvorgänge in Harmonie aufrecht. Eine gestörte Lebenskraft zeigt sich in der Bereitschaft zu erkranken und muss daher wieder mithilfe der Gabe von homöopathischen Arzneien in ihr Gleichgewicht gebracht werden.

1.3.3 Dosierung und Potenzierung

Potenzierung

Hahnemann experimentierte zunächst mit unverdünnten Substanzen. Da er aber auch mit sehr giftigen Substanzen arbeitete, wie z. B. Arsen oder Quecksilber, war er bemüht, durch Verdünnung der Substanzen die Giftigkeit seiner Heilmittel zu mindern. Beim stufenweisen Verdünnen der Arznei verschüttelte er die Lösungen zudem kräftig. Er erkannte, dass die Mittel durch diese Art der Herstellung an Toxizität verloren, aber dafür eine Wirkungsverstärkung erfahren hatten. Je mehr er verdünnte und schüttelte – er nannte dieses Verfahren Potenzieren –, umso wirkungsvoller war die Arznei.

Folgende Potenzarten werden unterschieden:

- **D-Potenzen (Dezimalpotenzen):** Verdünnungsschritt 1:10 mit 10-maliger Verschüttelung bei jedem Schritt.
- **C-Potenzen (Centesimalpotenzen):** Verdünnungsschritt 1:100 mit 10-maliger Verschüttelung bei jedem Schritt.
- **LM-Potenzen (Quinquagiesmillesimal-Potenz, auch Q-Potenzen genannt):** Verdünnungsschritt 1:50 000 mit 100-maliger Verschüttelung bei jedem Schritt.

Die Potenzwahl orientiert sich an der Art der Symptome, die der Patient hat, und daran, ob es sich um eine akute oder chronische Erkrankung handelt.

Tiefpotenzen (D/C6) werden gewählt, wenn die körperlichen Symptome im Vordergrund stehen und es sich um eine akute Erkrankung handelt, z. B. Erbrechen, Durchfall, Verletzung, Schnupfen.
Tiefpotenzen können stündlich oder im sehr akuten Fall für einen kurzen Zeitraum auch alle 5–10 Minuten gegeben werden. Mittlere Potenzen (D/C12) werden gewählt, wenn neben den körperlichen Symptomen auch einige seelische Symptome bekannt sind, die die Krankheit mit beeinflussen können, z. B. Reizdarmsyndrom, Schlafstörungen, Nervosität.
Mittlere Potenzen werden, mit wenigen Ausnahmen, 2- bis 3-mal tgl. gegeben. Hochpotenzen (ab D/C30, meistens D/C200) werden für die konstitutionelle Behandlung durch einen homöopathischen Therapeuten gewählt. Es sind sehr persönliche Mittel mit einer umfassenden Wirkung, die nicht für die Selbstmedikation geeignet sind. Dies gilt auch für die LM-Potenzen.
Hochpotenzen (D/C200) werden meistens nur als Einmalgabe verabreicht. Eine Wiederholung erfolgt frühestens nach 4–6 Wochen. Eine D/C30 sollte maximal einmal täglich gegeben werden, LM-Potenzen werden individuell, meistens mit einer 2-maligen Gabe/Woche dosiert.

Dosierung

Eine kurze Dosierungsangabe erfolgt in den einzelnen Kapiteln bei jeder Arznei. Hier geht es nur um eine generelle Dosierungsanleitung für homöopathische Arzneien. Die Dosierung der homöopathischen Mittel orientiert sich daran, wie akut der Zustand der Erkrankung ist. Je akuter er ist, desto häufiger sind die Gaben und desto schneller sollte auch eine Besserung der Beschwerden eintreten.

Sehr akuter Zustand

Halbstündlich bis zur Besserung eine Gabe, falls erforderlich auch in kürzeren Abständen (alle 5–10 Minuten bei z. B. Sturz, Insektenstich, Verbrennung). Erfolgt nach circa fünf Stunden keine deutliche Besserung:

- Mittelwechsel, wenn verantwortbar, oder
- Arztbesuch (v. a. bei Verschlimmerung).

Akuter Zustand

Alle 1–2 Stunden eine Gabe bis zur Besserung, die nach circa 12–24 Stunden eintreten soll. Erfolgt keine Besserung:

- Mittelwechsel, wenn verantwortbar, oder
- Arztbesuch (v. a. bei Verschlimmerung).

Weniger akuter Zustand

2- bis 3-mal tgl. eine Gabe. Nach circa drei Wochen sollte eine Besserung eintreten. Nicht länger als sechs Wochen einnehmen.
Für alle gilt: Wenn eine Besserung festzustellen ist, wird die Arznei abgesetzt, oder die Abstände zwischen den Gaben werden verlängert.
Eine Gabe entspricht:

Säuglinge (0–1 Jahr):	1–2 Globuli
Kleinkinder (1–5 Jahre):	3 Globuli
Schulkinder und Erwachsene:	5 Globuli; 5 Tropfen; 1 Tabl.

Erstverschlimmerung

Eine Erstverschlimmerung deutet immer auf eine richtige Arzneiwahl hin, allerdings mit einer überschießenden Reaktion der homöopathischen Arznei. Bei einer anfänglichen Verschlimmerung aller Symptome muss die Arznei zunächst abgesetzt werden. Nach ½–1 oder 2 Tagen (je nachdem, wie akut der Zustand ist) ist die Einnahme fortzusetzen mit geringerer Potenz bzw. weniger häufigen Gaben.

Gegenanzeigen

Die in den Kapiteln vorgeschlagenen Potenzen sind für alle Anwender unbedenklich geeignet. Ausnahmen:

- Bei Überempfindlichkeit gegen Korbblütler sollen Arzneien, die aus Korbblütlern hergestellt sind (z. B. Arnica, Calendula, Chamomilla, Eupatorium), erst ab der Potenz D12 angewendet werden.
- Bei der Anwendung in Schwangerschaft und Stillzeit und bei Kindern unter zwölf Jahren steht aufgrund von gesetzlichen Vorschriften im Beipackzettel der generelle Hinweis, dass das Arzneimittel nur nach Rücksprache mit dem Arzt angewendet werden sollte. Nur wenn konkrete Hinweise auf eine mögliche Schädigung vorliegen, steht ausdrücklich im Beipackzettel „das Arzneimittel darf nicht angewendet werden".

1.3.4 Anwendung und Arzneimittelauswahl

Anwendung

Folgende Punkte sollten bei der Abgabe von Homöopathika in jedem Fall mit dem Patienten besprochen werden:

- genaue Dosierung,
- Einnahme mit 15–30 Min. Abstand zum Essen und Trinken (Ausnahme: sehr akute Dosierung),
- Arznei langsam im Mund zergehen lassen,
- Hinweis, wann eine Besserung eintreten sollte,
- Hinweis, was zu tun ist, wenn keine Besserung oder eine Verschlechterung eintritt.

In der Regel spielen der Verzicht auf Tee und Kaffee sowie die Vermeidung der Anwendung mentholhaltiger Produkte (z. B. Zahncreme) in der akuten Dosierung mit niedrigen Potenzen keine entscheidende Rolle. Es gilt:

- Kaffee- und Teegenuss auf das normale Maß zu reduzieren,
- 30 Min. Abstand zum Zähneputzen einzuhalten,
- auf stark mentholhaltige Produkte zu verzichten (z. B. Bonbons, Mundspülung, Einreibungen).

Arzneimittelauswahl

Um eine Arznei für den Patienten zu wählen, müssen nie alle genannten Symptome vorliegen. Man richtet sich nach der höchsten Trefferquote, also der Arznei, die dem momentanen Zustand am ähnlichsten erscheint. Bei der Wahl der Arznei ist die Ähnlichkeit nach wie vor das Ausschlaggebende für einen Therapieerfolg. Die Wahl der Potenz ist nur von untergeordneter Bedeutung, gibt allerdings die Häufigkeit der Einnahme der Arznei vor.

1.3.5 Herstellungsregeln (HAB)

Das Homöopathische Arzneibuch (HAB) ist Teil des Deutschen Arzneibuchs (DAB) und wird durch Rechtsverordnung erlassen. Das HAB bietet eine Sammlung anerkannter pharmazeutischer Regeln über die Qualität, Herstellung und Prüfung von Arzneimitteln.

Im HAB sind die Herstellungsregeln der verwendeten Darreichungsformen und die Herstellung der Urtinkturen, die als Ausgangsprodukt für die Herstellung von Dilutionen dienen, geregelt. Die wichtigsten Darreichungsformen sind im Folgenden beschrieben.

Globuli

Globuli sind Streukügelchen aus Saccharose und werden durch gleichmäßiges Befeuchten von 100 Teilen Globuli mit 1 Teil Dilution der gewünschten Potenz hergestellt.

Dilutionen

Dilutionen sind flüssige Verdünnungen mit einem definierten Alkoholgehalt und stellen nach erfolgter Potenzierung (▶ Kap. 1.3.3) neben der fertigen Darreichungsform auch das Ausgangsprodukt zur Herstellung von Globuli und nach Granulierung auch zur Verpressung von Tabletten dar.

Verreibungen (Triturationen)

Eine Verreibung wird aus einem Teil Arzneigrundstoff und 9 (D-Potenzen) bzw. 99 (C-Potenzen) Teilen Lactose hergestellt unter Einhaltung einer definierten Verreibungszeit. Die Verreibungszeit beträgt mindestens eine Stunde oder so lange, bis eine vorgeschriebene Teilchengröße erreicht ist.
Verreibungen dienen als Ausgangsprodukt zur Herstellung von Dilutionen, die dann flüssig weiterpotenziert werden oder zur Verpressung von Tabletten.
Weitere Darreichungsformen sind z. B. flüssige Verdünnungen zur Injektion, flüssige Einreibungen, Salben, Suppositorien, Augentropfen usw., die hier aber nicht weiter beschrieben werden, da sie in der Homöopathie eine eher untergeordnete Rolle spielen.

Literatur

Eisele M, Friese KH, Notter G, Schlumpberger A. Homöopathie für die Kitteltasche. 5. Aufl., Deutscher Apotheker Verlag, Stuttgart 2009

Genneper T, Wegener A. Lehrbuch der Homöopathie. Haug Verlag, Stuttgart 2001

Haverland D. Homöopathie für Schwangere, Stillende und Kinder. Deutscher Apotheker Verlag, Stuttgart 2007

Haverland D. Homöopathie für Frauen für die Kitteltasche. Deutscher Apotheker Verlag, Stuttgart 2008

Homöopathisches Repetitorium Deutsche Homöopathie-Union. Deutsche Homöopathie-Union, Karlsruhe 2010

Sommer S. Homöopathie GU-Kompass. 9. Aufl., Gräfe und Unzer Verlag, München 2005

Wiesenauer M. Homöopathie Quickfinder. 4. Aufl., Gräfe und Unzer Verlag, München 2005

Wiesenauer M. Homöopathie Quickfinder für Kinder. Gräfe und Unzer Verlag, München 2007

1.4 Homöopathie – Komplexmittel

1.4.1 Historie und Grundlagen

Die Komplexhomöopathie geht ursprünglich auf die von Samuel Hahnemann begründete klassische Einzelmittel-Homöopathie zurück. Schon zu Hahnemanns Lebzeiten begann sein Schüler Karl Julius Aegidi (1794–1874) zusammen mit dem befreundeten Arzt Johann Stoll, zwei Einzelmittel zeitgleich zu verabreichen. Hahnemann lehnte diese Doppelmittel-Behandlung zunächst strikt ab. Er begann jedoch, seine Einstellung zunehmend zu überdenken. Aufgrund des heftigen Gegenwinds seitens der homöopathischen Ärzteschaft kehrte er der Doppelmittel-Behandlung aber schnell den Rücken zu. Ihren Durchbruch erlebte die Komplex-Homöopathie schließlich durch den großen Erfolg von Therapeuten wie Arthur Lutze und Pastor Emanuel Felke.

1.4.2 Wirkprinzip

Abgeleitet von dem lateinischen Verb „complectere“ bedeutet komplex „zusammenfassen“. Ein Komplexhomöopathikum ist demnach eine Zusammenstellung verschiedener Einzelmittel. Die Mittelkombination erfolgt meist anhand von Beobachtungen und bewährter Praxis. Ergänzen sich die Mittel in ihrer Wirkung (z. B. Drosera und Rumex gegen trockenen Husten), handelt es sich um eine sogenannte homotrope Mischung. Die einzelnen Mittel verstärken sich dabei gegenseitig in ihrer

Wirkung (synergistischer Effekt). Werden mehrere Mittel unterschiedlicher Wirkung in einem Komplex zusammengefasst, um verschiedene Krankheitssymptome (z. B. Schnupfen, Husten und Kopfschmerzen bei einer Erkältung) gleichzeitig zu behandeln, spricht man von einer heterotropen Mischung. Komplexmittel enthalten in der Regel zwischen drei und sechs, manchmal auch bis zu zwölf Einzelmittel. Dies wird von klassischen Homöopathen als kritisch erachtet, da für die Mittelfindung weder eine Repertorisation durchgeführt wird, noch der Behandlungserfolg eindeutig beobachtet werden kann. Andererseits haben inzwischen schon etliche Komplexmittel das Zulassungsverfahren durchlaufen und verfügen somit über eine eindeutige Indikation. Dies erweist sich vor allem dann als vorteilig, wenn entweder das therapeutische Wissen fehlt (Selbstmedikation) oder eine schnelle Mittelfindung notwendig ist.

1.4.3 Dosierung und Potenzierung

Siehe ▸ Kap. 1.3.3

1.4.4 Anwendung und Arzneimittelauswahl

Die Auswahl der Einzelmittel erfolgt wie in der klassischen Homöopathie nach dem Ähnlichkeitsprinzip (▸ Kap. 1.3.4).
Verfügt das Komplexmittel ausschließlich über eine Registrierung, fehlt eine Heilanzeige, und es wird für die Mittelauswahl ein gewisser Erfahrungsschatz benötigt. Besitzt das Homöopathikum dagegen eine Zulassung, kann der Packungsbeilage eine eindeutige Indikation entnommen und das Mittel anhand dieser ausgewählt werden.

1.4.5 Herstellungsregeln (HAB)

Siehe ▸ Kap. 1.3.5

Literatur/Internetadressen

Cefak: http://www.cefak.de
DHU: http://www.dhu.de
Dr. Loges: http://www.loges.de
Dr. Reckeweg: http://www.reckeweg.de
HanosanGmbH: http://www.hanosan.de/

Heel Biologische Heilmittel: http://www.heel.de/
Hevert Vademecum, Hevert-Arzneimittel GmbH, Nussbaum, 2017
Meta Fackler: http://metafackler.de/
Milek I, Schlesinger N et al.Das große PTAheute Handbuch. 2. Aufl., Deutscher Apotheker Verlag, Stuttgart 2019
Nestmann Arzneimittel. Spiegel der Natur, Nestmann Pharma, 7. Aufl., Bamberg 2013
Pascoe Arzneimittel: http://www.pascoe.de/
Pflüger A. Das Rezepturbuch von Pflüger. 22. Aufl., Rheda-Wiedenbrück 2013
Pharma Liebermann: http://www.pharma-liebermann.de
Sahler AM. Homöopathische Komplexmittel. 1. Aufl., Pflaum Verlag, München 2003
Steierl-Pharma GmbH: http://www.steierl.de/
Weber&Weber: http://www.weber-weber.de/

1.5 Anthroposophische Medizin

1.5.1 Historie und Grundlagen

Die Anthroposophische Medizin ist historisch gesehen noch jung. Die beiden ersten klinisch-therapeutischen Institute entstanden 1921 in Stuttgart und Arlesheim/Schweiz. Die Anthroposophie (Anthropos = Mensch, Sophia = Weisheit, Wissenschaft) geht auf Dr. phil. Rudolf Steiner (1861–1925) zurück. Dr. med. Ita Wegman (1876–1943) ist die Pionierin der Anthroposophischen Medizin. Heute findet sich diese Therapierichtung aufgrund individueller Initiativen in über 60 Ländern. Sie umfasst neben der klinischen und allgemeinärztlichen Tätigkeit nahezu alle Facharztdisziplinen, aber auch Heilpädagogik und Sozialtherapie sowie ein überzeugendes Präventionskonzept in Form einer gesundheitsfördernden Erziehung, die als Waldorf- oder Rudolf-Steiner-Pädagogik bekannt ist. Zu diesem Präventionskonzept gehören auch Steiners Grundlagenwerk für die Selbstschulung („Wie erlangt man Erkenntnisse der höheren Welten?") sowie eine umfangreiche Ernährungs- und Diätlehre, die auch die Gesunderhaltung von Boden, Pflanze und Tier beinhaltet. Letztere ist als biologisch-dynamische Landwirtschaft unter der Marke Demeter Teil der weltweiten ökologischen Bewegung. Das Konzept der Anthroposophischen Medizin ist integrativ, d. h., die anthroposophischen Ärzte sind approbierte Allgemein- und Fachärzte, die ihr akademisches Wissen durch den ganzheitlichen Forschungsansatz der Anthroposophie vervollständigen. So verwenden sie wo immer möglich Arzneimittel, die die Selbstregulation des Körpers anregen und unterstützen. Der Arzneimittelschatz der Anthroposophischen Medizin umfasst Ausgangssubstanzen mineralischer, pflanzlicher und tierischer Herkunft, die nach besonderen Verfahren hergestellt werden. In Deutschland wurden sie aufgrund des Arzneimittelgesetzes von 1976 in der vom Bundesgesundheitsamt (BGA) – später Bundesinstitut für Arzneimittel und Medizinprodukte (BfArM) – eingerichteten Kommission C für die Zulassung aufbereitet. Ein Teil dieser regulativ wirksamen Arzneimittel ist sehr gut für die Selbstmedikation geeignet. International bekannt sind Arzneimittel aus der weißbeerigen Mistel, die auf ärztliche Verordnung in der Krebstherapie eingesetzt werden und auch bei fortgeschrittenen Stadien der Erkrankung eine deutliche Besserung der Lebensqualität bewirken. Die derzeit verfügbaren Präparate auf dem Markt sind Iscador®, Helixor®, abnobaVISCUM®, Iscucin® und Isorel®.

Aufgrund ihres natur- und geisteswissenschaftlichen Menschenbildes hat die anthroposophisch-medizinische Forschung zwei Arbeitsrichtungen. Eine, die sich den derzeit vorgegebenen akademischen Standards anpasst und Unbedenklichkeit und Wirksamkeit anthroposophischer Arzneimittel untersucht, und eine Forschungsrichtung, die nach den geistigen Ursachen von Krankheit und den heilenden Möglichkeiten der Natur mit ihren Substanzen und Prozessen fragt. Anthroposophische Medizin ist nicht nur historisch jung, sondern auch in ständiger Weiterentwicklung begriffen. Ihre weltweiten Arbeitszusammenhänge in Forschung, Ausbildung und Praxis werden in der Medizinischen Sektion am Goetheanum in der Schweiz koordiniert. Im Zentrum der anthroposophischen Menschenerkenntnis steht der sich entwickelnde Mensch. Alles, was in der Anthroposophischen Medizin zur Anwendung gebracht wird, möchte den Menschen in seiner Integrität und Entwicklungsfähigkeit fördern. So bezieht sie auch Entwicklungsfragen der Menschheit als Ganzes mit ein. Denn das Lebensglück des Einzelnen und seine Fähigkeit, mit sich, seiner Zeit und seinem Lebenskontext zurechtzukommen, können Krankheitsentstehung und Gesundheitsförderung entscheidend beeinflussen. Daher wird auch – wenn dies vom Patienten gewünscht wird – eine biografische Beratung angeboten neben der sonst im Bedarfsfall üblichen Zusammenarbeit mit Psychotherapeuten und Geistlichen der verschiedenen Konfessionen. Aufgrund ihrer spirituellen Ausrichtung wird oft gesagt, Anthroposophie sei eine Religion. Das ist nicht der Fall, da sie philosophisch begründet ist und die Art und Weise offenlässt, wie der Einzelne die durch sie gewonnenen Erkenntnisse für seinen eigenen wissenschaftlichen oder religiös-spirituellen Weg fruchtbar macht. Daher können sich Fachleute und Patienten aller Glaubensrichtungen und Konfessionen auf ihrem Weg von den Übungsanweisungen und Erkenntnissen der Anthroposophie bereichern lassen. Gesundheit definiert sich durch das optimale Zusammenspiel der Fähigkeiten und Funktionen im Organismus. Je freier der Mensch über seine körperlichen, seelischen und geistigen Funktionen verfügen kann, umso gesünder fühlt er sich. So sind auch die Entwicklungsideale des Menschen, Wahrhaftigkeit, liebevolles Verstehen und Freiheit unabdingbare Quellen der Gesundheit. Wo etwas „nicht stimmt“, sich isoliert oder hemmt, machen sich Krankheit und Behinderung bemerkbar.

1.5.2 Wirkprinzip

Die beiden grundlegenden Wirkprinzipien der sogenannten Drei- und Viergliederung ergeben sich aus dem anthroposophischen Menschen- und Naturverständnis.

Die heilende Beziehung zwischen Mensch und Pflanze (Dreigliederung)

So wie der Mensch seine Nahrung – in Form von Nahrungsmitteln oder als „seelische“ oder „geistige“ Nahrung, in Form von Gedanken, Worten, Tatsachen aus Kunst und Wissenschaft – über den Kopf aufnimmt, so versorgt sich die Pflanze über ihre Wurzeln mit den nötigen Nährstoffen. Umgekehrt verhält es sich mit der Fortpflanzungsregion. Diese ist bei der Pflanze Luft und Licht gegenüber geöffnet, wohingegen sie beim Menschen nach unten und innen gelagert ist, zur Erde hin. Beiden gemeinsam ist, dass in der Mitte – bei der Pflanze über die Blätter, beim Menschen über die rhythmischen Funktionen von Atmung und Kreislauf –

der Gasaustausch stattfindet, durch den die Stoffwechselvorgänge, aber auch die sensiblen Wahrnehmungsprozesse reguliert werden.
So wirken z. B. die Anwendungen von Wurzeln unterstützend und heilend bei Erkrankungen der Kopf- und Nerven-Sinnesorganisation, Teeabkochungen und -zubereitungen aus Blättern bei Störungen der rhythmischen Funktionen (insbesondere von Herz und Lunge), Zubereitungen aus Früchten bei Stoffwechsel- und Verdauungsstörungen. Entsprechendes gilt für die Ernährung. Es wird darauf geachtet, dass der Anteil von Wurzeln, Blattgemüse, Früchten und Samen ausgewogen ist (o Abb. 1.1). Beim therapeutischen Einsatz von mineralischen, pflanzlichen und tierischen Substanzen gilt es, „die Weltaufgabe dieser Substanzen zu verstehen", d. h., Steiner regte an zu erforschen, welche Aufgabe, ja welche Rolle ein bestimmtes chemisches Element oder eine Stoffkombination wie Wasser, Salz, Asche, Gerbstoffe oder Pyrit im Haushalt der Natur spielen. Diese Tätigkeitssignatur sagt auch aus, welche Wirkung die betreffende Substanz im menschlichen Organismus entfalten kann. Den Menschen kennenzulernen im Kontext der großen Weltentwicklung mit ihren Prozessen und Stoffzusammenhängen – nach alter Tradition Mikrokosmos Mensch genannt – ist der Schlüssel zum Verständnis der anthroposophischen Arzneitherapie.

Die Wesensglieder des Menschen und ihr Zusammenhang mit den Naturreichen und den vier Elementen (Viergliederung)

Bewusstseinsmäßig ist der Mensch heute weit entfernt von der Natur. Er hat sich mit seinen eigenen Schöpfungen in Form von Technik und vielen Gegenständen aus Stoffen, die in der Natur nicht vorkommen, umgeben. Die Erde wird nicht mehr als Leben tragendes und damit selbst organismushaftes großes Wesen gesehen. Dieses Bewusstsein neu anzuregen, gehört mit in das Konzept der Anthroposophischen Medizin. Es geht nicht nur darum, Mineralien, Pflanzen und tierische Substanzen aus der Natur zu Heilmitteln zu verarbeiten, sondern auch für deren nachhaltige Entwicklung und artgerechte Haltung zu sorgen. Dafür sind die anthroposophischen Arzneimittelhersteller bekannt. Sie wissen nicht nur, woher ihre Pflanzen und Ausgangsstoffe kommen, sondern kennen auch deren Standorte und Entwicklungsbedingungen. Manche Ausgangssubs-

WURZEL – **NERVEN-SINNES-SYSTEM (NSS)**

EISENHUT	Trigeminusneuralgie, Migräne
ENGELWURZEL	nervöse Schlaflosigkeit
ARNIKA	Folgeerscheinungen bei Schlaganfall, Resorption Blutergüsse im Gehirn
TOLLKIRSCHE	Narkotikum und Nervinum
ZAUNRÜBE	Kopfkatarrh, Fließschnupfen
ALRAUNE	Narkotikum, antineuralgisch
LIEBSTÖCKEL	Mittelohrentzündung
BALDRIAN	bewusstseindämpfend, beruhigend

BLATT – **RHYTHMISCHES SYSTEM (RhS)**

SCHÖLLKRAUT	Angina pectoris
THYMIAN	Lunge, Bronchien, Husten
EUKALYPTUS	Lunge, Bronchien, Husten
EIBISCH	Husten, Lunge
MAIGLÖCKCHEN	Herz
FINGERHUT	Herz
OLEANDER	Herz
WEISSDORN	Herz
ROSMARIN	durchblutungsfördernd
MELISSE	Herz
GAMANDER	Lunge
LUNGENKRAUT	Lunge

BLÜTE UND FRÜCHTE – **STOFFWECHSEL-GLIEDMASSEN-SYSTEM (SGS)**

KÜMMEL	Blähungen
KAMILLE	Unterleibskrämpfe
FENCHEL	Unterleibskrämpfe, milchbildend
MARIENDISTEL	Leberschutzmittel
TAUBNESSEL	allgemeines Frauenmittel
WERMUT	gallentreibend
ANIS	milchbildend
HOLUNDER	schweißtreibend
LINDE	schweißtreibend
SCHAFGARBE	aperitiv, verdauungsfördernd
ARTISCHOCKE	aperitiv, verdauungsfördernd

Abb. 1.1 Pflanze und Mensch (Dreigliederung; nach: Daems WF)

tanzen werden auch selbst hergestellt, um sicherzugehen, dass die Prozessqualität, d.h. die Art der Herstellung, dem benötigten Arzneimittel gerecht wird. Ehrfurcht vor der Würde der Natur, Dankbarkeit für die Heilkraft und innere Verwandtschaft zwischen Mensch und Natur sind bestimmend für die Arbeitshaltung und eine soziale Kultur in den Betrieben, die auch der Entwicklung des Menschen im Arbeitsleben gerecht zu werden sucht.

Die Fußwaschung

Ich danke dir, du stummer Stein,
und neige mich zu dir hernieder:
Ich schulde dir mein Pflanzensein.
Ich danke euch, ihr Grund und Flor,
und bücke mich zu euch hernieder:
Ihr halft zum Tiere mir empor.
Ich danke euch, Stein, Kraut und Tier,
und beuge mich zu euch hernieder:
Ihr halft mir alle drei zu Mir.
Wir danken dir, du Menschenkind,
und lassen fromm uns vor dir nieder:
weil dadurch, dass du bist, wir sind.
Es dankt aus aller Gottheit Ein-
und aller Gottheit Vielfalt wieder.
In Dank verschlingt sich alles Sein.

Christian Morgenstern

Christian Morgenstern hat diese umfassend entwicklungsorientierte Grundhaltung in seinem Gedicht „Fußwaschung“ zu einer christlichen Kernaussage gemacht. So wie wir nur dadurch leben, dass es die uns umgebende Natur gibt, so ist auch die Weiterentwicklung von Erde und Natur davon abhängig, was und wie der Mensch der Natur begegnet und ihr gibt, was nur er ihr geben kann. Die Freude eines Kindes an einer Blume oder einem Tier, der nachdenkliche Blick eines Erwachsenen, wenn er mitten im Schutt und Müll einen eben aufblühenden Löwenzahn sieht oder im Herbst den Fall der bunten Blätter – es ist ein Wesensaus-

Tab. 1.1 Die Wesensglieder des Menschen und ihr Zusammenhang mit den Naturreichen und den vier Elementen (Viergliederung)

			Ich-Organisation wirkt über das Element[1] der Wärme	**Geist**
		Seelenleib (Astralleib) wirkt über das Element[1] der Luft	Seelenleib (Astralleib)	**Seele**
	Lebensleib (Ätherleib) wirkt über das Element[1] des Wassers	Lebensleib (Ätherleib)	Lebensleib (Ätherleib)	**Leben**
Physischer Leib wird durch das feste Element[1] konfiguriert	Physischer Leib	Physischer Leib	Physischer Leib	**Körper**
Mineral	**Pflanze**	**Tier**	**Mensch**	**Naturreich**

[1] In der aristotelischen Elementenlehre beschrieb man die heute als Aggregatzustände bezeichneten Zustandsformen der Materie fest, flüssig, gasförmig, ergänzt durch die Gesetzmäßigkeiten der Wärme als viertes „Element". Unter den vier Elementen verstand man Gesetzes- und Wirkzusammenhänge. Diese liegen auch dem anthroposophischen Menschenbild zugrunde. Die sogenannten Wesensglieder sind die individuell wirksamen Gesetzeszusammenhänge der menschlichen Konstitution.

tausch auf geistiger Ebene zwischen Mensch und Natur, der auch auf diese spezifisch zurückwirkt. Der anthroposophische Arzneimittelschatz umfasst über 2000 Substanzen, Kombinationen und eine Vielzahl von Darreichungsformen: Globuli/Streukügelchen, Tabletten/Kapseln, Pulver/Triturationen, Augentropfen, Ohrentropfen, Zäpfchen/Vaginaltabletten, Vaginaltabletten, Salben/Gel, Essenzen, Öle/ölige Einreibungen,

Tab. 1.2 Diagnostische Parameter im Funktionsbereich der Wesensglieder

Wesensglied und Naturgesetzlichkeit	Selbsterleben und kreative Handhabbarkeit	Morphologie, Physiologie	Physische Symptomatik
Ich-Organisation, Wärmeorganismus, thermodynamischer Gesetzeszusammenhang	Selbstbewusste Gedankentätigkeit, Intentionalität, Initiative, Dicht- und Sprachkunst	Integrationsprozesse, Gesamtgestalt	Individuelle Wärmeverteilung, „Ausstrahlung"
Astralleib, Luftorganismus, aerodynamischer Gesetzeszusammenhang	Bewusstsein, Gefühl, Impulsivität, Bewegung, Musik und Gesang	Atmung, katabole Stoffwechselvorgänge, Heterostase, Differenzierung, Verhältnisbildung	Muskeltonus (Anspannung und Lösung), Lufthaushalt
Ätherleib, Wasserorganismus, hydrodynamischer Gesetzeszusammenhang	Auftrieb, Schwerelosigkeit, Zeitprozesse, plastisches Gestalten	Anabole Stoffwechselvorgänge, Synthese, Homöostase, Proliferation	Turgor, Wasserhaushalt, Inkarnat, Hautdurchblutung
Physischer Leib, feste Organisation, Gravitation Gesetzeszusammenhänge der Festkörperphysik und Mechanik	Egoität, Schwerpunkt erleben, architektonisches Gestalten	Ablagerungsprozesse, Strukturierungsprozesse, Form, Zusammenhalt	Dichte, Gewicht, Laborparameter

Rh-Dilutionen, (wässrig), Dilutionen (alkoholisch), Ampullen/Injektionen, Sirup, Puder.

So kompliziert das System der Anthroposophischen Medizin auf den ersten Blick auch erscheinen mag, so einfach ist es zum anderen doch, wenn man die grundlegenden Fakten in Betracht zieht:

Tab. 1.3 Funktionelle Zusammenhänge der Viergliederung

Mineralische Arzneisubstanzen	unterstützen und regulieren die	Ich-Organisation
Pflanzliche Arzneisubstanzen	wirken regulierend auf den	Astralleib
Tierische Arzneisubstanzen/ Organpräparate	wirken stimulierend und die Regeneration fördernd auf den	Ätherleib
Menschliche Substanzen wie Muttermilch, Eigenblut-Behandlung oder eine Bluttransfusion	wirken direkt unterstützend und substituierend auf den	Physischen Leib

Schon ein oberflächlicher Blick auf den Zusammenhang von Natur und Mensch zeigt, wie der Mensch die kristallinen Strukturen seines Körpers (Zähne, Knochen) mit den Mineralien der ihn umgebenden Natur gemeinsam hat. Werden und Vergehen, Leben und Sterben teilt er mit der Pflanzenwelt, Atmung, Bewegung, Bewusstsein, Schmerz und Triebleben hat er mit dem Tierreich gemeinsam, wohingegen die Fähigkeit lebenslangen Lernens und immer wieder neu und anders kulturschöpferisch sich Betätigens nur ihm zukommt. Nur er verfügt über die Fähigkeit, sich sowohl körperlich frei zu betätigen und sich an die verschiedensten Lebens- und Kulturräume anzupassen als auch schöpferisch mit seinen Gedanken, Gefühlen und Willensimpulsen umzugehen.

Es ist Steiners Geistesforschung zu verdanken, den Schlüssel zum Verständnis des Leib-Seele-Zusammenhangs dadurch vermittelt zu haben, dass er darlegen konnte, wie es dieselben Kräfte und Gesetzeszusammenhänge sind, die der Mensch in Form seiner Gedankentätigkeit, seiner Gefühle und seiner Willensimpulse handhabt, die auch als sogenannte Wesensglieder-Gesetzmäßigkeiten systemisch wirksam sind und den physischen Leib aufbauen (Abb. 1.2).

Wer sich eingehend in die Zusammenhänge der funktionellen Drei- und Viergliederung einarbeitet, kann im Einzelnen verstehen, warum bestimmte Arzneimittel regulativ-therapeutisch über die Wesensgliedertätigkeit in bestimmten Regionen (Nerven-Sinnes-System, Rhythmus-

Zusammenspiel der Wesensglieder im dreigliedrigen Organismus
Leibgebundene inkarnierte Wesensgliedertätigkeit
Leibfreie exkarnierte Wesensgliedertätigkeit
In der geistigen Tätigkeit des Denkens wirken die Wesensglieder überwiegend leibfrei zusammen
Phys. Leib Ätherleib
Ich-Organismus Astralleib Ätherleib - Denken -
In der seelischen Tätigkeit des Fühlens sind nur Astralleib und Ich-Organisation leibfrei tätig
Phys. Leib Ätherleib Astralleib
Ich-Organisation Astralleib - Fühlen -
In der den Leib physisch aufbauenden Stoffwechseltätigkeit arbeiten alle Wesensglieder leibgebunden zusammen und bilden so auch die Grundlage für Willens-Kraftentfaltung
Phys. Leib Ätherleib Astralleib Ich Organisation
Phys. Leib Ätherleib Astralleib
In der Gliedmaßentätigkeit emanzipiert sich die Ich-Organisation partiell und ermöglicht das Erlebnis des freien Gebrauchs der Glieder
Ich Organisation
Ich-Organisation - Wollen -

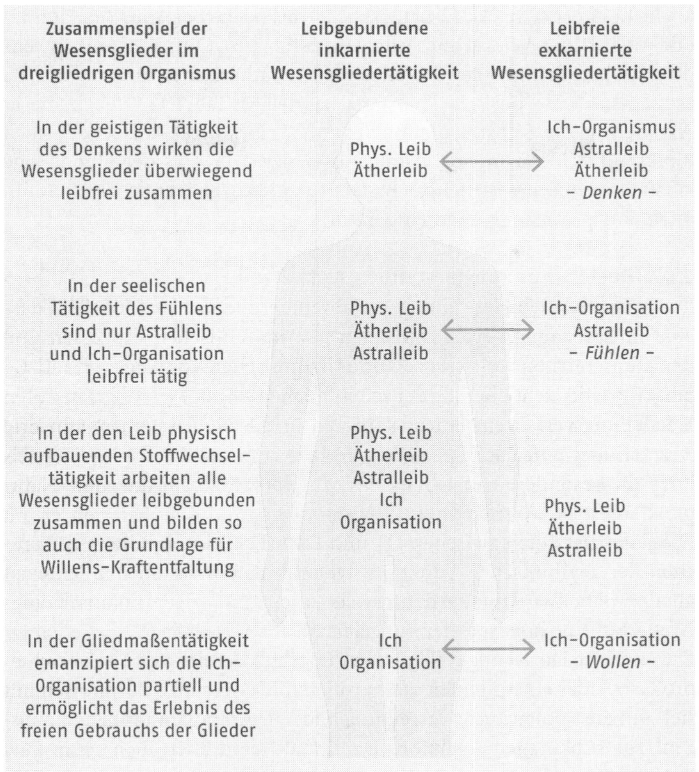

Abb. 1.2 Zusammenspiel der Wesensglieder (nach: Glöckler, 2008)

system oder Stoffwechsel-Gliedmaßen-System) wirken und/oder bestimmte Organe bzw. Funktionen des Organismus beeinflussen können. Die Abb. 1.1 und Tab. 1.3 zeigen die zugrunde liegenden Gesetzmäßigkeiten und Wechselwirkungen in der Übersicht.

Der praktische Umgang damit sei an zwei Beispielen erläutert. So kann, wenn der Wärmeorganismus angeregt werden soll, dies über eine Kupferanwendung (siehe bei Kupfersalbe rot) geschehen, über Rosmarin (siehe bei Rosmarin-Aktivierungsbad), Apis (siehe bei Apis/Belladonna) oder über Bäder, Wickel und Auflagen (◘ Tab. 1.6). Oder wer Apis anwendet, hat damit einmal den Zugangsweg zum ätherischen Organismus, da es sich um eine tierische Substanz handelt (◘ Tab. 1.1). Neben dieser Aktivierung der Selbstregulation des Ätherleibes wirkt Apis jedoch auch direkt auf den Wärmeorganismus als Ganzes, da Apis der Honigbiene entstammt, die im Bienenstock stets für gleich bleibende Temperatur, unabhängig von der Außentemperatur, sorgt.

1.5.3 Dosierung und Herstellungsverfahren

Die verschiedenen Herstellungsverfahren beruhen auf der Einsicht, dass eine Entsprechung besteht zwischen pharmazeutischen Prozessen und den menschlichen Stoffwechsel- und rhythmischen Vorgängen. ◘ Tab. 1.4 gibt eine Übersicht über die der menschlichen Physiologie abgelauschten Herstellungsverfahren. Hinzu kommen im Dezimalsystem potenzierte Arzneimittel und nach speziellen Verfahren (z. B. Metallspiegelherstellung, die besondere Herstellung des Mistelpräparats für die Krebstherapie) hergestellte Arzneimittel.

Die Potenzierstufen zwischen D1 und D30 (D60, selten höher) entsprechen der rhythmischen Funktionsdynamik der menschlichen Wesensglieder. Daher wird nur ausnahmsweise oder auf speziellen Wunsch eines Arztes hin eine höhere Potenz angefertigt.

Die jeweilige Dosierung erfolgt in der Regel im Bereich von 5–15 Tropfen pro Gabe oder einer kleinen oder größeren Messerspitze Pulver, wenn es sich um eine potenzierte Verreibung handelt. Ampullen umfassen meist 2 ml zur subkutanen Injektion. Der Inhalt kann aber auch sublingual genommen und – je nach Potenz und Indikation – auch intravenös oder intramuskulär verabreicht werden. Dies zu entscheiden ist Sache des Arztes. Alkoholextrahierte und -konservierte Tropfen werden in Wasser verdünnt gegeben. Da die Firma Wala auf die Anwendung von Alkohol ganz verzichtet, stehen hier besondere – auf Licht- und Wärmerhythmen basierende – Herstellungsverfahren und Konservierungsmethoden im Zentrum. Alle so hergestellten Arzneimittel können daher direkt und unverdünnt eingenommen werden.

Tab. 1.4 Zusammenhänge zwischen Herstellungsverfahren und physiologischen Wirkungen

Prozess	Temperatur	Verwendete Bestandteile	Physiologische Entsprechung
Mazerieren	ca. 15–20 °C	Frischpflanzen, alle Teile	Zerkleinerung analog dem Kauvorgang
Flüssige Wärmeprozesse			
Rhythmisieren	4 °C/37 °C	Frischpflanzen, alle Teile	Rhythmisches System
Digerieren	37 °C	Frischpflanzen, Blätter, Blüten	Rhythmische Funktionen der Verdauung
Infundieren	90 °C	Blätter, Blüten	Anregung der Drüsensekretion
Kochen	ca. 100 °C	Kraut, Wurzeln, Rinden, Samen	Vorverdauungsprozess: Aufschließen der arzneilich wirksamen Substanzen
Destillieren	Wasserdampf ca. 100 °C	Alle Teile	Konzentrierungs- und Trennungsvorgänge
Trockene Wärmeprozesse			
Rösten	170 °C–200 °C	Alle Teile	Aromatisierend, verdauungsfördernd
Verkohlen	über 200 °C	Alle Teile	Einatmungs- und ausscheidungsfördernd
Veraschen	500 °C–700 °C	Alle Teile außer Samen	Ausatmungsfördernd

Tab. 1.5 Potenzwahl und ihre therapeutischen Wirkungen

Potenz	Therapeutisches Ziel
D1 – D6	Anregung des Stoffwechsel-Systems (stoffliche Wirkung)
D6 – D18	Anregung des rhythmischen Systems (feinstoffliche Wirkung)
D18 – D30	Anregung des Nerven-Sinnessystems (unstoffliche Wirkung)
D1 – D4	Aufnahme in den physischen Organismus und Anregung seines Kräftezusammenhangs
D5 – D8	Aufnahme in den ätherischen Organismus und Anregung seines Kräftezusammenhangs
D10 – D15	Aufnahme in den astralischen Organismus und Anregung seines Kräftezusammenhangs
D20 – D60	Aufnahme in die Ich-Organisation und Anregung ihres Kräftezusammenhangs

1.5.4 Anwendung und Arzneimittelauswahl

In der anthroposophischen Arzneitherapie gibt es im Wesentlichen drei Anwendungsarten (Tab. 1.6).

Oft werden diese Anwendungsarten kombiniert, da auf diese Weise der menschliche Organismus ganzheitlicher angesprochen werden kann. Das gilt auch für die Selbstmedikation. Orale Gaben wirken über das Stoffwechselsystem, Injektionen und Inhalationen über das rhythmische System, äußere Anwendungen über das Nerven-Sinnes-System. Daher finden sich auch bei den Empfehlungen für die Selbstmedikation oft Kombinationen äußerer und innerer Anwendungen. Für die Therapiedauer gelten Gesichtspunkte aus Anthroposophie und Rhythmusforschung (Tab. 1.7). Wichtig für die Art der Anwendung selbst ist, dass auch für die Applikationsart der passende Gesichtspunkt gewählt wird.

Tab. 1.6 Die drei Anwendungsarten der anthroposophischen Arzneitherapie

Innere (orale) Anwendung	Tropfen, Pulver, Suppositorien
Äußere Anwendung	Wickel, Auflagen, Salbenanwendung, Waschungen, Teil- und Vollbäder
Injektionen	

Tab. 1.7 Therapiedauer und Ansprechen der vier Wesensglieder

24-Stunden-Rhythmus (zirkadian)	Ich-Organisation
7-Tages-Rhythmus (zirkaheptan)	Astralleib
Monatsrhythmus	Ätherleib
Jahresrhythmus	Physischer Leib

Äußere Anwendungen sprechen die Nerven- und Sinnesorganisation an und wirken über die Ich-Organisation. Injektionen wirken über die rhythmische Organisation von Blut und Atmung und sprechen Ätherleib und Astralleib in ihrem Zusammenwirken an. Orale Gaben wirken über das Stoffwechselsystem und aktivieren die Wesensgliederorientierung auf den physischen Leib.

Die Häufigkeit der Anwendung wird jeweils der rhythmischen Funktionsdynamik der Wesensglieder angepasst und hängt davon ab, was erreicht wird und welches Wesensglied wie angesprochen werden soll.

Die moderne Rhythmusforschung bzw. Chronobiologie kommt den Kenntnissen aus der anthroposophischen Geisteswissenschaft sehr entgegen, sodass viele praktische Hinweise und Forschungsergebnisse Steiners heute auch naturwissenschaftlich belegt sind. Die sogenannte innere Uhr mit ihrer Morgen-Abend-Rhythmik entspricht der Funktionsdynamik der Ich-Organisation. Die Funktionsdynamik des Astralleibes lebt sich im 7-Tage-Rhythmus aus, der in der Chronobiologie der reaktive Heilrhythmus genannt wird. Die reparativen, regenerierenden Prozesse des Organismus verlaufen in 7-Tages-Schüben. Daher bedürfen viele akute Krankheitsprozesse einer mehrtägigen bis 1–2-wöchigen

Behandlung. Im Übrigen hängt es jeweils von dem Gesichtspunkt ab, über wie viele Wochen eine Therapie durchzuführen ist, je nachdem, ob man primär den Astralleib bei der Therapie ansprechen möchte oder auch den Äther- und physischen Leib in Betracht ziehen muss.
Die Funktionsdynamik des ätherischen Organismus ist der Monatsrhythmus, ein langwelliger Rhythmus, der echte Erholung bringt – vier Wochen Ferien haben einen weit höheren Erholungswert als drei oder zwei Wochen. Vier Wochen sind auch ein Zeitraum, in dem sich Gewohnheiten und Übungen zur Charakterstärkung festigen können und „habituell" werden. Der Jahresrhythmus schließlich entspricht der Funktionsdynamik des physischen Leibes, was jeder aus eigener Erfahrung kennt, der schon einmal einen schweren Unfall oder eine tiefgreifende physische Verletzung erlitten hat. Bis man sich wieder ganz „man selbst" fühlt im Körper, dazu braucht man meist ein Jahr – manchmal auch mehrere Jahre.
Dosierung und Anwendung der anthroposophischen Arzneimittel erfolgen situativ und indikationsbezogen. Die hier angegebenen Medikamente für die Selbstmedikation haben typischen Charakter. Art und Dauer der Anwendung können anhand der hier skizzierten Prinzipien bestimmt werden oder gemäß den jeweils angegebenen Hinweisen. In der Regel ist es so: Je akuter ein Krankheitsgeschehen ist, desto kürzer und häufiger die Anwendung der Arzneimittel. Chronische Krankheiten hingegen brauchen ein längerfristiges Vorgehen von weiter gespannten Rhythmen bis hin zu einmal wöchentlichen Gaben beispielsweise einer höheren Potenz über einen längeren, unter Umständen auch mehrjährigen Verlauf.

1.5.5 Herstellungsregeln (HAB)

Anthroposophische Arzneimittel werden zum Teil nach den Herstellungsvorschriften des HAB hergestellt. Neben den auch für homöopathische Arzneimittel benutzten Vorschriften 1 bis 16, 42 und 45 kommen auch die Vorschriften 18 bis 24 sowie 33 bis 41, 48, 49, 51 und 53 zum Einsatz.
Die nicht im HAB aufgeführten Herstellungsvorschriften sowie ein Gesamtüberblick über die Herstellung anthroposophischer Arzneimittel können im Anthroposophischen Arzneimittel Codex (APC) in engli-

scher Sprache auf der Homepage der „International Association of Anthroposophic Pharmacists" kostenlos eingesehen sowie heruntergeladen werden: www.iaap.org.uk/downloads/codex.pdf, auch als Datenbank unter: http://www.submedia.de/iaap/apc/index.php

Literatur

Büssing A, Ostermann T, Glöckler M, Matthiessen PF. Spiritualität, Krankheit und Heilung – Bedeutung und Ausdrucksformen der Spiritualität in der Medizin. VAS-Verlag für Akademische Schriften, Frankfurt am Main 2006

Daems WF. Mensch und Pflanze. 4. Aufl., Weleda Schriftenreihe Nr. 15, 1990

Der Merkurstab. Zeitschrift für Anthroposophische Medizin. Gesellschaft Anthroposophischer Ärzte in Deutschland e. V.

Emde/Glöckler/Haverland/Schlenk/Müller-Frahling. Komplementärmedizin für Kinder 1.Aufl. 2012, Wissenschaftliche Verlagsgesellschaft mbH 2020

Emde/Riedel. Anthroposophische Arzneimittel für die Kitteltasche. 2. Aufl., 2020

Wissenschaftliche Verlagsgesellschaft mbH

Fintelmann V. Intuitive Medizin. Einführung in eine anthroposophisch-ergänzte Medizin. 5. Aufl., Hippokrates Verlag, Stuttgart 2007

Gesellschaft Anthroposophischer Ärzte in Deutschland und Medizinische Sektion der Freien Hochschule für Geisteswissenschaft. Vademecum Anthroposophische Arzneimittel, 2. Aufl., Dornach 2017 ?

Girke M. Innere Medizin. 3. Aufl. Salumed Verlag, Berlin 2020

Girke/Glöckler/Soldner. Anthroposophische Medizin. Arzneitherapie für 350 Krankheitsbilder. Wissenschaftliche Verlagsgesellschaft mbH, Stuttgart 2020

Glöckler M, Goebel W., Michael K. Kindersprechstunde. Ein medizinisch-pädagogischer Ratgeber. Verlag Freies Geistesleben, 21. Aufl., Stuttgart 1918

Heusser P. Anthroposophische Medizin und Wissenschaft. Schattauer, Stuttgart 2011

Hildebrandt G, Moser M, Lehofer M. Chronobiologie und Chronomedizin. Hippokrates Verlag, Stuttgart 1998

Husemann F, Wolf O. Das Bild des Menschen als Grundlage der Heilkunst. Entwurf einer geisteswissenschaftlich orientierten Medizin. Verlag Freies Geistesleben, Stuttgart 2003

Kühne P. (Hrsg.) Ernährung. Grundlagen und integrative Konzepte einer anthroposophischen Ernährungstherapie. Salumed Verlag, 2022

Lennecke/Hagel. Selbstmedikation, 6. Auflage 2016, Deutscher Apotheker Verlag
Pocket-Vademecum für häufige klinische Indikationen. 1. Aufl. 2022, Merkurstab
Roemer F. Therapiekonzepte der Anthroposophischen Medizin. 1.Aufl. 2014, Haug-Verlag
Selg P. Vom Logos der menschlichen Physis. Verlag am Goetheanum, Dornach 2000
Soldner G, Stellmann HM. Individuelle Pädiatrie. 4. Aufl., Wissenschaftliche Verlagsgesellschaft mbH, Stuttgart 2011
Sommer M. Grippe und Erkältungskrankheiten ganzheitlich heilen. Vorbeugen, Behandeln, Auskurieren. Verlag Freies Geistesleben, 3.Aufl. 2022
Steiner R. Wie erlangt man Erkenntnisse der höheren Welten? GA 10, Rudolf Steiner Verlag, Dornach 1993
Steiner R, Wegman I. Grundlegendes für eine Erweiterung der Heilkunst nach geisteswissenschaftlichen Erkenntnissen. GA 27, Rudolf Steiner Verlag, Dornach 1991
Steiner R. Geisteswissenschaft und Medizin. Geisteswissenschaftliche Gesichtspunkte zur Therapie. GA 312, 313, Rudolf Steiner Verlag, Dornach 2001
Vademecum Anthroposophische Arzneimittel. 4. Aufl. 2017, Merkurstab
Vogel H. H. Wege der Heilmittelfindung. 2. Aufl. 2000. Natur. Mensch. Medizin. Verlags GmbH

Internetadressen

http://www.gapid.de
http://www.pflege-vademecum.de
http://www.medsektion-goetheanum.org
http://www.waldorfschule.info
http://www.anthromedia.net/home/landwirtschaft/ernaehrung
http://www.damid.de
http://www.ak-ernaehrung.de
Weleda AG: http://www.weleda.de
WALA Heilmittel GmbH: http://www.wala.de
http://allgemein.mistel-therapie.de
http://www.merkurstab.de
http://www.escamp.org

1.6 Mikrobiomtherapie

Der Begriff Mikrobiom wurde vom Molekularbiologen Joshua Lederberg in den frühen 2000er-Jahren näher präzisiert und stellt die durch Genomanalysen erforschte Gänze aller in uns und auf uns lebenden Fremdorganismen dar (Bakterien, Viren, Pilze etc.), welche mit den menschlichen Zellen (je circa gleich viele Zellen) zusammengefasst als gemeinsamer Superorganismus wahrgenommen wird.

Es existieren vielfältigste gegenseitige Wechselbeziehungen in Funktion, Synthese und Bereitstellung von Molekülen (Mikrobolom: alle Stoffe, welche die Organismen des Mikrobioms synthetisieren). Als Beispiel sei die Synthese von Vitamin K, Vitamin B_{12} und Propionsäure und anderen stoffwechselrelevanten kurzkettigen Fettsäuren (u. a. Acetat zur Ernährung der Epithelzellen der Darmschleimhaut) genannt.

Die Mikrobiomtherapie versucht nun, Forschungsergebnisse der jungen Wissenschaft zu nutzen, um schädliche Einflüsse z. B. von Arzneistoffen auf die Darmflora auszugleichen (z. B. hohe Gefahr der Clostridieninfektion unter 4-C-Antibiotika durch Saccharomyces-cerevisiae-Gabe zu reduzieren). Dies ist umso interessanter, als vermutlich mehr als 70 % aller Arzneistoffe die Zusammensetzung (Zahl und Vielfalt) der Mikrobiota des Darmes verändern. Dies kann auch eine positive Beeinflussung sein, wie z. B. durch Metformin, unter dessen Gabe sich die Stämme vermehren, welche aus Nahrung weniger Kalorien utilisieren können und das damit die gewünschte Gewichtsreduktion des meist übergewichtigen Typ-2-Diabetikers unterstützt. Jede Erkrankung aus dem autoimmunen Formenkreis zeigt sich zudem der Mikrobiomtherapie zugänglich, da u. a. *Lactobacillus*-Stämme eine Modulation der T-Helferzellen (bspw. Treg, Th17 und Th1) bewirken. So zeigen Studien eine Mikrobiomtherapieoption bei MS (propionsäurebildende Spezies oder Gabe des Stoffwechselprodukts Propionsäure 100 mg 3 × tgl. als mechanistischer Ansatz). Es ist nicht verwunderlich, dass Präparate in Studien die Reduktion des Cortisonverbrauchs bei atopischen Erkrankungen wie Asthma und Neurodermitis nachweisen konnten. Dass bei Rheuma ebenso Studien sogar einen Beitrag in der Ätiologie der Erkrankung durch Dysbiose ausweisen, zeigt ebenso diesen Zusammenhang auf.

Da jedes Organ mit Grenzfläche zur Umwelt (z. B. Darm, Bronchien, Blase, Vagina, Mundhöhle, Haut, Augen) sein individuelles Ökosystem mit prägender Mikrobiota aufweist, ist es implizit, durch Mikrobiomtherapie die Funktionalität dieser Organe beeinflussen zu können und dies als ergänzenden Ansatz zu bestehenden Therapien etwaiger Erkrankungen dieser Organe in Erwägung zu ziehen, dies insbesondere nach Einfluss schädigender Stoffe, wie z. B. Antibiotika. Es ist als „unterlassene Hilfeleistung anzusehen, zu bzw. nach einer Antibiose keine Probiose durchzuführen“. Diese Empfehlung muss ebenso vom pharmazeutischen Personal der Vor-Ort-Apotheke ausgesprochen werden. Die Beachtung etwaiger Kontraindikationen muss hierbei natürlich beachtet werden (z. B. starke Immunsuppression, akute Pankreatitis, venöser Portzugang). Da das Forschungsgebiet ein junges und dynamisches ist, muss auf weitere Veröffentlichungen zu Wirkung, Nebenwirkung, Sicherheit und Kontraindikationen geachtet werden. Zudem ist bei der Mikrobiomtherapie auf das Individuum personalisiert zu beraten (z. B. *Lactobacillus salivarius* als NO-Bildner in der Mundhöhle positiv bei KHK-Patienten, negativ bei Migränepatienten). Eine leitliniengerechte Mikrobiomtherapie finden wir beispielsweise bereits bei der Behandlung des Reizdarmsyndroms.

Gesundheit ist eine Gemeinschaftsleistung zwischen dem Individuum und seinem besiedelnden Mikrobiom und das Ergebnis wechselseitiger Beziehungen!

1.7 Nahrungsergänzungsmittel

Schon Hippokrates sagte: „Lass die Nahrung deine Medizin sein und Medizin deine Nahrung.“ Leider ist diese Erkenntnis im Laufe vieler Jahre zugunsten industriell gefertigter nährstoffarmer Lebensmittel verloren gegangen.

Der zweifache Nobelpreisträger Professor Linus Pauling versuchte schon in den 1960er-Jahren die Erkenntnis zu verbreiten, dass bei optimaler Dosierung Nahrungsergänzungsmittel den Organismus schützen. Von ihm stammt auch der Begriff „Orthomolekulare Medizin“, was so viel bedeutet wie „die richtigen Moleküle“. Einerseits wünschte er sich eine optimale Ernährung, um Gesundheit zu erreichen, andererseits wollte er

fehlende Stoffe ergänzen. Er setzte dabei auch hohe Dosen ein – wie beispielsweise von Vitamin C bis zu 16 g/Tag – ,um ein Gleichgewicht im Nährstoffhaushalt zu erreichen. In früheren Jahren ging es auch darum, Mangelerkrankungen, wie beispielsweise Skorbut, zu verhüten.
Heute befasst man sich in der orthomolekularen Medizin mit Substanzen, die im Körper von Natur aus vorhanden sind und auf die er angewiesen ist. Dies sind Vitamine, Mineralstoffe, Spurenelemente, Aminosäuren, essenzielle Fettsäuren, Bioflavonoide und Ballaststoffe. Man versucht mithilfe von Nahrungsergänzungsmitteln, die Gesundheit zu optimieren bzw sie zur Vorbeugung von Erkrankungen einzusetzen.

1.7.1 Gesetzliche Vorschriften

Laut Bundesamt für Verbraucherschutz und Lebensmittelsicherheit sind Nahrungsergänzungsmittel Lebensmittel, die in „dosierter" Form, wie Kapseln, Pastillen, Tabletten, Pillen, Pulverbeutelchen oder Flüssigampullen, zur Aufnahme in abgemessenen kleinen Mengen angeboten werden.
Sie sind dazu bestimmt, dem Körper zusätzliche Vitamine, Mineralstoffe und andere Stoffe zuzuführen, um die normale Ernährung zu ergänzen. Sie dürfen keine arzneiliche Wirkung entfalten. Dementsprechend dürfen sie nicht als Arzneimittel aufgemacht oder mit Aussagen, die sich auf Beseitigung, Linderung oder Verhütung von Krankheiten beziehen, beworben werden.
Sie sind für gesunde Personen, die sich ausgewogen und abwechslungsreich ernähren, in der Regel überflüssig und kein Ersatz für eine entsprechende Ernährungsweise mit viel Obst und Gemüse.
Laut Nahrungsmittelergänzungsverordnung wird keine Zulassung benötigt, um sie in den Verkehr zu bringen, anders als bei Arzneimitteln. Bevor sie auf den Markt kommen, müssen sie beim Bundesamt für Verbraucherschutz und Lebensmittelsicherheit ein Anzeigeverfahren durchlaufen. Das Bundesministerium für Ernährung und Landwirtschaft und die jeweilig zuständige Landesbehörde übernehmen die Überwachung.

1.7.2 Realität im Beratungsalltag

Grundlage jeglicher Überlegung zur Nahrungsergänzung sollte immer eine Analyse der Ernährung sein, um herausfinden zu können, an welchen Nährstoffen ein Mangel bestehen könnte. Vegetarier oder Veganer haben andere Mangelerscheinungen als Menschen, die sich „normal" ernähren oder beispielsweise Fast Food bevorzugen. Die erste Frage lautet: Was ist „normal"? Auf diese Frage kommt in der Apotheke meistens die eine Antwort: gesunde Mischkost – also zwei- bis dreimal pro Woche Fleisch, einmal Fisch und zusätzlich Salat, Gemüse, Obst und Beilagen. Das entspricht in etwa dem, was in Deutschland üblich ist.

Befragt man die Deutsche Gesellschaft für Ernährung heißt „ normal" fünf bis neun Portionen Obst oder Gemüse pro Tag. Hier erkennt man schon den Unterschied in der Begrifflichkeit. Es gibt nur wenige Menschen, die diese Art der Ernährung tatsächlich vorweisen können.

Also sind die Voraussetzungen, unter denen die Empfehlungen der DGE zustande kommen, und dem, was wir täglich in der Apotheke erfahren, sehr unterschiedlich. Die Vorstellungen der DGE wären äußerst wünschenswert, aber die Realität sieht anders aus. So kann schon langfristig betrachtet ein Nährstoffmangel entstehen, wie uns unsere Erfahrung im HV zeigt.

Beispielsweise kommen häufig Kunden in die Apotheke, die über nächtliche Wadenkrämpfe klagen. Die Ernährung ist, auf Nachfrage, „normal". Also stellt sich die Frage, ob ein Mangel an Magnesium bei dieser Ernährung möglich ist oder ob andere Gründe dafür verantwortlich sind. Zum Beispiel ist es möglich, dass die **Mikroflora im Darm** des Kunden aufgrund einer Fehlbesiedlung die Aufnahme der Nährstoffe erschwert. Es könnte sein, dass der Kunde **Medikamente** einnehmen muss, die zu dem Mangel führen können. Vielleicht treibt unser Kunde auch exzessiv **Sport** und verliert dabei über den Schweiß Magnesium. Auch das **Alter des Kunden** spielt eine wichtige Rolle. Erfahrungsgemäß essen ältere Menschen weniger, und auch die erforderliche Trinkmenge wird oft vernachlässigt.

So sollte es unsere Aufgabe sein, bei bestimmten Beschwerden die Ernährungsgewohnheiten und auch die übrigen wichtigen Informationen, wie Einnahme von Medikamenten und Grunderkrankungen, zu erfragen.

Genauso wichtig ist die Nachfrage auch, wenn der Kunde etwas zur Prävention haben möchte, wie es zur Zeit der COVID-19 Pandemie häufig üblich war. In dieser Zeit hätte man bei entsprechender Nahrungsergänzung sicherlich einiges Schlimmes verhüten oder zumindest zu einem leichteren Verlauf verhelfen können.
Unser Ziel, nämlich optimale Gesundheit zu erreichen, setzt voraus, dass wir die Nährstoffe, die der Körper braucht, in richtiger Menge zuführen, sei es im Idealfall durch Ernährung oder, wie es in der Mehrzahl der Fälle sein wird, durch Ergänzung der fehlenden Stoffe. Denn Nahrungsergänzungsmittel sollte man nicht mit der Gießkanne verteilen, sondern bedarfsgerecht. Im Idealfall kann der Kunde entsprechende Blutwerte über seinen Arzt erhalten. Diese Ermittlung der Werte muss er zwar meistens selbst bezahlen, aber diese Investition zahlt sich aus, wenn es ihm dadurch besser geht.
Wir in der Apotheke sollten unser Wissen dazu nutzen, den Kunden entsprechend zu beraten und ihm so seine Lebensqualität bis ins hohe Alter zu erhalten oder diese wiederzugewinnen.

1.7.3 Einfluss von Arzneimitteln auf den Nährstoffhaushalt

Wie oben schon erwähnt, gibt es Arzneimittel, die auf den Nährstoffgehalt im Körper Einfluss nehmen und in der Beratung unbedingt Berücksichtigung finden müssten. Es sollte eine gezielte Empfehlung zur Einnahme dieser Stoffe gegeben werden, damit kein Mangel mit unter Umständen weitreichenden Folgen entsteht.
Durch die Einnahme von **Metformin** kann es zu Störungen in der Resorption und der Verwertung von Nährstoffen kommen. Hier geht es insbesondere um die Vitamine B_1, B_2, B_6, B_{12} und Folsäure. Der Mangel an Vitamin B_1 kann zu Neuropathien führen. Der Mangel an den Vitaminen B_6, B_{12} und Folsäure kann sich in Abgeschlagenheit, Gedächtnis- und Konzentrationsstörungen, Nervenstörungen und depressiven Verstimmungen äußern. Steigt auch noch der Homocysteinspiegel an, ist dies ein Risikofaktor für Schlaganfall, Hirnatrophie, Demenz und Osteoporose. Bei Dauertherapie empfiehlt es sich, ein Vitamin-B-Komplex-Präparat einzunehmen, um einem Mangel vorzubeugen.

Statine, die zur Senkung des erhöhten Cholesterins eingesetzt werden, hemmen die körpereigene Coenzym-Q10-Synthese. Da dies für die Energiegewinnung in der Zelle von entscheidender Bedeutung ist, kann der Mangel zu den bekannten Muskelschmerzen und zu Störungen im Hirn- und Glucosestoffwechsel führen. Sollte der Kunde einen zu hohen Triglyceridspiegel haben, wäre es sinnvoll, zusätzlich zu den Statinen Omega-3-Fettsäuren – hauptsächlich EPA (Eicosapentaensäure) – zu empfehlen. Damit kann man die lipidmodulierende Effizienz der Statine erweitern und das bestehende Risiko für einen Schlaganfall oder Herzinfarkt weiter absenken.

Säureblocker wie **Pantoprazol** und **Omeprazol** können dadurch, dass sie den pH-Wert im Magen erhöhen, die Aufnahme von Vitamin B_{12} und Magnesium erheblich stören. Unter dieser Therapie empfiehlt es sich, ein Präparat mit 500–1.000 Mikrogramm Vitamin B_{12} und B_6 und Folsäure einzunehmen unter Überwachung des Blutspiegels.

Diuretika-Thiazide können dadurch, dass sie die Nierentätigkeit und damit die Diurese anregen, zu einem Mangel an Magnesium und B-Vitaminen führen. Dies beeinträchtigt den Fett- und Zuckerstoffwechsel und die Regulation des Blutdrucks, kann zu Muskelschwäche, Obstipation, nächtlichen Wadenkrämpfen und einem Anstieg des Homocysteinspiegels führen. Es empfiehlt sich eine Supplementierung von Vitamin B_{12} mit Folsäure und B_6. Kalium und Magnesium sind zu überwachen wegen der Gefahr von Herzrhythmusstörungen. Gleiches empfiehlt sich bei Schleifendiuretika wie Furosemid.

Bei Kaliumsparern wie Triamteren, Spironolacton etc. entsteht häufig ein Mangel an Folsäure. Kalium muss überwacht werden.

Laxanzien können zum Mangel an Kalium, Calcium und Magnesium führen. Dies wiederum verstärkt die Obstipation und kann auch zu Muskelschwäche, Störung der Nierenfunktion und Herzrhythmusstörungen führen.

Rheumamittel wie **Methotrexat** stören als Folsäureantagonisten den Folsäurestoffwechsel. Dies kann zur Erhöhung des Homocysteinspiegels führen, was wiederum für Arterienverkalkung, Thrombosen, Herz-Kreislauf-Erkrankungen und Demenz ein Risiko darstellt. 5 mg Folsäure kann zur Reduzierung der Nebenwirkungen von MTX beitragen. Wich-

tig ist es dabei, mit der Einnahme von Folsäure nach der MTX-Gabe 24 bis 48 Stunden zu warten, da bei gleichzeitiger Gabe eine gegenseitige Wirkungshemmung nicht auszuschließen ist.
Glucocorticoide wie auch **Antiepileptika** können zu einem Mangel an Vitamin D und Calcium führen, was in Osteoporose enden kann. Die zusätzliche Gabe von Vitamin K_2, Omega-3-Fettsäuren und Selen kann die Nebenwirkungen verringern und den Bedarf an Cortison senken.
Orale Kontrazeptiva können in einen Mangel an Folsäure, Vitamin B_1, B_2, B_6, C, Magnesium und Selen führen. Diese Stoffe sollten ergänzt werden, um eine Erhöhung des Homocysteinspiegels zu verhindern. Der Mangel an B-Vitaminen kann zu Kopfschmerzen, Reizbarkeit und Stimmungsschwankungen führen. Es empfiehlt sich, regelmäßig B_{12}, B_6, Folsäure und Vitamin C zu ergänzen.
Anhand dieser wichtigsten Beispiele ist zu erkennen, wie wichtig bei Beschwerden die Nachfrage danach ist, welche Arzneimittel der Kunde einnimmt. Genauso wichtig ist es, Kunden auf die möglichen Folgen bei Einnahme der oben genannten Medikamente rechtzeitig hinzuweisen.

1.7.4 Wechselwirkungen zwischen Medikamenten und Nahrungsergänzungsmitteln

Eine wichtige Aufgabe in der Beratung ist auch der Hinweis auf mögliche Wechselwirkungen. Dies ist besonders wichtig bei Mineralstoffen. So kann die Resorption von Levothyroxin bei gleichzeitiger Gabe von Calciumcarbonat vermindert werden. Daher sollte ein zeitlicher Abstand von 2–4 Stunden berücksichtigt werden. Gleiches gilt auch für Antibiotika und Bisphosphonate. Grundsätzlich sollten höher dosierte Mineralstoffe nicht zusammen eingenommen werden, da sie sich bei der Resorption gegenseitig stören. So empfiehlt es sich beispielsweise, morgens Calcium, mittags Zink und abends Magnesium einzunehmen. Es gibt aber auch positive Wechselwirkungen. Bei der Gabe von Natriumselenit als Prämedikation vor einer Chemotherapie mit Cisplatin wird dessen Nephrotoxizität, mit Anthracyclinen deren Kardiotoxizität und mit Vinca-Alkaloiden deren Neurotoxizität herabgesetzt.

Literatur

Böhm U, Muss C. Rationelle Therapie in der Mikronährstofftherapie. Uni-Med Verlag, Ausgabe 2011

Enzmann F. MitoMedizin bei Multisystemerkrankungen. International Mitochondrial Medicine Association

Frauwallner A. Was tun, wenn der Darm streikt? Kneipp Verlag, Wien 2019

Gröber U. Arzneimittel und Mikronährstoffe. Wissenschaftliche Verlagsgesellschaft, Stuttgart 2012

Gröber U. Mikronährstoffe. Wissenschaftliche Verlagsgesellschaft, Stuttgart 2011

Gröber U. Orthomolekulare Medizin. Wissenschaftliche Verlagsgesellschaft, Stuttgart 2008

Gröber U. Vitamin D. Wissenschaftliche Verlagsgesellschaft, Stuttgart 2012

Lechner W. In Corpore Sano. Mikronährstoffe erklärt. Band 1 – Vitamine. Edition Lipp Verlag, München 2020

Lechner W. In Corpore Sano. Mikronährstoffe erklärt. Band 2 – Mineralstoffe und Spurenelemente. Edition Lipp Verlag, München 2020

Münch, H, Fentner T. Arthrose bis Zoster. InnovaMedVerlag, Grassau2014

Naturheilkundlicher Newsletter. Dr. Volker Schmiedel

Sonntag S, Schmidt M, Müller SD. Zink positiv. Aktiv und Gesund. Hrsg. von der Gesellschaft für Ernährungsmedizin und Diätetik e.V.

Weber M. Co-Enzym Q10-Die Erfolgsgeschichte eines Vitalstoffs. BOD-Books on demand, 2009

Webinarreihe Mikronährstofftherapie. vitamindoctor.com

1.8 Biochemie nach Dr. Schüßler

1.8.1 Historie und Grundlagen

Dr. Wilhelm Heinrich Schüßler (1821–1898) setzte sich als homöopathischer Arzt mit der zu seiner Zeit hochaktuellen Zellenlehre des Berliner Pathologen Rudolf Virchow (1821–1902) und den Erkenntnissen über die lebensnotwendige Bedeutung der Mineralstoffe auseinander. Schüßler stellte einen Zusammenhang dieser Erkenntnisse mit seinen praktischen Erfahrungen als Arzt her. Er entwickelte die Grundannahme seiner Theorie, dass eine ausreichende Versorgung der Zellen mit fehlenden Mineralstoff-Ionen zur Gesundung der Zellen und damit des Körpers

führen müsste. Schüßler nahm deshalb nur diejenigen homöopathisch potenzierten Mineralstoffe als Funktionsmittel in seine Heilweise auf, deren Vorhandensein in Zellen und Geweben in der damaligen Zeit eindeutig nachgewiesen war.
Nach Schüßlers Tod führten seine Nachfolger weitere Mineralstoffverbindungen als sogenannte Erweiterungsmittel in die biochemische Therapie ein, da mithilfe neuerer Analysemethoden weitere Mineralstoffe im Organismus nachgewiesen wurden.

1.8.2 Wirkprinzip

Mineralstoffe sind essenzielle Bestandteile des Organismus. Sie sind bedeutsam für die Struktur der unterschiedlichen Gewebearten und die Funktion von Zellen und Organen. Die Mineralstoffe nach Schüßler sind homöopathisch potenzierte Mineralstoffe, die als biochemische Funktionsmittel regulierend auf die Aufnahme der Mineralstoffe und ihr intra- und extrazelluläres Verhältnis einwirken. Die Mineralstoffe nach Schüßler erhalten ihre Wirksamkeit durch ihre besondere Qualität. Keineswegs soll der erforderliche Bedarf an Mineralstoffen im Sinne der Quantität mit den biochemischen Funktionsmitteln substituiert werden. Bereits Schüßler differenzierte die Funktionsbereiche der Mineralstoffe und stellte fest: Baumaterialien sind sie durch ihre Masse, Funktionsmittel durch ihre Qualität (Schüßler 1898). Die biochemischen Funktionsmittel haben daher einen regulierenden Einfluss auf den Mineralstoffhaushalt insgesamt. Sie üben einen energetischen Reiz auf die Zellen aus, sodass diese befähigt werden, die entsprechenden Mineralstoffe besser aufzunehmen und zu verteilen, als Basis für die Stoffwechselfunktionen der Zellen und Organe. Die Mittelwahl erfolgt nicht nach dem Ähnlichkeitsprinzip wie in der Homöopathie, sondern nach physiologisch-chemischen Aspekten. Bei großem Mineralstoffbedarf oder Mangelerscheinungen muss daher zusätzlich zu den biochemischen Funktionsmitteln für eine ausreichende Versorgung mit den entsprechenden Mineralstoffen über die Ernährung oder orthomolekulare Mineralstoffzubereitungen gesorgt werden.
Zu Beginn der Therapie können Reaktionen im Heilungsprozess auftreten, z. B. Reaktionen auf die vermehrte Ausscheidung von Schadstoffen

oder die spürbare Regeneration der Bänder. Bislang wurden keine Nebenwirkungen oder Wechselwirkungen mit anderen naturheilkundlichen, komplementärmedizinischen oder allopathischen Medikamenten beobachtet. Es gibt daher auch keine Gegenanzeigen. Keines der biochemischen Funktionsmittel wurde jemals für Schwangere ausgeschlossen.

1.8.3 Dosierung und Potenzierung

Dosierung

Grundsätzlich bestimmt der Bedarf die Dosierung. Die Dosierung sollte dem individuellen, unterschiedlichen Bedarf an Mineralstoffen angepasst werden. Das erfordert eine eingehende Beratung, möglichst mit Antlitzanalyse. Dabei werden aus Färbungen der Gesichtshaut, Strukturen, Glanz oder Faltenbildung und sonstigen Besonderheiten der Haut wichtige Informationen für die Mittelwahl gewonnen. Da das nicht immer möglich ist, wurden Anwendungspläne auf der Basis praktischer Erfahrung erstellt. Allgemein gelten folgende Dosierungsempfehlungen:

- Prophylaxe: 3–5 Tabl. am Tag.
- Besondere Belastungssituationen: mindestens 12 Tabl.am Tag.
- Akute Störungen: alle 5 Minuten 1 Tablette lutschen, bis zu 30 Tabl. am Tag.
- Chronische Fälle: langfristige Einnahme von 7–12 Tabl. am Tag.

Sensible, ältere und besonders belastete Menschen sollten mit einem Drittel der angegebenen Dosierung beginnen. Die Dosierung sollte dann wöchentlich gesteigert werden.

Bei akuten Beschwerden kann die Empfehlung auf die wichtigsten Funktionsmittel (**fett** und **farbig** hinterlegt) beschränkt werden. Bei längerer Anwendung als zwei Wochen ist die Kombination aller aufgeführten Funktionsmittel zur ursächlichen Unterstützung erforderlich.

Potenzierung

Dr. Schüßler empfahl für die wasserlöslichen Mineralverbindungen die sechste Dezimalpotenz (D6). Die wasserunlöslichen Mineralverbindungen Nr. 1 Calcium fluoratum, Nr. 3 Ferrum phosphoricum und Nr. 11 Silicea setzte er in der 12. Dezimalpotenz (D12) ein. In der Praxis hat sich

die optimale Aufnahme der von Schüßler empfohlenen Potenzierung bestätigt, sodass sich Abweichungen von den Regelpotenzen nur zu therapeutischen Zwecken empfehlen.
Die Erweiterungsmittel werden hauptsächlich in der D6 angewandt.

Einnahme

Es gibt zwei Möglichkeiten für die Einnahme der Mineralstoffe:

1. Die Mineralstofftabletten werden gelutscht, damit die Mineralstoffe direkt über die Mundschleimhaut aufgenommen werden. Es können bis zu drei Tabletten auf einmal gelutscht werden.
2. Die Mineralstofftabletten werden in Wasser aufgelöst und schluckweise getrunken, wobei jeder Schluck für einen Moment im Mund behalten wird, damit auch so die Mineralstoffmoleküle direkt über die Mundschleimhaut aufgenommen werden.

Die Mineralstofftabletten sollten nicht unmittelbar nach dem Essen genommen werden, da die Schleimhaut aufnahmefähig sein sollte. Einflüsse von Zahnpasta oder Kaffee auf die Wirkung der Mineralstoffe sind nicht bekannt.

Die „heiße Sieben"

Eine Besonderheit der Einnahme stellt die Einnahme des Funktionsmittels Nr. 7 Magnesium phosphoricum bei akuten Schmerzen und Krämpfen dar. 7–10 Tabl. werden dafür in heißem, abgekochtem Wasser aufgelöst und schluckweise getrunken.
Aufgrund der schnell eintretenden Wirkung der „heißen Sieben" eignet sich diese Art der Einnahme bei allen blitzartig einschießenden, bohrenden, stechenden Schmerzen, zur Entkrampfung und Entspannung.

1.8.4 Anwendung und Arzneimittelauswahl

Die Mineralstoffe nach Dr. Schüßler können prinzipiell bei allen Erkrankungen eingesetzt werden, bei denen eine Beteiligung des Mineralstoffwechsels gegeben ist und die noch auf regulierende Maßnahmen ansprechen. Entsprechend den Störungen können mehrere Funktionsmittel gleichzeitig eingenommen werden. Alle biochemischen Funktionsmittel

Tab. 1.8 Mineralstoffe nach Dr. Schüßler

Mineralstoffe nach Dr. Schüßler	Funktion und Anwendung
Nr. 1 Calcium fluoratum (D12)	Elastizität der Gewebe, Aufbau von Knochen, Zähnen, Haut und Nägeln; Krampfadern, Hämorrhoiden, Bänderschwäche, Hautrisse, Hornhaut, Karies, Überbeine, Osteoporose, Narben
Nr. 2 Calcium phosphoricum (D6)	Regeneration und Aufbau, Knochenbildung, Entspannung der Muskulatur; Rekonvaleszenz, Blutarmut, Muskelkrämpfe, Polypen, Wachstumsschmerzen, Osteoporose
Nr. 3 Ferrum phosphoricum (D12)	„Erste-Hilfe-Mittel", Sauerstofftransport, Energiegewinnung; Entzündungen, leichtes Fieber (bis 38,5 °C), pulsierende, klopfende Schmerzen, 1. Stadium einer Erkrankung, Immunschwäche, Verstopfung
Nr. 4 Kalium chloratum (D6)	Drüsenmittel, Entgiftung, Aufbau von Fasern; Husten, Hautgrieß, Besenreiser, 2. Stadium einer Erkrankung, fibrinöse Entzündungen
Nr. 5 Kalium phosphoricum (D6)	Energie, Nervenmittel, Gewebeaufbau, Anregung der Muskulatur; Erschöpfungszustände, Schwäche, Mundgeruch, Zahnfleischbluten, Wunden mit üblem Geruch
Nr. 6 Kalium sulfuricum (D6)	Sauerstoffübertragung in die Zelle, Entgiftung, Pigmentierung der Oberhaut; Hauterkrankungen, Pigmentierungsstörungen, chronische Erkrankungen
Nr. 7 Magnesium phosphoricum (D6)	Vegetatives Nervensystem, Entspannung; bohrende, stechende Schmerzen, Krämpfe, Schlafstörungen, Blähungen, Lampenfieber
Nr. 8 Natrium chloratum (D6)	Flüssigkeitsregulation, Entgiftung, Gewebeaufbau; wässriger Schnupfen, trockene Haut, trockenes Auge, Arthrose

Tab. 1.8 Mineralstoffe nach Dr. Schüßler (Fortsetzung)

Mineralstoffe nach Dr. Schüßler	Funktion und Anwendung
Nr. 9 Natrium phosphoricum (D6)	Entsäuerung, Fettstoffwechsel; Pickel, Mitesser, fettige Haut, Sodbrennen, Rheuma, Windeldermatitis
Nr. 10 Natrium sulfuricum (D6)	Entgiftung, Entschlackung; geschwollene Hände/Beine/Augenlider, Durchfall, Gliederschmerzen, Herpes, Warzen
Nr. 11 Silicea (D12)	Festigkeit des Bindegewebes; Bindegewebsschwäche, Falten, Fuß- und Handschweiß, Rheuma, Gicht, gereizte Nerven
Nr. 12 Calcium sulfuricum (D 6)	Durchlässigkeit des Bindegewebes, stockende, gestaute Prozesse; chron. Eiterungen, Abszesse, Rheuma, Gicht, Stockschnupfen
Erweiterungsmittel: Nr. 13 Kalium arsenicosum, Nr. 14 Kalium bromatum, Nr. 15 Kalium jodatum, Nr. 16 Lithium chloratum, Nr. 17 Manganum sulfuricum, Nr. 18 Calcium sulfuratum, Nr. 19 Cuprum arsenicosum, Nr. 20 Kalium-Aluminium sulfuricum, Nr. 21 Zincum chloratum, Nr. 22 Calcium carbonicum, Nr. 23 Natrium bicarbonicum, Nr. 24 Arsenum jodatum, Nr. 25 Aurum chloratum natronatum, Nr. 26 Selenium, Nr. 27 Kalium bichromicum	

können miteinander kombiniert werden. Es ist lediglich aufgrund möglicher Ausscheidungsreaktionen darauf zu achten, dass eine längere Einnahme (mehr als 3 Tage) von Nr. 6 Kalium sulfuricum immer mit der Einnahme von Nr. 10 Natrium sulfuricum begleitet wird, eine Einnahme von Nr. 11 Silicea immer mit der Einnahme von Nr. 9 Natrium phosphoricum. Die Mineralstoffe nach Schüßler können mit anderen Naturheilverfahren kombiniert werden. Die Kombination mit orthomolekularen Mineralstoffpräparaten empfiehlt sich, wenn ein manifester Mangel an Mineralstoffen vorliegt.

Äußere Anwendung

In der Praxis hat sich die äußere Anwendung der biochemischen Mineralstoffe als wertvolle Unterstützung zur inneren Einnahme erwiesen. Die äußere Anwendung dient sowohl der Pflege der Haut als auch der Hilfe bei akuten Störungen.
Zur Anwendung kommen Mineralstoffbäder, Waschungen, Kompressen, Breiauflagen, Haarwässer, Tropfen oder fertige Cremes, Lotionen und Salben.

1.8.5 Herstellungsregeln (HAB)

Die Mineralstofftabletten nach Dr. Schüßler sind apothekenpflichtige, homöopathische Arzneimittel, die nach den Vorgaben des HAB hergestellt werden.

Literatur

Müller-Frahling M, Kasperzik B. Biochemie nach Dr. Schüßler. Grundlagen-Praxis-Antlitzanalyse. Deutscher Apotheker Verlag, Stuttgart 2010

Müller-Frahling M, Kasperzik B. Ergänzungsmittel der Biochemie nach Dr. Schüßler. Grundlagen und praktische Anwendung. Deutscher Apotheker Verlag, Stuttgart 2017

Müller-Frahling M. Im-Puls des Lebens. Mineralstoffe nach Dr. Schüßler. MG Fachverlag, Kulmbach 2022

Schüßler WH. Eine Abgekürzte Therapie – Anleitung zur biochemischen Behandlung der Krankheiten. 25. Aufl., Schulzesche Hof-Buchhandlung und Hof-Druckerei, Oldenburg 1898

1.9 Spagyrik

1.9.1 Historie und Grundlagen

Die Spagyrik ist die Kunst, vollendete Heilmittel aus der Natur zu erschaffen. Dadurch ist Spagyrik der energetische Katalysator, um Körper, Geist und Seele wieder in Harmonie zu bringen. Der Name Spagyrik leitet sich vom Griechischen „**span**" = trennen, sichten, scheiden und „**agerein**" = wiedervereinigen, eine Synthese schaffen, ab. Schon im alten Ägypten (ca. 3.000 Jahre v. Chr.) gab es das Wissen und das Bestreben, die Menschen durch hochwertige, hochenergetische Arzneien zu heilen. Hermes

Trismegistos und der Gott Thoth stehen stellvertretend für dieses Wissen. Hermes der „Dreifach Große Meister" gilt als der Begründer der Alchemie (die Kunst der Transformation zum Höherwertigen). Er verfasste die sieben hermetischen Gesetze, die in ihrer Aktualität über die Jahrtausende nichts verloren haben. Die alten Weisen waren Meister in der Astronomie, Philosophie, Chemie, Medizin und im Beherrschen der Naturgesetze und folgten ihrem „göttlichen Auftrag". Es gibt auch Hinweise, dass es im alten Ayurveda auch schon eine Art von spagyrischer Pflanzenaufarbeitung gab.

Dieses Wissen wurde über die Jahrtausende von Meister zu Schüler meist nur mündlich überliefert, deshalb fehlen heute genauere schriftliche Anweisungen, was natürlich das Tor für Spekulationen über die Alchemie öffnete. Deshalb wird diese auch heute von all denjenigen abgelehnt, deren Vorstellung von der Alchemie das Streben nach Macht und materiellem Reichtum ist. Dies war und ist nicht das Verständnis der Weisen. Alchemie ist das Streben nach Entwicklung zum Gerechten, Guten, zum höchstentwickelten Menschen.

Philippus Aureolus Theophrastus Bombastus von Hohenheim, genannt Paracelsus (1493–1541), ist der berühmteste heilkundige Arzt des Mittelalters. Paracelsus nannte seine alchemistischen zubereiteten Arzneimittel „Spagyrik".

Johann Rudolph Glauber (1604–1670, Erfinder des Glaubersalzes) war ein eifriger Nachfolger und Verehrer der Schriften seines großen Vorgängers Paracelsus. Glauber war einer der letzten intuitiv arbeitenden Spagyriker und zugleich einer der ersten rationell verfahrenden chemisch-pharmazeutischen Fabrikanten. Glaubers Hauptwerk „Pharmacopoea spagyrica" galt vielen als die Vorlage für ihr eigenes Studium.

200 Jahre später betraten mit Graf Cesare Mattei (1809–1896) und Dr. med. et. phil. Carl Friedrich Zimpel (1801–1879) wieder bedeutende heilkundige Spagyriker die Bühne.

Dr. Zimpel – ursprünglich Ingenieur und Eisenbahnbauer – erwarb die Doktorwürde in Philosophie und Medizin. Er schrieb seine medizinische Doktorarbeit über die Behandlung des Gelbfiebers. Grundlagen seiner Experimente waren sein ausgesprochen tiefes philosophisches Wissen und sein großes Verständnis der Literatur Glaubers und Paracelsus'. Von seiner einfachen Lebensgestaltung und von seiner christlich-sozialen Vorstellung her suchte er nach universellen Heilmitteln, die für die einfache Bevölkerung bezahlbar, dazu leicht und sicher zu verordnen waren. Prof. Dr. Mauch (Homöopathische Zentralapotheke Göppingen) wurde durch Zimpel zum ersten spagyrischen Produzenten. Sein Nachfolger Dr. Müller gründete 1921 die Chemische Fabrik Müller Göppingen. 1958 übernahm die Schwesterfirma Staufen-Pharma (bis Ende 2015) die Produktion. 2016 erwarb Gerald Bauer die Rechte an Spagyro und konnte die spagyrische Firma Phönix Laboratorium GmbH als hochwertigen Hersteller der spagyrischen Essenzen nach Zimpel gewinnen. Im 20. Jahrhundert wuchs die Akzeptanz der Spagyrik, und viele große Spagyriker folgten den Vorlagen Paracelsus'. Besonders zu erwähnen sind Alexander von Bernus (Soluna), Theodor Krauß, Conrad Johann Glückselig (Phönix Laboratorium GmbH), Ulrich Jürgen Heinz (Heinz-Spagyrik), Albert Riedel und Walter Strahtmeyer, Hermann E. Helmrich, Dr. Max Amann, Olaf Rippe, H.-J. Fritschi, Dr. Werner Nawrocki, Helga Thun-Hohenstein (ionis Spagyrik GmbH) und andere.

Grundlagen

Paracelsus gilt für viele als Erneuerer der Medizin. Er war ein äußerst streitbarer Zeitgenosse, der sich mit dem etablierten System immer wieder anlegte und sich gegen die alten Ansichten, Therapien und das Arzneiwesen richtete. Seine revolutionären Ansichten lebte er auch. Er verfasste seine Vorlesungen als Erster in deutscher Sprache. „Experimenta ac ratio auctorum loco mihi suffragantur", so fixierte er seinen Standpunkt beim Antritt seiner Basler Professur – mit anderen Worten frei übersetzt: „Naturwissenschaftlich experimentelle Erfahrung unter Kontrolle einer vernunftgemäßen Prüfung anstatt Autoritätenglauben." Das damalige Hauptwerk der Medizin waren die wiederentdeckten und erstmals gedruckten Bücher des Aulus Cornelius Celsus (* um 25 v. Chr.; † um 50 n. Chr.). Von Hohenheim forderte seine Kollegen immer wieder auf, nicht nur von den überholten Büchern der anderen abzuschreiben. Nicht das falsche Wissen aus den Büchern Celsus' zählte für ihn, sondern die erfolgreiche Therapie am Krankenbett, deshalb erhielt er den Namen Paracelsus (gegen Celsus gerichtet).

Die vier Säulen der Heilkunst nach Paracelsus

Philosophia

D. h. die wahre Erkenntnis des Menschen in Bezug auf Geist, Seele und Körper und seiner Stellung in der Natur sowie seiner Beziehungen zu der ihn umgebenen Außenwelt mit allen ihren geistigen und materiellen Kräften.

Astronomia

D. h. die richtige Erkenntnis des Ganges der „Gestirne" im Menschen selbst sowie der Einflüsse, die von außen kommen. Damit ist gemeint die Kenntnis der Kräfte, welche seinen innerlichen Organen die Fähigkeit verleihen, ihre Funktion zu verrichten.

Alchimia

D. h. die richtige Erkenntnis des Ineinanderwirkens der im Menschen wirkenden Kräfte und der Gesetze, welche dieselben beherrschen. Ein Bäcker, der aus Mehl, Hefe und Wasser etwas Lebendiges, Neues gestaltet, war für ihn ein Alchemist.

Tugend/Virtus

(Sie trägt die anderen drei Säulen) Medizin soll aus Nächstenliebe, wohlwollend, uneigennützig und nach Wahrheit strebend, nicht aus Sucht nach Macht, Anerkennung und Geld sein!

Die fünf Krankheitsursachen nach Paracelsus – De Entibus Morborum

Paracelsus sagt: „Es gibt nur eine einzige Quelle allen Daseins, eine einzige Urkraft, aus der alle Kräfte entspringen", und wenn wir in wahrem „christlichen Geiste", d. h. vom Standpunkt der Gotteserkenntnis, die Krankheitsursachen beschreiben wollten, so würden wir nur eine einzige Ursache finden, nämlich den Ungehorsam gegen das Gesetz. Der Mensch als Herr der mikrokosmischen Natur und Krone des Kosmos, von seinem in und zugleich über der Natur stehenden Wesen, das unmittelbar im Leben seines Schöpfers zu stehen vermag. Die erste Ursache aller **Disharmonie**, aller Krankheit der Natur, liege im übernatürlichen Wesen des Menschen, im **„falschen"** Gebrauch seines freien Willens. So auch liege

die erste Ursache zu aller Harmonie, zu aller Heilung, sowohl in der Übernatur wie in der Natur, in der Umkehr des Willens, bestehe in der Rückkehr in die Ordnung des übernatürlichen Lebens seines Schöpfers. Dies sieht Paracelsus im höchsten Motiv:
„Der Grund der Arznei ist die Liebe." Da aber der Intellekt das unteilbare Ewige nicht in Begriffe fassen, sondern dies nur in der Kraft des Glaubens erkannt werden kann, müssen wir die Einheit in fünf verschiedene Entia (Anfänge oder Prinzipien) einteilen.

Ens Astrale – kosmische Bedingtheit

Krankheiten, die ihre Ursachen im Astralkörper und in astralischen Einflüssen haben. Hierzu zählt man vor allem Erschütterungen im Gefühlsbereich und psychosomatische Erkrankungen (Föhnbeschwerden, wetterbedingte Erkrankungen, Einflüsse des Mondes oder Strahleneinflüsse jeder Art, z. B. Mobilfunk etc.).

Ens Venale – Gift und Selbstvergiftung

Krankheiten, die aus Verunreinigungen und giftigen Substanzen entstehen. Hierunter fallen die Infektionskrankheiten und alle Vergiftungen (besondere Bedeutung haben heute die Umweltgifte).

Ens Naturale

Krankheiten, die den individuellen Eigenschaften entspringen. Hierunter versteht man konstitutionell bedingte Krankheiten, die der Patient aufgrund seiner ererbten Veranlagung mitbekommen hat, Krankheiten, die auf den individuellen Lebenswandel zurückzuführen sind.

Ens Spirituale – magische Natur

Durch magische Einwirkungen erzeugte Krankheiten. Viele Menschen leiden heute unter der „Sinnlosigkeit des Lebens". Sie sind spirituell, religiös und sozial entwurzelt. Daraus resultieren psychische Krankheiten, die in diese Gruppe eingeordnet sind.

Ens Deale – Gottes Wille

Krankheiten infolge der Wirkung des Gesetzes Gottes. Schicksalsschläge (indisch „Karma") sind unvorhersehbare Zufälle, Unfälle und Katastro-

phen. Die hierdurch verursachten Gesundheitsschäden, natürlich besonders auf psychischen und psychosomatischen Ebenen, werden diese Krankheitsursachen zugeordnet.
Ein Therapeut, der eine Ebene beherrscht, ist ein guter Handwerker. Ein wahrer Arzt ist der, der auf allen fünf Ebenen zu Hause ist. Paracelsus über die damalige Medizin: „Die moderne Medizin hat, **verblendet** durch ihre **Hingebung an die Beobachtung körperlicher Erscheinungen**, die Einsicht in die allen Erscheinungen zugrunde liegenden, ewigen Prinzipien verloren. Sie sieht nur die **äußerlichen Formen**, aber erkennt nicht den formenbildenden Geist. Sie sieht die Äußerungen der Tätigkeit des Lebens, **aber von der alles bewegenden Kraft des Lebensprinzips in der Natur weiß sie nichts**."
„Sie bewegt sich heute gänzlich auf dem Boden einer geist- und prinzipienlosen Materialität."

1.9.2 Wirkprinzip

Spagyrik ist die Kunst der Gewinnung der vollendeten Heilkraft aus der Natur. Wahre Kunst kommt immer nur vom Können, d.h. von der Beherrschung der jeweiligen Materie, in der Heilkunde, die Veredelung von Natur und Transformation von Umwelteinflüssen.
„Unsere Arznei ist im **Merkur**, **Sulfur** und **Sal**. Unser Gift ist aber auch in diesen drei Dingen, denn in einem stehen beide. Wir finden durch den Tod der Dinge, dass dasjenige, was uns in unserer Not helfen kann, auch das bei sich hat, was uns die Not gemacht hat" (Paracelsus III/386).
Vereinfacht können wir die drei Prinzipien **Sal**, **Sulfur** und **Merkur** mit Körper, Seele und Geist oder fest, flüssig und gasförmig übersetzen. Es steckt mehr hinter diesen Begriffen, doch so können wir leichter damit umgehen. Paracelsus kannte das Prinzip, „Gleiches mit Gleichem" (Grundsatz der Homöopathie) zu behandeln, nur musste es edler sein!
Dr. med. phil. Carl-Friedrich Zimpel (ursprünglich Homöopath) forschte lange Zeit, um Arzneien so zu veredeln, dass hochwirksame, aber ungiftige Arzneien entstanden, die für die grundsätzlichen Ursachen der Krankheiten einsetzbar sind. Wollen wir Sal, Sulfur und Merkur in der Natur erkennen, finden wir einen einfachen Hinweis in der Farbgestaltung der Pflanze.

Merkur: Flüchtig, leicht destillierbar; warm, auch kalt; durchsichtig, blau, blauviolett, rosa, weiß, farblos. Geruch: ätherisch, faulig; Geschmack: eigentümlich.
Merkurielle Krankheiten: Neurologische Leiden, psychosomatische Leiden, Leiden der Psyche allgemein; Dysthyreose, allgemein hormonelle Störungen; Erkrankungen von Oberflächen (Haut, Schleimhaut, Gefäßauskleidung, Zellmembranen), allgemeine Leiden, bei denen Symptome und Stelle der Erkrankung fortgesetzt wechseln; Gärungs- und Fäulnisprozesse.
Sal: Fest, nicht destillierbar; kalt; undurchsichtig; grün, besonders moosgrün, braun, grau, schwarz; Geruch: erdig oder geruchlos; Geschmack: modrig, süß, salzig, laugenhaft.
Salhafte Krankheiten: chronische Krankheiten, pathologischer Auf- oder Abbau, Neubildungen, Steinbildungen, Bindegewebsprozesse; alle Prozesse ohne Entzündung, die aber unerbittlich fortschreiten; alle „osen" wie Arthrose, Osteoporose.
Sulfur: Ölig, schwer destillierbar; heiß; durchscheinend, gelb, orange, rot, manchmal auch weiß oder schwarz, „…denn beim Schwefel gibt es gelbe, weiße, rote und schwarze Farben" (Paracelsus: I/390). Geruch: aromatisch, harzig. Geschmack: scharf, bitter.
Sulfurische Krankheiten: Akute Krankheiten, entzündliche Leiden. Rubor, Calor, Tumor, Dolor; Traumen; Leiden mit Fieber; Auftreten von Geschwüren. Pauschal alle Erkrankungen mit der Endsilbe „-itis" wie Arthritis.
Krankheit ist demnach ein Ungleichgewicht zwischen Sulfur, Merkur und Sal.
Sympathisches Heilen: Eine wichtige Lehre des Paracelsus zur Therapie ist die These, dass Krankheit und Heilmittel wesensgleich sein müssen. Dieser Therapieansatz ergibt sich aus der immateriellen Herkunft aller Krankheiten. „Achtet darauf, damit ihr nicht den Leib mit Arzneien behandelt, denn das ist vergeblich. Behandelt aber den Geist, dann wird der Leib gesund. Denn der Geist ist krank und nicht der Leib" (Paracelsus: I/51). Für viele damals, wie auch heute eine unverständliche Forderung! Doch heißt das, dass die Arznei auf Körper, Geist und Seele wirksam sein soll. Dies ist der Anspruch in der Spagyrik an große Heilmittel!

1.9.3 Dosierung und Potenzierung

Apotheken können individuelle Kombinationen von spagyrischen Essenzen nach Dr. Zimpel und C. J. Glückselig mit den spagyrischen Mineralsalzen (Spagyro-Naturheilmittel) individuell mischen und in Sprühflaschen den Kunden ausgehändigen (dies erleichtert die Einnahme):
Potenzierungvon der Urtinktur Ø D4, hauptsächlich werden tiefe Potenzen bevorzugt, höhere Potenzen ergeben sich hier meist nur durch die Verschreibungspflicht.
Alkoholgehalt liegt bei nur max. 22 Vol.-% Alkohol

Innerliche Anwendung

Chronische und kurmäßige Anwendung: Es wird direkt in den Mund gesprüht. Erwachsene 3-mal 3 Sprühstöße, Kinder bis 4 Jahre 3-mal 1 Sprühstoß. Kinder bis 14 Jahre 3-mal 2 Sprühstöße oder 5–10 Sprühstöße auf ein Glas Wasser, dieses wird dann schluckweise über den Tag getrunken.
Akutbehandlung: Je nach Beschwerdebild kann die Einnahme auf stündlich 6 Sprühstöße gesteigert werden.
Die 22 **Solunate** sind Fertigarzneimittel, sie bestehen aus Mischungen aus Urtinkturen und Potenzierungen bis zur D4.
Sie werden in der Regel bei kurmäßiger Anwendung mit einer Dosierung von 3–5-mal 3–8 Tropfen eingenommen. Bei akuten Beschwerden kann die Häufigkeit und die Tropfenzahl auch wesentlich gesteigert werden.
Pekana-Präparate sind Fertigarzneimittel und liegen meist als homöopathische oder spagyrische Mischungen bis zur Potenz D8 vor.
Innere akute Anwendung bei Erwachsenen 3-mal 20 Tropfen und bei Kindern 2–3-mal 10–15 Tropfen.
Bei chronischen Beschwerden können die Präparate bis zu zwei Monate eingenommen werden.
Phönix Laboratorium-Präparate sind Fertigarzneimittel und liegen meist als homöopathische/spagyrische Mischungen bis zur Potenz D8 vor. Es gibt Tropfen, Globuli, Injektions-Präparate und Salben.

Äußerliche Anwendung

Spagyrische Essenzen nach Dr. Zimpel können auch äußerlich aufgetragen, direkt auf die zu behandelnde Hautzone oder auf Akupunkturpunkte aufgesprüht und einmassiert werden.
Die Essenzen können auch in Salben und Dilutionen eingearbeitet werden.
Pekana bietet auch fertige Salbenpräparate, die die innere Einnahme unterstützen können.

1.9.4 Anwendung und Arzneimittelauswahl

Spagyrische Essenzen vereinigen idealerweise die Wirkqualitäten aus Phytotherapie, Homöopathie und Alchemie. Dies erleichtert für den Anfang die Wahl des Mittels. Je nach homöopathischem oder phytotherapeutischem Wissen können die Essenzen ausgewählt und zusammengestellt werden. Eine spagyrische Urtinktur hat die Energie einer homöopathischen Tiefpotenz (Ø, D1, D2) bis zu einer höheren Potenz (D20) und die Kraft einer phytopharmazeutischen Tinktur, aber ohne deren Toxine.
Die ideale spagyrische Heilmittelauswahl leitet sich auch von der Signatur der Pflanze ab. Arnika z. B. – das Verletzungsmittel – wächst in den Bergen und ist heftigem Wind, Regen etc. ausgesetzt; richtet sich immer wieder auf und hält seinen Kopf hoch. Im übertragenen Sinn gilt Arnika für alle, die von jedem „Wind“ bewegt werden, damit sie wieder mehr Haltung bekommen, oder für alle, die festgefahren sind, denen die „Beweglichkeit“ abhandengekommen ist, damit sie wieder flexibel werden.
Die Anwendung der spagyrischen Fertigpräparate richtet sich nach den Indikationsangaben der einzelnen Hersteller.

1.9.5 Herstellungsregeln (HAB)

Herstellung nach Dr. Zimpel (heute durch Phönix Laboratorium GmbH)

Frische Pflanzen aus biologischem Anbau werden zerkleinert; (Vorschrift homöopathisches Arzneibuch HAB 25 und 26) mit Wasser und Hefe versetzt, durch die Vergärung (ca. 3–12 Tage) wird die Pflanze weiter aufgeschlossen (Fermentatio, enzymatische Umwandlung und Ver-

edelung). Das Wunderbarste an der Hefevergärung ist wohl, dass die Zelle mit Hilfe ihrer Fermente Reaktionen ausführt, zu welchen das Laboratorium entweder starker physikalischer oder chemischer Hilfsmittel, wie Säuren oder Alkalien oder hoher Temperaturen bedarf. Solche Wirkungen können wir nur als Kontaktwirkungen betrachten, denn die Fermente eines Pflanzenkörpers selbst bleiben bei diesen ganzen Reaktionen unverändert, sie wirken gewissermaßen nur als Katalysatoren, und nur dieser katalytischen Tätigkeit haben wir es zu verdanken, wenn wir als Endprodukte unserer spagyrischen Destillation aromatische Flüssigkeiten von ganz eigenartigem Charakter vor uns haben, wobei wir uns auch nicht mehr wundern dürfen, dass aus ursprünglich vollständig geruchlosen Pflanzen Endprodukte mit ganz spezifischem Geruch und Geschmack gewonnen werden.
Danach wird der Rückstand ausgeleert, getrocknet (Wasserentzug) und anschließend bei 400 °C kalziniert (verascht). Dadurch erhält man das Mineralsalzgemisch (Sal) aus der jeweiligen Pflanze; diese Mineralsalze liegen dann in etwa in der Konzentration der Schüßler-Salze vor.
Die Asche löst man dann 48 Std. im Destillat, danach wird abfiltriert und der Rückstand verworfen.
Dieses einmalige Verfahren wandelt giftige Pflanzen und Pilze, z. B. Fliegenpilz (Amanita muscaria), in hochwirksame Arzneiessenzen. Sie sind ungiftig und können daher in der Urtinktur verwendet werden. Dies gilt auch für Kava-Kava. Im Gegensatz zur Homöopathie (ab D6) darf es in der Spagyrik nach Dr. Zimpel in der **Urtinktur** (Ø = D1) eingesetzt werden.
Alle weiteren Herstellungsverfahren der verschiedenen Firmen unterscheiden sich in wesentlichen Details, wie im Folgenden beschrieben.

Herstellung nach Phönix

Die Präparate der Phönix-Spagyrik sind immer Kombinationen aus HAB-konformen homöopathischen und spagyrischen Bestandteilen, die nach folgenden Vorschriften hergestellt werden. Vorschrift HAB 54a: pflanzliche Mehrfachdestillate, sogenannte Kohobationen, bei denen der Rückstand immer wieder mit dem Destillat extrahiert wird. HAB-Vorschrift 54b: metallische bzw. mineralische Mehrfachdestillate aus einzel-

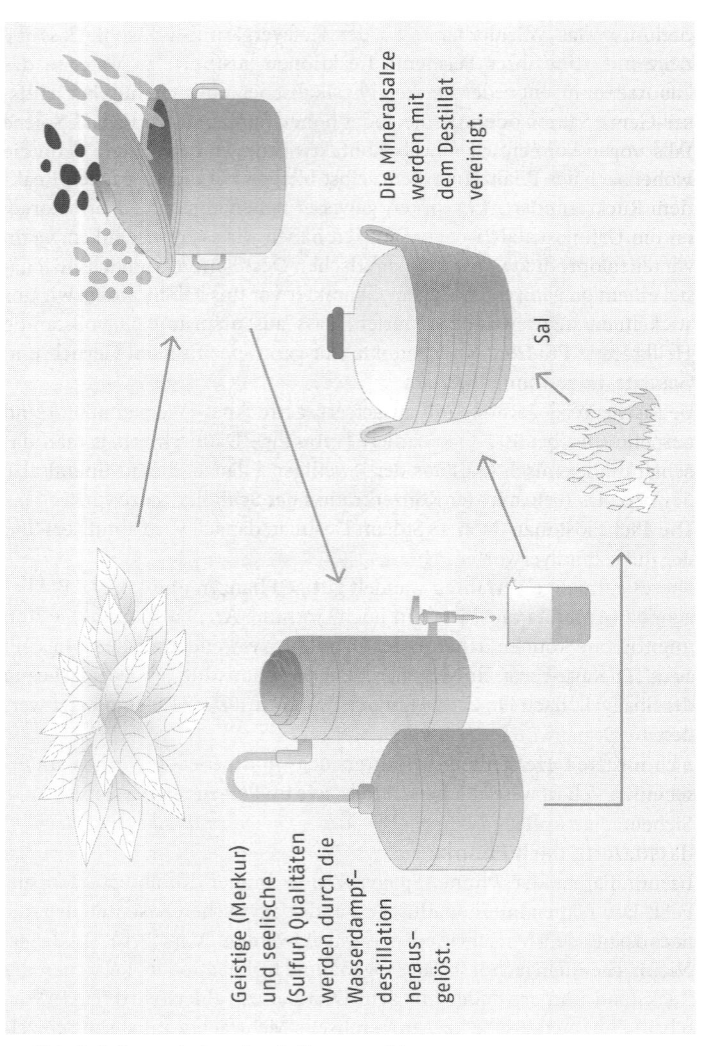

Abb. 1.3 Spagyrisches Herstellungsverfahren

nen Ausgangsstoffen oder Stoffmischungen und einem flüssigen Arzneiträger.
Als Arzneiträger werden gereinigtes Wasser, Säuren und Ethanol-Wasser-Gemische verwendet. Die Lösung bzw. Mischung wird gegebenenfalls vorbehandelt und anschließend einmal bis mehrmals destilliert, wobei nach jeder Destillation mit Ausnahme der letzten das Destillat mit dem Rückstand vereinigt wird. Das Destillat aus der letzten Destillation ist die Urtinktur. HAB-Vorschrift 54c: Urtinkturen aus frischen Pflanzenteilen oder Drogen werden durch Mazeration hergestellt. Ähnlich wie bei einem galvanischen Element, das elektrischen Strom entwickelt, entwickeln die Glückselig-Kombinationen (Konjugationen) die spagyrische Heilkraft. In der Glückselig-Spagyrik stellt daher niemals die Einzelkomponente, immer nur der Gesamtkomplex der Mittel das besondere therapeutische Wirksamkeitsprinzip dar. Darüber hinaus sind in den Fertigarzneimitteln indikationsspezifische Kombinationen mit allgemein entschlackenden und ausscheidenden Kombinationen kombiniert, ein Prinzip, das für Conrad Johann Glückselig therapeutisch essenziell war. Die Phönix-Präparate werden daher vorwiegend zur allgemeinen oder organspezifischen Entschlackung und Entgiftung eingesetzt.

Herstellung nach Soluna

Die Kräuter werden biologisch-dynamisch nördlich von Bergamo angebaut. Die Bewässerung erfolgt mit spiralisiertem Wasser aus eigener Quelle. Die Pflanzen werden nach dem Mondstand geerntet und getrocknet. In Donauwörth erfolgt der gemeinsame Ansatz von Kräutern und alchimistisch zubereiteten Mineralien in einem Alkohol-Wasser-Gemisch. Zugabe eines Destillates aus der vorhergehenden Produktion. Siebentägige Ruhephase im Oktogon bei konstaten 37 °C. Morgens wird das Mazerat 33-mal rechtsherum gerührt, abends dagegen 28-mal linksherum. Es erfolgt eine mehrfache Filtration, aus der das Solunat hervorgeht. Der Filtrationsrückstand wird mit Quellwasser versetzt und mehrfach destilliert. Der Rückstand dient als Kompost. Das Destillat bildet die Matrix für einen neuen Ansatz.

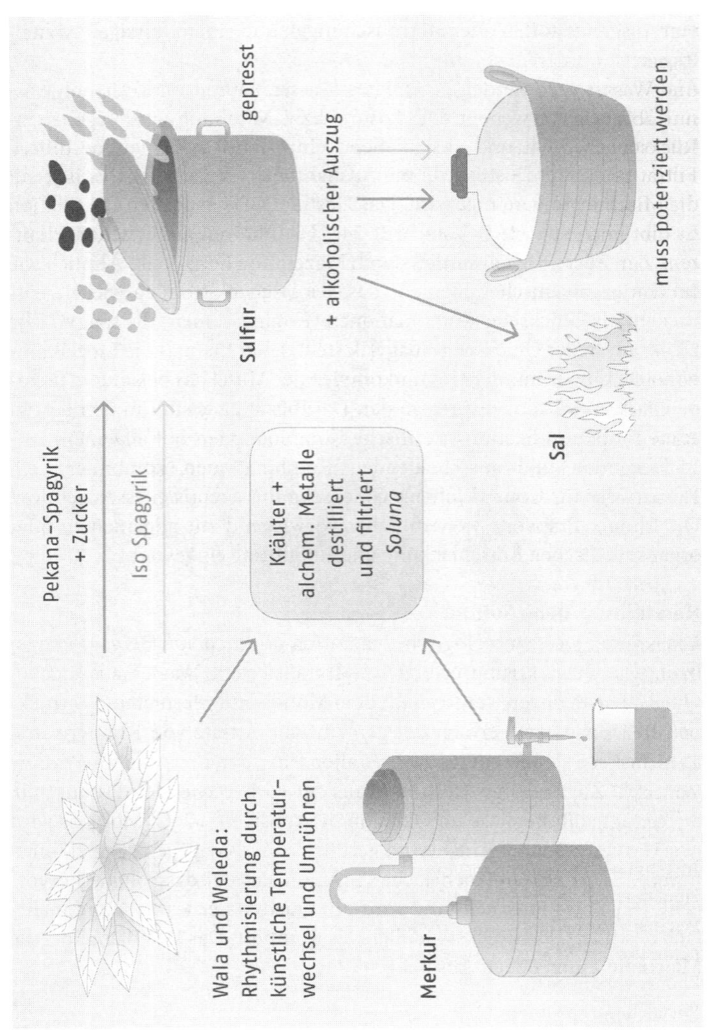

Abb. 1.4 Weitere spagyrische Herstellungsverfahren

Herstellung nach Pekana

Zunächst werden die Pflanzen aus biologischem Anbau mit Hefe, Zucker und Wasser vergoren. Nach der Gärphase wird nicht destilliert, sondern nur abfiltriert (dadurch bleiben Enzyme und Vitamine erhalten). Der Rückstand wird nun getrocknet und verascht, ein Teil der Asche wird im Filtrat gelöst. Nach einiger Zeit erfolgen eine nochmalige Filtration und die Mischung mit Homöopathika.
Es gibt noch weitere Firmen, die ebenfalls spagyrische Präparate anbieten. Zur Zusammenstellung individueller Mischungen bei bestimmten Indikationen siehe Teil 2.

Literatur

Bauer G. Arzneimittellehre – Spagyrik nach Dr. C. F. Zimpel und C. J. Glückselig, IAN-Verlag München 2021
Bauer G. Spagyrik nach Dr. C. F. Zimpel. 2. Aufl., ML-Verlag, Kulmbach 2021
Dr. med Zimpels Spagyrisches Heilverfahren. Müller, Göppingen 1952
Helmstädter A. Spagyrische Arzneimittel – Pharmazie und Alchemie der Neuzeit. Wissenschaftliche Verlagsgesellschaft mbH, Stuttgart 1990
Rippe O, Madejsky M, Aman M. Paracelsusmedizin – Altes Wissen in der Heilkunst von heute. AT Verlag 2001
Surya GW. Paracelsus – richtig gesehen! Lorch Verlag 1938
Taschen Rezeptierbuch für Spagyriker, Dr. Zimpel. Müller. Göppingen 1938
Trismegistos H. Erkenntniß der Natur und des darin sich offenbarenden großen Gottes. Edition Akasha 1997
von Bernus A. Alcheymie und Heilkunst. Verlag am Goetheanum, Dornach 1972
Zeitschrift für Spagyrik. Jahrgänge 1930–1964 Müller, Göppingen
Zimpel CF. Dr. Zimpels Heilsystem. 9. Aufl., Verlag der Homöopathischen Zentralapotheke Dr. Mauch, Göppingen 1913

Internetadressen

Heidak AG: http://www.heidak.ch/
Pekana Naturheilmittel: http://www.pekana.com/
Laboratorium Soluna Heilmittel GmbH: http://www.soluna.de/
Phönix Laboratorium GmbH: http://www.phoenix-laboratorium.de/
Phylak Sachsen GmbH: http://phylak.de
Spagyro Naturheilmittel: http://www.spagyro.de/Interionis
Spagyrik GmbH: http//www.ionis.at

1.10 Bach-Blüten

1.10.1 Historie und Grundlagen

Der Begründer der Bach-Blütentherapie – Dr. Edward Bach

Die Bach-Blüten-Heilkunde wurde von Dr. Edward Bach entwickelt. Bachs Wurzeln in der Heilkunde beginnen ganz gewöhnlich in der konventionellen Medizin seiner Zeit. Er wurde 1886 bei Birmingham in England geboren, studierte Medizin und arbeitete anschließend als Chirurg und Leiter der Unfallstation eines Londoner Krankenhauses. Sein besonderes Interesse galt der Vielfalt an Bakterien im Darm des Menschen. Dabei erforschte er die Zusammensetzung der Darmflora und brachte das vermehrte Vorkommen bestimmter Bakterienstämme mit häufig vorkommenden Erkrankungen in Verbindung. Spezielle Arzneimittel, Nosoden aus diesen Bakterienstämmen, wurden von ihm hergestellt und erprobt.

Nach dem Tod seiner ersten Frau erkrankte er schwer und überlebte entgegen den Prognosen seiner Ärzte. Danach begann er, sich am Londoner Homoeopathic Hospital mit der Homöopathie Samuel Hahnemanns auseinanderzusetzen und produzierte seine sogenannten Bach-Nosoden anschließend nach den homöopathischen Herstellungsvorschriften. Mehr und mehr weitete sich sein Blick für die Zusammenhänge des Gesundheitszustands eines Menschen und dessen emotionaler und geistiger Struktur.

Auf der Suche nach „reineren Arzneimitteln“ stieß er 1928 bei Wanderungen in Wales auf die ersten Bach-Blüten: Impatiens, Clematis und Mimulus. Dies geschah auf rein intuitive Weise. Es wird berichtet, dass Dr. Bach eine hohe Sensitivität entwickelt hatte und durch das Auflegen eines Blütenblattes auf die Zunge das Heilpotenzial einer Pflanze erspüren konnte.

1930 gab er seine Londoner Praxis auf und widmete sich dann ganz der Weiterentwicklung seiner neuen Heilmethode, der Bach-Blütentherapie. In seinem Büchlein „Heal thyself“ (Heile Dich selbst) beschreibt er seine Auffassung von Gesundheit und Krankheit, Krankheitsvorsorge und Heilung. Bis 1933 hatte er 19 seiner Heilmittel gefunden, die er in die „12 Heiler“ und „7 Helfer“ unterschied. Hierzu verfasste er ein Schriftstück mit dem Titel „The Twelve Healers and Other Remedies“ (Die zwölf Heiler und andere Heilmittel).

Zu Beginn stellte er seine Bach-Blüten-Essenzen noch nach homöopathischen Verfahren her, dann begann er jedoch, seine beiden eigenen Herstellungsprozesse einzusetzen, die Sonnen- und die Kochmethode.
Nachdem er mit 19 weiteren Heilmitteln, die vorwiegend aus Baumblüten gewonnen werden, sein System erweiterte, empfand er 1936 diese Methode als vollständig. Er ging nun auf Vortragsreisen, um seine Heilmethode bekannter zu machen.
Im November 1936 verstarb er im Schlaf an Herzversagen.

1.10.2 Wirkprinzip

Dr. Bach verstand Krankheit hauptsächlich als einen Hinweis darauf, dass der jeweilige Mensch aus dem inneren Gleichgewicht geraten ist, seine Lebensaufgabe nicht findet oder ihr ausweicht und krank machende Charakterzüge entwickelt hat.
So schreibt er: „Die eigentlichen Grundkrankheiten des Menschen sind Fehler wie Stolz, Hass, Eigenliebe, Unwissenheit, Unsicherheit und Habgier." Und: „Krankheit lässt sich verhüten und heilen, wenn wir den Mangel in uns selbst entdecken und dadurch ausmerzen, … indem wir die ihm entgegengestellte Tugend in so mächtigem Maße entfalten, dass sie den Mangel aus unserem Wesen hinwegfegt."
Nach genauer Befragung und Beobachtung des Patienten setzte Dr. Bach die Blüten-Essenzen dazu ein, den krank machenden Strukturen im Verhalten, Denken und Fühlen des Patienten entgegenzuwirken und in eine heilsame Richtung zu lenken. Er teilte die krank machenden Gemütszustände in folgende sieben Gruppen ein, welchen er seine Bach-Blüten-Essenzen zuordnete (◘ Tab. 1.9).
Die einzelnen Essenzen sind zur Behandlung verschiedener Facetten dieser Gemütszustände gedacht und werden in ▸Kap. 1.10.4 kurz vorgestellt.
Die **Rescue Remedy** nimmt eine Sonderstellung ein. Hier handelt es sich um eine Mischung aus fünf verschiedenen Bach-Blüten: Cherry Plum, Clematis, Impatiens, Rock Rose und Star of Bethlehem. Die Einnahme von Rescue Remedy dient der schnellen Stabilisierung von Körper und Geist in Ausnahmesituationen. Wenn man durch eine plötzliche, belastende Situation seelisch-geistig aus dem Gleichgewicht geworfen wird

Tab. 1.9 Zuordnung der Bach-Blüten zu negativen Gemütszuständen

Negative Gemütszustände	Zugeordnete Bach-Blüten
1. Angst	Aspen, Cherry Plum, Mimulus, Red Chestnut, Rock Rose
2. Unsicherheit	Cerato, Gentian, Gorse, Hornbeam, Scleranthus, Wild Oat
3. Ungenügendes Interesse an der Gegenwartssituation	Clematis, Chestnut Bud, Honeysuckle, Mustard, Olive, White Chestnut, Wild Rose
4. Einsamkeit	Heather, Impatiens, Water Violet
5. Überempfindlichkeit gegenüber fremden Einflüssen und Ideen	Agrimony, Centaury, Holly, Walnut
6. Mutlosigkeit, Verzweiflung	Crab Apple, Elm, Larch, Pine, Oak, Star of Bethlehem, Sweet Chestnut, Willow
7. Übergroße Sorgen um andere	Beech, Chicory, Rock Water, Vervain, Vine

oder eine körperliche Verletzung erfahren hat, hilft Rescue Remedy zur emotionalen Stabilisierung und Entspannung. So sind die Grundlagen für ein besseres Wirken der Selbstheilungskräfte geschaffen. **Rescue Remedy ersetzt keine medizinische Notfallbehandlung**, kann diese jedoch unterstützen.

1.10.3 Dosierung und Potenzierung

Einzelgabe

Für besonders schnellen Wirkungseintritt verwendet man die Bach-Blüten-Essenzen **unverdünnt** aus der Stockbottle, der Originalflasche. Man gibt bei Jugendlichen und Erwachsenen 2 Tropfen als Einzelgabe, bei Kindern 1 Tropfen. Rescue-Remedy-Tropfen werden doppelt so hoch dosiert.

Die Wasserglas-Methode wird für die mittelfristige, intensive Behandlung eingesetzt: Zwei Tropfen je ausgewählter Essenz, bei Rescue Remedy 4 Tropfen, werden in ein großes Glas mit Wasser gegeben und in kleinen Schlucken über den Tag verteilt eingenommen.

Normalerweise verwendet man die **verdünnte Behandlungslösung**, von der man dann 5–10 Tropfen als Einmalgabe gibt. Diese Behandlungslösung wird hergestellt, indem man je 10 ml Gesamtvolumen 1 Tropfen jeder ausgewählten Blütenessenz hinzufügt. Die Basislösung ist ein stilles Mineralwasser, mit 15 Prozent Alkohol konserviert. Wird eine alkoholfreie Lösung benötigt, kann auch nur stilles Wasser verwendet werden, dann ist sie jedoch nur ein bis zwei Tage haltbar.

Als Beispiel: Olive, Hornbeam und Star of Bethlehem wurden als geeignete Essenzen ausgewählt. Für eine Behandlungslösung mit 30 ml werden je 3 Tropfen dieser Essenzen in ein 30 ml Tropffläschchen gegeben und dann mit der Basislösung auf 30 ml aufgefüllt.

Äußerlich kann die Rescue-Remedy-Creme mehrmals täglich aufgetragen werden, oder es können Wickel mit mindestens 6 Tropfen Blütenessenz je halbem Liter Flüssigkeit getränkt werden.

Dosierungshäufigkeit

Für die Dosierungshäufigkeit der Bach-Blüten-Essenzen, pur aus der „Stockbottle" oder verdünnt in einer Behandlungslösung, lässt Dr. Bach ein breites Spektrum zu. Von der mehrmaligen Anwendung innerhalb von 15 Minuten bis zur dreimaligen Einnahme je Tag kann die Häufigkeit der Notwendigkeit einer schnellen Wirkung angepasst werden.

Sind die Beschwerden akut, werden die Einzelgaben in kurzen Abständen wiederholt, sogar die Einnahme alle fünf Minuten ist für kurze Behandlungszeiträume möglich. Bei chronischen Beschwerden reicht eine dreimalige Gabe am Tag aus.

1.10.4 Anwendung und Arzneimittelauswahl

Der momentane Zustand des Patienten ist ausschlaggebend für die Wahl der geeigneten Bach-Blüten. Im Laufe der Behandlung verändert sich meist das seelisch-geistige Befinden des Behandelten, dann muss die Zusammensetzung der Behandlungslösung diesem veränderten Zustand angepasst werden.

Häufig werden für eine Person mehrere Bach-Blüten-Essenzen geeignet sein. Man kann bis zu sieben verschiedene Essenzen in einer Behandlungslösung mischen. Dabei kommt in eine Basislösung (15 % Ethanol in

Tab. 1.10 Kurzcharakteristik der 38 Bach-Blüten-Essenzen und der Rescue Remedy

Bach-Blüte		Kurzcharakteristik des Seelenzustands
0	Rescue Remedy	Bei plötzlichen seelischen oder körperlichen Belastungen und Verletzungen, in extremen Stresssituationen, bei Schock
1	Agrimony	Gespielte Fröhlichkeit und Sorglosigkeit aus übergroßem Harmoniebedürfnis hinter unbeschwerter Fassade, konfliktscheu, bei Kindern „Klassenkasper“
2	Aspen	Hohe Sensibilität mit Ängsten ohne erkennbare Ursache, fühlt sich schutzlos
3	Beech	Offene oder verborgene Kritiksucht und Engstirnigkeit, Pedanterie, Intoleranz
4	Centaury	Unterordnung aus Willensschwäche unter stärkere Persönlichkeiten, kann nicht Nein sagen, sucht Anerkennung durch Erfüllen der Erwartungen und Wünsche anderer
5	Cerato	Mangelndes Vertrauen in die eigene Urteilskraft, leicht zu beeinflussen, selten eigene Entscheidungen, will gefallen
6	Cherry Plum	Unterdrückte Gefühle stauen sich an, Angst, die Kontrolle über sich zu verlieren, innere Anspannung
7	Chestnut Bud	Lernt nichts aus eigenen Erfahrungen
8	Chicory	Kontrollierend und überfürsorglich, um im Mittelpunkt zu stehen; mischt sich gerne ein, um Zuwendung zu bekommen Kinder wollen im Mittelpunkt stehen und klammern
9	Clematis	Lebt in einer Traumwelt mit Desinteresse an der Realität
10	Crab Apple	Zwanghafte Sauberkeit und Ordnung, bewährt bei Hauterkrankungen
11	Elm	Überfordert, erschöpft durch selbst gewählten Einsatz für andere
12	Gentian	Mutlosigkeit und schnelles Aufgeben durch mangelndes (Selbst-)Vertrauen, Pessimist, kein Vertrauen in eine gute Zukunft

Tab. 1.10 Kurzcharakteristik der 38 Bach-Blüten-Essenzen und der Rescue Remedy (Fortsetzung)

Bach-Blüte		Kurzcharakteristik des Seelenzustands
13	Gorse	Resignation ohne Hoffnung auf Verbesserung, Verzweiflung
14	Heather	Egozentrisch, will immer im Mittelpunkt stehen und ist nur mit sich beschäftigt, kann nicht alleine sein Kinder wollen ungeteilte Aufmerksamkeit
15	Holly	Leicht zu verletzen; dann folgen negative Emotionen wie Hass, Rachsucht oder Misstrauen, oft einsam und unglücklich bei Kindern: „Rumpelstilzchen"-Verhalten
16	Honeysuckle	Hängt gedanklich meist in der Vergangenheit fest; entzieht sich der Gegenwart, kein Interesse an der Zukunft; bewährt nach Trauerfall
17	Hornbeam	Mentale Erschöpfung, ausgebrannt, tgl. Arbeitspensum überfordert
18	Impatiens	Ungeduldig, schnell und hektisch, leicht gereizt, starke nervliche Anspannung
19	Larch	Mangelndes Selbstvertrauen, mutlos, zweifelt an eigener Leistung
20	Mimulus	Sensibel, vielerlei konkrete Ängste vor Menschen, Arzt, Behörden, der Zukunft, vor Verlust
21	Mustard	Plötzliche tiefe Traurigkeit ohne erkennbaren Anlass
22	Oak	Zu viel Ehrgeiz und Pflichtgefühl führen zu Überarbeitung und Niedergeschlagenheit, kann keine Schwäche zugeben, kämpft lieber weiter
23	Olive	Totale Erschöpfung und Kraftlosigkeit, körperlich und geistig entkräftet
24	Pine	Selten mit sich und eigener Leistung zufrieden, immer unter Druck, ich sollte noch mehr oder es noch besser tun
25	Red Chestnut	Zu viele Sorgen um andere, zu wenig um sich selbst

Tab. 1.10 Kurzcharakteristik der 38 Bach-Blüten-Essenzen und der Rescue Remedy (Fortsetzung)

Bach-Blüte		Kurzcharakteristik des Seelenzustands
26	Rock Rose	Angst- und Panikzustände
27	Rock Water	Extreme Selbstdisziplin, um hohen Idealen gerecht zu werden, hart zu sich selbst
28	Sclerant-hus	Rascher Stimmungs- und Meinungswechsel, sprunghaft, keine Entscheidungsfreude
29	Star of Bethle-hem	Folgen unverarbeiteter traumatischer Erlebnisse, Schock auch aus der Vergangenheit
30	Sweet Chestnut	Verzweiflung aus Hoffnungslosigkeit, die Grenze des Erträglichen ist erreicht, überschritten, Angst, daran zu zerbrechen, sucht keine Hilfe
31	Vervain	Missionarischer Übereifer, reizbar und fanatisch
32	Vine	Will andere dominieren, sehr von sich überzeugt, übergeht den Willen anderer
33	Walnut	Steht sich selbst bei Veränderungen der Lebenssituation im Weg (Umzug) Bei Kindern: Schulwechsel
34	Water Violet	Überlegenheitsgefühl; dadurch gestörte Kommunikation mit distanziertem Verhalten, fühlt sich einsam
35	White Chestnut	Unerwünschte Gedanken kreisen ständig, man kommt nicht zur Ruhe
36	Wild Oat	Richtungslosigkeit, Lebensziele sind unklar
37	Wild Rose	Unzufrieden mit der eigenen Situation, aber unfähig, etwas zu verändern; es fehlen Antrieb, Energie und Motivation
38	Willow	Verbitterung und Groll wegen des eigenen Schicksals, man fühlt sich als Opfer der Umstände, Schuld liegt bei den anderen

stillem Mineralwasser) ein Tropfen von jeder ausgewählten Essenz je 10 ml. Bei 20 ml wären das also jeweils 2 Tropfen von bis zu 7 verschiedenen Bach-Blüten.
Die folgende Übersicht soll ermöglichen, in kürzestmöglicher Zeit die geeigneten Blüten-Essenzen herauszufinden. Alle 38 klassischen Bach-Blüten werden in alphabetischer Reihenfolge aufgeführt.

1.10.5 Herstellungsverfahren

Die Rohstoffe der Bach-Blüten-Essenzen werden immer noch vorwiegend an den von Dr. Bach verwendeten Standorten gesammelt und nach den von ihm beschriebenen Herstellungsverfahren produziert. Dabei unterscheidet man zwei verschiedene Verfahren, die Sonnenmethode und die Kochmethode.
Bei der **Sonnenmethode** werden die Blüten an einem sonnigen wolkenlosen Tag morgens gepflückt, dabei wird die direkte Berührung mit den bloßen Händen vermieden. So viele Blüten werden in eine Schüssel mit Quellwasser gegeben, bis die Oberfläche dicht bedeckt ist, dann wird dieser Ansatz für etwa drei bis vier Stunden in die Sonne gestellt, bis die Blüten zu welken anfangen. Das so „imprägnierte" Wasser wird nun in Flaschen gegossen, die mit Alkohol präpariert sind.
Für Blüten von Bäumen und Sträuchern und für Pflanzen, die in der sonnenarmen Jahreszeit blühen, wird vorwiegend die **Kochmethode** zur Essenzherstellung angewendet. Blüten und Knospen werden hierbei eine halbe Stunde ausgekocht, der Sud wird mehrfach gefiltert und anschließend ebenfalls in Vorratsflaschen mit Alkohol gefüllt.
Die durch die Sonnen- oder Kochmethode hergestellten Essenzen können unverdünnt eingenommen werden. Meist werden jedoch sogenannte **Behandlungslösungen** hergestellt, in die bis zu sieben verschiedene Bach-Blüten-Essenzen eingearbeitet werden. Die Behandlungslösung wird aus einer Basislösung (stilles Mineralwasser mit 15 % V/V Ethanol) durch Hinzufügen der jeweiligen Bach-Blüten-Essenzen hergestellt. Je 10 ml Gesamtvolumen fügt man einen Tropfen der ausgewählten Bach-Blüten-Essenz zu.

Literatur

Alber-Klein C, Hornberger R. Das Bach-Blüten-Buch für die Familie. Kinder und Eltern entdecken sich selbst. Herder Verlag, Freiburg 1996

Bach E, Petersen JER. Heile dich selbst mit den Bachblüten. Droemer/Knaur Verlag, München 2000

Bach E, Scheffer M. Blumen, die durch die Seele heilen. Ausgewählte Originalschriften. Ullstein Taschenbuch Verlag, Berlin 2004

Bach E. Die Bach-Blütentherapie, Entstehung, Grundlagen und Praxis. Droemer/Knaur Verlag, München 2006

Bach E. Gesammelte Werke. Von der Homöopathie zur Bach-Blütentherapie. 5. Aufl., Aquamarin Verlag, Grafing 2003

Bach E. Heile dich selbst. Hugendubel Verlag, München 2000

Bach E. Heile dich selbst: Die 38 Bachblüten. Goldmann Verlag, München 1998

Blome G. Das neue Bach-Blütenbuch. 2. Aufl., VAK-Verlag 2004

Eisele M, Spieth A. Bach-Blütentherapie. Beratung und Anwendung. Deutscher Apotheker Verlag, Stuttgart 2008

Maly I. Bach-Blüten als Chance und Hilfe. Nachdruck Eigenverlag 1997

Müller B, Köpfer S. Blütenbilder Seelenbilder. Aurum Verlag, Bielefeld 2015

Scheffer M. Der Original Bach-Blüten Check-up. Das Kartenset zur einfachen Anwendung der Bach-Blütentherapie. Hugendubel Verlag, München 2003

Scheffer M. Die Original Bach-Blüten Therapie. Hugendubel Verlag, München 2006

Schmidt S. Bach-Blüten für Kinder. Gräfe und Unzer Verlag, München 2012

Schmidt S. Bach-Blüten. Essenzen für die Seele. 13. Aufl., Gräfe und Unzer Verlag, München 2002

Thelen B. Bach-Blüten Pocket. 2. Aufl., Börm Bruckmeier Verlag, Grünwald 2003

1.11 Mikrobiomtherapie und Mikrobiomlenkung

1.11.1 Grundlagen

Im sterilen Fruchtwasser der Schwangeren ist der Darm des ungeborenen Kindes nicht von Mikrobiomkeimen besiedelt: Der Darm des Fetus ist steril. Mit dem Durchtritt durch den Geburtskanal findet die Bildung von Lebensgemeinschaften statt: Der Darm des Babys wird durch den „ersten Schluck“ Fruchtwasser v.a. mit *Lactobacillus*-Stämmen besiedelt, aus denen das Mikrobiom der weiblichen Vaginalschleimhaut besteht. Ebenso wird die Haut durch das Abreiben mit Vaginalsekret beim Durchpressen durch den Geburtskanal richtiggehend imprägniert. Dies ist ein immunologischer Startpunkt, der die restliche immunologische, metabolische und entwicklungsphysiologische Gesundheit des neuen Erdenbürgers beeinflusst. Wir wissen heute, dass eine Kaiserschnittgeburt das Risiko für Allergien, wie z. B. Neurodermitis und Heuschnupfen, erhöht und genetisch bedingte Neigungen zu Erkrankungen aus dem autoimmunen Formenkreis getriggert werden. Eine alsbaldige Mikrobiomtherpie eines durch Kaiserschnitt Neugeborenen ist daher angezeigt (in den USA: Pipette voll Vaginalsekret, Abreiben der Haut mit Läppchen, die mit Vaginalsekret der Mutter befeuchtet wurden; in Deutschland: z. B. Bigaia® Tropfen, *Lactobacillus ssp Kapseln* (z. B. UK Darmflora 10 Mega) öffnen und in Wasser oder Muttermilch gelöst in den Mund träufeln). Des Weiteren ist jeder Stillakt zusätzlich zur Ernährung eine Mikrobiomstütze, denn Muttermilch enthält *Lactobacillen* der mütterlichen Flora. Dies ist ein wichtiger Grund dafür, dass Stillen gesundheitsfördernd ist.

Das kindliche Mikrobiom ist relativ stabil und lactobacillenbetont – bis zum vierten bis fünften Monat, in dem die Beikost eingeführt werden sollte und ein mikrobiologischer Sprung der Diversität der Darmbesiedlung erfolgt. Jetzt können pflanzliche Stoffe gespalten (z. B. Flavonoidglykoside) und nach und nach feste Nahrung auch resorbiert werden. Zudem erfolgt ein immunologisches Training durch zunehmende Variabilität der Besiedlung (Reduktion von Allergierisiken) sowie Rückkopplungen mit dem ENS (enterisches Nervensystem unter der Darmschleimhaut). Das Auftreten der Dreimonatskoliken kann teilweise mit der beginnenden Umstellungsphase in Korrelation gesehen werden.

Mikrobiomveränderungen erfolgen im Laufe des Lebens weiterhin sprunghaft durch Einflüsse der Umgebung; z. B.

- Haustiere: Hund immunologisch wertvoller als eine Katze, Reduktion von Allergierisiken durch den Hund, Erhöhung durch die Katze;
- Wohnsituation: Bauernhof versus Stadtwohnung: immunologisch erhöhte Kompetenz mir reduziertem Allergierisiko beim Leben auf dem Bauernhof;
- Hygienehypothese: Die frühkindliche Exposition gegenüber bestimmten Mikroorganismen soll vor der Ausbildung allergischer Erkrankungen schützen, da sie einen Beitrag zur Entwicklung des Immunsystems leistet;

- Geschwister;
- Partner;
- Umzug;
- Medikamenteneinnahme.

Gerade die Einnahme an allopathischen Arzneistoffen zeigt massiv negative Auswirkungen auf die Mikrobiombesiedlung des Darmes. Hier sind es nicht einmal die Antibiotika (z. B. benötigt das Mikrobiom nach Clindamycin-Einnahme ohne Mikrobiomtherapie bis zu ein Jahr, um sich selbst wieder aufzubauen!). Bis zu 70 % aller allopathischen Wirkstoffe beeinflussen die Mikrobiombesiedlung des Darmes! Und vor allem Antidepressiva sind hier als Übeltäter ausgemacht worden, wohingegen sich die Mikrobiomtherapie als antidepressive Therapieunterstützung etablieren wird. Die Forschungsergebnisse hierzu mehren sich im Jahre 2022. Studien zeigen: Je früher ein Mensch Antibiotika einnehmen muss, umso höher ist lebenslang sein Risiko für Adipositas und Allergien.
Es zeigt sich also: All die Keime, die in uns und auf uns leben, sind keine lästigen Trittbrettfahrer. Sie bilden mit ihren Stoffwechselprodukten (Metabolom), ihren immunologischen Regulationen (TH-Zell-Balance), ihren Syntheseleistungen (z. B. Vitamin K, Vitamin B_{12}) eine Zellmasse von circa 1,5 kg. Das sind verglichen mit dem Menschen zehnmal mehr Zellen als wir selbst sind. Sie sind die essenziellen Mitbewohner, die als Symbionten unser Leben erst ermöglichen! Der Superorganismus Mensch besteht also aus den menschlichen Zellen plus den Mikrobiomzellen in Gänze. Studien zeigen sogar, dass unser Verhalten von der Mikrobiombesiedlung mitbeeinflusst wird (wie es im Buch „Die Psychotrojaner" anschaulich beschrieben wird).
Behandeln wir also unsere Mitbewohner pfleglich:

- essen wir viele Präbiotika (z. B. lösliche Ballaststoffe in Haferflocken, Flohsamenschalen, Akazienfasern, Äpfeln, Guarkernmehl, Gemüse und Obst),
- gehen wir vor 24 Uhr ins Bett (Verschiebung des Darmmikrobioms zu Keimen, die aus Nahrung mehr Kalorien utilisieren können mit erhöhtem Adipositasrisiko),

- essen wir keine Süßstoffe (Verschiebung des Darmmikrobioms zu Keimen, die aus Nahrung mehr Kalorien utilisieren können mit erhöhtem Adipositasrisiko),
- trinken wir keinen Alkohol (Störung des Mikrobioms hin zu SIBO [Small Intestine Microbiome Overgrowth Syndrom] mit erhöhter Gefahr für die Lebergesundheit durch Störung der Firewall-Funktion der Darmflora wegen des Abbaus von Toxinen, bevor diese ins Pfortaderblut zur Leber gelangen),
- vermeiden wir Antibiotika, wann immer es geht (z. B. unkomplizierte HWI: pflanzliche Produkte stören das Mikrobiom nicht, obwohl sie Bakterien hemmen; Atemwegsinfekte: ätherische Öle wirken antibakteriell, stören das Mikrobiom aber meist nicht),
- verwenden wir keine basische Hautpflege (unser Haupt-Hautkeim *B. subtilis* liebt den sauren pH 5,5 der Haut),
- stören wir das Blasenmikrobiom nicht durch Basentherapie mit basischem Urin (der Hauptkeim *E. coli* der HWI kann durch Ansäuern des Urins in Schach gehalten werden),
- achten wir auf unsere mentale Gesundheit (Disstress verändert das Mikrobiom des Darmes, was wiederum einen Teufelskreis bezüglich der Stimmungslage nach sich ziehen kann).

Bedenken wir aber auch alle therapeutischen Optionen zur Anwendung von Mikrobiomkeimen: Führende Forscher, wie der Mikrobiologe Professor Jack Gilbert, empfehlen bei jedem Tumorpatienten eine Mikrobiomtherapie mit *Lactobacillen* mit der Aussage „Zur Reduktion der Mortalität“ (u. a. durch T-Zell-Beeinflussung). Es mehren sich Forschungsergebnisse, die bei Erkrankungen von A–Z (Autismus bis Zöliakie) ein positives Outcome durch Mikrobiomtherapie erkennen. Die Schwierigkeit liegt im Auffinden, Erforschen, Anzüchten und Inverkehrbringen des richtigen Stammes, der richtigen Kombination und Beachten etwaiger Kontraindikationen.
Ein Merksatz zur Vereinfachung ist hier, falls kein valide untersuchtes Spezialpräparat mit Auslobung der erforderlichen Indikation zur Verfügung steht: „*Lactobacillen* gehen immer.“ Sie sind es, die uns ab Geburt

besiedeln – sie können nicht schaden (aus grundsätzlichen Erwägungen nicht bei stark immunsupprimierten Patienten)!
Wovon abgeraten werden sollte, ist das Durchführen von Mikrobiom-Stuhluntersuchungen, denn die Aussagekraft ist äußerst begrenzt. Man erfasst meist die im Darmlumen befindliche transiente Darmflora, die sich durch jeden Nahrungsgenuss ändert (morgens ein Croissant erhöht die Zahl der fettabbauenden transienten Keime; mittags ein Salat erhöht die Zahl der ballaststoffabbauenden transienten Keime usw.). Welche Aussage zum Ist-Status und zur nötigen Therapie soll aus einer nicht hochvaliden Untersuchungsmethode, welche noch dazu relativ hochpreisig ist, gezogen werden?
Mitentscheidend für den Gesundheitszustand sind aber die residenten Keime an der Darmschleimhaut, welche in den meisten Stuhlanalysen nicht optimal erfasst werden.
Professor Jack Gilbert hatte zur permanenten Stuhlanalyse Toiletten entwickelt, um den Stuhlgang ad hoc zu analysieren und in den Badezimmerspiegel die aktuelle Gemüts- und Stoffwechsellage einzuprojizieren.

1.11.2 Wirkprinzipien

Mikrobiomorganismen bewirken eine multifaktorielle Wirkmatrix an den Orten, an denen sie in ihrem spezifischen Ökosystem des menschlichen Organismus beheimatet sind (Darm, Lunge, Blase, Haut etc.). Es ist also mechanistisch nicht von einem monofaktoriellen kalkulierten Effekt auszugehen, sondern es ergibt sich eine Wirkmatrix aus metabolischen, immunologischen und rein mechanischen Effekten:

- Platzhaltereffekt durch Andocken an Epithelien;
- metabolische Effekte durch Syntheseleistungen (Metabolom: z. B. die Salze kurzkettiger Fettsäuren wie Acetat mit regulatorischer Wirkung im Sättigungszentrum des ZNS oder Butyrat, Propionat mit antiinflammatorischer Wikrung z. B. im ZNS bei Multipler Sklerose; auch die Synthese von Vitamin K oder Vitamin B_{12} ist möglich;
- Vermeidung allergischer Überreaktionen (Toleranz!);
- immunologische Modulation der Aktivität der T-regulierenden Zellen;

- Regulation der Darmmotilität/-peristaltik (ENS-Beeinflussung), auch durch Serotonin-Synthese (kann Blut-Hirn-Schranke nicht überwinden!);
- Spaltung von Nährstoffen;
- Beeinflussung der Psyche, Schlafmodulation, Aktivität.

Seit circa 2010 ist die Mikrobiomforschung eines der spannendsten Gebiete der Wissenschaft und wird sicherlich in Zukunft noch mit so mancher Überraschung und Erklärung aufwarten.

1.11.3 Anwendungshinweise

Mikrobiomtherapeutika sollten eher morgens eingenommen werden, damit über den Tag, beginnend mit dem Frühstück, präbiotische Nahrungsbestandteile (v. a. lösliche Ballaststoffe) als Futter für die Mikrobiomkeime zugeführt werden. Über Nacht werden circa 60 % des Mikrobioms absterben, die Zellmasse wird mit den Fäzes wird. Aus diesem Grund ist das Frühstück mikrobiologisch die wichtigste Mahlzeit, da seine Zusammensetzung die Zusammensetzung des Mikrobioms entscheidend mitbestimmt.

Es ist sinnvoll, zum Probiotikum auch ein Präbiotikum, das als Substrat für die Mikrobiomkeime dient, zu geben (lösliche Ballastsstoffe, z. B. Haferkleie, Flohsamenschalen, Akazienfasern oder Inulin als Präbiotikum). Mikrobiompräparate mit *Lactobacillen* sind säure- und gallenresistent und müssen daher nicht magensaftresistent umhüllt sein. Mikrobiompräparate sollten nicht mit heißer Flüssigkeit (z. B. Tee oder Kaffee) eingenommen werden, um Zellen nicht durch Hitze abzutöten.

Soll zu einer Antibiotikatherapie eine Mikrobiomtherapie durchgeführt werden, um antibiotikainduzierten Durchfall zu minimieren bzw. einer Clostridieninfektion vorzubeugen (bei den „4C-Antibiotika“ Clindamycin, Amoxi/Clavulansäure, Chinolone, Carbapeneme), so gibt man zuerst das Antibiotikum und circa nach einer Stunde das Probiotikum, um eradizierte Plätze an der Darmschleimhaut wieder zu besetzen. Bei den 4C-Antibiotika empfiehlt es sich, während der Einnahmedauer *Saccharomyces cerevisiae*-Präparate zu geben (Platzbesetzer gegen Clostridioides difficile) und danach über mindestens vier Wochen ein *Lactoba-*

cillus-betontes Präparat. Bei den anderen Antibiotikaklassen ist ein *Lactobacillus*-betontes Präparat über vier Wochen probat.
Die Gabe verschiedener Stämme im Sinne einer sogenannten Multistrain-Therapie ist empfehlenswert, da sich vielfältige Mikrobiomgesellschaften durch Informationsaustausch untereinander („quorum sensing") meist stabiler in der Besiedlung und damit im Effekt auf den Wirtsorganismus darstellen.
Mikrobiompräparate müssen zellreich sein (10^{10} und mehr). Wenn also Patienten „Ich esse doch Naturjoghurt" sagen, muss das geradegerückt werden, denn eine Kapsel entspricht bei hochdosierten Präparaten mehr als 1,5 kg Naturjoghurt.

1.11.4 Kontraindikationen

Eine Mikrobiomtherapie (auch *Lactobacilllen* nach grundsätzlichen Erwägungen) muss unterbleiben bei hoch immunsupprimierten Patientien (durch Ciclosporin, Hochdosis-Cortison) und bei Patienten mit akuter Pankreatitis (Gefahr des Eindringens der Mikrobiomkeime in den Blutstrom). Ebenso muss bei Patienten mit einem Portzugang in den venösen Kreislauf strikt vermieden werden, dass selbst aerogene Saccharomyces boulardii/cerevisiae-Zellen des Hefestammes in den Port gelangen (es besteht sogar ein Verbot, in einem Raum, in dem sich ein Patient mit einem Port aufhält, eine Kapsel z. B. Perenterol® oder Perocur® auch nur zu öffnen).

Literatur

Koren O, Rautava s. The Human Microbiome in Early Life Implications to Health and Disease. Elsevier, Amsterdam 2020

Niehaus M, Pfuhl A. Die Psychotrojaner. Wie Parasiten uns steuern. , 4. Aufl., S. Hirzel Verlag, Stuttgart 2021

Runow KD. Der Darm denkt mit. Südwest-Verlag, München 2011

Stallmach A, Vehreschild M. Mikrobiom. Wissensstand und Perspektiven. De Gruyter, Berlin 2016

Vorträge von Prof. Dr. Jack Gilbert et al. Mikrobiom-Kongress, Barcelona 2019

Zschocke A. Darmbakterien als Schlüssel zur Gesundheit. Neueste Erkenntnisse aus der Mikrobiomforschung. Droemer Knaur, München 2014

B Indikationen von A–Z

2 ADHS

2.1 Grenzen der Selbstmedikation

Eine Selbstmedikation ist, je nach Schwere der Erkrankung, nur ergänzend zu einer schulmedizinischen Behandlung möglich. Die Diagnose muss von einem erfahrenen Arzt mit standardisierten Methoden gestellt werden.

2.2 Allopathie

Zurzeit stehen nur verschreibungspflichtige allopathische Arzneimittel zur Verfügung.

2.3 Phytotherapie

Ergänzende Phytotherapeutika dürfen bei allenfalls geringem Nutzen keinesfalls schaden. Laut Arzneitelegramm ist dies für die Afa-Alge (Nahrungsergänzungsmittel) keinesfalls zutreffend, denn die Alge ist in über 70 % der Fälle mit höheren Toxinwerten belastet, als es nach WHO-Grenzwerten zulässig wäre. Diese Mikrozystine (toxische Eiweiße) stehen im Verdacht der Kanzerogenität und der Leber- sowie Neurotoxizität.

2.3.1 Orale Therapie

Präparate	Inhaltsstoffe	Dosierung/Tag	Hinweise
Efalex® Kps. oder Flüssig	Neben Fischöl: Nachtkerzenöl	2–5 J.: 2–4 Kps. oder 2 TL tgl. zum Essen Ab 5 J.: 4–6 Kps. oder 4 TL tgl.	Kein Phytotherapeutikum: diätetische Behandlungsform
Tebonin®, Rökan®, Gingium®, Ginkobil®	Ginkgo-biloba-Blätter-Trockenextrakt	3 × 40 mg, ab 12 J.: 2 × 80 mg	Probatorisch! Keine zugelassene Indikation

2.4 Aromatherapie

Zur Erhöhung der Aufmerksamkeit dient vor allem Pfefferminzöl in der Duftlampe oder als Roll-on an die Schläfe aufgebracht. Es gibt Studien mit Büroarbeitern in japanischen Fabriken, die zeigten, dass unter Pfefferminzöl-Anwendung weniger Schreibfehler und erhöhte Aufmerksamkeit erreicht werden konnten. Alle sogenannten Kopfnoten der Aromatherapie sind hier anwendbar, wie Zitrusöle (Mandarine, Orange, Grapefruit), und finden sich in fertigen Duftmischungen, wie z. B. „Dufte Schule“ von Taoasis, wieder.

2.5 Mikrobiom

Die sprichwörtliche Darm-Hirn-Achse ist eine Option, AD(H)S durch Erhöhung der GABA-Produktion und damit Reduktion exzitatorischer Botenstoffkonzentrationen positiv zu beeinflussen, was wiederum ein Ansatz für eine verbesserte Impulskontrolle im präfrontalen Cortex ist. Im Jahr 2018 wurde eine Studie veröffentlicht, die den generellen Zusammenhang zwischen reduzierter Mikrobiom-Diversität und AD(H)S-Symptomen korrelierte. (Prehn-Kristensen A et al. Reduced microbiom alpha diversity in young patients with ADHD. PloSONE 2018:13(7.))

Eine Empfehlung für ein spezielles Präparat und eine dezidierte Nennung von Stämmen gibt es bisher nicht – probatorisch kann ein *Lactobacillus*-Multistrain-Präparat rational herangehend eingesetzt werden.

2.6 Nahrungsergänzungsmittel

Mikronährstoff	Dosierung/Tag	Präparat	Hinweise
Omega-3-Fettsäuren	2 × 0,5–2 g/Tag, vor allem DHA (Docosahexaensäure)	Omega-3 Dr. Lechner	Bei Konzentrations- und Lernstörungen; sollten auf Schwermetalle geprüft sein
Gamma-Linolensäure	100–500 mg/Tag	Vit4ever Nachtkerzenöl	Bei Konzentrations- und Lernstörungen
Zink	10 mg–20 mg/Tag	Zinkorotat POS®, Ursapharm 2- bis 3-mal 1/Tag	Bei Pyrrolurie werden Zink und Vit. B_6 vermehrt ausgeschieden
Magnesium	200–1.000 mg/Tag 6 mg/kg KG	Magnesium Verla®; sollte ein organisches Salz sein	Dazu: Omega-3-Fettsäuren, Gamma-Linolensäure, B_6 und Zink
Coenzym Q 10		SanoMit Q10 flüssig 3 ×20 Tropfen	Besserung des Sozialverhaltens und schulischer Leistung
Vitamin B_6			Bei Pyrrolurie werden Zink und Vit. B_6 vermehrt ausgeschieden
Kombination Omega-3, Magnesium, Zink	1 × 1 Btl./Tag	Esprico 1 × 1 Suspension	Verbessert Konzentration, Gehirnfunktion, Psyche
Kombination Vitamine, Mineralien, Spurenelemente	Kdr. 4–6 Jahre: 10 ml 7–14 Jahre: 20 ml Kdr. Erw.: 30 ml	Vitaldrink MensSana Kdr.bzw. Erw.	Basisversorgung

2.7 Homöopathie (Einzelmittel)

Bei ADHS ist eine konstitutionelle Behandlung durch einen homöopathischen Therapeuten vonnöten. Folgende Arzneien können unterstützend zur schulmedizinischen Therapie oder in Ausnahmefällen bei weniger ausgeprägten Problemen als alleiniges Mittel gegeben werden.

Arzneiweisende Symptome	Zusatzhinweise	Passende Arznei mit Potenz	Dosierung/Tag
Herrisches Verhalten; innerlich sehr unsicher; Konzentrationsprobleme	Großes Verlangen nach Süßigkeiten; Morgenmuffel; macht viele Schreibfehler	Lycopodium D12	2 × 5 Globuli
Reizbares Verhalten; sehr ehrgeizig; schlechter Verlierer	Schnell wütend; oft Probleme mit Bauchkrämpfen	Nux vomica D12	2 × 5 Globuli
Temperamentvoll, übersensibel; voller Ängste (Gewitter, Alleinsein)	Sucht ständig Kontakt zu anderen; kann sich nicht allein beschäftigen	Phosphor D12	2 × 5 Globuli
Schlechte Konzentration und Merkfähigkeit	Überfordert vor Klassenarbeiten; Bewegungsdrang, leidet unter Tics	Agaricus D12	2 × 5 Globuli
Nervös und unruhig; schlechte Merkfähigkeit	Muskelzucken und Zähneknirschen; tagsüber müde, nachts Schlafprobleme	Zincum metallicum D12	2 × 5 Globuli

2.8 Homöopathie (Komplexmittel)

Präparate	Dosierung/Tag	Hinweise
Nervoregin® H Tabletten (Pflüger)	Bis 1 Jahr: 1 × tgl. 1 Tablette 1–12 Jahre: 1 × tgl. 2 Tabl. Ab 12 Jahren: 3 × tgl. 1 Tablette	Tab. können für kleinere Kdr. in etwas Wasser aufgelöst und löffelweise verabreicht werden
Zappelin® N Globuli (DHU)	1–5 Jahre: 1- bis 3-mal tgl. 2 Globuli 6–11 Jahre: 1- bis 3-mal tgl. 3 Globuli Ab 12 Jahren: 1- bis 3-mal tgl. 5 Globuli	½ Std. vor oder nach dem Essen einnehmen
DystoLoges® Tabletten	6–11 Jahre: 2 × tgl. 1 Tablette Ab 12 Jahren: 3 × tgl. 1 Tablette	vor dem Essen langsam im Mund zergehen lassen
Calmy Hevert Globuli	½–6 J.: 1- bis 3-mal tgl. 2 Globuli 6–12 J.: 1- bis 3-mal tgl. 3 Globuli Ab 12 J.: 1- bis 3-mal tgl. 5 Globuli	

2.9 Anthroposophische Medizin

ADHS muss immer ärztlich abgeklärt werden. Individuelle Beratung und konstitutionelle Behandlung sind erforderlich.

2.9.1 Innere Therapie (oral)

Mittel	Anwendung/Tag	Hinweise
Aurum/Stibium/Hyoscyamus Globuli velati (Wala)	Kdr. unter 6 J.: 3-mal tgl. 3–5 Globuli velati. Ab 6 J. 3-mal tgl. 5–10 Globuli velati	Bei hyperaktiv getriebenen, aggressiven, rivalisierenden, oft in körperliche Auseinandersetzungen verwickelten Kindern. Auch im Zusammenhang mit Eifersucht
Myrrha comp. D8/Belladonna, Radix D10 aa, Mischung (Weleda)	Kdr. 3 × tgl. 5–10 Tr. in Wasser Therapiedauer: mindestens 6 Monate	ADHS mit Sprachentwicklungsverzögerung, Konzentrationsstörungen und Unruhe, erhöhter Impulsivität; oft kräftige Kinder
Aurum/Apis regina comp., Globuli velati (Wala)	Schulkdr.: 3 × tgl. 5–8 Globuli velati	Im Schulalter zur Unterstützung der Konzentration. Bei seelischen Belastungen und Verlusterlebnissen

2.9.2 Äußere Therapie

Mittel	Anwendung/Tag	Hinweise
Solum Öl, ölige Einreibung (Wala)	Abends die Füße durch eine andere Person einreiben lassen	Unterstützt die eigene Körperwahrnehmung und beruhigt
Lavendelöl 10 %, Ölige Einreibung (Weleda)	Abendliche Einreibungen von Rücken (abwärts streichen) und Armen (in Herzrichtung streichen)	Für behagliche Atmosphäre vor dem Einschlafen sorgen. Vorlesen und Gespräche statt Medienkonsum

2.10 Biochemie/Schüßler-Salze

Mineralstoffe (Nummer)	Dosierung/Tag
2	12
5	7
7	12
14	3–5

2.11 Spagyrik

Mischung bei ADHS, Spagyrik nach Spagyro Naturheilmittel (Menge für 50 ml)	
Piper meth. D2	10 ml
Viscum album D2	10 ml
Ginkgo D2	10 ml
Amantia muscaria Ø	10 ml
Eleutherococcus D2	10 ml

Dosierung: 5 × 3 Sprühstöße in den Mund.

Mittel	Dosierung
Solunat Nr. 16 Renalin	1 × 5 Tr. morgens
Solunat Nr. 9 Lymphatik	2 × 5 Tr. morgens u. abends
Solunat Nr. 8 Hepatik	1 × 5 Tr. abends
Secelo spag. Peka Tropfen	Bis zu 6-mal 5 Tropfen tgl.

2.12 Bach-Blüten

Blüte	Seelische Haltung	Dosierung/Tag	Hinweis
Agrimony	„Klassenkasper“, Streben nach Popularität, innere Anspannung		
Impatiens	Ungeduld, innere Ruhelosigkeit, redet schnell und laut	Passende Blüten-Essenzen wählen, maximal sieben verschiedene. Für längerfristige Anwendung werden die gewählten Essenzen in eine Behandlungslösung eingearbeitet. Von dieser Behandlungslösung werden tgl. 3- bis 4-mal 5 Tr. eingenommen. Herstellung der Behandlungslösung ▶Kap. 1.10.3.	
White Chestnut	Gedanken drängen sich auf, lassen nicht zur Ruhe kommen		
Scleranthus	Sprunghafte Gedanken		
Chestnut Bud	Häufig nicht bei der Sache, lernt nicht aus früheren Fehlern		
Honeysuckle	Mit den Gedanken in der Vergangenheit		
Clematis	Träumerisch, geistig nicht anwesend		
Cherry Plum	Ruhelos durch angestaute Emotionen		
Heather	Unruhig, wenn man nicht im Mittelpunkt steht		

2.13 Zusatzhinweise

- Für ausreichend körperliche Bewegung und frische Luft sorgen.
- Entspannungs- und Konzentrationstechniken erlernen, z. B. Yoga, autogenes Training.
- Psychotherapeutische Unterstützung.
- Biofeedback-Therapie.
- Den Tag rhythmisch gestalten. Regelmäßig essen und schlafen und Rituale pflegen. Besonders hilfreich morgens und vor dem Einschlafen.

3 Akne

3.1 Grenzen der Selbstmedikation

Stark entzündliche Pickel mit Gefahr der bakteriellen Superinfektion, tiefe, kraterartige, narbige Hautveränderungen und Akne als Nebenwirkung von Arzneimitteln (Steroide, Gestagene, Chloroquin) müssen ärztlich abgeklärt werden. Gefahr der Narbenbildung, v. a. auch bei falscher Aknetoilette („Drücken").

3.2 Allopathie

Wichtig ist es, nicht allein eine symptomunterdrückende Behandlung durchzuführen, sondern die Haut als Ausscheidungsorgan zu begreifen, den Ursachen der Hautveränderung nachzuforschen und ein Behandlungskonzept zu beginnen. Zudem gilt es, auslösende Faktoren zu beseitigen: Chlorprodukte, Detergenzien, B-Vitamine (in Hefepräparaten, Multivitaminsäften und Vitamintabletten). Nötig ist es, stressreduzierende Mechanismen zu erlernen, denn unter Stresseinfluss werden körpereigene Defensine (antibiotische Eiweiße der Haut) in verringertem Umfang gebildet und der Aknekeim *Propionibacterium acnes* vermehrt sich rascher.

3.2.1 Orale Therapie

Präparate	Wirkstoffe	Wirkstoffgruppe
Ichthraletten® 200 mg	Natriumbituminosulfonat (Ichthyol)	Orales Antiseborrhoikum, meist bei Rosacea Erw.: in der ersten Woche 2 × 3 Tbl. vor dem Essen; ab der 3. Woche 3 × 1 Tbl. vor dem Essen

3.2.2 Lokale Therapie

Präparate	Wirkstoffe	Wirkstoffgruppe
Akneroxid® Gel, Aknefug® oxid mild 10 %/5 %/3 % Cordes® BPO 3 %, 5 %, 10 %	Benzoylperoxid	Lokalantibiotisch, schälend, Cave: entfärbt Kleider! Riecht unangenehm, nicht zusammen mit Roaccutan®-Therapie! Zu Beginn niedriger dosieren, erhöhte Lichtempfindlichkeit!
Aknichthol® soft Aknederm® Salbe neu; Aknederm® Tinktur	Sulfoniertes Schieferöl (Natriumbituminosulfonat hell)	Lokal antiseborrhoisch, leicht antibakteriell

3.3 Phytotherapie

Bewährt hat sich das Trinken von stoffwechselanregenden Tees, welche die Entgiftung fördern: Löwenzahntee, Brennnesseltee, Schachtelhalmtee.

Die betroffenen Hautstellen können tgl. zweimal mit entzündungshemmenden Pflanzenauszügen gewaschen bzw. abgetupft werden, z. B. Gänseblümchentee oder -tinktur.

3.3.1 Orale Therapie

Präparate	Inhaltsstoffe	Dosierung/Tag	Hinweise
Agnucaston®, Agnolyt®	*Agnus castus* (Mönchspfeffer)	1 × 1 Drg.	Regulierend auf den Zyklus, progesteronartig durch dopaminergen Effekt, senkt Testosteronspiegel (Stimulus f. Talgdrüse) in den Tagen vor den Tagen, bei menstruationsbedingten Akneknötchen mit PMS-Beschwerden
Perenterol® 50/250/junior Pulver	*Saccharomyces cerevisiae/boulardii*	2 × 1	Immunologische Entzündungshemmung

3.3.2 Lokale Therapie

Präparate	Inhaltsstoffe	Dosierung/Tag	Hinweise
Hametum® Wund- und Heilsalbe	*Hamamelis virginiana*-Extrakt (Zaubernuss)		Entzündungshemmend
Ilon® Salbe classic	Natürliches Lärchenterpentin, Terpentinöl und Eukalyptusöl	Erw. und Jgl. ab 12 Jahren tragen je nach Ausdehnung des betroffenen Bereichs einen 2–3 cm langen Salbenstrang auf die Entzündung auf	Antibakteriell, entzündungshemmend,

Präparate	Inhaltsstoffe	Dosierung/Tag	Hinweise
Kamillosan®	Kamillenextrakt	1 TL in 1 l heißes Wasser als Dampfbad, 2 × tgl.	Entzündungshemmend antibakteriell
Teebaumöl	Äth. Öl von *Melaleuca alternifolia* (Myrtengewächs)	5 %ige Lsg. in Isopropylalkohol	Antiseptisch durch hohen Terpengehalt (Vergleichsstudie mit Benzoylperoxid)

3.3.3 Tee-Tipp

Tee bei Akne (Menge für 100 g)	
Löwenzahn	25 g
Stiefmütterchen mit Blüten	25 g
Fenchel	25 g
Anis	25 g

Zubereitung: 1 EL auf ¼ l heißes Wasser, 10 Min. ziehen lassen.
Dosierung: 2 × tgl. 1 Tasse.

3.4 Aromatherapie

Alle ätherischen Öle wirken antibakteriell und sind somit auch mit einem gewissen Effekt gegen *Propionibacterium syn. Cutibacterium acnes* ausgestattet. In Eigenrezepturen zu 1–3 % in feuchter, wässriger Grundlage mit geringem liophilem Anteil als Träger für das ätherische Öl kann eine Anwendung lokal durchgeführt werden. Geeignet sind v. a. Teebaumöl, Korianderöl und Pfefferminzöl als Tupfer oder Lotio oder Teebaum- oder Pfefferminzöl auch pur aufgetupft. Zu beachten sind immer etwaige Allergien auf das jeweilig verwendete ätherische Öl.

3.5 Mikrobiom

Da über die Darmschleimhaut durch Interaktion des immunologisch kompetenten lymphatischen Systems (70 % aller Immunzellen im lymphatischen Gewebe der Darmschleimhaut) und der Mikrobiombesiedlung an der Darmschleimhaut die Bildung von antibakteriellen β-Defensinen und Psoriasinen auf allen Schleimhäuten und der Haut angeregt wird, kann durch die Gabe von Saccharomyces-Präparaten (Perenterol® oder Perocur®) oder die Gabe von Multistrain-Lactobacillus-Präparaten (wie UK 10 Darmflora Kapseln) eine Beeinflussung der Besiedlung der Haut im Gesicht, aber auch an Brust und Rücken (Akne bei Jugendlichen im Rahmen der Hormonumstellung in der Pubertät!) beeinflusst werden. Eine Gabe über mindestens drei Monate ist anzuraten (3 × Hautteilungszyklus). Besonders wichtig ist die Mikrobiomtherapie bei Aknepatienten, die bereits eine mikrobiomschädliche Doxycyclin- oder Minocyclinbehandlung der Akne als Therapie erfahren haben. Empfehlenswert sind hier Haut-Basispräparate, wie sie auch im atopischen Formenkreis einsetzbar sind, wie OmniBiotic 10, Innovall® ATOP oder Multistrain-Lactobacillus-Präparate wie UK 10 Darmflora. Studiennachweise sind hier bei der Behandlung der Akne noch nicht ausreichend vorhanden.

3.6 Nahrungsergänzungsmittel

Mikronährstoff	Dosierung	Präparat	Hinweise
Magnesium	400 mg/Tag	Magnesium Verla®	Kann bei hoher Dosierung Durchfall verursachen, dann reduzieren; in Kombination mit Vitamin B_6 bei prämenstrueller Akne
Vitamin B_6	50–100 mg/Tag		Bei PMS, eine Woche vor und während der Menstruation; bei Acne vulgaris 2000–10 000 mg/Tag
Zink	20–60 mg/Tag als organisches Salz (Histidin, Orotat)	Zinkorotat-POS® Ursapharm	Bei Entzündungen; reduziert Talgproduktion und Wachstum der Propionibakterien
Omega-3-Fettsäuren	2,5–6 g/Tag	EnzOmega mse	Entzündungshemmend
Vitamin B 5	2000–10 000 mg/Tag	Pure	Bei Acne vulgaris

3.7 Homöopathie (Einzelmittel)

Arzneiweisende Symptome	Zusatzhinweise	Passende Arznei mit Potenz	Dosierung/Tag
Kleine Pickel an Kinn, Schulter, Brust und Rücken	Bewährtes, allgemeines Mittel	Juglans regia D6	3 × 5 Globuli
Trockene, schuppige, unreine Haut mit vielen Pickeln	Schlimmer durch Waschen und Wärme (evtl. leichte Erstverschlimmerung möglich; ▶Kap. 1.3)	Sulfur D6	3 × 5 Globuli
Sich schnell entwickelnde, schmerzhafte Eiterpickel; berührungsempfindlich	Schlimmer durch Kälte; Einnahme kann Eiterbildung verhindern	Hepar sulfuris D12	2 × 5 Globuli
Sich langsam entwickelnde Pickel; Haut mit Neigung zu Eiterung und Narbenbildung	Schlimmer durch Kälte; Einnahme fördert Eiterung und Abheilung	Silicea D12	2 × 5 Globuli

3.8 Homöopathie (Komplexmittel)

Präparate	Dosierung/Tag	Hinweise
Kattwiderm® Tabletten (Kattwiga)	bis 3-mal tgl. 1 Tbl.	Langsam im Mund zergehen lassen
Hautfunktionstabletten N Cosmochema® (Heel)	Ab 12 Jahren: 1- bis 3-mal tgl. 1 Tbl.	

3.9 Anthroposophische Medizin

Eine grundlegende Therapie der Jugend-Akne ist nur durch das Zusammenwirken äußerlich und innerlich anzuwendender Methoden möglich.

3.9.1 Innere Therapie (oral)

Mittel	Anwendung/Tag	Hinweise
Akne-Kapseln (Wala)	1 Hartkps. morgens, 2 Hartkps. abends. Mit Flüssigkeit einnehmen	Die Kapseln können auch geöffnet werden. Einnahme als Ergänzung zur äußerlichen Therapie.

3.9.2 Äußere Therapie

Mittel	Anwendung/Tag	Hinweise
Akne-Gesichtsdampfbad (Wala)	bis 3-mal wöchentlich, in besonderen Fällen 1-mal tgl. 2 EL in ½ l fast kochendes Wasser geben und unter einer möglichst dicht schließenden Hülle (Badetuch) dem Dampf aussetzen. Einwirkzeit von anfangs 5 Min. auf 10 Min. steigern. Anschließend die Gesichtshaut mit kaltem Wasser abspülen und abtrocknen.	Mischung zum äußerlichen Gebrauch
Akne-Gesichtsmaske (Wala)	bis 3-mal wöchentlich, in besonderen Fällen 1-mal tgl. unmittelbar nach dem Gesichtsdampfbad auf die Haut auftragen	Pulver zum Anrühren einer Maske. Nach der Maske (ca. 15 Min.) das Akne-Wasser anwenden
Akne-Wasser (Wala)	2-mal tgl. mit einem Wattebausch unverdünnt auftragen und in die Haut einziehen lassen	Tinktur zum äußerlichen Gebrauch

3.10 Biochemie/Schüßler-Salze

Differenzierung	Mineralstoffe (Nummer)	Dosierung/Tag
Allgemein Akne vulgaris	3	12
	4	7
	7	12
	9	12–15
	11	7, mit 3 beginnen
	21	7
Acne rosacea	3	12
	4	7
	6	5–7
	9	12–15
	10	20

Unterstützende äußere Anwendung: Tücher, Tupfer oder Wattepads mit den aufgelösten Mineralstoffen (Tabletten) tränken und 10–15 Minuten auflegen.

3.11 Spagyrik

Mischung bei Akne, Spagyrik nach Spagyro Naturheilmittel (Menge für 50 ml)	
Agnus castus D2	15 ml
Tropaeolum D2	7 ml
Viola tricolor D2	7 ml
Piper meth. D2	7 ml
Equisetum D2	7 ml
Dipsacus sylvestris D2	7 ml

Dosierung: 5 × 3 Sprühstöße in den Mund, und nach der Reinigung 1 Sprühstoß auf die Haut.

Mittel	Dosierung
Solunat Nr. 25 Azinat Salbe	Morgens und abends
Cutro spag. Peka Tropfen Cutral spag. Peka Salbe	3 × tgl. 5 Tr.
Phönix Basiskonzept Haut	

3.12 Bach-Blüten

Hier muss der bestehende seelisch-geistige Zustand erfasst werden. Aus bis zu sieben verschiedenen Blüten-Essenzen wird die geeignete Bach-Blüten-Mischung zusammengestellt. Verwenden Sie hierzu die Kurzcharakterisierung der 38 klassischen Bach-Blüten unter ▶ Kap. 1.10.4; Arzneimittelauswahl und die Hinweise zur Herstellung einer Behandlungslösung unter ▶ Kap. 1.10.3.
Grundsätzlich ist Crab Apple eine Bach-Blüte, die sich bei Hautproblemen bewährt hat. Sie kann zu einer Mischung, die sich aus dem seelisch-geistigen Zustand ergeben hat hinzugefügt werden.

3.13 Zusatzhinweise

- Zur Hautreinigung keine alkalischen Seifen verwenden, lieber pH-neutrale Syndets und Reinigungsgele.
- Hautpflege dem Hautzustand anpassen, fettende Hautpflege verstärkt Hautunreinheiten, ebenso viele Make-ups.
- Möglichst nicht an den Hautunreinheiten herumdrücken. Nach Manipulation mit Alkohol desinfizieren.
- Regelmäßig professionelle Kosmetikbehandlung durchführen lassen.
- Einmalwaschlappen für das Gesicht verwenden und separates Gesichtshandtuch häufig wechseln.
- Gesunde Ernährung, mögliche Zusammenhänge mit dem Konsum bestimmter Nahrungsmittel ergründen.
- Ausreichend Bewegung, frische Luft und Schlaf.

4 Allergische Hautreaktionen

4.1 Grenzen der Selbstmedikation

Starke, akute Beschwerden mit großflächiger Ausbreitung sowie chronische, immer wiederkehrende Beschwerden müssen ärztlich abgeklärt werden. Dies gilt insbesondere, wenn die allergische Reaktion den ganzen Körper betrifft und die Gefahr einer bakteriellen Superinfektion der betroffenen Partien besteht. Auch bei reduziertem Allgemeinbefinden (Schockgefahr! Blutdruck sinkt, Puls steigt, Beklemmungsgefühl) muss an den Arzt verwiesen werden. Eine ärztliche Abklärung sollte ebenfalls erfolgen bei Allergikern (Atopikeranamnese) bei Verdacht auf eine unerwünschte Arzneimittelwirkung (z. B. Penicillin-Allergie → Ausstellung eines Allergiepasses!), bei Verdacht auf schwere Leber- und Nierenfunktionsstörungen (generalisierter Juckreiz), bei Verdacht auf Stoffwechselerkrankungen mit dem Symptom „Juckreiz“: Diabetes mellitus, Gelbsucht. Ebenso sollte bei Verdacht auf Pilzerkrankungen der Haut eine Kultur zur Bestimmung des Hautpilzes erfolgen.

4.2 Allopathie

4.2.1 Orale Therapie

Präparate	Wirkstoffe	Wirkstoffgruppe
Fenistil® Drg. Fenistil® Tropfen	Dimetindenmaleat	Orales Antihistaminikum
Lorano® akut Tab, Lora-ADCG® Tab. Loratadin Tabletten der Generikafirmen	Loratadin	Orales Antihistaminikum

Präparate	Wirkstoffe	Wirkstoffgruppe
Lorano®Pro 5 mg, FTA, Lösung zum Einnehmen Aerius® 5 mg FTA Desloratadin FTA der Generikafirmen	Desloratadin	Orales Antihistaminikum
Cetirizin Tabletten der Generikafirmen, Reactine® FTA, Zyrtec® FTA, Säfte der Generikafirmen, CetiDex® FTA	Cetirizin	Orales Antihistaminikum

4.2.2 Lokale Therapie

Präparate	Wirkstoffe	Wirkstoffgruppe
Anaesthesulf® Lotio	Polidocanol	Lokalanästhetikum
FeniHydrocort 0,25 %, Soventol® Hydrocort 0,5 % Creme, Hydrocortison 0,5 % Creme Soventol® Hydrocortisonacetat 0,5 % Gel, Soventol® Hydrocortisonacetat 0,25 % Creme	Hydrocortison	Lokales Antiallergikum
Fenistil Gel	Dimetindenmaleat	Lokales Antiallergikum
Soventol® Gel	Bamipinlactat	Lokales Antihistaminikum
Individualrezepturen des NRF mit Capsaicin: z. B. capsaicinoidhaltige nichtionische hydrophile Creme 0,025 %, 0,05 %, 0,1 %	Capsaicin	Lokales Antipruriginosum: Lahmlegen der Wärmeleitfasern

4.3 Phytotherapie

Phytotherapeutische Optionen sind begrenzt, ja müssen es sogar sein, da Phytotherapeutika Vielstoffgemische aufgrund der enthaltenen Extrakte sind. Gerade bei allergischen Hauterkrankungen ist es aber sinnvoll, die Zahl der mit der Haut und den in ihr vorhandenen Langerhans-Zellen (immunkompetente Zellen) in Kontakt kommenden Stoffe möglichst auf ein Minimum zu begrenzen. Jeder neue Stoff kann selbst wieder als neues potenzielles Allergen wirken.

4.3.1 Lokale Therapie

Präparate	Inhaltsstoffe	Dosierung/Tag	Hinweise
Cefabene® Salbe	Trockenextrakt aus Bittersüßstängel	bis 3-mal tgl.	Antiallergisch, juckreizstillend, antibakteriell, antiekzematös
Dermaplant® Salbe	Urtinktur aus Cardiospermum halicacabum	Ab 2 Jahren: bis zu 3 × tägl.	Bei Entzündungen der Haut mit Juckreiz

4.4 Aromatherapie

Um die Juckreiz-empfindungsleitenden Kälterezeptoren lahmzulegen, empfiehlt sich die Anwendung von Pfefferminzöl- oder Eucalyptusöl-Zubereitungen mit 1- bis 3-prozentiger Konzentration in passender kühlender Grundlage (Gel oder Lotio) als Individualrezeptur.

4.5 Mikrobiom

Zur Juckreizstillung bei allergischer, autoimmuner Genese wie Neurodermitis existieren gute Studien für Innovall® ATOP Sticks, die ab einem Jahr einmal täglich morgens mindestens 3 Monate gegeben werden, gegebenfalls länger. Studien zeigten eine Reduktion des topischen Corticoidverbrauches (anhand ACORAD-Betrachtung) um bis zu 20 %.
Das Präparat enthält vier Milliarden Keime von *Lactobacillus paracasei* GMNL-133 und *Lactobacillus fermentum* GM-090.

A

4.6 Nahrungsergänzungsmittel

Mikronährstoff	Dosierung	Präparat	Hinweise
Quercetin	200 mg/Tag	Pure encapsulations® Quercetin	Bei Lebensmittelunverträglichkeiten
Calcium	100–1.000 mg/Tag	Calcium Sandoz®	Sonnenallergie
Vitamin C	500 mg/Tag	Cetebe® Vitamin C Retardkapseln	Senkt Histaminspiegel
Vitamin D_3	2.000 I. E./Tag	Hevert®, Köhler	Unterdrückt Autoimmunprozesse
Omega-3-Fettsäuren	1,5–3 g/Tag	EnzOmega mse	Günstig in Kombination: Calcium, Vitamin C, D_3 und Omega-3-Fettsäuren

4.7 Homöopathie (Einzelmittel)

Äußerlich empfiehlt sich die zusätzliche Anwendung einer cardiospermumhaltigen Salbe (trockene Ekzeme) oder Creme (nässende Ekzeme), z. B. Halicar®.

Arzneiweisende Symptome	Zusatzhinweise	Passende Arznei mit Potenz	Dosierung/Tag
Blassrote, geschwollene, großflächige Quaddeln	Brennende, stechende Schmerzen; besser durch Kälte	Apis D6	Akut alle 10 Min. 5 Globuli, dann alle 1 bis 2 Std.
Hautpickel mit wässrigem Sekret; wund und juckend	Unverträglichkeit von Sonne; schlimmer durch Schwitzen	Natrium chloratum D6	Akut stündlich 5 Globuli, dann 3 × 5 pro Tag

Arzneiweisende Symptome	Zusatzhinweise	Passende Arznei mit Potenz	Dosierung/Tag
Nesselsuchtartige Ausschläge; Juckreiz	Unverträglichkeit von Arzneimitteln, Kosmetika usw.	Nux vomica D6	Akut stündlich 5 Globuli, dann 3 × 5 pro Tag
Kleine, rote, knötchenförmige Quaddeln und Bläschen	Starker Juckreiz; große Unruhe und Bewegungsdrang	Rhus toxicodendron D12	Akut stündlich 5 Globuli, dann 3 × 5 pro Tag
Kleine, nesselsuchtartige Quaddeln; brennender Schmerz	Juckreiz, besser durch Reiben; Unverträglichkeit von Sonne; Kontakt mit Quallen	Urtica D6	Akut alle 10 Min. 5 Globuli, dann alle 1 bis 2 Std.

4.8 Homöopathie (Komplexmittel)

Präparate	Dosierung/Tag
allergo-Loges® Tropfen (Loges)	Akut: 5–10 Tropfen stdl. (höchstens 12 × tgl.) Chronisch: 5–10 Tropfen 3 × tgl.
Ekzevowen® oral (Weber&Weber)	Akut: 5 Tropfen stdl. (max. 6 × tgl.) Chronisch: 1- bis 3-mal 5 Tropfen
Ekzevowen® derma Creme (Weber&Weber)	bis 3-mal tgl. auf die betroffenen Stellen auftragen

4.9 Anthroposophische Medizin

4.9.1 Innere Therapie (oral)

Mittel	Anwendung/Tag	Hinweise
Calcium Quercus, Globuli velati (Wala)	Kdr. bis 6 J.: 1- bis 3-mal 3–5 Globuli velati Erw. u. Kdr. ab 6 J.: 1- bis 3-mal tgl. 5–10 Globuli velati	Basistherapie zur Stabilisierung der Abgrenzungsfunktion der Haut bei Allergie
Urtica comp., Globuli velati (Wala)	Kdr. bis 6 J.: 1- bis 3-mal 3–5 Globuli velati Erw. u. Kdr. ab 6 J.: 1- bis 3-mal tgl. 5–10 Globuli velati	Akut bei z. B. Ekzemen, Hautentzündungen, Juckreiz

4.9.2 Äußere Therapie

Mittel	Anwendung/Tag	Hinweise
Wund- und Brandgel Wala® oder Combudoron® Gel (Weleda)	Im akuten Fall dünn auftragen	Das Gel nicht einmassieren; juckreizstillend und antiallergisch

4.10 Biochemie/Schüßler-Salze

Differenzierung	Mineralstoffe (Nummer)	Dosierung/Tag
Allgemein	2	12
	8	12
	10	12
	24	5
Sonnenallergie	3	12
	10	20

4.11 Spagyrik

Mischung bei allergischen Hautreaktionen, Spagyrik nach Spagyro Naturheilmittel (Menge für 50 ml)	
Cardiospermum D2	10 ml
Vinca minor D2	10 ml
Viola tricolor D2	10 ml
Propolis D3	10 ml
Cistus incanus D2	10 ml

Dosierung:
Akut: alle 10 Min. 2 Sprühstöße in den Mund.
Chronisch: 3 × 3 Sprühstöße in den Mund, evtl. direkt auf die Haut 1 Sprühstoß

Mittel	Dosierung
Proal spag. Peka N Tropfen	3 × 20 Tr.
Phönix Juv 110 Tr.	3 × 20 Tr.

4.12 Bach-Blüten

Hier muss der bestehende seelisch-geistige Zustand erfasst werden. Aus bis zu sieben verschiedenen Blüten-Essenzen wird die geeignete Bach-Blüten-Mischung zusammengestellt. Verwenden Sie hierzu die Kurzcharakterisierung der 38 klassischen Bach-Blüten unter ▸ Kap. 1.10.4; Arzneimittelauswahl und die Hinweise zur Herstellung einer Behandlungslösung unter ▸ Kap. 1.10.3.

4.13 Zusatzhinweise

- Allergieauslösenden Stoff bestimmen und meiden.
- Nur wenige Produkte zur Hautpflege verwenden und nicht häufig wechseln. Hypoallergene Produkte wählen.
- Kalte Anwendungen wie Kältekompressen oder feuchtkühle Umschläge mindern den Juckreiz.
- Glatte, leichte Baumwollstoffe tragen, keine Wolle oder anderen hautreizenden Textilien.

5 Angst

5.1 Grenzen der Selbstmedikation

Ängste, die den Alltag massiv beeinträchtigen, oder Ängste, die mit depressiver Verstimmung einhergehen, müssen ärztlich abgeklärt werden. Angst kann Zeichen einer schweren Depression oder einer sogenannten generalisierten Angststörung sein, die eine hohe Suizidalität aufweisen kann! Sie ist nicht zu verwechseln mit Unruhe oder Nervosität.

5.2 Allopathie

Zurzeit stehen nur verschreibungspflichtige allopathische Arzneimittel zur Verfügung.

5.3 Phytotherapie

Nachdem im Winter 2007 die Zulassung für Kava-Kava-Phytotherapeutika endgültig widerrufen wurde, steht Kava Kava als Anxiolytikum (*Piper methysticum*, Rauschpfeffer) ausschließlich in spagyrischen Zubereitungen zur Verfügung (s. dort). Die Zulassung wurde widerrufen aufgrund der auch in therapeutischen Dosierungen der Extrakte als ursächlich angesehenen Hepatotoxizität von Kava-Kava-Pyrone. So fokussiert sich die Phytotherapie bei Angst eher auf beruhigende Effekte von Extrakten aus Baldrian, Melisse und Passionsblume – diese mit biphasischer Wirkung: ab 450 mg schlaffördend –, vor allem aber auf den Lavendel-Spezialextrakt Silexan® mit sehr guter Datenlage bzgl. Anxiolyse (Lasea®), der nicht müde macht!

5.3.1 Orale Therapie (Monopräparate)

Präparate	Inhaltsstoffe	Dosierung/Tag	Hinweise
Baldrian Dispert® 45 mg Drg.	Baldrian-Trockenextrakt	bis 3-mal 1–3	
Baldrian Dispert® Tag z. Beruhigung Drg.	Baldrian-Trockenextrakt	bis 4-mal 1	

Präparate	Inhaltsstoffe	Dosierung/Tag	Hinweise
Klosterfrau Melissengeist	Melissenzubereitung	1–2 Messbecher (5–10 ml)	Cave: 79 % Alkohol! Häufig missbräuchlich verwendet!
Pascoflair® 425 Tbl. Lioran® Die Passionsblume 260 mg	Passionsblumen-Trockenextrakt	2- bis 3-mal 1	Bei nervlicher Erschöpfung, bei Angst, innerer Unruhe, Stress/Alltagsbelastung
Lasea® Weichkapseln	Lavendelölextrakt 80 mg	Erw.: 1 × tgl. 1 Kps., 30 min vor dem Essen, keine heißen Getränke dazu	Wirkung über Pregabalin-Rezeptor, schneller Wirkeintritt, 24 Std. Wirkdauer, Anwendungsdauer nicht begrenzt

5.3.2 Orale Therapie (Kombinationspräparate)

Präparate	Inhaltsstoffe	Dosierung/Tag	Hinweise
Baldrian Dispert® Nacht zum Einschlafen Drg.	Baldrian-, Hopfen-Trockenextrakte	1 Drg. ½ Std. vor dem Schlafengehen	
H&S® Schlaf- u. Nerventee N	Baldrianwurzel 600 mg, Lavendelblüten 400 mg, Melissenblätter 300 mg, Pfefferminzblätter 300 mg	3 × tgl. ein Fbe. aufgebrüht	
Kytta® Sedativum Dragees	Baldrianwurzel-Trockenextrakt 150 mg, Hopfenzapfen-Trockenextrakt 30 mg, Passionsblumen-Trockenextrakt 80 mg	Zur Beruhigung: Kdr. 3–12 Jahre: 1- bis 2-mal tgl. Ab 12 Jahren: 3 × tägl. 1	

Präparate	Inhaltsstoffe	Dosierung/Tag	Hinweise
Kytta®-Sedativum Drg. für den Tag	425 mg Passionsblumenkraut-Trockenextrakt	Ab 12 Jahren: 2- bis 3-mal tgl. 1	
Sedariston® Konzentrat Kps.	Johanniskraut-, Baldrianwurzel-Trockenextrakte	2 × 1	Nicht am Abend: Johanniskraut
Sedariston® Tropfen für die Nacht Baldrian + Melisse	Baldriantinktur, Melissenblätter-Fluidextrakt	Ab 12 Jahren: 3 × 42 Tropfen bei nervöser Unruhe	
Sidroga® Schlaf- u. Nerventee	Baldrianwurzel, Melissenblätter, Passionsblumenkraut, Pfefferminzblätter, Rosmarinblätter, Süßholzwurzel	1–2 Fbe. mit 150 ml siedendem Wasser, 10–15 Min. ziehen lassen, 2- bis 3-mal tgl. und vor dem Schlafengehen	
Vivinox® Nervenruhe	Baldrianwurzel-Trockenextrakt (ethanolisch), Melissenblätter-Trockenextrakt, Passionsblumentrockenextrakt	3-mal 1–2 Drg.	Bei durch Angst und Nervosität bedingter Schlafstörung

5.3.3 Tee-Tipp

Tee bei Angst (Menge für 100 g)	
Baldrianwurzel	40,0 g
Pomeranzenschale	10,0 g
Hopfenzapfen	20,0 g
Melissenblätter	15,0 g
Pfefferminzblätter	15,0 g

Zubereitung: 1 EL Tee mit 150 ml siedendem Wasser übergießen, 10–15 Min bedeckt ziehen lassen, abseihen.
Dosierung: 2- bis 3-mal tgl. und vor dem Schlafengehen.

5.4 Aromatherapie

Gegen unspezifische, generalisierte Ängste empfiehlt sich das Verdampfen einer Mischung ätherischer Öle in der Duftlampe mit Lavendelöl, Rosenöl, Römischer Kamille, Muskatellersalbei, Ylang-Ylang, Weihrauch und Bergamotte zu gleichen Teilen.

5.5 Mikrobiom

Das Mikrobiom spielt auch bei Angsterkrankungen eine verstärkende Rolle, sollte es zu einer Mikrobiom-Dysbalance z. B. durch Antibiotikatherapie gekommen sein. In einer Studienauswertung der Vorgeschichte von 10.000 Probanden erhöhte eine nur einmalige Behandlung mit Antibiotika aus der Gruppe der Penicilline, Chinolone, Tetracycline, Sulfonamide oder Imidazole das Risiko einer späteren Angsterkrankung um das circa 1,5-Fache, wohingegen bei einer kleinen Studie mit 45 Probanden eine präbiotische Ernährung alleine im Vergleich zur Kontrollgruppe den morgendlichen Cortisolspiegel als Maß für Stress und als Angstkorrelat verringerte.
In den Studien werden immer wieder *Lactobacillus- und Bifidobacterium*-Stämme als wirksam gegen Angst und Stress genannt, ohne dass diese Präparate speziell gegen Angst und Stress ausgelobt wären, z. B. ProBio-Cult® Duo Kps. oder ProBio-Cult® Pur 15 mit Inulin, Darmflora plus select Dr. Wolz Kps., BactoFlor® Kps., Nupure probaflor Kps., Lactobact® Premium Kps., SymbioLact® comp. Beutel, mit Bezug zur Stresssymptomatik OMNi-BiOTiC® SR-9, OMNi-BiOTiC® POWER auch bei körperlichem oder sportlichem Stress, ergänzt am besten mit einem Präbiotikum, z. B. OptiFibre® plus (hydrolysiertes Guerkernmehl), OMNi-LOGiC® PLUS mit FOS und GOS (Fructo- und Galacto-Oligosaccharide), Arktis® Grow Akazienfaser Pulver oder abgefüllt in der Apotheke Flohsamenschalen als günstigste Alternative.

5.6 Nahrungsergänzungsmittel

Keine Angabe.

5.7 Homöopathie (Einzelmittel)

Arzneiweisende Symptome	Zusatzhinweise	Passende Arznei mit Potenz	Dosierung/Tag
Panikattacke, Schock, Herzjagen; akute Angstzustände	Glaubt, sterben zu müssen; akute Platz- und Flugangst	Aconitum D12	Akut 3 × alle 5 Min. 5 Globuli
Höhenangst, Flugangst, Prüfungsangst; Agoraphobie, Klaustrophobie	Nervöses, hektisches Verhalten; Ängste von Magen-Darm-Problemen begleitet	Argentum nitricum D12	2 × 5 Globuli, direkt vor Prüfungen stündlich
Angst vor dem Alleinsein; Angst vor Krankheiten; Panikattacken	Perfektionistische, pedantische Menschen, innerlich verkrampft	Arsenicum album D12	Akut 3 × alle 5 Min. 5 Globuli, sonst 2 × 5 Globuli
Angst vor der Dunkelheit, vor dem Alleinsein	Fantasievolle Menschen mit vielen Vorahnungen; sehr schreckhaft	Phosphor D12	2 × 5 Globuli

5.8 Homöopathie (Komplexmittel)

Präparate	Dosierung/Tag
DystoLoges® Tabletten	6–11 Jahre: 2 × tgl. 1 Tablette Ab 12 Jahren: 3 × tgl. 1 Tablette
Metakaveron® Tropfen (meta Fackler)	bis 3-mal tgl. 5–10 Tropfen
Calmvalera® Hevert Tropfen/Tabletten	3 × tgl. 40 Tropfen bzw. 3 × tgl. 1 Tablette

5.9 Anthroposophische Medizin

Begleittherapie bei Angst- und Unruhezuständen.

5.9.1 Innere Therapie (oral)

Mittel	Anwendung/Tag	Hinweise
Neurodoron® Tabletten (Weleda)	bis 4-mal tgl. 1 Tbl. im Mund zergehen lassen oder mit etwas Flüssigkeit einnehmen	Basismittel zur Stabilisierung; über einen längeren Zeitraum einnehmen
Bryophyllum Argento cultum Rh D3, flüssige Verdünnung (Weleda)	3 × tgl. 7–15 Tr. oder abends 15 Tr.	Angst, Panikattacken. Zur Konstitution: Überempfindlichkeit, wird stark von einzelnen Empfindungen beherrscht, zu stark umweltoffene Konstitution; verliert sich seelisch leicht an andere; mehrwöchige Kuren Alkoholfrei. Nach Anbruch im Kühlschrank lagern und zügig aufbrauchen
Aurum Valeriana, Globuli velati (Wala)	Bei Flugangst am Vortag 3-mal 5–10 und am Flugtag bis zu ½-stdl. 5–10. Ggf. am Tag nach dem Flug 3-mal 5–10 Globuli velati unter der Zunge zergehen lassen	Bei Reiselabilität, Unruhe und (Flug)Angst Prüfungsangst
Aurum D10/Ferrum sidereum Amp. (Weleda)	1 Amp. morgens trinken	Ängste im Rubikon (9–11 J.)
Aurum metallicum praeparatum D 12 Trit. (Weleda)	3 × tgl. 1 Msp. Pulver	Ängste mit Depression

A

5.9.2 Äußere Therapie

Mittel	Anwendung/Tag	Hinweise
Aurum/Lavandula comp. Creme (Weleda)	bis 2-mal tgl. (abends und ggf. morgens) einen Salbenstrang von 2–3 cm Länge in der Herzgegend in die Haut einreiben Bei Kdrn. ab 3 J. wird 1- bis 2-mal tgl. ein Salbenstrang von 0,5–1 cm Länge in der Herzgegend in die Haut eingerieben.	Bei Herzangst (besonders nachts) und bei Prüfungsangst

5.10 Biochemie/Schüßler-Salze

Differenzierung	Mineralstoffe (Nummer)	Dosierung/Tag
Allgemein	2	12
	5	7
	7	12
Vor Enge	6	10–12
Durch überreizte Nerven	11	7–10
Nach einem Schock	12	12
Durch innere Unruhe	14	5
	15	5

5.11 Spagyrik

Mischung bei Angst, Spagyrik nach Spagyro Naturheilmittel (Menge für 50 ml)	
Hypericum D2	10 ml
Melissa D2	10 ml
Angelica archangelica D2	10 ml
Piper meth. D2	20 ml
Gelsemium D4	10 ml

Dosierung:
Akut: alle 10 Min. 2 Sprühstöße in den Mund
Chronisch: 3 × 3 Sprühstöße in den Mund

Mittel	Dosierung
Solunat Nr. 5 Cordiak	1 × 5 Tr. morgens
Solunat Nr. 14 Polypathik	2 × 10 Tr. vormittags und nach dem Mittagessen
Solunat Nr. 4 Cerebretik	3 × 10 Tr. vormittags, abends, vor dem Schlafen
P-sta spag. Peka Tropfen	3 × 20 Tr.
Phönix® Valeriana spag.	bis 4-mal 20 Tr.

5.12 Bach-Blüten

<table>
<tr><th>Blüte</th><th>Seelische Haltung</th><th>Dosierung/Tag</th><th>Hinweis</th></tr>
<tr><td>Aspen</td><td>Diffuse Ängste ohne erkennbaren Grund</td><td colspan="2" rowspan="6">Passende Blüten-Essenzen wählen

Bei akuten Zuständen 1–2 Tr. der Blüten-Essenzen unverdünnt direkt auf die Zunge träufeln, evtl. alle 10 Min.

Für die mittelfristige intensive Behandlung: morgens je 2 Tr. in ein großes Glas mit Wasser mischen. Dies in kleinen Schlucken über den Tag verteilt trinken, auch mehrere Gläser am selben Tag.

Für längerfristige Anwendung werden die gewählten Essenzen in eine Behandlungslösung eingearbeitet. Davon tgl. 3- bis 4-mal 5 Tr. einnehmen (▶ Kap. 1.10.3).</td></tr>
<tr><td>Mimulus</td><td>Angst vor konkreten Dingen und Situationen</td></tr>
<tr><td>Rock Rose</td><td>Überraschungen lösen Angst und Panik aus</td></tr>
<tr><td>Star of Bethlehem</td><td>Angst als Folge traumatischer Ereignisse</td></tr>
<tr><td>Larch</td><td>Angst zu versagen, mangelndes Selbstwertgefühl, Angst, vor Gruppen zu sprechen</td></tr>
<tr><td>Crab Apple</td><td>Angst vor Schmutz, Unordnung und Umweltgiften</td></tr>
</table>

5.13 Zusatzhinweise

- Psychotherapeutische Unterstützung, Verhaltenstherapie.
- Entspannungsmethoden erlernen, wie Progressive Muskelentspannung, autogenes Training, Selbsthypnose, Yoga.
- Biofeedback-Therapie.

6 Aphthen

6.1 Grenzen der Selbstmedikation

Aphthen stellen Schleimhautläsionen dar, welche viral, bakteriell oder allergisch verursacht sein können. Grenzen der Selbstbehandlung bestehen dann, wenn es sich um Patienten handelt, deren Immunsystem supprimiert ist (z. B. Transplantationspatienten), oder Patienten, die immer wiederkehrend über diese Affektionen berichten. Anhaltende, immer wiederkehrende oder stark eitrige Entzündungen und Geschwüre der Mundschleimhaut können auch Leitsymptome bei schweren Erkrankungen sein und müssen ärztlich abgeklärt werden. Vom Arzt differenzialdiagnostisch abgeklärt werden müssen sogenannte Leukoplakien.

6.2 Allopathie

Aphthen sind oft viraler Genese und stellen sich als entzündete Schleimhautaffektionen dar. Eine Entzündungshemmung durch Lokalanästhetika und Pflanzenextrakte sowie eine Steigerung der Abwehrkräfte (Zink, Vitamin C, Fresszellenaktivierung über pflanzliche Therapeutika als Selbstabfüllung [Eibisch/Kamillenextrakte kombiniert wie im Fertigarzneimittel Imupret®]) unterstützen hier die Heilung, aber auch den Schutz vor Reinfektion.

6.2.1 Lokale Therapie

Präparate	Wirkstoffe	Wirkstoffgruppe
Dynexan® Mundgel	Lidocainhydrochlorid	Lokalanästhetikum
Dynexan® Zahnfleischtropfen	Aluminiumtriformiat	Antiseptikum
Kamistad® Gel	Lidocainhydrochlorid, Auszug aus Kamillenblüten	Lokalanästhetikum, entzündungshemmender Pflanzenextrakt
Kamistad® Baby Gel	Auszug aus Kamillenblüten	Kühlend, entzündungshemmend
Recessan® Salbe	Polidocanol (Lauromacrogol 400)	Lokalanästhetikum

6.3 Phytotherapie

Pflanzliche Zubereitungen gegen Affektionen der Mundschleimhaut können probatorisch ohne Bedenken bei jeder Ursache der aphthösen Schleimhautveränderung angewendet werden. Auszuschließen sind Allergien gegen die enthaltenen Pflanzen selbst (z. B. Asteraceen – Kreuzallergien).

6.3.1 Lokale Therapie

Präparate	Inhaltsstoffe	Dosierung/Tag	Hinweise
Kamillosan® Konzentrat	Auszug aus Kamillenblüten und Kamillenzungenblüten	5 ml auf 1 Glas warmes Wasser	Mehrmals tgl.
Myrrhentinktur	Myrrhentinktur (DAB)	Zum Spülen oder Gurgeln: 10–20 Tr. in 1 Glas warmes Wasser. Betroffene Stellen 2- bis 3-mal tgl. mit der unverdünnten Tinktur einpinseln	Für Kdr. aufgrund des herben Geschmacks weniger geeignet
Pyralvex® Lösung zur Anwendung in der Mundhöhle	Rhabarberwurzel-Extrakt, Salicylsäure	Betroffene Stellen 3 × tgl. einpinseln	Nicht Kdr. < 6 J.! Zahnärztl. Abklärung, wenn keine Besserung innerhalb von 14 Tagen (Lichen?)
Repha-OS® Mundspray S	Auszug aus Tormentillwurzelstock, Ratanhiawurzel, Myrrhe	Mehrmals tgl. auf erkrankte Stelle aufsprühen	

A

Präparate	Inhaltsstoffe	Dosierung/Tag	Hinweise
Salviathymol® N	Ätherische Öle von Salbei, Eucalyptus, Pfefferminze, Zimt, Nelke, Fenchel, Anis; Levomenthol	> 12 J.: 3 × 20 Tr. in 1 Glas Wasser	Zum Gurgeln lauwarmes Wasser verwenden, als Zusatz in Mundduschen geeignet

6.3.2 Tee-Tipp

Tee bei Aphthen (Menge für 100 g)	
Kamillenblüten	25,0 g
Ringelblumenblüten	25,0 g
Salbei	25,0 g
Hamamelisblätter	25,0 g

Zubereitung: Mit 150 ml siedendem Wasser überbrühen, 10 Min. ziehen lassen.
Dosierung: 1 TL der Mischung, mehrmals tgl. zur Mundspülung und Betupfung.

6.4 Aromatherapie

Alle ätherischen Öle wirken antiviral und antibakteriell. In eine Gelgrundlage, z. B. Kamistad, zusätzlich 1–3 % Melissenöl einzuarbeiten, kann die Wirkung verstärken. Auch ätherisches Salbei-, Thymian- oder Korianderöl ist geeignet, muss dem Patienten aber geschmacklich angenehm sein.

6.5 Mikrobiom

Da auch das Mikrobiom im Ökosystem des Mundes entscheidend für die dort vorherrschende Immunabwehr mit Anteilen des spezifischen sowie unspezifischen Immunsystems ist, ist es durchaus anratenswert, bei jeglichen Affektionen der Mundschleimhaut, ob viraler oder bakterieller Genese, die Besiedlung mit z. B. *Streptococcus salivarius K12*, zusammen mit Vitamin D in OMNiBiOTiC® immunD Lutschtabletten für Kinder und Erwachsenen, zu unterstützen. Ebenso kann dies mit dem Stamm *Lactobacillus salivarius* in Nupure® Probadent Lutschpastillen (ebenso mit Vitamin D) durchgeführt werden. Dieses sogenannte Biofilmmanagement wird auch mit DentaSan® ProbioPROTECT beworben mit drei Bakterienstämmen (*Lactobacillus salivarius, Bifidobacterium animalis ssp. Lactis und Lactobacillus rhamnosus*) zusammen mit über einer Milliarde koloniebildenden Einheiten (kbE) als Direktstick zum Zergehenlassen in der Mundhöhle. In Gum® PerioBalance finden wir *Lactobacillus reuteri* als Lutschpastille mit Minzgeschmack; bei allen Affektionen der Mundschleimhaut einsetzbar.

Diese Mikrobiomtherapeutika für die Mundhöhle sind sowohl bei Aphthen, Gingivitis, Stomatitis wie auch Parodontitis unterstützend einsetzbar.

BioLactis® Pulver wird als orales Zahnpflegepulver zur Karies- und Parodontitisprophylaxe positioniert. Wirkstoffe sind die Stämme *Lactobacillus helveticus Rosell-52, Lactobacillus rhamnosus Rosell-11, Bifidobacterium longum Rosell-175.*

6.6 Nahrungsergänzungsmittel

Mikronährstoff	Dosierung	Präparat	Hinweise
Zink	50 mg/Tag für 4 Wochen, dann 10–20 mg/Tag	Zink Stada®	

6.7 Homöopathie (Einzelmittel)

Arzneiweisende Symptome	Zusatzhinweise	Passende Arznei mit Potenz	Dosierung/Tag
Weiße Flecken mit rotem Hof	Brennende Schmerzen	Borax D6	5 × 5 Globuli
Dunkelrot entzündet; starke Speichelbildung; unangenehmer Mundgeruch	Zahneindrücke am Zungenrand	Mercurius solubilis D12	3 × 5 Globuli
Bläuliche Verfärbung; brennende Schmerzen	Verlangen nach Wärme, aber warmes Getränk verschlimmert	Arsenicum album D12	3 × 5 Globuli
Stechende Schmerzen; rissige Mundwinkel; Aphthen bluten leicht	Starker Speichelfluss und übler Mundgeruch	Acidum nitricum D12	3 × 5 Globuli

6.8 Homöopathie (Komplexmittel)

Präparate	Dosierung/Tag	Hinweise
Odonton-Echtroplex® Tropfen (Weber&Weber)	3 × tgl. 40 Tropfen	Einnehmen und auf Aphthe auftragen

6.9 Anthroposophische Medizin

6.9.1 Innere Therapie (oral)

Mittel	Anwendung/Tag	Hinweise
Apis/Belladonna cum Mercurio, Globuli velati (Wala)	Kdr. bis 6 J.: 1- bis 3-mal tgl, in akuten Fällen vorübergehend 1- bis 2-stündlich 5–7 Globuli velati. Erw. u. Kdr. ab 6 J.: 1- bis 3-mal tgl., in akuten Fällen vorübergehend 1- bis 2-stündlich 8–10 Globuli velati	Regulierung akuter entzündlicher Prozesse an der Mundschleimhaut
Meteoreisen, Globuli velati (Wala)	bis 3-mal tgl. 5–10 Globuli velati	Allgemeine Stärkung des Immunsystems

6.9.2 Äußere Therapie

Mittel	Anwendung/Tag	Hinweise
Ratanhia comp. Lösung (Weleda)	Mehrmals tgl. ca. 15 Tr. auf ½ Glas Wasser geben und die verdünnte Lsg. 2–3 Min. im Mund bewegen, anschließend ausspucken. Erw. u. Jgl. können auch mehrmals tgl. mit der unverdünnten Lsg. das Zahnfleisch massieren.	Zusatztipp: Bei Neigung zu Aphthen kann tgl. nach dem Zähneputzen mit Weleda Ratanhia-Mundwasser die Mundschleimhaut gestärkt werden
Mundbalsam, Gel (Wala)	Das Gel mehrmals tgl. (besonders vor der Nachtruhe) nach dem Zähneputzen auf die betroffene Schleimhaut aufbringen. Nach dem Auftragen kurze Zeit durch den Mund atmen! Nicht nachspülen!	Entzündungshemmend und schmerzstillend Regt die Regeneration der Schleimhaut an

6.10 Biochemie/Schüßler-Salze

Mineralstoffe (Nummer)	Dosierung/Tag
3	7
4	12–15
5	7
8	7–10
10	7–10

6.11 Spagyrik

Mischung bei Aphthen, Spagyrik nach Spagyro Naturheilmittel (Menge für 50 ml)	
Melissa D2	10 ml
Propolis D3	10 ml
Vincetoxicum D2	5 ml
Chamomilla D2	5 ml
Cistus incanus D2	10 ml
Bryonia D2	5 ml
Hydrargyrum bichloratum D6	5 ml

Dosierung:
Akut: alle 10 Min. 2 Sprühstöße in den Mund
Chronisch: 3 × 3 Sprühstöße in den Mund

Mittel	Dosierung
Proal spag. Peka N Tropfen	3 × 20 Tr.
Phönix Hydrargyrum spag.	bis 4-mal 20 Tr.

6.12 Bach-Blüten

Meist muss der bestehende seelisch-geistige Zustand erfasst werden. Aus bis zu sieben verschiedenen Blüten-Essenzen wird die geeignete Bach-Blüten-Mischung zusammengestellt. Verwenden Sie hierzu die Kurzcharakterisierung der 38 klassischen Bach-Blüten unter ▶ Kap. 1.10.4; Arzneimittelauswahl und die Hinweise zur Herstellung einer Behandlungslösung unter ▶ Kap. 1.10.3.

Blüte	Seelische Haltung	Dosierung/Tag	Hinweis
Crab Apple	Bei Aphthen, die durch Ekelgefühle ausgelöst wurden	Unverdünnt 2 Tr. auf die Zunge, 3- bis 5-mal tgl. o. für längere Anwendung in eine Behandlungslösung mischen, (▶ Kap. 1.10.3), davon 3-mal tgl. 5–10 Tr. einnehmen.	

6.13 Zusatzhinweise

- Harte Speisen wie Zwieback meiden, ebenso stark gesalzene, scharfe und saure Speisen und kohlensäurehaltige Getränke.
- Zusammenhang des Auftretens mit dem Verzehr bestimmter Lebensmittel untersuchen und diese dann meiden.
- Rauchen und Stress reduzieren.

7 Appetitlosigkeit

7.1 Grenzen der Selbstmedikation

Appetitlosigkeit mit auffälligem Gewichtsverlust, sei es ohne weitere begleitende Symptome oder verbunden mit Erschöpfung oder Infektanfälligkeit, sollte ärztlich abgeklärt werden.

7.2 Allopathie

Keine Angabe.

7.3 Phytotherapie

Das Symptom der Appetitlosigkeit finden wir bei vielen Grunderkrankungen und auch schulmedizinischen Grundbehandlungen, daher gilt es, eine optimale Behandlung der eigentlichen Grunderkrankung durch den Arzt (Tumorerkrankung, Kachexie, Senium, Depression usw.) sowie eine komplementärmedizinische Begleittherapie durch das pharmazeutische Personal zu gewährleisten.

7.3.1 Orale Therapie

Präparate	Inhaltsstoffe	Dosierung/ Tag	Hinweise
Montana Haustropfen	Ethanolische Extrakte aus Kümmelsamen, Kardamom, Bitterorangenschale, Zimt, Tausendgüldenkraut, Enzianwurzel	10–20 Min. vor den MZ, f. Kdr. reduzieren	Nicht auf Zucker, sonst geht reflektorische Bitterstoffwirkung verloren
Urbitter® Bio Granulat Pandalis Pulver, Tee	Wegwartenkraut, Löwenzahnkraut, Artischockenblätter, Hagebuttenschalen, Brennnesselblätter, Johannisbrotkernmehl	3 × 1 TL vor dem Essen	Anregung von Appetit und Stoffwechsel

Präparate	Inhaltsstoffe	Dosierung/ Tag	Hinweise
Carminativum-Hetterich Balance Tropfen	Extrakt aus Pomeranzenschalen, Kümmelextrakt, Fenchelextrakt, Pfefferminzblätterextrakt und Kamillenblütenextrakt Enthält 34 Vol.-% Alkohol	Bei Sgl. 3–5 Tr. bis 3 × tgl. in die Flasche (Alkohol !?) Kdr. 1–4 Jahre: 5–10 Tr. 3 × tgl. Kdr. 4–12 Jahre: 10–15 Tr. 3 × tgl. Ab dem 12. LJ: 20–30 Tr. 3 × tgl.	Jetzt Lebensmittel! Auch bei dyspeptischen Beschwerden wie Völlegefühl und Blähungen Cave: Alkohol! (Schwangere, Alkoholiker in Entwöhnung) Gabe bei Sgl. fragwürdig (Lebensmittelstatus)
Schafgarbentee div. Hersteller; lose oder in Teebeuteln	Bitterstoffe	3 × tgl. eine Tasse vor dem Essen	Milder Bitterwert = für Kinder geeignet
Amara-Pascoe® Tinktur	Tinktur aus Chinarinde, Enzianwurzel, Pomeranzenschale und Zimtrinde	30 Min. vor dem Essen 15–20 Tropfen einnehmen pur oder auf Zucker	Nicht in der Schwangerschaft, nicht bei Ulzera von Magen oder Darm in der Anamnese, nicht bei Allergien auf einen der Inhaltsstoffe (Chinin!) oder Perubalsam IA: verminderte Thrombozytenaggregation möglich

7.3.2 Tee-Tipp

Tee bei Appetitlosigkeit (Menge für 100 g)	
Enzianwurzel	20,0 g
Pomeranzenschale	20,0 g
Tausendgüldenkraut	25,0 g
Wermutkraut	25,0 g
Zimtrinde	10,0 g

Zubereitung: 1 EL pro Tasse 10 Min. ziehen lassen
Dosierung: 3–5 Tassen pro Tag

7.4 Aromatherapie

Das Verdampfen von wohlriechenden ätherischen Ölen (fünf Tropfen pur oder als Mischung in die Duftlampe), die Nahrungsbezug aufweisen, wie alle Öle der Zitrusfrüchte (z. B. Orange, Mandarine, Zitrone, Grapefruit) und der Kräuter und Gewürze (z. B. Zimt, Koriander, Basilikum, Petersilie, Anis, Fenchel, Kümmel), können, wenn sie beim Individuum mit gutem Essen verknüpft sind, auch emotional (Weihnachtsdüfte Zimt und Anis) den Appetit fördern. Der Geschmack ist zum Großteil mit dem Geruch verknüpft, und so kann man durch eine angenehme Duftatmosphäre im Speisezimmer den Appetit durch Verknüpfung mit dem limbischen System verbessern.

7.5 Mikrobiom

Die Darmflora-Zusammensetzung ist maßgeblich an unseren Nahrungpräferenzen beteiligt: So lieben *Faecalibacterium prausnitzii* eher kalorienarme Nahrung, wohingegen bestimmte *Bacteroides*-Stämme energiereiche und fleischbetonte Nahrungsaufnahme auslösen können, aber auch durch fleischbetonte Ernährung gefördert werden. Es ist nun aber ein Irrweg, durch ein „falsches Mikrobiom" die ungesunde, einseitige Kalorienaufnahme zu fördern. Es muss eine ausgewogene Mischkost erzielt werden, auch unter Beachtung gesundheitlicher Aspekte der Ernährung (Makro- und Mikronährstoffe). Nach heutigem Kenntnisstand ist eine Mikrobiomtherapie zur Appetitanregung eher nicht als alleiniges Therapieregime zu befürworten. Zudem gibt es derzeit keine ausreichende Evidenz, welche Keime eine gesunde Appetitförderung ermöglichen könnten.

7.6 Nahrungsergänzungsmittel

Mikronährstoff	Dosierung	Präparat	Hinweise
Vitamin B_1	5–20 mg/Tag		Bei Mangel
Vitamin B_3	20–50 mg/Tag		Bei Mangel
Vitamin B_{12}	100–500 µg/Tag	Vitamin B_{12} mse	Bei Mangel

7.7 Homöopathie (Einzelmittel)

Arzneiweisende Symptome	Zusatzhinweise	Passende Arznei mit Potenz	Dosierung/Tag
Schwäche und Erschöpfung; großes Ruhebedürfnis	Nach Überanstrengung; nach emotionalen Ereignissen	Acidum phosphoricum D6	3 × 5 Globuli
Blass, müde, infektanfällig	Abmagerung, vor allem der Beine	Abrotanum D6	3 × 5 Globuli
Schwäche und Schwindel	Nach Operationen, Entbindung, Brechdurchfall	China D12	3 × 5 Globuli
Abneigung gegen Essen; Kloßgefühl im Hals; bringt nichts hinunter	Folge von (Liebes-)Kummer; häufiges Seufzen und Jammern	Ignatia D6	3 × 5 Globuli

7.8 Homöopathie (Komplexmittel)

Präparate	Dosierung/Tag
Abrotanum N Komplex Tropfen (Hanosan)	bis 3-mal tgl. 5–10 Tropfen

7.9 Anthroposophische Medizin

Bitterstoffe wirken appetitanregend und unterstützen den Ätherleib.

7.9.1 Innere Therapie (oral)

Mittel	Anwendung/Tag	Hinweise
Amara-Tropfen (Weleda)	Erw. u. Jgl. ab 12 J. erhalten als Einzeldosis 10–15 Tr. Kdr. v. 6–11 J.: 5–8 Tr. Klkdr. v. 1–5 J.: 3–5 Tr.	15 Min. vor dem Essen einnehmen. Die Tr. werden am besten mit Wasser verdünnt eingenommen
Bitter Elixier, Sirup (Wala)	Erw. u. Kdr. ab 12 J. nehmen 1- bis 3-mal tgl. ½–1 TL	10–20 Min. vor dem Essen einnehmen. Das Elixier kann mit Wasser verdünnt oder unverdünnt eingenommen werden
Gentiana Magen Globuli velati (Wala)	3-mal tgl. 5–10 Globuli velati	15 Min. vor dem Essen

7.9.2 Äußere Therapie

Mittel	Anwendung/Tag	Hinweise
BauchWickel Schafgarbe (Wachswerk)	Vormittags 30 Min. auf die Leberregion auflegen. Anschließend 30 Min. nachruhen	Wärmender Wachs-Öl-Wickel zum Auflegen auf die Leberregion

7.10 Biochemie/Schüßler-Salze

Mineralstoffe (Nummer)	Dosierung/Tag
2	12
4	7
5	12
6	7
8	7–10
9	7
10	12

7.11 Spagyrik

Mischung bei Appetitlosigkeit, Spagyrik nach Spagyro Naturheilmittel (Menge für 50 ml)	
Absinthium D2	10 ml
Rosmarinus off.	10 ml
Carum carvi D2	10 ml
Melissa D2	10 ml
Raphanus sativus Ø	10 ml

Dosierung:
Chronisch: 5 × 3 Sprühstöße in den Mund

Mittel	Dosierung
Juve-Cal® spag. Peka NR Mischung	3 × 4 tgl. 1 TL
Phönix Silybum spag. Tropfen	3 × 20 Tropfen

7.12 Bach-Blüten

Hier muss der bestehende seelisch-geistige Zustand erfasst werden. Aus bis zu sieben verschiedenen Blüten-Essenzen wird die geeignete Bach-Blüten-Mischung zusammengestellt. Verwenden Sie hierzu die Kurzcharakterisierung der 38 klassischen Bach-Blüten unter ▶Kap. 1.10.4; Arzneimittelauswahl und die Hinweise zur Herstellung einer Behandlungslösung unter ▶Kap. 1.10.3.

7.13 Zusatzhinweise

- Verschiedene Speisen anbieten, Abwechslung in der Ernährung
- Genügend Wasser trinken
- Viel Bewegung an der frischen Luft

8 Augen, trockene

8.1 Grenzen der Selbstmedikation

Ausgeprägte Trockenheit, die immer schlimmer wird, muss ärztlich abgeklärt werden. Es kann sich um ein begleitendes Symptom von schweren systemischen Erkrankungen (z. B. rheumatoide Arthritis, Diabetes) oder auch um eine Nebenwirkung von allopathischen Medikamenten handeln (z. B. Rheumatherapie mit NSAR, Diuretika-Therapie, Tumorbehandlungen).

8.2 Allopathie

Unterstützend kann eine sofortige Linderung der Symptomatik (Brennen, Kratzen, Jucken, Sandkorngefühl, aber auch massiv tränende Augen als Gegenreaktion) durch die Applikation von benetzenden Augentropfen unterschiedlicher Viskositäten erreicht werden. Nicht vergessen werden darf aber auch ein z. T. bestehender Mangel an Lipiden aus den Meibom-Drüsen, sodass die abendliche Anwendung fetthaltiger Zubereitungen (NW: Visus-Einschränkung durch Fettfilm) sinnvoll ist.

8.2.1 Lokale Therapie (Filmbildner)

Präparate	Wirkstoffe	Wirkstoffgruppe
Artelac® Atr./EDO, Berberil® Dry Eye/N EDO®, GenTeal®, Lacri-Vision® Atr., Pan-Vision®, Sicca-Stulln® Atr., Sic-Ophtal® N Atr./sine	Hypromellose	Filmbildner
Lac-Ophtal®, Lac-Ophtal® Gel sine, Lac-Ophtal® MP sine, Lacrimal® O. K.N/EDO, Oculotect® Fluid PVD Atr./sine, Vidisept® 2 % Atr./EDO	Povidon	Filmbildner
Artelac® Nighttime Gel, Artelac® Lipids, Liquigel® 2,5 mg/g Augengel, Liquigel UD, Siccapos® Gel, Thilo-Tears®/SE Gel 3 mg/g Gel, Vidisic® Augengel/EDO®	Carbomer	Filmbildner

Präparate	Wirkstoffe	Wirkstoff-gruppe
Artelac® Splash EDO®, Artelac® Complete MDO, Biolan® Atr.EDO/Gel EDO, Hyabak® Atr., Hylan®AT, HYLO®-COMOD®, Hylo® Care AT, Hylo-Vision® SafeDrop® Vital, Hylo-Vision® Safe-Drop® Lipocur®, Hylo-Vision HD®/HD Plus/sine Tears Again® Augentropfen 1 %, Vislube® Einmaldosen, Vismed® Atr./light/Gel/multi, DP/Gel, Gel Multi	Natriumhyaluronat	Filmbildner
Hylo Dual®, Hylo® Dual® intense	Natriumhyaluronat Plus Ectoin	
Herba-Vision Blaubeere® AT	Natriumhyaluronat, Blaubeerextrakt	
Cellufresh® 5 mg/ml Atr., Cellumed® 10 mg/ml Atr.	Natrium-Carboxymethylcellulose	Filmbildner
Celluvisc® 1 % Atr.	Carmellose-Natrium	Filmbildner
Dispatenol® Atr., Siccaprotect® Atr.	Dexpanthenol, Polyvinylalkohol	Vitamin, Filmbildner
HYLO CARE®	Natriumhyaluronat, Dexpanthenol	Vitamin, Filmbildner
Lacrimal® O. K. AT	Polyvinylalkohol, Povidon	Filmbildner
Liquifilm® N Atr.	Polyvinylalkohol	Filmbildner
Systane® Geltropfen Atr., Systane ®Balance	Hydroxypropyl Guar, Macrogol 400, Propylenglykol, Borsäure, Calciumchlorid, Magnesiumchlorid, Kaliumchlorid, Natriumchlorid, Zinkchlorid, Polyquad® (Polidroniumchlorid)	Filmbildner, Mineralstoffe, Befeuchter, Antiseptikum

8.2.2 Lokale Therapie (Vitamine, sonstige)

Präparate	Wirkstoffe	Wirkstoffgruppe
Bepanthen® Augen- u. Nasensalbe, Corneregel® EDO®/Gel/Fluid/Fluid EDO®, Panthenol Augensalbe Jenapharm®	Dexpanthenol	Vitamin
Pan-Ophtal® Gel/Atr.	Dexpanthenol	Vitamin
LentoNit® K Atr.	Kaliumiodid, Calciumchlorid, Natriumthiosulfat, Chlorhexidindigluconat, Sorbit	Mineralstoffe, Antiseptikum, Befeuchter
Hylo Night® Augensalbe	Retinolpalmitat (Vitamin A)	Vitamin
Tears again® liposomales Augenspray, Sensitive, Sensitive XL Augenspray	Sojalecithin, Natriumchlorid, Ethanol, Phenoxyethanol, Retinolpalmitat, α-Tocopherol	Emulgator, Konservierungsmittel, Vitamine

8.3 Phytotherapie

Pflanzliche Optionen zur Anwendung am Auge sind aufgrund der galenischen Anforderungen begrenzt – eine lokale Teeanwendung verbietet sich aus den nicht zu erfüllenden Anforderungen an Augenarzneien heraus (Sterilität, Sporenfreiheit, Schwebstofffreiheit).

8.3.1 Orale Therapie

Als Arzneimittel zugelassene OTC-Arzneimittel stehen nicht zur Verfügung. Nahrungsergänzungsmittel und Lebensmittel werden für diese Anwendung positioniert.

8.3.2 Lokale Therapie

Aus o. g. Gründen und aus Nichtresorbierbarkeit von meist makromolekularen Phyto-Inhaltsstoffen am Auge stehen hier keine rationalen Präparate mehr zur Verfügung.

8.4 Aromatherapie

Eine Anwendung ätherischer Öle am Auge ist nicht zweckhaft (Reizung).

8.5 Mikrobiom

Auch das Auge wird als eigenes Ökosystem von speziellen Leitkeimen besiedelt, die im Sinne einer Platzhalterfunktion u. a. Bakterien und Pilze davon abhalten, Erkrankungen am Auge auslösen zu können. So ist *Corynebacterium mastitidis* ein Dauerbesiedler der Hornhaut, ein eigentlich unwirtliches Gelände durch z. B. vorhandenes Lysozym und andere Schutzfaktoren am Auge. *Corynebacterium mastitidis* stimuliert Immunzellen am Auge, Interleukin-17 zu synthetisieren. Dieses lockt als Entzündungsbotenstoff Granulozyten an, welche Eindringlinge vernichten können. So schädigen Patienten nach mehrtägiger Anwendung von Gentamicin-Augentropfen das Mikrobiom des Auges so – indem *C. mastitidis* ebenfalls eradiziert wird –, dass nun *Candida albicans* vermehrt Platz findet. Die Entwicklung probiotischer Augentropfen mit *C. mastitidis* wäre eine sinnvolle Entwicklung als probiotische Therapie am Auge, z. B. nach Gentamicin-Augentropfen-Anwendung bei bakteriellen Infektionen.

Wenn allerdings Symptome des trockenen Auges bedingt sind als Begleiterscheinung autoimmuner Entzündungserkrankungen wie Rheuma, MS, Fibromyalgie – also Erkrankungen aus dem autoimmunen Formenkreis –, so kann eine probatorische Therapie mit z. B. Innovall® ATOP durchgeführt werden, was die autoimmune Entzündung ausmoduliert und die T-regulierenden Zellen erhöhen kann (an allen Schleimhäuten und der Haut).

8.6 Nahrungsergänzungsmittel

Mikronährstoff	Dosierung	Präparat	Hinweise
Omega-3-Fettsäuren	1–3 g/Tag	EnzOmega® mse	Sollten auf Schwermetalle geprüft sein

8.7 Homöopathie (Einzelmittel)

Arzneiweisende Symptome	Zusatzhinweise	Passende Arznei mit Potenz	Dosierung/Tag
Trockenheit von Bindehaut und Schleimhäuten	Großer Durst	Bryonia D6	3 × 5 Globuli
Fremdkörpergefühl	Trockenheit von Bindehaut und Schleimhäuten	Alumina D6	3 × 5 Globuli
Hitze und Brennen; Akkomodationsstörungen	Folge von Überanstrengung der Augen, Bildschirmarbeit	Ruta D6	3 × 5 Globuli

8.8 Homöopathie (Komplexmittel)

Präparate	Dosierung/Tag
Iris-cyl® L Augen-Complex Tropfen (Pharma Liebermann)	bis 3-mal tgl. 5 Tropfen einnehmen
Euphrasia Synergon 39 Tropfen (Kattwiga)	bis 3-mal tgl. 5 Tropfen vor dem Essen einnehmen

8.9 Anthroposophische Medizin

8.9.1 Äußere Therapie

Mittel	Anwendung/Tag	Hinweise
Visiodoron Malva® Augentropfen (Weleda)	Mehrmals tgl. 1–2 Tr. in den Bindehautsack einträufeln	Akuttherapie beim trockenen und gereizten Auge. Einzeldosen und Mehrdosenbehältnis verfügbar
Chelidonium comp. Augentropfen, Einzeldosen (Wala)	bis 3-mal wöchentlich, in akuten Fällen bis 2-mal tgl. 1 Tr. in den Bindehautsack einträufeln	Trockene Augen auch im Zusammenhang mit Bildschirmarbeit; regulierende Wirkung
Chelidonium Rh D4, Augentropfen (Weleda)	3-mal tgl. 1 Tr. in den Bindehautsack träufeln	Aktiviert die Tränendrüsen; langfristige Anwendungsdauer von 3–6 Monaten

8.10 Biochemie/Schüßler-Salze

Mineralstoffe (Nummer)	Dosierung/Tag
8	12

8.11 Spagyrik

Mischung bei trockenen Augen, Spagyrik nach Spagyro Naturheilmittel (Menge für 50 ml)	
Belladonna D3	10 ml
Euphrasia D2	10 ml
China D2	10 ml
Chelidonium D2	10 ml
Hydrargyrum bichloratum D6	10 ml

Dosierung:
Chronisch: 3 × 3 Sprühstöße in den Mund

8.12 Bach-Blüten

Hier muss der bestehende seelisch-geistige Zustand erfasst werden. Aus bis zu sieben verschiedenen Blüten-Essenzen wird die geeignete Bach-Blüten-Mischung zusammengestellt. Verwenden Sie hierzu die Kurzcharakterisierung der 38 klassischen Bach-Blüten unter ▸Kap. 1.10.4; Arzneimittelauswahl und die Hinweise zur Herstellung einer Behandlungslösung unter ▸Kap. 1.10.3.

8.13 Zusatzhinweise

- Bei Computerarbeit vermehrt blinzeln und immer wieder den Blick in die Ferne richten.
- Augen nicht überanstrengen durch vieles Lesen, Bildschirmarbeit oder Handarbeiten.
- Pausen machen und kühlende Kompressen auf die Augen legen.
- Statt Kontaktlinsen eine Brille tragen.
- Klimaanlagen möglichst meiden, hohe Luftfeuchte im Raum anstreben.
- Für ausreichend Schlaf sorgen.
- Den Blick immer wieder ins Grüne schweifen lassen.

9 Bindehautreizung

9.1 Grenzen der Selbstmedikation

Chronische oder immer wiederkehrende Beschwerden, Folge von Verletzung oder Fremdkörpern im Auge, eitriges Sekret und Entzündung mit Sehschwäche muss ärztlich abgeklärt werden. Eine Sekretbildung des Auges muss nicht zwingend eine bakterielle Infektion bedeuten, bedarf aber dennoch der ärztlichen Abklärung.

9.2 Allopathie

Die Behandlung einer Bindehautreizung im Rahmen der Selbstmedikation sollte sich auf eine möglichst kurzfristige Anwendung der meist sympathomimetikahaltigen „Weißer"-Augentropfen, also der vasokonstriktorisch wirkenden Zubereitungen beschränken, um eine Austrocknung zu vermeiden. Auch sollte die Ursache der Bindehautreizung bekannt sein (Wind, Zugluft, Bildschirmarbeit, kurzfristig bei Allergien). Häufig ist eine Bindehautreizung auch Ausdruck eines trocknen Auges, ggf. auch eines Lipidmangels.

9.2.1 Lokale Therapie

Präparate	Wirkstoffe	Wirkstoffgruppe
Berberil N® Edo®/Atr., Ophtalmin® N/N sine Atr., Visine® Yxin® 0,5 mg/ml/ ED	Tetryzolinhydrochlorid	Gefäßaktive Substanz

9.3 Phytotherapie

Optionen der Pflanzenheilkunde bei Bindehautreizungen sind sehr eingeschränkt und können mehr im Segment der Prophylaxe gesehen werden.

9.3.1 Lokale Therapie

Präparate	Inhaltsstoffe	Dosierung/Tag	Hinweise
Herba Vision® Augenbad plus	Kamillen-Tinktur	Mehrmals tgl. die Augen baden	Augenbadbehälter auffüllen und damit das Auge baden
Herba-Vision® Augentrost Atr.	Augentrost-Tinktur	1–2 Tr. b. Bedarf einträufeln	Für alle Altersstufen und Kontaktlinsentypen geeignet

9.4 Aromatherapie

Es sind keine aromatherapeutischen Interventionen bekannt.

9.5 Mikrobiom

Um die Gesamtregulatorik der Haut- und Schleimhautgesundheit, auch der Augenschleimhaut, optimal zu generieren, empfiehlt es sich, probatorisch ein *Multistrain-Lactobacillus*-Präparat wie z. B. OMNiBiOTiC® 10 oder UK 10 Darmflora plus (günstige Option: Flohsamenschalen) als Kur über drei Monate anzuwenden und Veränderungen zu beobachten.

9.6 Nahrungsergänzungsmittel

Keine Angabe.

9.7 Homöopathie (Einzelmittel)

Arzneiweisende Symptome	Zusatzhinweise	Passende Arznei mit Potenz	Dosierung/Tag
Gerötete, brennende Augen; sehr lichtempfindlich	Anfangs trocken, später scharfer Tränenfluss; auch bei Allergien	Euphrasia D6	5 × 5 Globuli
Geschwollene Augenlider; stechende Schmerzen	Folge von allergischen Reaktionen; Kälte bessert	Apis D6	5 × 5 Globuli
Hitzegefühl; brennende Augenschmerzen	Knallrote Bindehaut; Folge von Sonne oder Zugluft	Belladonna D6	5 × 5 Globuli

9.8 Homöopathie (Komplexmittel)

Präparate	Dosierung/Tag
Pflügerplex® Euphrasia 130 H Tropfen	bis 3-mal tgl. 5 Tropfen einnehmen
Iris-cyl® L Augen-Complex Tropfen (Pharma Liebermann)	bis 3-mal tgl. 5 Tropfen einnehmen
Narano-opt Tabletten (Pflüger)	3 × tgl. 1 Tablette einnehmen
Euphrasia Synergon 39 Tropfen (Kattwiga)	bis 3-mal tgl. 5 Tropfen vor dem Essen einnehmen

9.9 Anthroposophische Medizin

Die hier aufgeführten Mittel sind für die katarrhalische und allergische Bindehautreizung geeignet. Bei eitriger Bindehautentzündung auf Arztbesuch hinweisen. Bis dahin können Augentropfen angewendet werden.

B

9.9.1 Äußere Therapie

Mittel	Anwendung/Tag	Hinweise
Euphrasia Augentropfen, Einzeldosen (Wala) Visiodoron Euphrasia® Augentropfen (Weleda)	bis 2-mal tgl. 1 Tr. (Wala) bzw. 3-mal tgl. (Weleda) in den Bindehautsack einträufeln	Bei geröteten und gereizten Augen und Lidödemen
Echinacea Quarz comp. Augentropfen, Einzeldosen (Wala)	bis 2-mal tgl. bis stündlich 1 Tr. in den Bindehautsack einträufeln. Die Anwendung ist dann angezeigt, wenn Euphrasia AT nicht in ihrer Wirkung ausreichen.	Bei stark ausgeprägter allergischer Bindehautentzündung. Auch bei superinfizierter Bindehautentzündung
Visiodoron Calendula® Augentropfen (Weleda)	bis 5-mal tgl. 1 Tr. in den Bindehautsack einträufeln	Bei eitriger Bindehautentzündung

9.10 Biochemie/Schüßler-Salze

Differenzierung	Mineralstoffe (Nummer)	Dosierung/Tag
Bindehautentzündung	3	12
	4	7
	8	7
Gerötete Augenlider	3	12-15
	4	7
	8	12

9.11 Spagyrik

Mischung bei Bindehautreizung, Spagyrik nach Spagyro Naturheilmittel (Menge für 50 ml)	
Belladonna D3	10 ml
Euphrasia D2	10 ml
Rhus tox. D2	10 ml
Filipendula Ø	10 ml
Cardiospermum D2	10 ml

Dosierung:
Akut: alle 10 Min. 2 Sprühstöße in den Mund

Mittel	Dosierung
Neureg spag. Peka Mischung	Bis 6 × 5 Tropfen tgl.
Phönix Juv 110 Tropfen	3 × 20 Tropfen

9.12 Bach-Blüten

Hier muss der bestehende seelisch-geistige Zustand erfasst werden. Aus bis zu sieben verschiedenen Blüten-Essenzen wird die geeignete Bach-Blüten-Mischung zusammengestellt. Verwenden Sie hierzu die Kurzcharakterisierung der 38 klassischen Bach-Blüten unter ▶ Kap. 1.10.4; Arzneimittelauswahl und die Hinweise zur Herstellung einer Behandlungslösung unter ▶ Kap. 1.10.3.

9.13 Zusatzhinweise

- Augen nicht überanstrengen durch vieles Lesen, Bildschirmarbeit oder Handarbeiten.
- Pausen machen und kühlende Kompressen auf die Augen legen.
- Für ausreichend Schlaf sorgen.
- Statt Kontaktlinsen eine Brille tragen.
- Bei Sekretbildung das Auge mit NaCl 0,9 % vorsichtig von außen nach innen auswischen.

B

10 Blähungen

10.1 Grenzen der Selbstmedikation

Starke, quälende Blähungen mit kolikartigen Schmerzen und/oder einem aufgeblähten, harten Bauch sollten ärztlich abgeklärt werden. Blähungen als Symptom sind immer einer Selbstmedikation zugänglich, wenn eine organische Ursache ausgeschlossen wurde bzw. der Patient eine entsprechende Diagnose besitzt und eine zur Grundmedikation ergänzende Selbstmedikation wünscht (z. B. bei Reizdarmsyndrom).

10.2 Allopathie

10.2.1 Orale Therapie

Präparate	Wirkstoffe	Wirkstoffgruppe
Lefax® Enzym, Meteozym®	Simeticon, Pankreas-Pulver	Digestivum aus Enzymen, Entschäumer
Lefax® Kta./Pump Liquid, intens/extra	Simeticon	Entschäumer
Kreon® 10000/25000/40000, Kreon® f. Kinder, Pangrol® 10000/20000/25000/40000	Pankreas-Pulver	Digestivum aus Enzymen
Retterspitz® innerlich	Citronensäure, Aluminiumkaliumsulfat, Thymianöl	Puffer, Antiseptikum, Verdauungsförderung
Sab simplex® Kta./Susp., Simethicon-ratiopharm® 85 mg Kta.	Dimeticon	Entschäumer

10.3 Phytotherapie

Erkrankungen und Befindlichkeitsstörung im Magen-Darm-Trakt wie Blähungen sind seit jeher eine Domäne der Phytotherapie, was entwicklungsgeschichtlich auf die kulturelle Verwendung von Kräutern zur Verbesserung der Verträglichkeit von Speisen fußt (Würzen mit Dill bei Gurkengerichten). Dies bedingt jedoch gleichzeitig die durchwegs gute

Verträglichkeit pflanzlicher Zubereitungen, da durch epigenetische Einflüsse eine Adaption des menschlichen Organismus an die Effekte der Inhaltsstoffe stattgefunden haben könnte (antibakterieller Effekt von Thymian, aber gute Verträglichkeit für den menschlichen Organismus. Gleichzeitige Cytochrom-Induktion in der Leber, was den Abbau von Stoffwechselprodukten fördert!).

B

10.3.1 Orale Therapie

Präparate	Inhaltsstoffe	Dosierung/Tag	Hinweise
Carminativum-Hetterich® Balance Tropfen zum Einnehmen	Auszug aus Kamillenblüten, Pfefferminzblättern, Fenchel, Kümmel, Pomeranzenschalen	Empfohlene Verzehrmenge: > 12 J.: 3 × 30–40 Tr., von 4–12 J.: 3 × 15–20 Tr., Klkdr. 1–3 J.: 3 × 10–15 Tr., Sgl.: 3 × 5–10 Tr.	Als Lebensmittel rechtlich positioniert! Zur Unterstützung der Verdauungsfunktion, f. Sgl.: Gabe ins Fläschchen oder in 1 TL Flaschennahrung
Iberogast® Classic Tr.	Auszüge aus *Iberis amara*(= bittere Schleifenblume; frische Ganzpflanze), Angelikawurzel, Kamillenblüten, Kümmel, Mariendistelfrüchten, Melissenblättern, Pfefferminzblättern, Schöllkraut, Süßholzwurzel	> 13 J.: 3 × tgl. 20 Tr., 6–12 J.: 15 Tr., 3–5 J.: 10 Tr.	Akute Behandlung von GIT-Beschwerden: Vor oder zum Essen, b. Reizmagen, Reizdarm, funktionellen u. motilitätsbedingten Magen-Darm-Erkrankungen, Magen- u. Darm-Spasmen, Gastritis Nicht für Schwangere und Stillende Nicht für Kinder unter 3 Jahren Keine Besserung innerhalb 7 Tagen oder Verschlimmerung: zum Arzt!

Präparate	Inhaltsstoffe	Dosierung/Tag	Hinweise
Iberogast® Advance Tropfen	Auszug aus bitterer Schleifenblume (Ganzpflanze) Kamillenblüten, Kümmelfrüchten, Melissenblättern, Pfefferminzblättern, Süßholzwurzeln	Keine Anwendung unter 12 Jahren empfohlen Ab 12 Jahren: 3 × 20 Tropfen vor oder zu den MZ in etwas Flüssigkeit (Wasser)	Längerfristige Behandung von Magen-Darm-Erkrankungen: Je nach Anwendungsgebiet Untersuchungen zu 4 (Reizdarmsyndrom) bis zu 8 Wochen Anwendungsdauer (Reizmagensyndrom)
Carmenthin® bei Verdauungsstörungen Kps.	Pfefferminzöl, Kümmelöl	>12 J.: 3 × 1	Magensaftresistente Kps.: vor dem Essen (20–30 Min.), keine heiße Flüssigkeit!
Pascoventral® Fl.	Fluidextrakte aus Pfefferminzblättern, Kamillenblüten, Kümmelfrüchte	>12 J.: 3 × 30–40 Tr., Sgl./Klkdr. bis 6 J.: 3 × 5–10 Tr., Kdr. von 6–12 J.: 3 × 15–20 Tr.	Vor dem oder während des Essens; Klkdr./Sgl.: ins Fläschchen geben, in Tee oder Saft
Sidroga® Anis Fenchel Kümmel Tee	Anis, Fenchel, Kümmel	1 Fbe. mit siedendem Wasser übergießen, 10 Min. zugedeckt ziehen lassen	Aromasiegel-Filterbeutel bei Apothekentees

10.3.2 Tee-Tipp

Tee bei Blähungen (Menge für 100 g)	
Kümmel	40,0 g
Anis	20,0 g
Fenchel	20,0 g
Koriander	20,0 g

Zubereitung: Mit 150 ml siedendem Wasser überbrühen, 10 Min. zugedeckt ziehen lassen, abseihen.
Dosierung: 1 gehäufter TL angestoßene (frische) Früchte pro Tasse, 3–5 Tassen tgl. trinken.

10.4 Aromatherapie

Alle oral einzunehmenden Präparate wie z. B. Carmenthin® können durch den Gehalt an ätherischen Ölen (hier: Kümmelöl, Pfefferminzöl) der sogenannten Organaromatherapie zugeordnet werden, d. h. dem Einnehmen therapeutisch wirksamer und verträglicher ätherischer Ölmengen, die dann allen pharmakokinetischen Schritten des LADME-Modells unterliegen und pharmakodynamisch ihre dezidierten Wirkmechanismen an Zielstrukturen des Organismus ausüben (alle ätherischen Öle mit ihren Terpengemischen docken an Rezeptoren der Muskelzellen glatter Muskulaturen an und senken den freien Calciumgehalt in der Muskelzelle, wodurch es zur Relaxation glatter Muskulatur überall im Körper kommt [Darm, Bronchien, Milchdrüsenausführungsgänge etc.]. Hieraus können alle ihre Anwendungsgebiete abgeleitet werden [gegen Blähungen und Krämpfe, gegen krampfhaften Husten, als Emmenagoga zur Stillförderung etc.]).
Hier finden wir auch die Aromatherapie-Rezepturen der Bahnhof-Apotheke Kempten wieder, z. B. Babybäuchleinöl, Windsalbe usw. Generell können solche Aromatherapiemischungen in jeder Vor-Ort-Apotheke hergestellt werden, indem ätherische Öle der Gewürzkräuter und Heilpflanzen zu 1–3 % in eine ölige, gut die Haut pflegende Grundlage (z. B. süßes Mandelöl, Arganöl, Jojobaöl) eingearbeitet werden. Als Wirk-Öle eignen sich z. B. ätherische Öle aus Anis, Fenchel, Kümmel, Dill, Basilikum, Koriander.

10.5 Mikrobiom

Die Mikrobiomtherapie stellt eine gute Option bei Blähungen dar, zeigt doch gerade das Symptom Blähungen, dass Verdauungsprozesse nicht vollständig ablaufen, es zur Produktion von Faulgasen kommt und z. B. manche Nahrungsbestandteile, wie z. B. Proteine, nicht optimal aufgeschlossen und mit ihren schwefelhaltigen Aminosäuren in unteren Darmabschnitten umgewandelt werden. Zudem ist das Symptom Blähungen häufig vergesellschaftet mit weiteren Aspekten des Reizdarmsyndroms, wo inzwischen die Mikrobiomtherapie in der S3-Leitlinie der Behandlung des Krankheitsbildes eine wichtige Option ist.
Als Therapeutika mit z. T. hoher Evidenz zu nennen sind hier die Diätmanagement-Präparate Innovall® Microbiotic RDS, MyBiotik® Balance RDS, Darm Pro RDS Dr. Wolz®, Probiotik® Balance RDS, ProBio-Cult® I3.1, OMNiBiOTiC® 6. Aber auch *Multistrain-Lactobacillus*-Präparate wie UK Darmflora 10 sind, zusammen mit der einschleichenden Gabe eines Präbiotikums (z. B. Flohsamenschalen), geeignet. Gegen Dreimonatskoliken bei Babys, die oft durch die Umstellung im Reifeprozess des Darmes verursacht sind, stellen sich BiGaia® Tropfen in ihrer galenischen Form als empfehlenswert dar mit *Lactobacillus reuteri* als Stamm.

10.6 Nahrungsergänzungsmittel

Keine Angabe.

10.7 Homöopathie (Einzelmittel)

Arzneiweisende Symptome	Zusatzhinweise	Passende Arznei mit Potenz	Dosierung/Tag
Übel riechende Blähungen meist im Oberbauch; starkes Verlangen frischer Luft	Schwäche, Müdigkeit; Besserung nach Blähungsabgang	Carbo vegetabilis D6	Akut alle 10 Min. 5 Globuli bis zur Besserung, sonst 3 × 5 Globuli/Tag
Aufgetriebener Bauch; keine Erleichterung durch Blähungsabgang	Besser durch Wärme und festen Druck	China D12	Akut alle 10 Min. 5 Globuli bis zur Besserung, sonst 3 × 5 Globuli/Tag

Arzneiweisende Symptome	Zusatzhinweise	Passende Arznei mit Potenz	Dosierung/Tag
Blähungen meist im Unterbauch; starkes Rumpeln und Kollern	Schnell satt und schnell wieder hungrig; mag nichts Enges am Bauch, Gelüste auf Süßes	Lycopodium D6	Akut alle 10 Min. 5 Globuli bis zur Besserung, sonst 3 × 5 Globuli/Tag
Krampfartige Blähungen; Beschwerden 1–2 Stunden nach dem Essen	Möchte aufstoßen, da dies erleichtert; Folge von zu hastigem Essen	Nux vomica D6	Akut alle 10 Min. 5 Globuli bis zur Besserung, sonst 3 × 5 Globuli/Tag

10.8 Homöopathie (Komplexmittel)

Präparate	Dosierung/Tag
Gastricumeel® Tabletten (Heel)	3 × tgl. 1 Tbl.
Nuxal comp. Tabletten (Pflüger)	Akut: 6 × tgl. 1 Tbl. Chronisch: 1- bis 3-mal tgl. 1 Tbl.
Spasmovowen® Tropfen (Weber & Weber)	Akut: stdl. 5 Tropfen (max. 6 × tgl.) Chronisch: 1- bis 3-mal tgl. 5 Tropfen

10.9 Anthroposophische Medizin

Regelmäßige Mahlzeiten und gutes Kauen sind wichtig.

10.9.1 Innere Therapie (oral)

Mittel	Anwendung/Tag	Hinweise
Birkenkohle comp., Hartkapseln (Weleda)	bis 5-mal tgl. 1 Kps. mit reichlich Fl. (1 Glas Wasser) einnehmen	Kapseln nicht öffnen oder kauen weitere Anwendungsgebiete: Durchfall und Darmkrämpfe
Gentiana Magen, Globuli velati (Wala)	3-mal tgl. 5–10 Globuli velati	Anregung von Sekretion und Motilität
Nicotiana comp., Globuli velati (Wala)	3 × tgl. 5–10 Globuli velati	Krampflösend auf die glatte Muskulatur
Carum carvi Zäpfchen bzw. Carum carvi Kinderzäpfchen (Wala)	Kinderzäpfchen: Kdr. bis 7 J.: 1- bis 3-mal tgl. 1 Zäpfchen in den Mastdarm einführen.; Zäpfchen: Erw. u. Kdr. über 7 J.: 1- bis 3-mal tgl. 1 Zäpfchen in den Mastdarm einführen	Für Sgl. ab 3 Monaten stehen auch Säuglingszäpfchen zur Verfügung

10.9.2 Äußere Therapie

Mittel	Anwendung/Tag	Hinweise
Lavendelöl 10 %, ölige Einreibung (Weleda)	3–5 Tr. Öl 2- bis 3-mal tgl. mit warmen Händen auf dem Bauch im Uhrzeigersinn einreiben	Lavendelöl wirkt entspannend
Melissenöl (Wala), ölige Einreibung	Bis zu 2-mal tgl. mit warmen Händen den Bauch im Uhrzeigersinn einreiben	Anschließend warm halten; entkrampfend
BäuchleinWickel Fenchel oder BauchWickel Kamille (Wachswerk)	Wärmender Wachs-Öl-Wickel zum Auflegen auf den Bauch	Krampflösend und durchwärmend

10.10 Biochemie/Schüßler-Salze

Differenzierung	Mineralstoffe (Nummer)	Dosierung/Tag
Allgemein	7 („heiße Sieben")	12
	10	12

10.11 Spagyrik

Mischung bei Blähungen, Spagyrik nach Spagyro Naturheilmittel (Menge für 50 ml)	
Mandragora D2	10 ml
Chamomilla D2	5 ml
Angelica archangelica D2	5 ml
Imperatoria D2	5 ml
Carum carvi D2	15 ml
Plumbum aceticum D4	10 ml

Dosierung:
Akut: alle 10 Min. 2 Sprühstöße in den Mund
Chronisch: 5 × 3 Sprühstöße in den Mund

Mittel	Dosierung
Solunat Nr. 19 Stomachik I	2 × 10 Tr. mittags u. abends
Phönix Plumbum spag.	3- bis 4-mal 20 Tr.

10.12 Bach-Blüten

Bei häufigen Blähungen sollte der bestehende seelisch-geistige Zustand erfasst werden. Aus bis zu sieben verschiedenen Blüten-Essenzen wird die geeignete Bach-Blüten-Mischung zusammengestellt. Verwenden Sie hierzu die Kurzcharakterisierung der 38 klassischen Bach-Blüten unter

▸Kap. 1.10.4; Arzneimittelauswahl und die Hinweise zur Herstellung einer Behandlungslösung unter ▸Kap. 1.10.3.

10.13 Zusatzhinweise

- Blähende Kost wie Zwiebeln, Knoblauch, Kohlarten und Hülsenfrüchte meiden. Den Anteil an ballaststoffreichen Nahrungsmitteln und Vollkornprodukten nur langsam erhöhen. Verdauungsfördernde Gewürze wie Anis, Fenchel oder Kümmel vermehrt verwenden. Gut kauen und in Ruhe essen.
- Auch Fructose oder Sorbit können Blähungen verursachen.
- Prüfen, ob Lactoseintoleranz vorliegt, dann Lactose meiden.
- Kreisende Bauchmassage entlang des Dickdarmverlaufs.
- Ausreichend Bewegung.
- Warme Anwendungen auf den Leibraum, Wickel, Wärmflasche.

B

11 Blasenentzündung

11.1 Grenzen der Selbstmedikation

Eine chronische Reizblase oder Beschwerden, die schon länger als fünf Tage andauern mit z. B. starken, krampfartigen Schmerzen, Fieber, verändertem Geruch oder Farbe (z. B. blutig) des Urins, müssen ärztlich abgeklärt werden. Männer mit Verdacht auf Blasenentzündung zum Arzt schicken.

11.2 Allopathie

11.2.1 Orale Therapie

Präparate	Wirkstoffe	Wirkstoffgruppe
Acimethin®, Acimol® 500 mg Fta.	Methionin	Ansäuerungsmittel mit bakteriostat. Wirkung, optimiert Wirkung von Antibiotika mit Wirkoptimum im sauren pH 4–5 (Ampicillin, Carbenicillin, Sulfonamide, Nalidixinsäure, Nitrofurantoin)
Buscopan® Drg. Buscopan® plus Drg.	Butylscopolaminiumbromid Butylscopolaminiumbromid, Paracetamol	Spasmolytikum Spasmolytikum und Analgetikum

11.3 Phytotherapie

Alle pflanzlichen Zubereitungen sollten nur bei HWI ohne Risikokonstellationen als alleinige Selbstmedikation gegeben werden (nicht für Männer, Kinder < 12 Jahren, Diabetiker, Schwangere, Immunsupprimierte, nicht bei Blut im Urin, hohem Fieber und nicht länger als 5 Tage). Pflanzliche Zubereitungen gegen Blasenentzündungen weisen eine oder mehrere der folgenden Wirkqualitäten auf: antibakteriell, spasmolytisch, aquaretisch, analgetisch, antiphlogistisch. Sie können zu einer notwendi-

gen Antibiotika-Therapie gegeben werden, von einer Verdünnung des Antibiotikums mit nachfolgender Wirkungsabschwächung kann nicht ausgegangen werden. Eine Alkalisierung des Urins sollte entgegen früheren Ansichten und Literaturzitaten nicht durchgeführt werden, da auch bei bärentraubenblatthaltigen Zubereitungen die Spaltung des Arbutinglucuronids im sauren Milieu der Blase besser funktioniert und damit die Aufnahme des Aglykons in die *E. coli*-Zelle eher stattfindet.
Zudem stellt der saure pH des Urins per se eine bakterienunfreundliche Umgebung dar (vgl. Ansäuern des Urins mit Methionin in Acimethin®).
Bei Aquaretika ist darauf zu achten, dass sie nicht angewendet werden dürfen bei Ödemen, die durch eingeschränkte Herz- oder Nierentätigkeit bedingt sind. Neue Studien weisen auf eine Anregung des CYP2C9-Cytochroms durch Cranberry (Moosbeere) hin, dies ist u. U. in Betracht zu ziehen bei der gleichzeitigen Gabe von Phenytoin, Fluvastatin, Fluoxetin und Warfarin.
Pflanzliche Harnwegstherapeutika stören das Mikrobiom des Darmes und der Blase nicht und haben damit keinen negativen Effekt bezüglich etwaiger Dysbiose mit Durchfallgefahr und negativen Auswirkungen auf das Immunsystem und anderer regulatorischer Prozesse, im Gegensatz zu leitliniengerechten Antibiotika, wie Pivmelam oder Fosfomycin. Die Mikrobiomschonung konnte in Studien für Canephron® Uno mit seiner Kombination aus Tausendgüldenkraut, Liebstöckel und Rosmarinblättern explizit nachgewiesen werden. Ebenso konnte diese Pflanzenkombination seine Nichtunterlegenheit im Therapieerfolg bei HWI gegen Antibiotika (Effekt gegen die bakterielle Infektion) und gegen Ibuprofen (Entzündungshemmung) im Heilungserfolg und zur Rezidivprävention nachweisen. Cranberryzubereitungen versagten demgegenüber in der Infektionsphase und wirken nur bei postmenopausalen Frauen in einer diese Frauen einschließenden Studie zur Rezidivprävention.
Durchspülende (= aquaretische) Drogen als Teezubereitung dürfen nicht bei Menschen mit Ödemen durch Nieren- oder Herzinsuffizienz angewendet werden. Auch der Rat „und trinken Sie viel" darf nicht gegeben werden.
Kapuzinerkressenkraut und Meerrettichwurzel enthaltende Zubereitungen sind laut Beipackzettel positioniert bei entzündlichen Erkrankungen

der Atemwege und Harnwege, was verwundern lässt, da die enthaltenen Senföle vor allem antibakteriell, antiviral und antimykotisch wirken und darauf im Beipackzettel kein Bezug genommen werden darf. Laut Beipackzettel ist die Dauer der Anwendung nicht begrenzt, man sollte dennoch nach vier Wochen aus grundsätzlichen Erwägungen eine Pause einlegen, da Senföle ggf. magenschleimhautreizend sind.

B

11.3.1 Orale Therapie

Präparate	Inhaltsstoffe	Dosierung/ Tag	Hinweise
Arctuvan® Bärentraubenblätter FTA, Cystinol akut® Drg., Uvalysat® Flüssigkeit (Bürger)	Bärentraubenblätter-Trockenextrakt	Ab 21 Jahren: 2- bis 4-mal 2 tgl. Ab 12 Jahren: 3 × 2 Drg. > 12 Jahren: 4 × 2–3 ml tgl.	keine Alkalisierung des Urins notwendig, Ansäuern soll laut Beipackzetteln vermieden werden, max. 1 Woche, 5 × im Jahr nicht bei Schwangeren
Canephron® N Drg./ Tr.	Tausendgüldenkraut-, Liebstöckelwurzel-, Rosmarinblätter-Pulver/alkohol.-wässr. Auszug	Ab 12 Jahren 3 × 1	Zur Unterstützung spezifischer Maßnahmen der leichten Beschwerden bei Entzündungen der ableitenden Harnwege
Canephron® Uno Dragees		Ab 12 Jahren 3 × 1 Drg.	Zur Durchspülung der Harnwege zur Verminderung der Ablagerungen bei Nierengrieß Nicht bei Schwangeren ohne ärztliche Rücksprache

Präparate	Inhaltsstoffe	Dosierung/ Tag	Hinweise
Cranberry Saft 100 % z. B. Rabenhorst® u. a. Cranberry-Dragees, wie Cranberola®	Amerikanische Preiselbeere	3 × ½ Glas mit derselben Menge Wasser verdünnt oder 3 × 1–2 Drg.	Als Komplettempfehlung zu Tee und Aquaretika in der Rezidizprophylaxe. Hemmt Anheftung der Bakterien an die Blasenwand durch Polyphenole
Cysto Fink® mono Kps.	Echte-Goldrute-Kraut-Trocken-extrakt	3–4 × 1	Zur Durchspülung bei entzündlichen Erkrankungen der ableitenden Harnwege, bei Harnsteinen, bei Nierengrieß und zu deren Vorbeugung
Angocin® Antiinfekt N FTA	Kapuzinerkressenkraut und Meerrettichwurzel	Über 12 Jahren: 3- bis 5-mal 4–5 FTA Arzt: Kdr. 6–12 Jahre: 3- bis 4-mal 2–4	Selbstmedikation ab dem 12. LJ, von 6.–12. LJ: Arzt Bei akuten entzündlichen Erkrankungen der Atemwege und unteren Harnwege Cave: VKA (z. B. Marcumar-)Patienten: hoher Vitamin-K-Gehalt in Kapuzinerkressenkraut
Heumann Blasen- u. Nierentee Solubitrat® uro Instanttee	Birkenblätter- u. Goldrutenkraut-Trockenextrakte	bis 5-mal tgl. 1 ML auf 1 Tasse ab dem 12. LJ	Gefäß gut verschließen, Pulver hygroskopisch Zur Durchspülung der Harnwege; Cave: Nieren-und Herzinsuffizienz

Präparate	Inhaltsstoffe	Dosierung/ Tag	Hinweise
Aqualibra® 80 mg/90 mg/180 mg FTA	Trockenextrakte aus Hauhechelwurzel, Orthosiphonblättern, Goldrutenkraut	Ab dem 12. LJ 3 × 2 mit reichlich Flüssigkeit	Cave: Empfehlung zu Flüssigkeit bei Herz- oder Niereninsuffizienz Saponine aus Hauhechelwurzel: Cave: bei Magen- und Darmulzera
Ardeynephron® Kapseln	Orthosiphonblätter-Trockenextrakt	Über 18 Jahren3 × 2 Hartkapseln	Gut magenverträglich, da flavonoidreich
Sidroga® Blasen Nieren Spültee FBtl.	Birkenblätter, Orthosiphonblätter, Goldrutenkraut	Ab 18 J. 3- bis 4-mal tgl., nicht länger als 14 Tage	Auf viel Flüssigkeit zusätzlich achten (außer Herz- oder Niereninsuffizienz)
Harntee 400 TAD® N Granulat	Birkenblätter-Trockenextrakt, Orthosiphonblätter-Trockenextrakt, Goldrutenkraut-Trockenextrakt	Ab 12 J. 5 × tgl. 3,2 g Granulat in 150 ml heißem Wasser	3,2 g Granulat enthalten 1,46 g Glucose (Diabetiker!)
H&S® Blasen-und Nierentee	Bärentraubenblätter, samenfreie Gartenbohnenhülsen, Schachtelhalmkraut, Birkenblätter, Süßholzwurzel, Pfefferminzblätter	Ab 12 J.: 3- bis 4-mal tgl. Glas mit 150 ml kochendem Wasser mit 1–2 Teebeutel darin, 15 min ziehen lassen	Es wird auf die Möglichkeit des Kaltauszuges hingewiesen, dieser wäre eigentlich anzuraten, da Bärentraubenblätter sonst Magenbeschwerden und Übelkeit durch hohen Gerbstoffgehalt auslösen können

Präparate	Inhaltsstoffe	Dosierung/ Tag	Hinweise
Biofax® classic Kap.	Trockenextrakte aus Hauhechelwurzel, Birkenblättern, Gartenbohnenhülsen	3 × 1 Kapsel nach den MZ über 2–4 Wochen	Zur Unterstützung der Ausscheidungsfunktion der Niere (nicht zum Abnehmen geeignet! Weniger Wasser heißt **nicht** weniger wiegen!)
UROinfekt® 864 mg FTA	Bärentraubenblätter-Trockenextrakt	Bei Frauen ab 18 Jahren: 2 × 1	Bei leichten rezidivierenden Entzündungen der ableitenden Harnwege, nicht länger als 1 Woche einzunehmen, Wirkeintritt muss nach 4 Tagen spätestens erfolgen
Rowatinex® Weich-Kps., Lsg.	α-Pinen, β-Pinen, Camphen, endo-Borneol, Anethol, D-Fenchon, Cineol	3-bis 4-mal 1 Kps., 4- bis 5-mal 3–5 Tr.	Urolithiasis-Mittel (auch Prophylaxe postop.), Harnwegsinfektion, zur Auflösung von Nieren-und Harnwegssteinen

11.3.2 Tee-Tipp

Tee bei Blasenentzündung (Menge für 100 g)	
Birkenblätter	20,0 g
Queckenwurzelstock	20,0 g
Goldrutenkraut	20,0 g
Hauhechelwurzel	20,0 g
Süßholzwurzel	20,0 g

Zubereitung: Übergießen mit ca. 150 ml siedendem Wasser, bedeckt 15 Min. ziehen lassen, durch Teesieb geben.
Dosierung: 2–3 TL pro Tasse, 3- bis 4-mal tgl. 1 Tasse frisch bereiteter Tee zwischen den Mahlzeiten trinken.

11.4 Aromatherapie

Die Aromatherapie ist hier der Anwendung von Drogen mit ätherischen Ölen, wie Rosmarinblättern in Canephron®, in Kombination mit anderen Heilpflanzen nachgelagert anzusehen. Das Einreiben von Windsalben ist aber auch an der Blasenwand entkrampfend wirksam (Stoffgruppeneffekt aller Komponenten ätherischer Öle: Relaxation glatter Muskulatur), und so kann auch die Blasenwand entkrampft werden durch transdermale Resorption nach topischer Applikation entsprechender Salben, aus der Individualrezeptur frisch hergestellt als Einzelanfertigung, die ätherische Öle z. B. von Fenchel, Anis oder Kümmel in circa 1–3 % Konzentration enthalten. Eine Umbenennung der Eigenrezeptur in „krampflösende Salbe“ beugt hier Missverständnissen vor.

11.5 Mikrobiom

Da auch das Blasenepithel ein individuelles Ökosystem mit individueller Mikrobiombesiedlung darstellt, ist es sicher sinnvoll, eine komplettierende Versorgung bei Harnwegsinfekt-Patienten durchzuführen, die meist Antibiotika bekommen haben oder akut eine Antibiotikabehandlung bekommen.
Sowohl die in Mitleidenschaft gezogene Darmschleimhautbesiedlung als auch die Fernwirkung, immunologische Wirkung und Direktwirkung auf die Besiedlung der Blasenschleimhaut sollte durch Gabe eines Probiotikums komplettierend behandelt werden.
„Lactobacillen gehen immer“ – d. h., ein Multistrain-, *Lactobacillus ssp.* enthaltendes, hoch dosiertes Präparat ist hier probat. Als Beispiele aus der großen Auswahl an Probiotika seien hier OMNiBiOTiC 10 und UK-Darmflora 10 Kapseln genannt. Aber auch Spezialpräparate, die schon bestehende Beschwerden, wie Durchfall, durch eine ggf. vorher erfolgte Antibiotika-Einnahme lindern, sind einsetzbar, wie z. B. Innovall® Microbiotic AID Pulver.

11.6 Nahrungsergänzungsmittel

Mikronährstoff	Dosierung	Präparat	Hinweise
Vitamin D_3	1.000–2.000 I. E./Tag	Hevert, Köhler	Entzündungshemmend
Vitamin C	2 × 500 mg/Tag	Cetebe®	Entzündungshemmend
Vitamin B-Komplex	1 × 1 Tbl./Tag	ratiopharm®	Immunstärkend
Vitamin A	2.000–3.000 I. E./Tag	Innovamulsin® Vitamin A forte	Stärkt Schleimhautabwehr
Zink	20–50 mg/Tag	Zinkorotat-POS®	Entzündungshemmend; reguliert Vitamin-A-Haushalt
L-Methionin	3 × 500–1.000 mg/Tag	Acimethin®	Säuert den Harn an, Bakterienwachstum wird gestoppt; optimiert Wirkung von Antibiotika

11.7 Homöopathie (Einzelmittel)

Arzneiweisende Symptome	Zusatzhinweise	Passende Arznei mit Potenz	Dosierung/Tag
Stechende, brennende Schmerzen	Schlimmer durch Wärme	Apis D6	5 × 5 Globuli
Brennende, schneidende Schmerzen	Besser durch Wärme	Cantharis D6	5 × 5 Globuli
Drückende Schmerzen	Folge von Verkühlen	Dulcamara D6	5 × 5 Globuli

Arzneiweisende Symptome	Zusatzhinweise	Passende Arznei mit Potenz	Dosierung/Tag
Häufiges, unwillkürliches Wasserlassen (z. B. beim Husten)	Folge von Verkühlen; launisch und weinerlich	Pulsatilla D6	5 × 5 Globuli

11.8 Homöopathie (Komplexmittel)

Präparate	Dosierung/Tag
Solidago Hevert Complex Tropfen	Akut: stdl. 5 Tropfen (max. 6 × tgl.) Chronisch: 1- bis 3-mal tgl. 5 Tropfen
Nierentropfen Cosmochema	Akut: stdl. 5 Tropfen (max. 12 × tgl.) Chronisch: 1- bis 3-mal tgl. 5 Tropfen

11.9 Anthroposophische Medizin

11.9.1 Innere Therapie (oral)

Mittel	Anwendung/Tag	Hinweise
Cantharis Blasen Globuli velati (Wala)	Erw. und Kdr. ab 6 J. beginnen zunächst mit einer Dosierung von 3-mal tgl. 5–10 Globuli velati. Kdr. bis 6 J.: 1- bis 3-mal tgl. 3–5 Globuli velati	Anwendung bei den ersten Anzeichen. Auch bei Reizblase. Frauen mit Neigung zu Blasenentzündung sollten die Globuli bei sich haben für eine schnelle Einnahme
Nierentonikum, Sirup (Wala)	bis 3-mal tgl. 1 TL Sirup, unverdünnt oder mit wenig Wasser verdünnt, einnehmen	Zur Anregung der Nierenfunktion und besseren Durchspülung der ableitenden Harnwege

11.9.2 Äußere Therapie

Mittel	Anwendung/Tag	Hinweise
BlasenWickel Eucalyptus (Wachswerk)	Wärmender Wachs-Öl-Wickel zum Auflegen auf den Unterbauch	Durchwärmend, schmerzlindernd Blasenwickel kann auch tagsüber aufgelegt werden, da eine Fixierung durch die Hose gut möglich ist
Kupfer Salbe rot (Wala) oder Cuprum metallicum praeparatum 0,4 % Salbe (Weleda)	Abends die Füße (einschließlich der Fersen) und die Waden abwärts dünn einreiben. Zur Unterstützung der Nierenfunktion abends lemniskatenförmig, d. h. in Form einer liegenden Acht, die Nierengegend einreiben	Zur Unterstützung der Nierenfunktion und zur Durchwärmung der Blasenregion
Ingwer-Fußbad mit Ingwerpulver	Abends Fußbad durchführen	3 EL Ingwerpulver in 38 °C warmes Wasser geben; Füße 20 Min. baden, dann abspülen und trocknen; im Anschluss warm halten und 20 Min. nachruhen

11.10 Biochemie/Schüßler-Salze

Differenzierung	Mineralstoffe (Nummer)	Dosierung/Tag
Akut	3	12
	8	12
Chronisch	6	7
	8	12–15
	9	12
	10	7–10
	11	5
	12	7

11.11 Spagyrik

Mischung bei Blasenentzündung, Spagyrik nach Spagyro Naturheilmittel (Menge für 50 ml)	
Solidago virg. D2	10 ml
Equisetum D2	10 ml
Echinacea D2	5 ml
Aconitum D4	5 ml
Tropaeolum D2	5 ml
Cistus incanus D2	15 ml

Dosierung:
Akut: alle 10 Min. 2 Sprühstöße in den Mund
Chronisch: 5 × 3 Sprühstöße in den Mund

Mittel	Dosierung
Solunat Nr. 16 Renalin	3 × 10 Tr.
Phönix Solidago spag.	bis 4-mal 20 Tropfen

11.12 Bach-Blüten

Hier muss der bestehende seelisch-geistige Zustand erfasst werden. Aus bis zu sieben verschiedenen Blüten-Essenzen wird die geeignete Bach-Blüten-Mischung zusammengestellt. Verwenden Sie hierzu die Kurzcharakterisierung der 38 klassischen Bach-Blüten unter ▶Kap. 1.10.4; Arzneimittelauswahl und die Hinweise zur Herstellung einer Behandlungslösung unter ▶Kap. 1.10.3.

11.13 Zusatzhinweise

- Ausspülen der Erreger durch vermehrte Flüssigkeitszufuhr, drei bis vier Liter am Tag trinken, bevorzugt Wasser (nicht bei Risikogruppen).
- Regelmäßige Blasenentleerung.
- Warme Anwendungen auf den Unterleib.
- Warme Kleidung, besonders am Unterleib.
- Unterkühlung vermeiden.
- Ansteigende warme Fuß- oder Sitzbäder.
- Schonung.
- Ausreichende Hygiene nach der Stuhlentleerung.

12 Blasenschwäche

12.1 Grenzen der Selbstmedikation

Eine erstmalig auftretende Harninkontinenz muss ärztlich abgeklärt werden, es können viele, auch schwerwiegende Ursachen vorliegen. Harninkontinenz mit schmerzhaftem Harndrang ▶Kap. 11.

12.2 Allopathie

Im Falle von hormonellen Veränderungen, Blasensteinen oder einer schwachen Beckenbodenmuskulatur muss zielgerichtet behandelt werden. Jedoch sollten Erkenntnisse, z. B. dass die Gabe von Estrogenen in den Wechseljahren das Inkontinenzrisiko noch erhöhen kann (WHI- u. WISDOM-Studien), hierbei berücksichtigt werden. Ist eine Therapie nicht möglich, weil Krankheiten wie Multiple Sklerose oder Rückenmarksverletzungen meist unheilbar sind, lassen sich zumindest die Symptome so weit lindern, dass sich der Bedarf an Hilfsmitteln wie Einlagen oder Slips deutlich reduzieren lässt. Das gelingt mit einer Arzneitherapie (meist rezeptpflichtige Präparate!) und einem Verhaltenstraining. Operative Maßnahmen stehen in besonderen Fällen zur Verfügung.

12.3 Phytotherapie

Die Begleittherapie von Blasenstörungen im Sinne einer Entzündungshemmung und Aquarese-Förderung stellt eine weitere Domäne der Pflanzenheilkunde dar, da die Wirkung auf Schleimhäute durch Flavonoide, ätherische Öle und Saponine ein durchgängiges Target pflanzlicher Arzneien darstellt.

12.3.1 Orale Therapie

Präparate	Inhaltsstoffe	Dosierung/Tag	Hinweise
Granufink® Femina Kps.	Arzneikürbissamenöl, Hopfenzapfen-Trockenextrakt, Gewürzsumachrinden-Trockenextrakt	> 18 J.: 3 × 1 vor dem Essen	Beim Auftreten von Krankheitszeichen, insbesondere bei Blut im Urin und akutem Harnverhalt, sollte ein Arzt aufgesucht werden. Anwendungsdauer ist nicht begrenzt. Nur für erwachsene Frauen ausgelobt
Granufink® Blase 400 mg/340 mg Kaps.	Zerkleinerte Kürbissamen, Kürbissamenöl	> 18 Jahre 3- bis 5-mal tgl. mit Flüssigkeit vor dem Essen	Zur Stärkung der Blasenfunktion, bei Blasenschwäche zur Erleichterung der Blasenentleerung

12.4 Aromatherapie

Keine Empfehlung

12.5 Mikrobiom

Keine Empfehlung

12.6 Nahrungsergänzungsmittel

Mikronährstoff	Dosierung	Präparat	Hinweise
Vitamin D_3	1.000–2.000 I. E./Tag	Hevert, Köhler	Beckenboden-muskulatur wird gestärkt
Magnesium	400 mg/Tag	Magnesium Verla®	Entspannt die Beckenboden-muskulatur, damit kann sich die Blase besser füllen und komplett entleeren

12.7 Homöopathie (Einzelmittel)

Arzneiweisende Symptome	Zusatzhinweise	Passende Arzne mit Potenz	Dosierung/Tag
Stressinkontinenz; Harnabgang nachts im ersten Schlaf	Besser bei feuchtem Wetter; Folge von Operationen	Causticum D12	2 × 5 Globuli
Stressinkontinenz; Senkungsbeschwerden	Schlimmer bei Kälte und Nässe	Sepia D12	2 × 5 Globuli
Dranginkontinenz; häufiger auch nächtlicher Harndrang	Harndrang sehr plötzlich: kann Toilette kaum erreichen	Petroselinum D5	3 × 5 Globuli
Dranginkontinenz; unwillkürlicher Harnabgang	Gefühl einer zu vollen Blase, nicht besser nach dem Wasserlassen	Equisetum D6	3 × 5 Globuli

12.8 Homöopathie (Komplexmittel)

Präparate	Dosierung/Tag
Uroselect Tabletten (Dreluso)	bis 3-mal tgl. 1 Tbl.

12.9 Anthroposophische Medizin

12.9.1 Innere Therapie (oral)

Mittel	Anwendung/Tag	Hinweise
Cantharis Blasen, Globuli velati (Wala)	Erw. u. Kdr. ab 6 J. beginnen zunächst mit einer Dosierung von 3-mal tgl. 5–10 Globuli velati. Kdr. bis 6 J. nehmen 1- bis 3-mal tgl. 3–5 Globuli velati. Mit einsetzender Besserung kann die Dosierung stufenweise reduziert werden.	Bei Reizblase vor allem während und nach entzündlichen Erkrankungen der ableitenden Harnwege
Senecio comp., Globuli velati (Wala)	bis 3-mal tgl. 5–10 Globuli velati	Zur Stärkung von Bindegewebe und glatter Muskulatur bei Reizblasenbeschwerden, Bindegewebsschwäche und Senkungsbeschwerden

B

12.9.2 Äußere Therapie

Mittel	Anwendung/Tag	Hinweise
Kupfer Salbe rot (Wala) oder Cuprum metallicum praeparatum 0,4 % Salbe (Weleda)	Abends die Füße (einschließlich der Fersen) und die Waden abwärts dünn einreiben. Zur Unterstützung der Nierenfunktion abends lemniskatenförmig, d. h. in Form einer liegenden Acht, die Nierengegend einreiben	Zur Unterstützung der Nierenfunktion und zur Durchwärmung der Blasenregion

12.10 Biochemie/Schüßler-Salze

Differenzierung	Mineralstoffe (Nummer)	Dosierung/Tag
Allgemein zur Stärkung	1	7
	3	7
	5	7
	8	7
	9	7
Reizblase, nervös	3	7
	7	14
	8	12
	9	12
	11	5–7

Differenzierung	Mineralstoffe (Nummer)	Dosierung/Tag
Schließmuskelschwäche	1	12
	2	12
	3	7
	5	7
	8	7
Inkontinenz	1	12
	5	7–10
	8	7
	10	12

12.11 Spagyrik

Mischung bei Blasenschwäche, Spagyrik nach Spagyro Naturheilmittel (Menge für 50 ml)	
Solidago virg. D2	5 ml
Equisetum D2	10 ml
Piper meth. D2	5 ml
Paeonia off. Ø	10 ml
Cannabis sativa D2	5 ml
Hydrargyrum bichloratum D6	5 ml
Nr. 1 Calcium fluoratum spag. D6	10 ml

Dosierung:
Chronisch: 3 × 3 Sprühstöße in den Mund

Mittel	Dosierung
Phönix Solidago spag.	bis 4-mal 20 Tr.
Solunat Nr. 16 Renalin	3 × 10 Tr.

12.12 Bach-Blüten

Hier muss der bestehende seelisch-geistige Zustand erfasst werden. Aus bis zu sieben verschiedenen Blüten-Essenzen wird die geeignete Bach-Blüten-Mischung zusammengestellt. Verwenden Sie hierzu die Kurzcharakterisierung der 38 klassischen Bach-Blüten unter ▸Kap. 1.10.4; Arzneimittelauswahl und die Hinweise zur Herstellung einer Behandlungslösung unter ▸Kap. 1.10.3.

12.13 Zusatzhinweise

- Beckenbodentraining.
- Entspannungstechniken erlernen bei Dranginkontinenz.
- Gesteigerte Trinkmenge und regelmäßige Blasenentleerungen in festen Abständen, in Ruhe.
- Biofeedback-Therapie.

13 Depressive Verstimmungen, Burn-out-Prävention

13.1 Grenzen der Selbstmedikation

Chronische, starke depressive Beschwerden mit oder ohne erklärbare Ursache müssen immer ärztlich abgeklärt werden. Eine genetische Disposition ist hierbei zu beachten. Bei akuten Beschwerden, bei denen die Ursache für den Patienten bekannt ist, kann, eventuell zusammen mit einer ärztlichen Therapie, unterstützend beraten werden. Man sollte sich vor Augen halten, dass Depressionen mit einer hohen Mortalitätsrate im Sinne einer Suizidalität einhergehen und daher einer Banalisierung dringend entgegengewirkt werden muss. Bei Verdacht auf Burn-out mit Zeichen einer depressiven Begleitkomponente sollte ärztlicher Rat eingeholt werden.

Die Prävention von depressiver Verstimmung und Burn-out durch Gestaltung von Umgebungsfaktoren (Arbeitsplatz, Partnerschaft, Lebensgestaltung etc.) im Sinne einer Erhöhung der Resilienz und einer Senkung oder auch Neubewertung von Stressoren ist eine Herausforderung der modernen Lebenswelt. Eine Behandlung sollte daher immer multimodal ansetzen: gegebenenfalls medikamentöse Unterstützung, vor allem aber Psychotherapie und Verhaltenstherapie, auch unterstützt durch Sport und Tiere (z. B. Therapiehunde).

Die mechanistische Einnahme von Antidepressiva der Rx-Allopathie wird zudem durch Hinterfragen der Serotonin-Hypothese zunehmend kritischer gesehen.

Als Einstieg in eine Verhaltensänderung, Neubewertungsfähigkeit der persönlichen Situation und auch körperliche und psychische Regenerationsfähigkeit leistet medikamentöse Unterstützung besonders anfangs wertvolle Dienste.

13.2 Allopathie

Es sind keine verschreibungsfreien allopathischen Arzneimittel vorhanden.

13.3 Phytotherapie

Bei den standardisierten Johanniskrautpräparaten, die auf Kassenrezept im Sinne des Ausnahmesachverhaltes seit 1.1.2004 für Phytopharmaka durchaus bei leichten bis mittelschweren Depressionen verordnungsfähig sind, sehen wir eine gute, durch Lancet-Studien und Cochrane Reviews mit Evidenz belegte Option der Behandlung mit Phytotherapie durch den Arzt. So sind standardisierte Johanniskrautextrakte für die Indikation „mittelschwere Depression" seit dem 1.4.2009 verschreibungspflichtig.

Im Rahmen der Selbstmedikation muss auf die regelmäßige Einnahme, den langsam zunehmenden Wirkeintritt und potenzielle Wechselwirkungen durch Cytochrom-P450-Aktivierung hingewiesen werden. Ein Interaktionscheck mit der bestehenden Gesamtmedikation im Rahmen der Medikationsanalyse in Apotheken muss durchgeführt werden.

Auf die Vermeidung direkter Sonneneinstrahlung ohne Schutz sollte aus grundsätzlichen Erwägungen hingewiesen werden, auch wenn vor allem Menschen mit genetisch bedingter Empfindlichkeit der Haut im Sinne einer Atopie (Neurodermitis, Psoriasis) hier gefährdet sind, einen Sonnenbrand wegen erhöhter Empfindlichkeit durch phototoxisches Hypericin als Phloroglucinderivat im Johanniskrautextrakt zu erleiden.

D

13.3.1 Orale Therapie

Präparate	Inhaltsstoffe	Dosierung/Tag	Hinweise
Hyperforat® 250 FTA, Jarsin® 300/450 Tbl., Neuroplant® 300 mg novo/aktiv (600), Laif® 900 Balance FTA	Trockenextrakt aus Johanniskraut	ab 12 Jahren: 2- bis 3-mal 1 ab 12 Jahren: 300 mg: 3 × 1 450 mg: 2 × 1 ab 18 Jahren: 300 mg: 3 × 1 600 mg: 1 × 1 ab 18 Jahren: 1 × 1	Lichtempfindlichkeit/Interaktionspotenzial: gilt f. alle Präparate, Abenddosis nicht nach 16 Uhr einnehmen (Schlafprofil)
Neurapas® balance Fta.	Trockenextrakte aus Johanniskraut, Baldrianwurzel, Passionsblumenkraut	>12 J.: 1- bis 3-mal 2 6–12 J.: 1- bis 3-mal 1	Bei leichter vorübergehender depressiver Verstimmung mit nervöser Unruhe Reaktive, agitierte, larvierte Depressionen, Neurasthenie, Neuropathie als Einsatzoption
Sedariston® Konzentrat Kps.	Trockenextrakte aus Johanniskraut, Baldrianwurzel	>12 J.: 4 × 1 oder 2 × 2 >6 J.: 1 × 1	Zur unterstützenden Behandlung von leichten, vorübergehenden depressiven Störungen mit nervöser Unruhe und nervös bedingten Einschlafstörungen Besserung muss innerhalb 4 Wochen eintreten, sonst Arzt!

13.3.2 Tee-Tipp

Tee bei depressiven Verstimmungen (Menge für 100 g)	
Melisse	20,0 g
Johanniskraut	20,0 g
Erdbeerblätter	20,0 g
Brombeerblätter	10,0 g
Wohlriechendes Veilchen	10,0 g
Basilikum	20,0 g

Zubereitung: Mit 150 ml siedendem Wasser brühen, 10 Min. ziehen lassen
Dosierung: 2 TL pro Tasse, mehrmals tgl.

13.4 Aromatherapie

Über eine Duftlampe im Raum verdampft, können ätherische Öle im Sinne einer „Psycho-Aromatherapie" viel bewirken. Durch das Einwirken von Duftmolekülen auf die Sinnesrezeptoren der fünf Quadratzentimeter des Riechepithels am Nasendach leiten Neuronen diese Informationen in Form von Aktionspotenzialen in das limbische System, wo Emotion, Stimmung und Bewertung von Situationen reguliert werden. Es erfolgt eine sofortige Beeinflussung der Stimmungslage. So wirken Kopfnoten der Zitrusöle aufmunternd und harmonisierend (Mandarine, Grapefruit, Orange, Zitrone) und Basisöle umhüllend und kräftigend, wie das Rosenöl der Damaszener-Rose oder Vanilleöl der Vanilleschote oder Ylang-Ylang-, Palmarosa-und Tonkabohnen-Öl. Antidepressiv und stimmungsaufhellend kann das Öl der Bergamotte und der Duftgeranie unterstützen. Man gibt fünf Tropfen des Öls in die Wasserschale einer Duftlampe mit Teelicht als Wärmequelle darunter oder auf das Vlies-Pad eines elektrischen Diffusors.

13.5 Mikrobiom

Wohl eines der spannendsten Felder der Mikrobiomforschung ist es zu erkunden, welche Stämme der Mikrobiomkeime welche psychische Stimmungslage beeinflussen, welcher Keim auf Emotionen wie Freude oder Trauer verstärkend wirkt, für Aggression oder Depression verantwortlich ist oder Mut oder Angst triggert. Mäuse- und Rattenexperimente mit sterilen Tieren liefern hier hinweisende Erkenntnisse. Am Menschen ist nur klar, dass auch uns das Mikrobiom steuert, beeinflusst und Effekte auf unsere Psyche bewirkt – wir also keinesfalls selbstbestimmt und autark als Mensch rational entscheiden. Unsere Mitbewohner haben entscheidenden Einfluss. Es konnten drei Enterotypen beim Menschen mit Leitkeimen detektiert werden, aber was die Conclusio aus der Existenz der drei Enterotypen letztendlich ist – was gesund ist und was zu präferieren ist –, bleibt noch unbestimmt.

Problematisch ist eher, dass vor allem Antidepressiva das vorhandene Mikrobiom des Patienten stören (aber auch hier ist fraglich, ob es nicht sogar ein Teil des Wirkmechanismus des Antidepressiva-Moleküls ist, dass es zur Mikrobiomverschiebung kommt. Zum Vergleich: Metformin wirkt antidiabetisch, indem es die Mikrobiomzusammensetzung hin verschiebt zu Keimen, die aus Nahrung weniger Kalorien utilisieren können. Damit nimmt der Wirt an Körpergewicht ab, und die Insulinresistenz wird auch dadurch reduziert). Solange wir nicht genau wissen, welche Stämme nun die „antidepressiven" sind, gilt: Aufbau eines vielschichtigen Darmmikrobioms mit gesunder, fettnormalisierter Mischkost mit vergorenen Lebensmitteln (z. B. vergorenen Milchprodukten), ausgeglichenem Lebensstil, ausreichend Schlaf, wenig Alkohol. Sollte aber das Gleichgewicht aus dem Takt geraten sein durch Antibiotika, stressreiche Lebensphasen, wenig Schlaf oder Exzesse jeder Art, so gilt der Satz „Lactobacillen gehen immer". Gegebenfalls ist auf ein Präparat der Mikrobiomtherapie zurückzugreifen, das seinen Einsatz bei Stress hat, z. B. OMNi-BiOTiC® SR-9 Pulver Beutel.

13.6 Nahrungsergänzungsmittel

Hier ist zu unterscheiden zwischen Burn-out und Depression: Bei Burn-out ist der Hintergrund in der Regel eine Überlastung. Es macht sich emotionale und physische Erschöpfung bemerkbar, Entspannungs- und Erholungsphasen fehlen. Ursachen und Folgen des Burn-out-Syndroms, wie oxidativer und nitrosativer Stress, psychischer Stress, chronische Entzündungen, Infekte und Vitamin-, Mineralstoff- und Spurenelementemangel, können zur Schädigung der Mitochondrien führen. Damit fehlt dem Körper Energie. Hier ist der Unterschied zur Depression zu sehen. Die Ursachen sind verschieden.

Sogenannte mitotrope Substanzen tragen dazu bei, die natürliche Funktion der Mitochondrien, also der Kraftwerke der Zelle, zu erhalten und zu stärken. Sie haben eine günstige Wirkung auf die verschiedensten Symptome. Dazu zählen Reizbarkeit, Müdigkeit und Stressresistenz.

Bei der Depression ist die Affektivität gehemmt, und es herrscht eine unergründbare psychische Verstimmung vor. Es zeigen sich Schlafstörungen, Antriebslosigkeit, Schmerzen und Appetitlosigkeit. Eine Depression kann als Folge eines Burn-out entstehen.

Mikronährstoff	Dosierung	Präparat	Hinweise
Vitamin C	2 × 500 mg/Tag	Vitamin C mse matrix, Cetebe® Vitamin retard 500 mg	Radikalfänger, Antioxidans
Vitamin B_3 (Niacinamid)			Mit Q 10 Energiegewinnung, Radikalenfänger, fördert Serotoninbildung
Vitamin D_3	2.000 I. E./Tag	Hevert, Köhler	Antioxidans, stärkt das Immunsystem
Coenzym Q10	3 × 6 Hübe/Tag	QuinoMit Q10®	Schutz vor freien Radikalen
Selen	100–200 µg/Tag	Cefasel®	Schilddrüsenfunktion
L-Carnitin	1–4g/Tag	L-Carnitin Pure	Schrittmacher für Energie- und Fettstoffwechsel

Mikronährstoff	Dosierung	Präparat	Hinweise
Zink	10–30 mg/Tag	Zinkorotat-POS® Ursapharm	Aktiviert Q 10; mit Selen an der Abwehr freier Sauerstoffradikale beteiligt
Magnesium	400 mg/Tag	Magnesium Verla®	Energiegewinnung, Stressresistenz, fördert Serotoninbildung
S-Adenosyl-Methionin SAM	600–1.600 mg/Tag; Zu Beginn 2–3 × 200 mg	Pure encapsulations® SAMe	**Depressionen**; durch SAM-Serotonin und Noradrenalin verfügbar, wenn Vitamin B_{12} und Folsäure ausreichen
Vitamin B_6	50–100 mg/Tag	ratiopharm®, Jenapharm®	Bei Serotoninmangel; nicht langfristig
Vitamin B_{12}	500–2.000 µg/Tag	B_{12} Ankermann®	Zusätzlich zu SAM
Folsäure	1–5 mg/Tag	Hevert®, Pure encapsulations®	Zusätzlich zu SAM
Eisen	50–100 mg Fe(II) bei Mangel	ferro sanol® duodenal	Fördert Bildung von Serotonin
Omega-3-Fettsäuren	1,5–3 g/Tag	EnzOmega®	Durchblutung; Gedächtnisleistung
Glutathion	300 mg/Tag	Glutathion mse	Entgiftung; Sauerstoffversorgung; stärkt Immunsystem

Mikronährstoff	Dosierung	Präparat	Hinweise
Griffonia	2 × 1/Tag	Metacare® Griffonia Plus	Natürliche Vorstufe von Serotonin; Rosenwurz für mehr Stresstoleranz Cave: Kann Wirkung tricyclischer Antidepressiva verstärken
Vitamine, Mineralstoffe, Spurenelemente, Aminosäuren-Kombination	1 Btl./Tag	Aminoplus® burnout	Bei chronischer Erschöpfung durch Überlastung

13.7 Homöopathie (Einzelmittel)

Arzneiweisende Symptome	Zusatzhinweise	Passende Arznei mit Potenz	Dosierung/Tag
Helfersyndrom; starkes Mitleid für andere; fühlt sich gelähmt durch den Kummer	Folge von Kummer und Sorgen	Causticum D12	2 × 5 Globuli
Viel Seufzen; plötzliche Weinkrämpfe; wenig Appetit	Folge von frischem Kummer	Ignatia D12	2 × 5 Globuli
Nachtragend, alter Kummer nagt; will alleine sein; weint nur im Verborgenen	Folge von altem Kummer	Natrium chloratum D12	2 × 5 Globuli

Arzneiweisende Symptome	Zusatzhinweise	Passende Arznei mit Potenz	Dosierung/Tag
Apathisch und resigniert; innere Leere, fühlt sich tagsüber müde und erschöpft; nachts schlaflos	Folge von frischem Kummer und Sorgen	Acidum phosphoricum D12	2 × 5 Globuli
Reagiert empfindlich und sensibel; sehr nervös; grübelt über Kleinigkeiten; kann nicht schlafen; will alleine sein	Folge von Sorgen	Ambra D6	2 × 5 Globuli

13.8 Homöopathie (Komplexmittel)

Präparate	Dosierung/Tag
Nervoregin® H Tabletten (Pflüger)	3 × tgl. 1 Tbl.
Calmvalera® Hevert Tropfen	Anfangs: 3 × tgl. 40 Tropfen, später: 3 × tgl. 20 Tropfen
DystoLoges® S Tabletten	3 × tgl. 1 Tbl.
Echtronerval® Tropfen (Weber&Weber)	bis 3-mal tgl. 5 Tropfen

13.9 Anthroposophische Medizin

13.9.1 Innere Therapie (oral)

Mittel	Anwendung/Tag	Hinweise
Aurum/Apis regina comp., Globuli velati (Wala)	Kdr. unter 6 J.: 1- bis 3-mal tgl. 3–5 Globuli velati. Erw. u. Kdr. ab 6 J.: 1- bis 3-mal tgl. 5–10 Globuli velati	Nervenstärkend und bei Erschöpfung
Neurodoron®, Tabletten (Weleda)	bis 4-mal tgl. 1 Tbl. im Mund zergehen lassen oder mit etwas Fl. einnehmen	Basismittel. Über einen längeren Zeitraum einnehmen. Bei nervöser Erschöpfung; Burn-out-Prävention
Hypericum Auro cultum Rh D3, Flüssige Verdünnung (Weleda)	3 × tgl. 20 Tr. einnehmen	Begleitbehandlung bei Erschöpfung, Anfangsbehandlung einer Depression mit gedrückter Stimmung und Energielosigkeit alkoholfrei; nach Anbruch im Kühlschrank lagern und zügig aufbrauchen
Levico comp., Globuli velati (Wala)	Kdr. unter 6 J.: 1- bis 3-mal tgl. 3–5 Globuli velati. Erw. u. Kdr. ab 6 J.: 1- bis 3-mal tgl. 5–10 Globuli velati	Bei Erschöpfung und in der Rekonvaleszenz auch nach viralen Infektionen

D

13.9.2 Äußere Therapie

Mittel	Anwendung/Tag	Hinweise
Malvenöl, Ölige Einreibung (Wala)	Einreibung von Rücken, Wade, Fuß oder Bauch. Morgens oder vor dem Schlafengehen	Durchwärmend; Kontraindikation: Erdnussallergie
Solum Öl, Ölige Einreibung (Wala)	Morgens und/oder abends Oberkörper und Arme einreiben und warm halten	Unterstützt die Abgrenzungsfähigkeit

13.10 Biochemie/Schüßler-Salze

Differenzierung	Mineralstoffe (Nummer)	Dosierung/Tag
Allgemein	3	20
	5	20
	8	20
	21	7
Niedergedrückt	2	12
	5	20
	15	7
	16	7
Besonders am späten Nachmittag	3	7
	6	12
	10	12

D

13.11 Spagyrik

Mischung bei depressiven Verstimmungen, Spagyrik nach Spagyro Naturheilmittel (Menge für 50 ml)	
Hypericum D2	10 ml
Piper meth. D2	15 ml
Absinthium D2	10 ml
Verbena off. Ø	10 ml
Angelica archangelica D2	5 ml

Dosierung:
Akut: alle 10 Min. 2 Sprühstöße in den Mund
Chronisch: 3 × 3 Sprühstöße in den Mund

Mittel	Dosierung
Phönix Argentum spag.	bis 4-mal 20 Tr.
Solunat Nr. 17 Sanguisol	bis 2-mal 5 Tr. morgens bzw. mittags
Solunat Nr. 8 Hepatik	1 × 10 Tr. abends
Solunat Nr. 4 Cerebretik	1 × 10 Tr. vor dem Einschlafen

13.12 Bach-Blüten

Blüte	Seelische Haltung	Dosierung/Tag	Hinweis
Mustard	Plötzliche depressive Verstimmung ohne erkennbaren Grund	Passende Blüten-Essenzen wählen, maximal sieben verschiedene	
Sweet Chestnut	Verzweiflung und Hoffnungslosigkeit	Bei akuten Zuständen 1–2 Tr. der Blüten-Essenzen unverdünnt direkt auf die Zunge träufeln, evtl. alle 10 Min.	

Blüte	Seelische Haltung	Dosierung/Tag	Hinweis
Olive	Durch tiefe Erschöpfung verursacht	Für die mittelfristige, intensive Behandlung: Morgens je 2 Tr. in ein großes Glas mit Wasser mischen. In kleinen Schlucken über den Tag verteilt einnehmen, auch mehrere Gläser am selben Tag.	
Oak	Durch Überarbeitung verursacht		
Willow	Verbitterung		
Pine	Fühlt sich schuldig	Für längerfristige Anwendung werden die gewählten Essenzen in eine Behandlungslösung eingearbeitet. Davon tgl. 3- bis 4-mal 5 Tr. einnehmen (▶ Kap. 1.10.3).	
Chicory	Fühlt sich nicht genügend geliebt		
Gentian	Bei Versagen und Misserfolg		
Heather	Fühlt sich abgelehnt, nicht genügend gewürdigt		
Larch	Fühlt sich immer unterlegen		
Red Chestnut	Übertriebene Sorge um andere		
Aspen	Leben ist durch unklare Ängste beeinträchtigt		
Honeysuckle	Viel Nachdenken über Vergangenes		
Wild Rose	Erhofft sich nichts mehr vom Leben		
Star of Bethlehem	Als Folge von traumatischen Ereignissen		
Gorse	Verzweifelt, Hoffnungslosigkeit, Selbstaufgabe		

13.13 Zusatzhinweise

- Viel Bewegung an der frischen Luft.
- Viel Licht und Sonne, im Winter Lichttherapie mit entsprechenden Geräten.
- Eventuelle Ursachen müssen erforscht werden, mit fachkundiger Hilfe; Psychotherapie.
- Entspannungstechniken wie autogenes Training, progressive Muskelentspannung, Yoga oder Meditation.
- Zur Burn-out-Prävention: Belastungen rausnehmen, rhythmische Lebensführung mit verlässlichen Eckpunkten.
- Hilfe annehmen.
- Biografiearbeit durch Hinterfragen der Lebensumstände, auch in der Vergangenheit.
- Resilienzfähigkeit (Fähigkeit zur Selbstregulation) stärken.

14 Diabetes

14.1 Grenzen der Selbstmedikation

Selbstmedikation ist nur unterstützend zur ärztlichen Therapie bei einem Diabetes mellitus Typ 2 möglich.

14.2 Allopathie

Säule der Diabetes-Therapie ist die Ernährungsberatung, dann folgen vom Arzt verordnete Antidiabetika bis hin zu Insulin oder anderen parenteral zu applizierenden Arzneistoffen (z. B. Byetta®, Rp). Mittel der Selbstmedikation können allenfalls minimale Effekte bewirken, stören u. U. die Therapie und müssen dem Arzt daher angegeben werden!

Präparate	Wirkstoffe	Wirkstoffgruppe
Präparate als NEM versch. Hersteller, z. B. Ursapharm (POS)	Zimt, Zink, Chrom	Phytotherapeutika plus Mineralstoffe plus Spurenelemente, Datenlage unklar

14.3 Phytotherapie

Derzeit wird an einigen „Urwald-Pflanzen", die traditionell von indigenen Völkern wegen ihrer blutzuckerregulierenden Wirkung genutzt werden, geforscht. Ob diese Pflanzen als Fertigarzneimittel oder als Nahrungsergänzungsmittel die postulierte Wirkung mit einem akzeptablen Nutzen-Risiko-Profil nach westlichem Anspruch erfüllen werden können, bleibt abzuwarten. Zu diesen Pflanzen gehören die Cocolmeca-Wurzel, die „Flor de Manita" (Handblume), Cecropia-Blätter, die Rinde des Acosmium-Baumes und die Opuntia streptacantha (Nopal-Kaktus-Art). Der Aspekt der Nutzen-Risiko-Relation muss hier besonders beachtet werden, da auch eine schlechte Einstellung der Blutzuckerwerte durch unterlassene klassische Pharmakotherapie zugunsten einer Phytotherapie schadet (Mikro-, Makroangiopathie). Zu denken ist weiterhin an die Verträglichkeit der Pflanze selbst, vergegenwärtigt man sich nur die Cumarin-Diskussion um Zimt-Nahrungsergänzungsmittel zur besseren Blutzuckerregulation. Bis heute gibt es keine phytotherapeutische Option, die der leitliniengerechten Standardtherapie ebenbürtig ist.

14.3.1 Orale Therapie

Präparate	Inhaltsstoffe	Dosierung/ Tag	Hinweise
Aloe-vera-Saft	Aloe vera	Keine Angaben	Studien?
Bockshorn-klee-Samen-Pulver	Bockshornklee-samen	25 g Samen-pulver pro Tag	Studien? hormonartige Wirkung
Diabetruw Zimtextrakt-kapseln®	Cassia-Zimt-Extrakt	3 × 1 (1–6 g Zimtpulver pro Tag)	Nahrungsergänzungsmit-tel (NEM), Kontrolle der BZ-Werte, Rücksprache mit dem Arzt bzgl. Medi-kation, Studien?

14.4 Aromatherapie

Keine Therapieoption

14.5 Mikrobiom

Das Mikrobiom trägt entscheidend zum Gewichtsmanagement bei. Daher kann bei einem übergewichtigen Diabetes-Typ-2-Patienten über das Gewichtsmanagement gearbeitet werden. Kandidaten, die in Studien als gewichtsreduzierend korreliert werden, sind die Stämme *Akkermansia muciniphila*, *Lactobacillus gasseri* und *Faecalibacterium prausnitzii.* Gerade Letzteres ist aber nicht oder nur sehr schwierig in Fermentern zu kultivieren, was der Herstellung von Präparaten entgegensteht. „Lactobacillen gehen immer“ wäre wieder ein probatorischer Ansatz, ebenso wie die Beeinflussung des Mikrobioms durch gesunde Ernährung ohne Fette und Zucker im Übermaß.

14.6 Nahrungsergänzungsmittel

Mikronährstoff	Dosierung	Präparat	Hinweise
Magnesium	400 mg/Tag	Magnesium Verla®, Pure encapsulations®	Mangel durch vermehrte Ausscheidung über den Urin; verbessert Zuckerverwertung
Zink	15–30 mg/Tag	Zinkorotat-POS® (Ursapharm)	Mangel durch vermehrte Ausscheidung über den Urin; dadurch verminderte Verwertung und Speicherung von Insulin Cave: Erhöhter Bedarf bei ACE-Hemmern und Diuretika möglich!
Chrom	200–1.000 µg/Tag	Pure encapsulations®	Vermehrte Ausscheidung; schlechtere Glucoseverwertung in der Zelle
Vitamin B_{12}	100–1.000 µg/Tag	B12 Ankermann®	Bei Mangel Gefühlsstörungen, Kribbeln, Gedächtnis und Konzentration sind schlechter; Cave: Blutkontrolle bei Einnahme von Metformin; dadurch kann ein großer Mangel an B_{12} entstehen, der u. U. zu Demenz führt!
Vitamin B_6	5–20 mg/Tag	Vitamin B6 Pure	In Kombination mit B_{12} Cave: Kann kumulieren trotz Wasserlöslichkeit! Dann Kribbeln

Mikronährstoff	Dosierung	Präparat	Hinweise
Folsäure	0,4–5 mg/Tag	Folsan®	In Kombination mit B_{12}
Vitamin B_1	50 mg/Tag	Pure encapsulations®	Mangel fördert Neuropathien
Vitamin C	500 mg/Tag	Cetebe®	Zellschutz; Blutdruck- und Blutfettwerte sinken
Vitamin E	200 I. E./Tag	VITAMIN E HEVERT®	In Kombination mit Vitamin C
Vitamin D	1.000 I. E./Tag	VITAMIN D3 HEVERT®	Insulinsensitivität steigt
Alpha-Liponsäure	200–600 mg/Tag	AlphaLipon MSE	Hemmt Eiweißverzuckerung, damit Folgeschäden an Gefäßen **Cave:** Unterzucker möglich
Omega-3-Fettsäuren	1–3 g/Tag	EnzOmega®, Pure encapsulations®	schützen Herz und senken Blutdruck und Triglyceride
L-Arginin	2–3 g/Tag	L-Arginin Pure	Steigert Glucosetoleranz, senkt Blutdruck
Kombination Diabetes	1 Kps./Tag	Diabetes Bildi MSE Pharma	Enthält: Q10, Vitamin B1, B3, B5, D3, Zink, Glutaminsäure, Glycin, Cystein, Chrom, Selen, Taurin

14.7 Homöopathie (Einzelmittel)

Keine Angabe.

14.8 Homöopathie (Komplexmittel)

Präparate	Dosierung/Tag	Hinweise
Synergon 36 Myrtillus N Tropfen (Kattwiga)	bis 3-mal tgl. 5 Tropfen	

14.9 Anthroposophische Medizin

Als Begleittherapie bei Diabetes mellitus

14.9.1 Äußere Therapie

Mittel	Anwendung/Tag	Hinweise
Fußbalsam (Weleda)	bis 2-mal tgl. die Füße einreiben	Zur Fußpflege
Rosmarin-Aktivierungsbad (Weleda) oder Rosmarinus, Oleum aethereum 10 % Badezusatz (Wala)	2 × wöchentlich, am besten morgens, ein Voll- oder Teilbad nehmen	Das Öl kann mit Milch emulgiert werden; 1 EL Öl mit 2 EL Milch schütteln und dem Badewasser zugeben

14.10 Biochemie/Schüßler-Salze

Differenzierung	Mineralstoffe (Nummer)	Dosierung/Tag
Unterstützung und Begleitung	4	7
	6	12–20
	10	12–20
	21	7

14.11 Spagyrik

Mischung bei Diabetes, Spagyrik nach Spagyro Naturheilmittel (Menge für 50 ml)	
Cynara D3	10 ml
Solidago virg. D2	5 ml
Iris D2	5 ml
Taraxacum D2	5 ml
Artemisia annua D2	5 ml
Imperatoria D2	5 ml
Nr. 4 Kalium chlor. spag D6	5 ml
Nr. 6 Kalium sulf. spag D6	5 ml
Nr. 10 Natrium sulf. spag. D6	5 ml

Dosierung:
Chronisch: 5 × 3 Sprühstöße in den Mund

Mittel	Dosierung
Glureg spag. Peka Tropfen	3 × 20 Tr.

14.12 Bach-Blüten

Hier muss der bestehende seelisch-geistige Zustand erfasst werden. Aus bis zu sieben verschiedenen Blüten-Essenzen wird die geeignete Bach-Blüten-Mischung zusammengestellt. Verwenden Sie hierzu die Kurzcharakterisierung der 38 klassischen Bach-Blüten unter ▶Kap. 1.10.4; Arzneimittelauswahl und die Hinweise zur Herstellung einer Behandlungslösung unter ▶Kap. 1.10.3.

D

14.13 Zusatzhinweise

- Viel Bewegung.
- Gewichtsabnahme bei Übergewicht.
- Ernährung mit drei, besser zwei Mahlzeiten täglich, verteilt auf die ersten Stunden des Tages. Abends eine kleine Mahlzeit und mindestens drei Stunden vor dem Schlafengehen nichts mehr essen.
- Gerichte mit mehr Gemüse und Salaten anreichern, ballaststoffreich essen, weniger Zucker und Weißmehl, mehr komplexe Kohlenhydrate.
- Positive Wirkung hat Intervallfasten gezeigt.
- Genaue Blutzuckereinstellung, um Folgen einer Hyperglykämie möglichst gering zu halten und Unterzuckerungen zu vermeiden.
- An der Harmonisierung des Gedanken-, Gefühls- und Willenlebens arbeiten (z. B. nach R. Steiner, GA 10, ▸ Kap. 1.5.6).

15 Durchblutungsstörungen der Beine

15.1 Grenzen der Selbstmedikation

Akute, plötzlich auftretende Beschwerden, starke Schmerzen und Kältegefühl, Hautveränderungen oder offene Stellen an den Beinen, Kribbeln und Taubheitsgefühl und chronische Beschwerden sollen durch einen Arzt abgeklärt sein. Durchblutungsstörungen der Beine stellen u. U. zuerst für den Patienten selbst eine unangenehme Befindlichkeitsstörung dar (zunehmende Symptomatik der pAVK, bildlich gut bezeichnet als „Schaufensterkrankheit", d. h., der Patient empfindet bei zunehmender Gehstrecke in ihrer Intensität ansteigende Schmerzen, die sich beim Stehenbleiben verbessern). Es darf jedoch nicht übersehen werden, dass die pAVK unbehandelt im Zustand des Ulcus cruris enden kann, was Schmerz, Leid und Kosten verursacht. Daher ist eine frühzeitige ärztliche Abklärung mit entsprechend aussagekräftigen bildgebenden Verfahren und Behandlung anzuraten.

15.2 Allopathie

15.2.1 Lokale Therapie

Präparate	Wirkstoffe	Wirkstoffgruppe
Kohlensäurebad	Natriumhydrogencarbonat	Gas
Pernionin® Thermo 0,5 g/100 ml Teilbad	Benzylnicotinat	Hyperämisierendes Mittel

15.3 Phytotherapie

Pflanzenheilkundliche Mittel können immer ergänzend zur schulmedizinischen Behandlung oder auch präventiv/tertiärpräventiv nach erfolgter Operation von Gefäßverschlüssen add-on gegeben werden. Zu beachten ist jedoch eine mögliche Beeinflussung der Blutgerinnung unter Antikoagulanzien-Vorbehandlung, eine Medikationsanalyse zur Prüfung auf Interaktionen ist durchzuführen.

D

Als Topika sind viele vormalige Phytotherapeutika neu zu Kosmetika umdeklariert worden (niedrigere Marktzugangshürde), so z. B. Kytta® Wärmebalsam u. a. zur Durchblutungsanregung.

15.3.1 Orale Therapie

Präparate	Inhaltsstoffe	Dosierung/Tag	Hinweise
Tebonin® forte, 40 mg, Gingium® 40FTA, Rökan® 40 mg	Ginkgo-biloba-Blätter-Trocken-extrakt	2 × 1½–2 Fta.	KI: hämorrhagische Diathese, WW mit Blutgerinnungshemmern nicht auszuschließen: Kontrolle von Quick-/INR-Werten, rechtzeitig vor Operationen absetzen (4 Wochen)
Tebonin® spezial 80 FTA, Gingium® 80 mg FTA, Rökan® plus 80 mg	Ginkgo-biloba-Blätter-Trocken-extrakt	2 × 1 ab 18 Jahren	
Gingium® 120 mg, Tebonin® intens 120, Rökan® novo 120	Ginkgo-biloba-Blätter-Trocken-extrakt	1- bis 2-mal 1	
Rökan® Tropfen 40 mg/ml Tropfen	Extrakt aus Ginkgoblättern	Ab 18 Jahren: 3 × 20–40 Tropfen, pAVk 3 × 20 Tropfen oder 2 × 40 Tropfen	Behandlungsdauer mind. 6 Wochen und länger

15.4 Aromatherapie

Als Zubereitung mit durchblutungsfördernder, hyperämisierender Wirkung können alle sogenannten „Pferde"-salben und -gele aufgeführt werden, die sich allerdings meist als Pflegemittel/Kosmetika auf dem Markt

befinden. Sie enthalten neben weiteren Bestandteilen meist Rosmarinöl zur Durchblutungsförderung von Gewebe und Muskulatur.
Als weiteres Beispiel dient hier auch Tigerbalm® rot mit Campher, Levomenthol, Cajeputöl und Pfefferminzöl (die Einzelstoffe Levomenthol und Campher lassen den 100%igen Status als Aromatherapie per definitionem nicht zu).
Es empfiehlt sich, in der Apothekenrezeptur Individualmischungen mit fettem Arnikaöl oder Calendulaöl als geeignetem Trägermedium mit 1–3% eines der folgenden Öle herzustellen: Rosmarinöl, Thymianöl, Zimtöl (stark hyperämisierend) oder Pfefferminzöl.

D

15.5 Mikrobiom

Keine Angabe.

15.6 Nahrungsergänzungsmittel

Mikronährstoff	Dosierung	Präparat	Hinweise
Vitamin E	200–1.500 I.E./Tag	Pure encapsulations®	Hemmt Thrombozytenaggregation
Omega-3-Fettsäuren	1–3 g/Tag	EnzOmega®, Pure encapsulations®	Verbessert Fließeigenschaften des Blutes
Vitamin K_2	50–200 µg/Tag	Hevert®	Senkt Cholesterinspiegel und beugt Arteriosklerose vor
L-Carnitin	2.000 mg/Tag für 3 Wochen bei pAVK	Pure encapsulations®	

15.7 Homöopathie (Einzelmittel)

Arzneiweisende Symptome	Zusatzhinweise	Passende Arznei mit Potenz	Dosierung/Tag
Kältegefühl an Finger und Zehen	Wärme bessert; bewährt auch bei Frostbeulen	Abrotanum D3	3 × 5 Globuli
Stechender Schmerz in den Beinen	Betroffen vor allem Unterschenkel und Zehen; schlimmer durch Gehen	Espeletia D3	3 × 5 Globuli
Eiskalte, blasse Hände, Finger, Füße, evtl. feuchter Schweiß	Schmerzen, Kältegefühl und Kribbeln	Tabacum D6	3 × 5 Globuli

15.8 Homöopathie (Komplexmittel)

Präparate	Dosierung/Tag	Hinweise
Blutgefäßtropfen N Cosmochema®	bis 3-mal tgl. 5 Tropfen	
Cefadysbasin® SE Tabletten (Cefak)	bis 3-mal tgl. 1 Tbl.	Im Mund zergehen lassen
Wibotin HM Tropfen	bis 3-mal tgl. 5 Tropfen	

15.9 Anthroposophische Medizin

Begleitbehandlung bei Durchblutungsstörungen

D

15.9.1 Innere Therapie (oral)

Mittel	Anwendung/Tag	Hinweise
Secale/Bleiglanz comp., Globuli velati (Wala)	Erw. u. Jugendl. ab 12 J.: 1- bis 3-mal tgl. 5–10 Globuli velati	Durchblutungsstörungen an Händen und Füßen

15.9.2 Äußere Therapie

Mittel	Anwendung/Tag	Hinweise
Oleum aethereum Rosmarini 10 %, ölige Einreibung (Weleda)	Erw. u. Jgdl. reiben 1- bis 2-mal tgl. 3–8 Tr. in die Haut ein. Bei Kdrn. von 3 bis 11 J. genügt eine Anwendung am Morgen.	Die Anwendung von Rosmarin erfolgt bevorzugt am Morgen. Ölige Einreibungen werden für Teileinreibungen der Arme und Beine verwendet.
Cuprum/Nicotiana, Unguentum (Wala)	bis 2-mal tgl. die Beine einreiben.	Salbe zum Einreiben

15.10 Biochemie/Schüßler-Salze

Mineralstoffe (Nummer)	Dosierung/Tag
1	5
3	7
4	7
7	7
9	10
11	5

15.11 Spagyrik

Mischung bei Durchblutungsstörungen der Beine, Spagyrik nach Spagyro Naturheilmittel (Menge für 50 ml)	
Aesculus Ø	5 ml
Cuprum sulf. D3	5 ml
Filipendula ulmaria Ø	5 ml
Stellaria media Ø	5 ml
Plumbum aceticum D4	5 ml
Arnica D2	5 ml
Nr. 1 Calcium fluor. spag. D6	5 ml
Nr. 4 Kalium chlor. spag. D6	5 ml
Nr. 8 Natrium chlor. spag. D6	5 ml
Nr. 9 Natrium phosph. spag. D6	5 ml

Dosierung:
Akut: alle 10 Min. 2 Sprühstöße in den Mund
Chronisch: 5 × 3 Sprühstöße in den Mund

Mittel	Dosierung
Phönix Hydrargyrum spag.	bis 4-mal 20 Tropfen
Phönix Juv 110 Tropfen	3 × 20 Tr.
Phönix Juv 110 Salbe	Lokal auf die Beine auftragen
Clauparest® spag. Peka N Tropfen	3 × 20 Tr.

15.12 Bach-Blüten

Hier muss der bestehende seelisch-geistige Zustand erfasst werden. Aus bis zu sieben verschiedenen Blüten-Essenzen wird die geeignete Bach-Blüten-Mischung zusammengestellt. Verwenden Sie hierzu die Kurzcharakterisierung der 38 klassischen Bach-Blüten unter ▶Kap. 1.10.4; Arzneimittelauswahl und die Hinweise zur Herstellung einer Behandlungslösung unter ▶Kap. 1.10.3.

15.13 Zusatzhinweise

- Viel Bewegung an der frischen Luft.
- Wechselbäder und Wechselduschen zur Anregung der Durchblutung.
- Bürstenmassage der Beine.
- Zehen- und Fußgymnastik.
- Rauchverzicht.
- Gesunde, leichte Ernährung.
- Bluthochdruck, Diabetes mellitus und Fettstoffwechselstörungen abklären lassen.

16 Durchblutungsstörungen des Gehirns

16.1 Grenzen der Selbstmedikation

Akute, plötzlich auftretende Beschwerden, plötzlich auftretende Stimmungsschwankungen, Schwindel, Ohrgeräusche oder plötzliche Vergesslichkeit müssen ärztlich abgeklärt werden. Bei entsprechender Symptomatik (Sehstörungen wie Doppeltsehen, Blitze, Visus-Einengung, Sprachstörungen, Missempfindungen in den Armen) muss eine ärztliche Abklärung im Sinne einer möglichen Schlaganfall-Diagnose unbedingt erfolgen. „Time is brain" ist hier der Leitsatz.

16.2 Allopathie

Nach erfolgtem Ausschluss einer ernsthaften Erkrankung (wie z. B. Schlaganfall) kann bei Gedächtnisstörungen, nachlassender Merkfähigkeit, Prüfungsvorbereitung oder Reduktion von Stresseinflüssen auf die Hirnleistung durçhaus versucht werden, eine Verbesserung der Durchblutung zu erreichen.

16.2.1 Orale Therapie

Derzeit kein zugelassenes allopathisches OTC-Arzneimittel mit dieser Indikation bekannt

16.3 Phytotherapie

Pflanzliche Nootropika werden angewendet bei der Leitsymptomatik Gedächtnisstörungen, Konzentrationsstörungen und depressiven Verstimmungen, Schwindel, Ohrensausen und Kopfschmerzen. Es gehören hierzu die Syndrome bei vaskulärer Demenz, primär degenerativer Demenz sowie den Mischformen daraus. Immer muss eine zugrunde liegende Grunderkrankung (z. B. Bluthochdruck, Arteriosklerose durch Hypercholesterinämie usw.) behandelt werden.

16.3.1 Orale Therapie

Präparate	Inhaltsstoffe	Dosierung/Tag	Hinweise
Rökan® 40 mg/ml Tropfen	Ginkgo-biloba-Blätter-Trockenextrakt 40 mg in 1 ml	Erw. ab 18 Jahren: 3 × 20 Tropfen oder 2 × 40 Tropfen	KI: hämorrhagische Diathese, WW mit Blutgerinnungshemmern nicht auszuschließen: Kontrolle von Quick/INR-Werten, rechtzeitig vor Operation absetzen
Tebonin® forte 40 mg FTA, Rökan® 40 mg FTA, Gingium 40 mg FTA	Ginkgo-biloba-Blätter-Trockenextrakt 40 mg	Erw. ab 18 Jahren: 3 × 1–2 oder 2 × 2	
Gingium® 240 FTA, Tebonin® Konzent 240 FTA	Ginkgo-biloba-Blätter-Trockenextrakt 240 mg	Erw. ab 18 Jahren: 1 × 1	
Gingium® 120 FTA, Tebonin® intens 120 FTA, Rökan® novo 120 FTA	Ginkgo-biloba-Blätter-Trockenextrakt 120 mg	Erw. ab 18 Jahren: 1 × 1	
Gingium® 80 FTA, Tebonin® spezial 80 FTA, Rökan® plus 80 FTA	Ginkgo-biloba-Blätter-Trockenextrakt 80 mg	Erw. ab 18 Jahren: 2 × 1	

16.4 Aromatherapie

Atemanaleptisch und damit eine tiefere Atmung bewirkend mit einer besseren Sauerstoffversorgung des Gehirns sind ätherische Öle mit Campher und Menthol, so Eukalyptusöl, Pfefferminzöl oder Cajeputöl. Diese wurden schon im Mittelalter in Riechfläschchen bei Schwindel und drohender Bewusstlosigkeit verwendet. Zur Akutanwendung ein Fläschchen mit einer Mischung aus je einem Teil der genannten drei Öle unter die Nase gehalten, kann die Befindlichkeit nach dem Riechvorgang durchaus verbessern.

16.5 Mikrobiom

Keine Angabe.

16.6 Nahrungsergänzungsmittel

Mikronährstoff	Dosierung	Präparat	Hinweise
Omega-3-Fettsäuren	1,5–4 g/Tag zum Essen	Pure encapsulations®	Wirkt antithrombogen, vasodilatatorisch
Vitamin B_{12}	100–1.000 µg/Tag	Pure encapsulations®	Bei Gedächtnisstörungen, Demenz
Vitamin B_6	50–100 mg/Tag	Pure encapsulations®, Hevert®	In Verbindung mit B_{12} und Folsäure
Folsäure	1–5 mg/Tag	Hevert®	In Verbindung mit B_{12} und B_6

16.7 Homöopathie (Einzelmittel)

Homöopathische Arzneien bei begleitenden Symptomen wie Schwindel oder nachlassender Gedächtnisleistung werden in den jeweiligen Kapiteln vorgestellt.

16.8 Homöopathie (Komplexmittel)

Präparate	Dosierung/Tag
Cefadysbasin® SE Tabletten (Cefak)	bis 3-mal tgl. 1 Tbl.

16.9 Anthroposophische Medizin

16.9.1 Innere Therapie (oral)

Mittel	Anwendung/Tag	Hinweise
Cerebellum comp., Globuli velati (Wala)	Erw.: 1- bis 3-mal tgl. bis zweistündlich 5–10 Globuli velati	Bei zerebral bedingtem Schwindel. Begleittherapie bei Gehirnerschütterung und deren Folgezuständen
Arnica/Plumbum mellitum, Globuli velati (Wala)	Erw.: 1- bis 3-mal tgl. 5–10 Globuli velati	Bei zerebralen Durchblutungsstörungen
Kalium aceticum comp. D6 Trit. (Weleda)	bis 6-mal tgl. 1 Msp.	Bei zerebralen Durchblutungsstörungen, z. B. nach COVID oder Corona-Impfungen
Arnica e planta tota D6, Globuli velati (Wala)	Erw.: 3-mal tgl. 5–10 Globuli velati	Bei zerebralen Durchblutungsstörungen

16.10 Biochemie/Schüßler-Salze

Mineralstoffe (Nummer)	Dosierung/Tag
3	12
5	7
8	7
9	12

16.11 Spagyrik

Mischung bei Durchblutungsstörungen des Gehirns, Spagyrik nach Spagyro Naturheilmittel (Menge für 50 ml)	
Aesculus Ø	10 ml
Viscum album D2	10 ml
Plumbum aceticum D4	10 ml
Ginkgo D2	10 ml
Tartarus Ø	5 ml
Vinca minor D2	5 ml

Dosierung:
Chronisch: 5 × 3 Sprühstöße in den Mund

Mittel	Dosierung
Solunat Nr. 4 Cerebretik	3 × 5 Tr.

16.12 Bach-Blüten

Hier muss der bestehende seelisch-geistige Zustand erfasst werden. Aus bis zu sieben verschiedenen Blüten-Essenzen wird die geeignete Bach-Blüten-Mischung zusammengestellt. Verwenden Sie hierzu die Kurzcharakterisierung der 38 klassischen Bach-Blüten unter ▸Kap. 1.10.4; Arzneimittelauswahl und die Hinweise zur Herstellung einer Behandlungslösung unter ▸Kap. 1.10.3.

16.13 Zusatzhinweise

- Viel Bewegung an der frischen Luft.
- Wechselduschen, kalt-warm.
- Rauchverzicht.
- Gesunde, leichte Ernährung.
- Bluthochdruck, Diabetes mellitus und Fettstoffwechselstörungen adäquat behandeln.

17 Durchfall

17.1 Grenzen der Selbstmedikation

Durchfälle, die länger als 3 Tage andauern, oder immer wiederkehrende Durchfälle sowie akute, massive Durchfälle mit der Gefahr der Austrocknung (v. a. bei Kindern, Senioren) und Durchfälle mit hohem Fieber und/oder Magenschmerzen und blutigem Stuhl müssen ärztlich abgeklärt werden. Eine Therapie sollte immer zusammen mit einer oralen Rehydratation erfolgen in Anlehnung an die WHO-Rezeptur zur Rehydratation aus Mineralien und Glucose. Säuglinge mit Durchfall müssen sofort zum Arzt gebracht werden.

17.2 Allopathie

17.2.1 Orale Therapie

Präparate	Wirkstoffe	Wirkstoffgruppe
Colina® 3 g Pulver	Dioktaedrischer Smektit	Adsorbens, dreischichtiges Tonerdemineral
Elotrans®	Mineralien, Glucose	Orale Rehydratationsmittel
Imodium® akut/lingual, Lopedium® akut/T akut Lingumelt® akut Loperamid Generika	Loperamidhydrochlorid	Antidiarrhoikum
Imodium® akut plus N duo	Loperamidhydrochlorid, Simeticon	Antidiarrhoikum, Entschäumer
Tannacomp® Fta.	Tannalbuminat, Ethacridinlactat	Adstringens, Antiseptikum
Vaprino® 100 mg	Racecadotril	Enkephalinasehemmer, mindert Einstrom von Flüssigkeit in den Darm

D

17.3 Phytotherapie

Pflanzliche Arzneimittel zur Begleitbehandlung schwerer Durchfälle sind in den meisten Fällen angezeigt. Vorsicht geboten ist bei immunsupprimierten Patienten, die zurückhaltend mit Keimpräparaten behandelt werden sollten. Bei Antibiotika-Verordnung empfiehlt sich immer die Komplettempfehlung einer pflanzlichen Begleitbehandlung, um das Darm-Immunsystem aufbauend zu stärken.

17.3.1 Orale Therapie

Präparate	Inhaltsstoffe	Dosierung/Tag	Hinweise
Colibiogen®/ Kinder Lösung/ oral	Lysierte *Escherichia coli*	bis 3-mal tgl. 5 ml (1 TL) ½ Std. v. d. E.	Unterstützung der Darmflora, zur Rehabilitation nach Antibiotika-Therapie, vor/während/ nach Chemo-/Strahlentherapie, bei Divertikeln, Allergien, Heuschnupfen, polymorpher Lichtdermatose, Ekzem, Neurodermitis, arthritischen Erkrankungen, Reizdarmsyndrom
Omniflora® N Kps., Perocur® forte 250 mg	Trockenhefe aus *Saccharomyces cerevisiae*	Ab 2 J./Erw.: Prophylaxe v. Reisediarrhö: 5 Tage vor Abreise 1 × 1, Therapie: 1 × 1	Behandlung noch einige Tage nach dem Abklingen fortführen, nichts Heißes dazu trinken, vor dem Essen einnehmen, Kapseln können geöffnet in kalte Fl. gegeben werden (auch in die Sonde bei künstl. Ernährung)

Präparate	Inhaltsstoffe	Dosierung/Tag	Hinweise
Kohle-Compretten®, Kohle Hevert® Tbl.	Medizinische Kohle	bis 4-mal 2–4 Tbl., 50 g in 400 ml Wasser, bei Diarrhö 10 g initial, pro Tag 2–3 Dosen	Cave: Interaktion durch Resorptionshemmung
Perenterol® 50/ forte 250/250 Pulver, Yomogi®	*Saccharomyces boulardii*	Bei Durchfall: > 2 J.: 3 × 2–5 Kps. 50/1- bis 2-mal 1 Kps. 250, zur Prophylaxe: 5 Tage vor der Abreise beginnen, 3 × 2–4 Kps. 50 mg/1- bis 2-mal Kps. 250 mg. Pulver: akut: 1- bis 2-mal tgl. 1 Btl.	Behandlung noch einige Tage nach dem Abklingen fortführen, nichts Heißes dazu trinken, vor dem Essen einnehmen, Kapseln können geöffnet in kalte Fl. gegeben werden (auch in die Sonde b. künstl. Ernährung)
Schwarzer Tee	*Camellia sinensis*	2 TL pro Tasse	3–5 Tassen plus 1 TL Zucker plus Prise Salz, lang ziehen, um Gerbstoffe zu extrahieren (> 5 Min), nicht bei Sgl. und Klkdrn. Ersten Aufguss verwerfen, dann lange kochen lassen, damit Koffein entfernt und Gerbstoffe extrahiert

D

Präparate	Inhaltsstoffe	Dosierung/Tag	Hinweise
Uzara® Drg./ Lsg./Saft	Uzarawurzel-Trockenextrakt	> 12 J.: 5 Drg. (5 ml) als Erstdosis, dann 3- bis 6-mal 1 Drg. (1 ml) bis zum Abklingen. 6–12 J.: 3 × 1 initial, dann 2- bis 3-mal 1; Saft: > 12 J.: 1. Tag: 25 ml, dann 3- bis 6-mal 5 ml, Tageshöchstdosis: 30 ml. 6–11 J.: 1. Tag: 5–7 ml, dann 3- bis 6-mal 3–4 ml, Tageshöchstdosis: 24 ml, 2–5 J.: 3- bis 6-mal 1–2 ml, Tageshöchstdosis: 12 ml	Die Tageshöchstdosis darf nicht überschritten werden, da sonst herzglykosidtypische Nebenwirkungen auftreten können! Wechselwirkungen mit Chinidin, Calcium, Saluretika, bei Langzeitgabe mit cortisonhaltigen AM. Kontraindikation: Therapie mit Herzglykosiden, Hypomagnesiämie, Hypocalciämie
Myrrhinil-Intest® FTA	Myrrhe, Kaffeekohle, Kamillenblütentrockenextrakt	Ab 12 Jahren: 3 × 4 Tbl.	Bei unspezifischem Durchfall mit leichten Krämpfen und Blähungen

17.3.2 Tee-Tipp

Tee bei Durchfall (Menge für 100 g)	
Kamillenblüten	20,0 g
Kümmel zerstoßen	20,0 g
Thymianblätter	20,0 g
Malvenblätter	20,0 g
Ringelblumenblüten	10,0 g
Brombeerblätter	10,0 g

Zubereitung: 1 gehäufter EL mit 150 ml siedendem Wasser überbrühen, zugedeckt 10 Min. ziehen lassen, abseihen.
Dosierung: Für Kdr. gut geeignet: mehrmals tgl. 1 Tasse des frisch bereiteten Tees geben, leicht süßen (kein Süßstoff).

17.4 Aromatherapie

Keine Empfehlung

17.5 Mikrobiom

Unter Phytotherapie sind einige Präparate gelistet, welche der Mikrobiomtherapie nahe sind, aber als Lysat keine lebenden Keime enthalten oder als Hefen nicht Teil der natürlich residenten Darmflora sind. Daher wurden sie nicht unter der engeren Mikrobiomtherapie eingeordnet. Keime, die bei Durchfall auch helfen, die Besiedlung wiederherzustellen, sind in folgenden Präparaten zu finden:

Präparatename	Stämme
Paidoflor®	*Lactobacillus acidophilus* u. Ä.
Hylak ®plus acidophilus	*Lactobacillus helveticus*
Lacteol®	*Lactobacillus fermentum* und *L. delbrückii*
InfectoDiarrstop® LGG® mono	*Lactobacillus rhamnosus* GG
Mutaflor®	*E. coli* Nissle 1917

Speziell bei antibiotikaassoziiertem Durchfall sind folgende Präparate ausgelobt und in Studien geprüft:

Innovall® AID Pulver	*Lactobacillus acidophilus W55,* *Lactobacillus acidophilus W37,* *Lactobacillus paracasei W72,* *Lactobacillus rhamnosus W71,* *Enterococcus faecium W54,* *Lactobacillus salivarius W24,* *Lactobacillus plantarum W62,* *Bifidobacterium bifidum W23,* *Bifidobacterium lactis W18,* *Bifidobacterium longum W51*
OMNi-BiOTiC® 10 Pulver	*Lactobacillus acidophilus W55* *Lactobacillus acidophilus W37* *Lactobacillus paracasei W72* *Lactobacillus rhamnosus W71* *Enterococcus faecium W54* *Lactobacillus salivarius W24* *Lactobacillus plantarum W62* *Bifidobacterium bifidum W23* *Bifidobacterium lactis W18* *Bifidobacterium longum W51*
Lactobact® AAD Kapseln	*Bifidobacterium lactis* *Lactobacillus acidophilus* *Bifidobacterium longum BB536* *Lactobacillus salivarius* *Enterococcus faecium*

17.6 Nahrungsergänzungsmittel

Mikronährstoff	Dosierung	Präparat	Hinweise
Natriumchlorid Natriumcitrat Kaliumchlorid Glucose	3,5 g 3 g 1,5 g 20 g	WHO-Pulver in 1 l Wasser lösen Auch als Fertigpräparat: Elotrans®, Oralpädon®	Zum Ausgleich der verlorenen Salze
Tanninalbuminat + Ethacridinlactat	4 × 1–2/Tag	Tannacomp®	Dichtet die Darmwand ab, desinfiziert, wirkt krampflösend
Saccharomyces boulardii	bis 2-mal 1/Tag	Perenterol® forte	Schleust Erreger aus dem Körper
Medizinische Kohle	bis 4-mal 1–4/Tag für maximal 3 Tage	Kohle-Compretten®	Bindet Giftstoffe und Bakterien; besonders zu empfehlen bei Fernreisen
Zink	10–50 mg/Tag	Zinkorotat-POS®	Regeneriert Schleimhäute
Kombination Kaffeekohle, Kamille, Myrrhe	3 × 4 Dragees/Tag	Myrrhinil-Intest®	Regeneriert Schleimhaut im Magen-Darm-Trakt

D

17.7 Homöopathie (Einzelmittel)

Arzneiweisende Symptome	Zusatzhinweise	Passende Arznei mit Potenz	Dosierung/ Tag
Übel riechende, brennende Durchfälle; eventuell auch Erbrechen; kalt; erschöpft; schwach	Großer Durst, kann aber immer nur wenig trinken; Folge von Magen-Darm-Infekt oder verdorbener Nahrung	Arsenicum album D12	5 × 5 Globuli
Schwallartige Durchfälle, oft mit Erbrechen, Kreislaufprobleme	Gieriger Durst, kalter Schweiß auf der Stirn; Folge von Magen-Darm-Infekt	Veratrum album D6	5 × 5 Globuli
Gestörte Magen-Darm-Flora (unsymptomatischer Durchfall)	Folge von Nahrungsunverträglichkeit, auf Fernreisen, nach Antibiotika-Gabe	Okoubaka D3	5 × 5 Globuli
Nervöser Durchfall	Vor Prüfungen, wichtigen Ereignissen	Argentum nitricum D12	3 × 5 Globuli
Blähungskoliken mit grüngelbem Durchfall	Gereizte Stimmung; Folge von Ärger, Zahnung	Chamomilla D6	5 × 5 Globuli

17.8 Homöopathie (Komplexmittel)

Präparate	Dosierung/Tag	Hinweise
Jalapa comp. Tropfen (Pflüger)	Bis zu 3 × tgl. 5 Tropfen	
Diarrheel® SN Tabletten	Akut: über 2 Std. alle 15 Min. 1 Tbl. Chronisch: 3 × tgl. 1 Tbl.	Im Mund zergehen lassen

17.9 Anthroposophische Medizin

17.9.1 Innere Therapie (oral)

Mittel	Anwendung/Tag	Hinweise
Birkenkohle comp., Hartkapseln (Weleda)	bis 5-mal tgl. 1 Kps. mit reichlich Fl. (1 Glas Wasser) einnehmen	Nicht länger als 2 Wochen einnehmen
Bolus alba comp., Pulver (Wala)	Kdr. bis 6 J.: ½ bis 1 TL.; Erw. u. Kdr. ab 6 J.: 1 bis 2 TL in einer Tasse warmem Wasser verrühren und über den Tag verteilt zweistündlich bis stündlich schluckweise trinken	Vor jedem Schluck kurz durchrühren. Bei Sgl. reicht es oft schon aus, die Lippen mit der Lsg. zu benetzen. Auf Reisen in ferne Länder kann tgl. eine Msp. vorbeugend gegen Durchfall eingenommen werden.

17.9.2 Äußere Therapie

Mittel	Anwendung/Tag	Hinweise
Kupfer Salbe rot (Wala) oder Cuprum metallicum praeparatum 0,4 %, Salbe (Weleda)	2–3 cm Salbenstrang auf dem Unterbauch einmassieren	Durchwärmend und krampflösend
BauchWickel Kamille (Wachswerk)	Wärmende Wachs-Öl-Wickel zum Auflegen auf den Bauch	Durchwärmend und krampflösend

17.10 Biochemie/Schüßler-Salze

Differenzierung	Mineralstoffe (Nummer)	Dosierung/Tag
Allgemein	3	12
	8	12
	10	15
Durch Übersäuerung	9	20
Grünlich-gelblich	10	20
Stinkend-faulig	5	20
Mit Krämpfen	7	12

17.11 Spagyrik

Mischung bei Durchfall, Spagyrik nach Spagyro Naturheilmittel (Menge für 50 ml)	
Chamomilla D2	5 ml
Propolis D2	5 ml
Paeonia off. Ø	10 ml
Tropaeolum D2	10 ml
Bolus alba D3	10 ml
Okoubaka D4	10 ml

Dosierung:
Akut: alle 10 Min. 2 Sprühstöße in den Mund

Phönix Arsenicum spag.	3 × 20 Tr.

17.12 Bach-Blüten

Bei länger anhaltenden Durchfällen muss der bestehende seelisch-geistige Zustand erfasst werden. Aus bis zu sieben verschiedenen Blüten-Essenzen wird die geeignete Bach-Blüten-Mischung zusammengestellt. Verwenden Sie hierzu die Kurzcharakterisierung der 38 klassischen Bach-Blüten unter ▶ Kap. 1.10.4; Arzneimittelauswahl und die Hinweise zur Herstellung einer Behandlungslösung unter ▶ Kap. 1.10.3.

17.13 Zusatzhinweise

- Bei akutem Durchfall wenig leicht verdauliche Nahrung zu sich nehmen (geriebene Äpfel, zerdrückte Bananen, Haferflockengrütze, Reisschleim, Zwieback usw.).
- Gegen krampfartige Bauchschmerzen warme Anwendungen auf den Leibraum (Wärmflasche, feuchtwarmer Leibwickel).
- Auf genügend Flüssigkeits- und Elektrolytzufuhr achten.
- Nahrungsmittelunverträglichkeiten in Betracht ziehen.
- Auf Lactoseintoleranz prüfen.
- Bei nervösem Durchfall: Stressreduktion und Erlernen von Entspannungstechniken wie autogenes Training, progressive Muskelentspannung, Yoga.

18 Dysmenorrhö

18.1 Grenzen der Selbstmedikation

Ungewohnt schmerzhafte Blutungen müssen abgeklärt werden – auch Myome, Endometriose oder Bauchhöhlenschwangerschaften können als Symptom eine Dysmenorrhö haben. Starke Schmerzzustände, die eine Teilnahme am Alltagsleben unmöglich machen (Schulbesuch, Arbeit), bedürfen einer ärztlichen Abklärung, um Ursachen wie Endometriose, Verwachsungen oder Schilddrüsenerkrankungen mit Auswirkung auf die hormonellen Regelkreise auszuschließen, die einer spezifischen Behandlung bedürfen. Auch die Funktion der Schilddrüse sollte überprüft werden (TSH-Spiegel), denn eine Hypothyreose erhöht den Prolaktinspiegel und bewirkt somit eine Symptomverstärkung bzw. Auslösung bzgl. der Mastodynie.

Da ibuprofenhaltige Analgetika die Prostaglandinsynthese hemmen, kann dies zu einer reduzierten Verengung der Blutgefäße in der Uterusschleimhaut führen, was mit verstärkter Blutung einhergehen würde. Sollten Frauen also bereits unter starker Menstruationsblutung leiden (Menorrhagie, Hypermenorrhö), wäre ein paracetamolhaltiges Schmerzmittel zu präferieren.

18.2 Allopathie

18.2.1 Orale Therapie

Präparate	Wirkstoffe	Wirkstoffgruppe
Aktren® forte, Tispol® Ibu DD Fta.	Ibuprofen	Analgetikum/Antipyretikum/Antiphlogistikum
ben-u-ron® Kps./Tbl./1.000 Tbl. Generika	Paracetamol	Analgetikum/Antipyretikum
Buscopan® plus Fta.	Butylscopolaminiumbromid, Paracetamol	Spasmolytikum, Analgetikum

Präparate	Wirkstoffe	Wirkstoffgruppe
Dolormin® Schmerztabletten/ extra Fta. Generika	Ibuprofen-DL-Lysinsalz	Analgetikum/Antipyretikum/Antiphlogistikum
Dolormin® für Frauen bei Menstruationsbeschwerden	Naproxen-Natrium	Analgetikum/Antiphlogistikum (Antipyretikum)

Die Präparate ben-u-ron® und Buscopan® können auch als Suppositorien eingesetzt werden.

18.3 Phytotherapie

Gerade hormonelle Regulationsstörungen, die im Sinne einer PMS-Symptomatik ausgeprägt sind (Dysmenorrhö, Mastodynie, Zyklusstörungen, psychische Affektionen, Hautunreinheiten perioral), sind einer phytotherapeutischen Behandlung sehr gut zugänglich (s. PMS).

Spezifische Inhaltsstoffe von Mönchspfeffer-Extrakten werden für die prolaktinsenkende und damit die hormonellen Regelkreise einbalancierende Wirkung verantwortlich gemacht (BNO-Diterpene). Zu achten ist daher auf standardisierte, schonend getrocknete Spezialextraktpräparate (z. B. Agnucaston®), die nach GCP-Regeln geprüft sind. Nahrungsergänzungsmittel mit Mönchspfefferfrucht sind daher abzulehnen, da die Extraktqualität nicht erkannt werden kann (thermolabile wirksamkeitsmitbestimmende Inhaltsstoffe nach Gewinnung des Trockenextrakts noch vorhanden?).

Bei der PMS-Behandlung ist zudem auf die rasche Stillung der schweren und lang andauernden Blutungen zu achten. Der daraus resultierende Eisenmangel muss mit entsprechenden Eisenpräparaten ausgeglichen werden. Die Versorgung der betroffenen Frauen stellt ein Therapiekonzept dar.

18.3.1 Orale Therapie

Präparate	Inhaltsstoffe	Dosierung/Tag	Hinweise
Agnucaston® Drg., Agnolyt® Kap. und Tropfen Agnucaston® 20 mg	Mönchspfefferfrüchte-Trockenextrakt	alle 24 Std. 1 × 1 oder 40 Tr. 15 Min. vor dem Essen mit 1 Glas Wasser	Nicht in Schwangerschaft/Stillzeit/Mammakarzinom, herabgesetzte Milchbildung b. Stillenden möglich, Anwendungsdauer 3–6 Monate
KadeZyklus bei Krämpfen 250 mg FTA	Schafgarbenkraut-Trockenextrakt	Ab 12 Jahren: 2- bis 3-mal 1	Cave: Korbblütler-Allergie
Frauenmanteltee lose	*Alchemilla xanthochlora*	2 TL pro Tasse siedendes Wasser	10 Min. ziehen lassen. 3–5 Tassen pro Tag
Styptysat® plus Drg.	Hirtentäschelkraut-Trockenextrakt 200 mg plus 12,5 mg Vitamin K	6–8 Drg., aufgeteilt in 2–3 ED	Hämostyptikum bei leicht verlängerten und verstärkten Regelblutungen (Menorrhagie, Metrorrhagie) Nahrungsergänzungsmittel
KadeZyklus bei schweren Blutungen während der Menstruation 400 mg FTA	Hirtentäschelkraut-Trockenextrakt	Zur Anwendung bei erwachsenen Frauen: 3 × 1, beginnend 3–5 Tage vor der erwarteten Menstruation	Auf Ausgleich von etwaig vorliegendem Eisenmangel achten, regelmäßiger Zyklus für Anwendungsregime essenziell wenn Blutung länger als 7 Tage: Arzt!

18.3.2 Tee-Tipp

Tee bei Dysmenorrhö (Menge für 100 g)	
Hirtentäschelkraut	20,0 g
Schafgarbenkraut	20,0 g
Himbeerblätter	15,0 g
Ringelblumenblüten	10,0 g
Frauenmantelkraut	35,0 g

Zubereitung: 2 TL pro Tasse mit 150 ml siedendem Wasser überbrühen, 10 Min. ziehen lassen.

18.4 Aromatherapie

Keine Behandlungsoption

18.5 Mikrobiom

Keine Behandlungsoption

18.6 Nahrungsergänzungsmittel

Mikronährstoff	Dosierung	Präparat	Hinweise
Magnesium	400 mg/Tag	Magnesium Verla®	Wirkt muskelentspannend
Omega-3-Fettsäuren	1–3 g/Tag	EnzOmega®, Pure encapsulations®	Beeinflussen hormonelle Regulation

D

18.7 Homöopathie (Einzelmittel)

Arzneiweisende Symptome	Zusatzhinweise	Passende Arznei mit Potenz	Dosierung/Tag
Blitzartig einschießende Unterleibsschmerzen	Schlimmer vor und während der Periode; besser durch Krümmen und Wärme	Magnesium phosphoricum D12	5 × 5 Globuli
Krampfartige, pulsierende Unterleibsschmerzen, die nach unten drängen	Vor und während der Periode; schlimmer durch Wärme	Belladonna D6	5 × 5 Globuli
Schneidende, kolikartige Schmerzen	Schlimmer während der Periode; besser durch Krümmen, Wärme und festen Druck gegen den Bauch	Colocynthis D6	5 × 5 Globuli
Wehenartiger, unerträglicher Schmerz; gereizte Stimmung, ungerecht, Hitzewallungen, Schweiß	Schlimmer während der Periode; schlimmer durch Wärme	Chamomilla D6	5 × 5 Globuli
Begleitet von massiven Kreislaufbeschwerden und/oder Durchfall, Übelkeit, Erbrechen	Schlimmer während der Periode; besser durch Wärme	Veratrum album D6	5 × 5 Globuli

18.8 Homöopathie (Komplexmittel)

Präparate	Dosierung/Tag
Agnus Hevert femin Tropfen	Akut: stdl. 5–10 Tropfen (max. 12 × tgl.) Chronisch: 1- bis 3-mal tgl. 5–10 Tropfen
Spascupreel® Tabletten gegen die Verkrampfung	3 × tgl. 1 Tbl.
Hormeel® SNT Tropfen zur Regulierung	3 × tgl. 10 Tropfen

18.9 Anthroposophische Medizin

Die Kombination aus oraler und äußerlicher Anwendung ist sehr wirksam.

18.9.1 Innere Therapie (oral)

Mittel	Anwendung/Tag	Hinweise
Nicotiana comp., Globuli velati (Wala)	bis 6-mal tgl., 5–10 Globuli velati	Krämpfe der glatten Muskulatur
Menodoron®, Tropfen (Weleda)	2-bis 3-mal tgl. 15–30 Tr. in Wasser verdünnt einnehmen, am besten kurmäßig über drei bis fünf Monatszyklen, ggf. auch länger	Basismittel zur Zyklusregulierung. Während der Regelblutung wird die Einnahme unterbrochen

18.9.2 Äußere Therapie

Mittel	Anwendung/Tag	Hinweise
Melissenöl, Ölige Einreibung (Wala)	Bis zu 2-mal tgl. mit warmen Händen den Bauch im Uhrzeigersinn einreiben und anschließend warm halten	Durchwärmende und krampflösende Wirkung
Kupfer Salbe rot (Wala) oder Cuprum metallicum praeparatum 0,4 %, Salbe (Weleda)	2-mal tgl. Bauch und Kreuzbein dünn einreiben	Durchwärmende und krampflösende Wirkung
BauchWickel Kamille (Wachswerk)	Wärmende Wachs-Öl-Wickel zum Auflegen auf den Bauch	Durchwärmend und krampflösend

18.10 Biochemie/Schüßler-Salze

Mineralstoffe (Nummer)	Dosierung/Tag
4	12
7	12
21	7

18.11 Spagyrik

Mischung bei Dysmenorrhö, Spagyrik nach Spagyro Naturheilmittel (Menge für 50 ml)	
Agnus castus D2	10 ml
Rheum rhaponticum D2	10 ml
Citrullus colocynthis D4	10 ml
Juniperus D2	10 ml
Humulus lupulus D2	10 ml

Dosierung:
Akut: 5 × 3 Sprühstöße in den Mund
Chronisch: 3 × 3 Sprühstöße in den Mund

Mittel	Dosierung
Phönix Cimicifuga spag.	bis 4-mal 20 Tropfen
Solunat Nr. 16 Renalin	2 × 7 Tr. morgens u. mittags
Solunat Nr. 10 Matrigen I	2 × 7 Tr. morgens u. abends
Solunat Nr. 4 Cerebretik	1 × 15 Tr. abends

18.12 Bach-Blüten

Hier muss der bestehende seelisch-geistige Zustand erfasst werden. Aus bis zu sieben verschiedenen Blüten-Essenzen wird die geeignete Bach-Blüten-Mischung zusammengestellt. Verwenden Sie hierzu die Kurzcharakterisierung der 38 klassischen Bach-Blüten unter ▶ Kap. 1.10.4; Arzneimittelauswahl und die Hinweise zur Herstellung einer Behandlungslösung unter ▶ Kap. 1.10.3.

18.13 Zusatzhinweise

- Warme Leibwickel oder Wärmflasche zur Linderung der krampfartigen Unterleibsschmerzen, auch warme Bäder.
- Schonung während der Menstruation.
- Vermeidung von Kälte und Stress während der Menstruation.
- In den Zeiten zwischen den Regelblutungen Hydrotherapie und Gymnastik.
- Vitaminreiche Ernährung.
- Erlernen von Entspannungstechniken, wie autogenes Training, Selbsthypnose, progressive Muskelentspannung, Yoga.

19 Ekzem

19.1 Grenzen der Selbstmedikation

Ekzeme ohne erkennbare Ursache, bei schlechtem Allgemeinzustand, Ekzeme, die schon länger als sieben Tage bestehen, chronische, immer wiederkehrende Ekzeme ohne erkennbare Ursache, großflächige, generalisierte Ekzeme mit starkem Juckreiz und eitrige, also infizierte Ekzeme müssen ärztlich abgeklärt werden.

19.2 Allopathie

„Ekzem" stellt den medizinischen Oberbegriff für juckende, entzündete und oft schuppige Hautzustände dar, deren ursächliche Entstehungsgründe unterschiedlicher Genese entstammen können (toxisch, allergisch, atopisch, Austrocknung, Alter, Umwelteinflüsse wie Bestrahlung). Es muss immer das Stadium des Ekzems (von akut → subakut → subchronisch → chronisch → symptomfrei) betrachtet werden, um stadiengerecht richtig und damit durchaus unterschiedlich behandeln zu können. Allein die Wahl der richtigen galenischen Grundlage (Paste/Creme/Salbe/Lotio) und der phasengerechte Wechsel dieser Zubereitungen sind meist entscheidend für den Erfolg einer Ekzemtherapie (bis zu 60 %). Der Patient benötigt hier die Adhärenz fördernde Beratung und Betreuung durch hautkompetente Apotheken (z. B. zertifiziert zur pharmazeutischen Betreuung von Neurodermitikern, wie im Fortbildungsprogramm der Apothekerkammern als Kurs angeboten). Dies kann niedrigschwellig auch auf dem Weg der telepharmazeutischen Videosprechstunde erfolgen.

19.2.1 Lokale Therapie

Präparate	Wirkstoffe	Wirkstoffgruppe
Bepanthen® Creme, Panthenol Cremes	Dexpanthenol	Vitamin
Ebenol® 0,25 %/0,5 % Creme, FeniHydrocort® 0,25 %/0,5 % Creme, Linola® akut 0,5 % Creme, Soventol® HC Creme	Hydrocortison	Corticoid

Präparate	Wirkstoffe	Wirkstoffgruppe
Ichthosin® 4 % Creme	Natriumbituminosulfonat (Ichthyol)	Antiphlogistikum
Tannolact® Creme 1 %, Fettcreme 0,4 %, 40 % Badezusatz Beutel, Lotio 1 %	Phenol-Methanal-Harnstoff-Polykondensat-Natriumsalz als synthetischer Gerbstoff	Antiphlogistikum bei Rötung, Nässen, Juckreiz
Linola® Fett N Ölbad	Dickflüssiges Paraffin, Isopropylmyristat-Verbindungen	Fett, Spreitungsmittel
Sensicutan® Creme	Levomenol, Heparin-Natrium	Antipruriginosa
Linola® Urea Creme	Harnstoff 12 %	NMF Natural Moisturizing Factor und Keratolytikum
Linola® Fett Creme, Linola® Hautmilch, Linola® Creme	Ungesättigte Fettsäuren C 18:2	Fettsäuren

E

19.3 Phytotherapie

Pflanzliche Zubereitungen als halbfeste oder flüssige Darreichungsformen (Cremes und Lotionen, Lösungen im akuten oder nässenden Stadium und Salben oder Pasten im chronischen oder intervallfreien Zustand) eignen sich hervorragend zur Prophylaxe von Ekzemen bei trockener und Altershaut, zur Vermeidung von cortisonhaltigen Zubereitungen, ideal aber v. a. zur sogenannten Schaukel- oder Intervalltherapie mit cortisonhaltigen Therapeutika als Basispflege. Basispflege kann als wichtigste Therapiegrundlage angesehen werden. Zu beachten ist die jeweilige Galenik der Grundlage (hoher Anteil am Therapieerfolg bis zu 60 %) des verwendeten Produkts. Als Leitsatz mag stark vereinfachend „nass auf nass" und „trocken auf trocken" gelten (akut/subakut: nässend → Cremes/Lotio/wässrige Zubereitung; chronisch, subchronisch, symptomfreies Intervall: trocken → Salbe/Fettcreme). Auch Individualrezepturen, in die pflanzliche Tinkturen oder Extrakte mit den gewünschten

Wirkprinzipien mit bis zu 10 % Konzentration oder ätherische Ölen bis zu 3–5 % Konzentration in die geeignete Grundlage eingearbeitet werden, können in Erwägung gezogen werden.
Die orale Zufuhr von Omega-Fettsäuren aus Nachtkerzenöl, Johannisbeerkernöl oder Borretschsamenöl hat sich in einer Lancet-Studie als wirkungslos bei Neurodermitis-bedingten Ekzemen erwiesen – und das bei Hochpreisigkeit von angebotenen Produkten.

19.3.1 Orale Therapie

Präparate	Inhaltsstoffe	Dosierung/Tag	Hinweise
Bittersüßstängel-Tinktur	Urtinktur aus Bittersüßstängel (Dulcamarae stipes)	3 × 20 Tropfen	Nebeneffekt: gut schweißhemmend! Anticholinerg: eher nicht für geriatrische Patienten
Colibiogen®/Kinder Lösung/oral	Lysierte *Escherichia coli*	bis 3-mal tgl. 5 ml (1 TL) ½ Std. vor den MZ	Unterstützung der Darmflora, zur Rehabilitation nach Antibiotika-Therapie, vor/während/nach Chemo-/Strahlentherapie, bei Divertikeln, Allergien, Heuschupfen, Polymorpher Lichtdermatose, Ekzem, Neurodermitis, arthritischen Erkrankungen, Reizdarmsyndrom
Stiefmütterchen-Tee (Aurica/Bombastus/Klenk)	Wildes Stiefmütterchen mit Blüten	bis 5-mal tgl. 1 Tasse trinken	Mit dem erkalteten Sud die betroffenen Hautstellen abtupfen (nicht lange stehen lassen: Keimrisiko)

19.3.2 Lokale Therapie

Präparate	Inhaltsstoffe	Dosierung/ Tag	Hinweise
Balneum Hermal®	Raffiniertes Sojaöl	Alle 2–3 Tage als Voll- o. Teilbad, 14–34 ml auf ein Vollbad, 5 ml für Teil- u. Kinderbäder	Keine zusätzlichen Seifen oder Syndets verwenden, sonst hebt sich die fettende Wirkung auf. Nur ca. 37 °C, nicht länger als 10 Min.! Nur trocken tupfen, nicht rubbeln, nachcremen
Balneum Hermal® F flüss. Badezusatz	Erdnussöl, dünnflüss. Paraffin		2–3 Voll-/Teil-/ Duschbäder wöchentlich, nur abtupfen
Cefabene® Salbe	Trockenextrakt aus Bittersüßstängel (Dulcamarae stipes)	bis 5-mal tgl. auftragen	Anticholinerg (schweißhemmend), antibakteriell, antimykotisch, adstringierend, antiphlogistisch Zur Beruhigung gereizter Hautstellen: Kosmetikum
Hametum® S Creme/ Wund- u. Heilsalbe	Hamamelisblätter u. -zweige-Frischdestillat	Mehrmals tgl. auftragen	
Kamillosan® Creme/ Salbe	Kamillenblüten-Fluidextrakt u. -öl	bis 3-mal tgl. auftragen	Cave: Korbblütlerallergie

E

Präparate	Inhaltsstoffe	Dosierung/ Tag	Hinweise
Linola® Gamma Creme	Nachtkerzensamenöl	bis 3-mal tgl. auftragen	
Linola® plus Creme	Distelöl, Echinaceaextrakt	bis 3-mal tgl. auftragen	Enzündungshemmend, heilend, juckreizstillend, barrierefördernd Cave: Korbblütlerallergie
Schwarztee-Umschläge	Ceylon-Tee	2 EL Tee mit 150 ml siedendem Wasser überbrühen, 10 Min. ziehen lassen, abkühlen	Im nässenden Stadium für gerbende, juckreizstillende, entzündungshemmende offene Umschläge Cave: Teeabkochung nicht keimfrei (Pilzsporen)

19.3.3 Tee-Tipp

Tee bei Ekzem (Menge für 90 g)	
Stiefmütterchen mit Blüten	20,0 g
Gänseblümchenkraut	20,0 g
Ringelblumenblüten	10,0 g
Kamillenblüten	20,0 g
Bittersüßstängelkraut	20,0 g

Zubereitung: 2 TL mit 150 ml siedendem Wasser übergießen, 10 Min. zugedeckt ziehen lassen, abseihen.
Dosierung: 3 Tassen tgl. über mind. 6 Wochen.

19.4 Aromatherapie

Sind Ekzeme viral, bakteriell oder mykotisch bedingt, kann neben der Schulmedizin mit antiviralen, antibakteriellen oder antimykotischen Topika eine Schaukeltherapie mit Topika geeigneter zustandsgerechter Galenik mit 1–3 % ätherischen Ölen ergänzt werden, da diese sich mit ihren kleinen lipophilen Terpenmolekülen immer antiviral, antibakteriell oder antimykotisch darstellen. Empfehlenswert sind z. B. Salbeiöl, Thymianöl und Korianderöl.

19.5 Mikrobiom

Ist das Ekzem atopisch bedingt (Neurodermitis), kann ab einem Jahr oral das bei dieser Indikation gut untersuchte Innovall® ATOP Sticks einmal morgens eingesetzt werden (*Lactobacillus paracasei GMNL-133, Lactobacillus fermentum GM-090*). Es reduziert in Studien den Gebrauch an topischem Cortison um circa 20 %.

Wenn eine zu atopischen Ekzemen neigende Frau schwanger wird, kann sie während der Schwangerschaft eine indirekte Prävention mit Probiotikaeinnahme für das Risiko der Entwicklung einer Atopie beim Kind durchführen. Dies wurde untersucht mit positiven Studienergebnissen für eine *Bifidobacterium longum-* und *Lactobacillus rhamnosus*-Kombination und für eine Kombination aus *Bifidobacterium longum* und *Lactobacillus paracasei* (J Allergy Clin Immunol. 2012; Online-Publikation am 18.Oktober, Rautava S et al.); z. B. BactoFlor® Kapseln enthalten *L.casei, L. acidophilus, L. rhamnosus* und *Bifidobacterium longum*; man nimmt ein- bis zweimal täglich 1–2 Kapseln ein.

19.6 Nahrungsergänzungsmittel

Mikronährstoff	Dosierung	Präparat	Hinweise
Omega-3-Fettsäuren	1–3 g/Tag	Pure encapsulations®	Entzündungshemmend
Gamma-Linolensäure	1.000–2.500 mg/Tag Kdr.: 150–1.000 mg/Tag	Nachtkerzenöl- oder Borretschölkapseln	Gegen Juckreiz, Erytheme, Schuppen

Mikronährstoff	Dosierung	Präparat	Hinweise
Zink	10–50 mg/Tag	Zinkorotat-POS®	Entzündungs-hemmend; fördert Regeneration der Haut
Selen	100 µg/Tag	Cefasel®	Immunmodulierend
Silicium	20–50 mg/Tag	Kieselerde	Stärkt Bindegewebe
Vitamine B_6, B_{12}, Biotin	1 × 1	ratiopharm®	Fördert Heilung

19.7 Homöopathie (Einzelmittel)

Äußerlich empfiehlt sich die zusätzliche Anwendung einer cardiospermumhaltigen Salbe (trockene Ekzeme) oder Creme (nässende Ekzeme), z. B. Halicar®. Bei sehr trockenen, rissigen und schrundigen Ekzemen hat sich eine graphiteshaltige Salbe (Graphites Salbe) bewährt.

Arzneiweisende Symptome	Zusatzhinweise	Passende Arznei mit Potenz	Dosierung/Tag
Allergische, entzündliche Hautausschläge; starker Juckreiz,	Allgemein bewährtes Mittel	Cardiospermum D3	Akut 5 × 5 Globuli, dann 3 × 5 Globuli
Schuppige, trockene Haut, brennender Ausschlag, starker Juckreiz	Schlimmer durch Wärme und Waschen; evtl. leichte Erstverschlimmerung möglich (▶ Kap. 1.3)	Sulfur D12	2 × 5 Globuli

Arzneiweisende Symptome	Zusatzhinweise	Passende Arznei mit Potenz	Dosierung/Tag
Rot, juckend brennend, nässend mit Bläschen mit rotem Rand	Besser in der Wärme	Rhus toxicodendron D12	2 × 5 Globuli
Trockene, rissige Haut u./o. klebrige, feuchte, gelbe Absonderungen; starker Juckreiz	Krustenbildung durch Kratzen, schlimmer durch Wärme und Waschen	Graphites D12	2 × 5 Globuli

E

19.8 Homöopathie (Komplexmittel)

Präparate	Dosierung/Tag
Ekzevowen® oral Tropfen (Weber&Weber)	Akut: 5 Tropfen stdl. (max. 6 × tgl.) Chronisch: 1- bis 3-mal 5 Tropfen
Ekzevowen® derma Creme (Weber&Weber)	bis 3-mal tgl. auf die betroffenen Stellen auftragen

19.9 Anthroposophische Medizin

19.9.1 Innere Therapie (oral)

Mittel	Anwendung/Tag	Hinweise
Calcium Quercus Globuli velati (Wala)	bis 3-mal tgl. 5–10 Globuli velati	Bei chronischen Ekzemen, auch auf allergischer Grundlage

Mittel	Anwendung/Tag	Hinweise
Hepatodoron® Tabletten (Weleda)	Die Tbl. werden 1–3-mal tgl. gut zerkaut vor dem Essen eingenommen. Sgl. u. Klkdr. erhalten die Tbl. in zerdrückter Form. Einzeldosis: Erw. u. Kdr. ab 12 J.: je 1–2 Tbl. Diese Dosis kann bei Bedarf auch auf das Doppelte gesteigert werden. Insbesondere bei der einmaligen Gabe am Abend hat sich eine Dosierung von 3 bis 5 Tbl. bewährt. Kdr. von 6 bis 12 J.: je 1 Tbl. Sgl. und Klkdr. bis 6 J.: je ½ Tbl.	Anregung der Lebertätigkeit bei chronischen Ekzemen. Basistherapeutikum: Es ist eine lange, regelmäßige, mindestens abendliche Einnahme erforderlich. Die Tbl. sollten trotz ihres intensiven krautigen Geschmacks gründlich zerkaut und geschmeckt werden. Einnahme über 3 Monate, dann 1 Monat Pause und ggf. Kur wiederholen
Gentiana Magen, Globuli velati (Wala)	bis 3-mal tgl. 5–10 Globuli velati als Konstitutionstherapie	Bitterstoffe stabilisieren über den Verdauungstrakt die Haut. Stärkung des Mikrobioms

19.9.2 Äußere Therapie

Mittel	Anwendung/Tag	Hinweise
Quercus-Essenz, Tinktur (Wala)	Umschläge: ein EL Quercus-Essenz auf ca. ¼ l Wasser geben und für Umschläge verwenden. 1- bis 3-mal tgl. Bäder: 2–3 EL Quercus-Essenz auf ein Vollbad geben. Für Teilbäder entsprechend weniger verwenden	Beim trockenen und nässenden Ekzem. Tinktur zum äußerlichen Gebrauch; zur Stärkung der Hautbarriere über Gerbstoffe

Mittel	Anwendung/Tag	Hinweise
Dermatodoron®, Salbe (Weleda)	bis 2-mal tgl. an den betroffenen Stellen auf die Haut auftragen	Bei akuten und chronischen Ekzemen
Rosatum Heilsalbe (Wala)	bis 3-mal tgl. an den betroffenen Stellen auf die Haut auftragen	Bei trockenem Ekzem und rissiger und wunder Haut
Intensiv Creme Mittagsblume (Dr. Hauschka Med)	Ein- oder mehrmals tgl. auf die betroffenen Hautpartien auftragen	Zur partiellen Pflege sehr trockener, juckender Haut, beruhigend, feuchtigkeitsspendend

19.10 Biochemie/Schüßler-Salze

Differenzierung	Mineralstoffe (Nummer)	Dosierung/Tag
	3	12
	6	7
	8	12
	9	12
	10	12
Auf der Kopfhaut	1	7
	8	12
	9	12
	11	5
	21	7
Nässend	21	7
	24	7

Unterstützende äußere Anwendung: Tabletten in Wasser auflösen und auf betroffene Hautstellen geben. Bei großen Hautstellen: Mineralstoffbäder (Temperatur unter 37 °C, 12–15 Tbl. des jeweiligen Mineralstoffs für ein Vollbad. Badedauer 10–15 Minuten).

19.11 Spagyrik

Mischung: bei Ekzem, Spagyrik nach Spagyro Naturheilmittel (Menge für 50 ml)	
Cardiospermum D2	10 ml
Vinca minor D2	10 ml
Viola tricolor D2	10 ml
Propolis D2	10 ml
Hydrargyrum bichloratum D6	10 ml

Dosierung:
Akut: alle 10 Min. 2 Sprühstöße in den Mund
Chronisch: 3 × 3 Sprühstöße in den Mund

Mittel	Dosierung
Solunat Nr. 25 Azinat Salbe	
Solunat Nr. 16 Renalin	2 × 10 Tr. morgens u. abends
Solunat Nr. 6 Dyscrasin	2 × 10 Tr. morgens u. abends
Solunat Nr. 9 Lymphatik	2 × 10 Tr. morgens u. abends
Cutro spag. Peka Tropfen	3 × 20 Tr.
Cutral spag. Peka Salbe	
Phönix® Urtica-Arsenicum spag.	bis 4-mal 20 Tr.

19.12 Bach-Blüten

Hier muss der bestehende seelisch-geistige Zustand erfasst werden. Aus bis zu sieben verschiedenen Blüten-Essenzen wird die geeignete Bach-Blüten-Mischung zusammengestellt. Verwenden Sie hierzu die Kurzcharakterisierung der 38 klassischen Bach-Blüten unter ▸Kap. 1.10.4; Arzneimittelauswahl und die Hinweise zur Herstellung einer Behandlungslösung unter ▸Kap. 1.10.3.

Ergänzung : Wie bei allen Hauterkrankungen kann Crab Apple hier hilfreich sein. Auch in Kombination mit andern Bachblüten für den akuten Zustand.

19.13 Zusatzhinweise

- Allergentestung und Allergenvermeidung.
- Schädigende Einflüsse wie Chemikalien oder vieles Arbeiten im Wasser weitmöglichst ausschließen, eventuell mit Handschuhen arbeiten.
- Häufiges Waschen vermeiden.
- Schonende Hautreinigung mit pH-neutralen Syndets.
- Geeignete Hautpflege, an den Hautzustand angepasst.
- Leichte Baumwollkleidung tragen, Wolle meiden.
- Ernährung mit wenig tierischem Fett, reich an Omega-3-Fettsäuren.
- Aufenthalt im Reizklima, am Meer und in den Bergen.
- Eventuell psychotherapeutische Unterstützung.
- Entspannungstechniken erlernen, wie autogenes Training, progressive Muskelentspannung, Yoga.

20 Entgiftung/Ausleitung

Entgiften und Ausleiten ist ein typischer Wunsch der Patienten, entweder nach für sie belastenden Therapien (Arzneimittel, Impfung), Kontakt beispielsweise mit Schwermetallen aus der Nahrung oder in der Fastenzeit. Zeigen die Patienten Beschwerden, die auf schwere Erkrankungen hinweisen, ist ein Arztbesuch anzuraten.

Bevor eine Entgiftungs- oder Ausleitungstherapie durchgeführt wird, muss zuallererst eruiert werden, ob überhaupt Belastungen vorliegen. Wenn ja, sind diese überhaupt ausleitbar? Denn es gibt bis heute keine Option, z. B. lipophile Belastungen wie Weichmacher und Mikroplastik aus dem menschlichen Organismus – respektive dem Kompartiment Fettgewebe – auszuleiten. Blutuntersuchungen geben Hinweise auf akute und vor Kurzem aufgetretene Belastungen durch Stoffe wie Weichmacher, Mikroplastik, Toxine, Schwermetalle oder zeigen auch Rückverteilungen oder Mobilisierungen (z. B. durch Provokationstests oder bei Ausleitungsverfahren mit Chelatbildnern) an. Valide Messmethoden auch für länger zurückliegende Belastungen sind laut WHO für Schwermetalle die Haarmineral-Analyse (www.haaranalyse.de) mit MS/GC-Technologie.

Ansonsten muss der gesamte Organismus betrachtet werden, denn die Ausleitungsorgane und -strukturen Niere, Leber, Haut, Lymphe müssen bzgl. ihrer Funktionsparameter geprüft werden (GFR, ALAT, ASAT etc.). Ebenso muss dem Wording bezüglich „romantischer Aspekte“ der „Reinigung des Körpers“ aus dem letzten Jahrhundert Einhalt geboten werden. Der Begriff „Schlacken“ ist entstanden auf den irrigen Annahmen Buchingers, der ursprünglich als Lokführer die Darmreinigung wie die Reinigung einer Brennkammer der Lok eines Zuges betrachtete. So wirken Einläufe und andere Purgationsverfahren eher störend auf die Besiedlung des Darmes und können das Mikrobiom aus dem Gleichgewicht bringen.

Auch ist der Irrglaube einer generellen Übersäuerung auszuräumen, denn ein Mensch mit einer gesunden Niere kann nicht übersäuern (Ausscheidung von H^+-Ionen über den Urin ist die Entsäuerung des Organismus schlechthin, so zeigt ein saurer Urin an, dass eben die Niere gut arbeitet und ist **kein** Zeichen einer Übersäuerung!).

Sind aber Entzündungen im Organismus vorhanden (z. B. Rheumatiker, Gichtpatient), so kann mit magensaftresistenten (!) Basentherapeutika der Urin-pH-Wert etwas angehoben werden, um das Löslichkeitsprodukt für Säuren zu erhöhen (z. B. Nephrotrans® oder Bicanorm®). Nicht magensaftresistente Basentherapeutika werden im Salzsäurebad des Magens neutralisiert, und aus manchen eingesetzten Verbindungen entsteht NaCl und CO_2 mit Begleiterscheinungen wie z. B. Meteorismus oder Flatulenz bzw. zu hoher Kochsalzzufuhr.

Sind aber echte Belastungen mit Schwermetallen festgestellt (z. B. Quecksilber aus korrosiven Zahnfüllungen, Gadolinium aus Kontrastmitteln der MRT-Untersuchung, Aluminium aus aluminiumchloridhaltigen Deodorants), so muss spezifisch mit Chelatbildnern der Rx-Wirkstoffe (DMSA, DMPS) unter ärztlicher Kontrolle der Ausscheidung (Urin- und Blutuntersuchung begleitend) gearbeitet werden.

Begleitend kann aber durch komplementäre Heilweisen die Leistung von Niere, Leber, Lymphe, Bindegewebe und Haut durchaus unterstützt und präventiv der Darm als Firewall für die Vermeidung der Resorption von Toxinen und der Entgiftung potenziell toxischer Produkte (z. B. Benzpyrene aus Grillgut) mit Multistrain-Präparaten aufgebaut werden.

20.1 Grenzen der Selbstmedikation

Ausleitungstherapien sollte man, wenn sie nötig sind, als rein prophylaktische Maßnahmen der volkstümlichen Gesundheitspflege (z. B. Frühjahrskur) zu den sogenannten „Umstimmungsjahreszeiten" durchführen, also Frühjahr und Herbst – nicht im heißen Sommer oder im Winter, wenn der Körper physiologisch auf Speichern von Ressourcen eingestellt ist. Da Entgiften und Ausleiten Arbeit für die Ausscheidungssysteme bedeutet, sollten keine schwer oder akut kranken Menschen (z. B. während Infektionen wie Grippe oder COVID-19) oder Menschen mit akuten Tumorerkrankungen ausleiten. Auch kachektische Menschen, Hochbetagte mit Gebrechlichkeit (Frailty!) und schwer an Herz, Leber oder Niere erkrankte Menschen sollten von Ausleitungskuren verschont bleiben.

E

Bei Verdacht auf akute Intoxikationen (z. B. Quecksilberthermometer zerbrochen) ist ärztlicher Rat zeitnah einzuholen.
Es sollte immer das Ziel und der Zweck der Ausleitung/Entgiftung erfragt werden. Oft liegen spirituelle Gründe vor („Heilfastenwanderung"), welche nicht immer mit pharmakologischen Aspekten sinnhaft zu korrelieren sind. „Nil nocere" – also „nicht schaden" – ist hier die Maxime, und manchmal heißt hier Beraten dann auch Abraten!
Ein Gesamtmanagement des Lebensstils sollte angestrebt werden mit Nichtrauchen, kein Alkohol, viel Bewegung und Sport, frische Luft, gesunder fettnormalisierter Mischkost und einem guten Mindset sowie Futter für die Seele (z. B. Lesen, Meditation und Kontemplation) – all dies zur generellen Resilienzförderung.

20.2 Allopathie

Allopathische Präparate sind hier nicht positioniert.

20.3 Phytotherapie

Pflanzliche Präparate können genutzt werden, um Ausscheidungsfunktionen von Organen anzuregen, wie Niere (▸Kap. 11; Blasenentzündungen), Leber, Lymphe, Lunge und Darm. Es empfiehlt sich, leber- und gallenflussanregende Phytopharmaka zu kombinieren mit löslichen Ballaststoffen, welche die Rückresorption der Gallensäuren durch Unterbrechung ihres enterohepatischen Kreislaufs hemmen.

Präparat	Inhaltsstoff	Effekt
Mucofalk®, Flohsamenschalen-Abfüllung	Flohsamenschalen	Bindung von mit der Galle ausgeschiedenen lipophilen Substanzen, Unterbrechung des enterohepatischen Kreislaufs durch lösliche Ballaststoffe

Präparat	Inhaltsstoff	Effekt
Legalon® forte Kaps. Silimarit® WKA	Mariendistelfrüchte-Trockenextrakt 140 mg Silymarin (108 mg Silymarin ber als Silybini per HPLC) 140 mg Silymarin (ber als Silibinin HPLC)	Leberschutz durch Flavonoide, ALAT- und ASAT-Werte sinken, antientzündlich
Silymarin-Ct FTA Silymarin-Loges® FTA Ardeyhepan® FTA	Mariendistelfrüchte-Trockenextrakt 117 mg Silymarin (Methode?) 108,2 mg Silymarin 105 mg Silymarin (HPLC)	Dito
Hepatos® Mariendistel-dragees HepaBesch® Hartkapseln	Trockenextrakt aus Mariendistelfrüchten 83,3 mg Silymarin (HPLC)	Dito
Bilisan® duo FTA	Mariendistel- und Gelbwurzextrakt	Anregung der Lebertätigkeit und Gallenflüssigkeits-Produktion, NEM
Mariendistelfrüchte-Tees		Sind eher abzulehnen, da Inhaltsstoffe nicht gut wasserlöslich! Fraglicher Eintritt eines Effektes
Hepar-SL® 320 mg FTA Cholspasmin® Artischocke	Trockenextrakt aus Artischockenblättern 320 mg 400 mg	Anregung von Lebertätigkeit und Gallenproduktion Cave: Abschwächung Antikoagulanzien vom VKA-Typ wegen Vitamin-K-Gehalt

E

Präparat	Inhaltsstoff	Effekt
Solidago Steiner® Tabletten	Echte-Goldrutenkraut-Trockenextrakt, 300 mg Ab 12 Jahren: 4- bis 5-mal 1	Durchspülung der Harnwege, entzündungshemmend, nicht bei Ödemen durch Herz- oder Niereninsuffizienz
Weitere Aquaretika; ▶Kap. 11, Blasenentzündung		

Das Trinken von aquaretischen Tees aus gleichen Teilen an Brennnesselblättern, Birkenblättern, Löwenzahnblättern als Teekur (1 EL der Mischung auf 150 ml heißes Wasser, 5 Min. ziehen lassen, 3- bis 5-mal tgl. zu trinken), wie es im Frühjahr volksmedizinisch Usus ist, ist durchaus unterstützend für die Ausscheidungsfunktion der Nieren.

20.4 Aromatherapie

Zur Anregung der Tiefe der Atemtätigkeit empfiehlt sich das Verdampfen ätherischer Öle, die atemanaleptisch im Kreislauf- und Atemzentrum wirken. Dies sind z. B. Cajeput-, Eucalyptus- und Pfefferminzöl, aber auch alle Baum- und Nadelöle wie Fichtennadelöl, Tannenöl und Latschenkiefernöl.

Ätherische Öle reizen das Nierenepithel und erhöhen damit den renalen Blutfluss nach transdermaler Resorption nach Aufbringen von Zubereitungen in Creme- oder Ölträgerform. Es können 1–3 % folgender Öle eingearbeitet und eine erbsengroße Menge 3 × tgl. in der Nierengegend kreisend aufgetragen werden: Wacholderöl (nur Wacholderbeeröl, bei Blattöl wäre der sogenannte Nierenreizfaktor zu hoch), Birkenöl (riecht nicht angenehm), Korianderöl, Petersilienblattöl.

20.5 Mikrobiom

Um die Funktion der Darmflora als Firewall, also Schutz vor Resorption durch Abbau toxischer Stoffe, und damit als erste Abwehr zu stützen, empfiehlt es sich, ein *Lactobacillus*-Multistrain-Präparat unterstützend zu Entgiftungskuren einzunehmen. Dies ist ebenso ein effektiver Leber-

schutz, da dann weniger toxische Moleküle über das Pfortaderblut zur Leber gelangen, die Abbaumechanismen strapazieren und immunologische Reaktionen auslösen würden.
Beispiele für *Lactobacillus*-betonte Präparate sind UK 10 Darmflora Kapseln, OMNi-BiOTiC® 10 Pulver, Darmflora plus select Dr. Wolz Kapseln, Lactobact® Premium Kapseln magensaftresistent, Probikehl® Kapseln und viele weitere.

20.6 Nahrungsergänzungsmittel

Vor einer Entgiftung empfiehlt sich eine Laboranalyse, da hier viele Stoffe infrage kommen.
Deshalb sollen hier nur die wichtigsten Stoffe aufgezählt werden Zu Beginn der Entgiftung geht es darum, fettlösliche Stoffe wasserlöslich zu machen, damit sie so ausgeschieden werden können. Dann erfolgt die Bindung der auszuscheidenden Stoffe an körpereigene. Damit ist die Ausscheidung leichter möglich. Durch die Nahrungsergänzung stellt man dem Körper die erforderlichen Faktoren zur Verfügung, begrenzt die schädliche Wirkung der Giftstoffe und schützt die Leber. Wasserunlösliche Stoffe werden mit der Gallenflüssigkeit in den Darm gebracht und ausgeschieden.

Mikronährstoff	Dosierung	Präparat	Hinweise
Zeolith	bis 3-mal 1 ml/Tag	Panaceo	Bindet im Darm Schadstoffe aus Nahrung, Umwelt und Stoffwechsel; **Sehr zu empfehlen als Zusatz zu Diäten wegen Gewichtsreduktion, da fettlösliche Schadstoffe im Übermaß freigesetzt werden!**

Mikronährstoff	Dosierung	Präparat	Hinweise
Alpha-Liponsäure	600 mg/Tag	Aliud, Aristo	Antioxidans, baut Schwermetalle ab Cave: Gefahr der Unterzuckerung!
Methionin	50–100 mg/Tag zum Essen	Pure encapsulations®	Erforderlich für die Produktion von Glutathion
Glutathion	50–100 mg/Tag	Green Line, Pure encapsulations®	Bindet Giftstoffe
Vitamin-B-Komplex	1 ×1/Tag	Abtei	Schützt die Leber, fördert die Funktion der Leberenzyme
Vitamin C	200–400 mg/Tag	Axicur	Antioxidans
Vitamin E	20–40 mg/Tag	Allcura Vitamin E Tropfen	Antioxidans
Zink	5–15 mg/Tag	Zinkorotat-POS®	Antioxidans
Selen	50 µg/Tag	Cefasel®	Entgiftung von Mutagenen, Schwermetallen (z. B. Quecksilber nach Entfernen von Amalgam) Blutkontrolle aus dem Vollblut bei längerer Einnahme!
Cholin	100–200 mg/Tag zum Essen, über den Tag verteilt	Orthomol Cholin plus	Macht Schadstoffe ungiftig; erhöht Gallenfluss

Mikronährstoff	Dosierung	Präparat	Hinweise
Silymarin	100–200 mg Extrakt/Tag oder 50 mg Silymarin	Silymarin Stada® Syxyl Basosyx® Hepa	Leberschutz
Artischocke	200–300 mg Artischockenextrakt zum Essen	Syxyl Basosyx® Hepa	Erhöht Gallenfluss, Ausscheidung über die Galle
Kurkuma	20–80 mg/Tag zum Essen	Curcumin-Loges®	Erhöht Gallenfluss, Ausscheidung über die Galle
Löwenzahn	100–200 mg Extrakt	Syxyl Basosyx® Hepa	Galletreibend, harntreibend
Brennnessel (Tee, Dragess)	100–200 mg Extrakt	Kneipp®	Entwässernd

E

20.7 Homöopathie (Einzelmittel)

Keine Angabe.

20.8 Homöopathie (Komplexmittel)

Präparate	Dosierung/Tag	Hinweise
Derivatio Tabletten (Pflüger)	3 × tgl. 1 Tbl.	Je nach Art der Ausleitung ggf. über einen längeren Zeitraum einnehmen. Vor der Einnahme ca. 15 Min. nichts essen und trinken.

Präparate	Dosierung/Tag	Hinweise
Hepar Hevert® Lebertropfen	bis 3-mal tgl. 5–10 Tropfen	Die unterstützende 3 – bis 10-wöchige Ausleitungstherapie von Leber, Nieren und Lymphsystem kann zeitgleich erfolgen. Viel trinken, keine Genussgifte wie Kaffee, Nikotin oder Alkohol während dieser Zeit.
Solidago Hevert® Complex Tropfen	bis 3-mal tgl. 5 Tropfen	
Lymphaden Hevert® Complex Tropfen	3 × tgl. 5–10 Tropfen	

20.9 Anthroposophische Medizin

20.9.1 Innere Therapie (oral)

Mittel	Anwendung/Tag	Hinweise
Hepatodoron®, Tabletten (Weleda)	Erw. morgens 2 und abends 4 Tbl. gut zerkauen	Entgiftend über die Anregung der Lebertätigkeit Basistherapeutikum: Es ist eine lange, regelmäßige, mindestens abendliche Einnahme erforderlich. Die Tbl. sollten trotz ihres intensiven krautigen Geschmacks gründlich zerkaut und geschmeckt werden. Einnahme über 3 Monate, dann 1 Monat Pause und ggf. Kur wiederholen
Gentiana Magen, Globuli velati (Wala)	bis 3-mal tgl. 5–10 Globuli velati	Bitterstoffe regen Sekretion und Motilität im Magen-Darm-Trakt an und stützen das Mikrobiom

Mittel	Anwendung/Tag	Hinweise
Aquilinum comp.Globuli velati (Wala)	3 × tgl. 5 Globuli velati für 4 Wo.	Nach Impfungen, insbesondere bei Ekzemneigung
Lien comp., Globuli velati (Wala)	Kdr. unter 6 J. 1- bis 3-mal 5–10 Globuli velati; Kdr. ab 6 J. und Erw. 1- bis 3-mal tgl. 10–15 Globuli velati	Entgiftende Wirkung auf das Gewebe
Nierentonikum, Sirup (Wala)	bis 3-mal 1 TL Sirup verdünnt oder unverdünnt einnehmen	Anregung der Ausscheidung über die Niere

20.9.2 Äußere Therapie

Mittel	Anwendung/Tag	Hinweise
BauchWickel Schafgarbe (Wachswerk)	Wachs-Öl-Auflage auf den Unterbauch oder die Leberregion auflegen. Mit Wollvlies bedecken und Kirschkernkissen wärmen	Entlastend und entkrampfend

20.10 Biochemie/Schüßler-Salze

Differenzierung	Mineralstoffe (Nummer)	Dosierung/Tag
	4	12
	8	12
	9	12
	10	12
Fortführung der Kur nach vier Wochen plus	6	7

20.11 Spagyrik

Mischung: bei Entgiftung, Spagyrik nach Spagyro Naturheilmittel (Menge für 50 ml)	
Zellrecycling-Basis-Mischung 5 mal 3 Sprühstöße tgl. Diese Mischung hilft, gut über die schwierigen Anfänge beim Entgiften zu kommen.	
Piper meth. D2	5 ml
Angelica archangelica D2	5 ml
Thuja D2	5 ml
Okoubaka D4	5 ml
Absinthium D2	5 ml
Arnica D2	5 ml
Coffea D2	5 ml
Mandragora D2	5 ml
Juniperus D2	5 ml
China D2	5 ml

Mischung: bei Entgiftung, Spagyrik nach Spagyro Naturheilmittel (Menge für 50 ml)	
Zellrecycling-Reinigung-Mischung: 5–20 Tropfen auf einen Liter stilles Wasser tgl. trinken, eine Woche lang, danach Zellrecycling-Aufbau-Mischung	
Bolus alba D3	5 ml
Tartarus Ø	5 ml
Betula alba D2	5 ml
Okoubaka D4	5 ml
Solidago D2	5 ml
Imperatoria D2	5 ml
Taraxacum D2	5 ml
Tropaeolum D2	5 ml

Mischung: bei Entgiftung, Spagyrik nach Spagyro Naturheilmittel (Menge für 50 ml)	
Cistus D2	5 ml
Propolis D2	5 ml

Mischung: bei Entgiftung, Spagyrik nach Spagyro Naturheilmittel (Menge für 50 ml)	
Zellrecycling-Aufbau-Mischung: 5–20 Tropfen auf einen Liter stilles Wasser tgl. trinken eine Woche lang, danach Zellrecycling-Reinigung-Mischung	
Arnica D2	5 ml
Absinthium D2	5 ml
Equisetum D2	5 ml
Crataegus D4	5 ml
Eleutherococcus D2	5 ml
Echinacea D2	5 ml
Hypericum D2	5 ml
Chelidonium D2	5 ml
Rosmarinus off. Ø	5 ml
Urginea maritima D4	5 ml

Einnahmeplan		
1. Woche	tgl. 5–20 Tropfen	Reinigungsphase/1l Wasser
2. Woche	tgl. 5–20 Tropfen	Aufbauphase/1l Wasser
3. Woche	tgl. 8–20 Tropfen	Reinigungsphase/1l Wasser
4. Woche	tgl. 8–20 Tropfen	Aufbauphase/1l Wasser
5. Woche	tgl. 12–20 Tropfen	Reinigungsphase/1l Wasser
6. Woche	tgl. 12–20 Tropfen	Aufbauphase/1l Wasser
7. Woche	tgl. 15–20 Tropfen	Reinigungsphase/1l Wasser

E

Einnahmeplan		
8. Woche	tgl. 15–20 Tropfen	Aufbauphase/1l Wasser
9. Woche	tgl. 20 Tropfen	Reinigungsphase/1l Wasser
10. Woche	tgl. 20 Tropfen	Aufbauphase/1l Wasser

Mittel – PHÖNIX Entgiftungskur	Dosierung
PHÖNIX Thuja-Lachesis spag.	Durchgehend 3 × 20 Tr.
	Im 3-tägigen Wechsel:
PHÖNIX Silybum spag.	3 × 60 Tropfen
PHÖNIX Solidago spag.	3 × 60 Tropfen
PHÖNIX Urtica-Arsenicum spag.	3 × 20 Tropfen

Mittel – PEKANA Entgiftungskur	Dosierung
HECHOCUR®	Durchgehend 3 × 20 Tr.
RELIX®	Durchgehend 3 × 20 Tr.
TO-EX®	8.–35. Tag 3 × 20 Tropfen
ITIRES®	8.–35. Tag 3 × 20 Tropfen

20.12 Bach-Blüten

Keine Angabe.

20.13 Zusatzhinweise

- Ausreichend trinken (Wasser und Kräutertee).
- Leichte Ernährung mit viel Gemüse.
- Viel Bewegung an der frischen Luft.
- Keine Ernährung mit Zusatzstoffen oder Fast Food.
- Basische Ernährung kann sinnvoll sein.
- Ausleitende Fußbäder mit Basensalz.
- Auf Genussmittel verzichten, insbesondere Rauchen und Alkohol.

21 Erkältung

21.1 Grenzen der Selbstmedikation

Erkältung länger als sieben Tage, hohes Fieber (> 39 °C) seit > 2 Tagen, Schmerzen beim Atmen, Atemnot, eitriger Auswurf und/oder sehr starke Kopf- und Gliederschmerzen müssen ärztlich abgeklärt werden. Ebenso sollte bei bestehenden Vorerkrankungen und bei Schwangeren, Stillenden und Säuglingen der Arzt hinzugezogen werden, so auch bei Verdacht auf bakteriellen Infekt (Notwendigkeit von Antibiotikagabe?) und bei raschem Krankheitsverlauf (echte Grippe?). Zudem ist eine Testung auf COVID-19 zu überlegen.

21.2 Allopathie

Bei der Gabe der Arzneimittel der Selbstmedikation muss bei „Erkältung“ und „grippalem Infekt“ auf potenzielle Wechselwirkungen mit Dauermedikationen geachtet werden, und die Kontraindikationen für bestimmte Patientengruppen müssen ausgeschlossen sein. Dazu zählen Prostatahyperplasie, grüner Star (erhöhter Augeninnendruck, v. a. Engwinkelglaukom), Bluthochdruck, Hyperthyreose, ischämische Herzerkrankungen, Empfindlichkeit gegen Sympathomimetika, Diabetes, bis zu drei Wochen behandlungsfreies Intervall bei Vorbehandlung mit tricyclischen Antidepressiva.

21.2.1 Orale Therapie

Präparate	Wirkstoffe	Wirkstoffgruppe
Aspirin® Complex Beutel Granulat	Acetylsalicylsäure, Pseudoephedrinhydrochlorid	Analgetikum/Antipyretikum/Antiphlogistikum, Sympathomimetikum
Grippostad® C	Chlorphenamin, Paracetamol, Vitamin C, Coffein	Sympathomimetikum, Analgetikum/Antipyretikum, Vitamin, Stimulans/Adjuvans
Laryngsan® Plus Zink Lösung	D-Campher, Pfefferminzöl, Zinkcitrat	Antiseptikum

Präparate	Wirkstoffe	Wirkstoffgruppe
Wick Medinait® Erkältungssirup für die Nacht	Doxylaminsuccinat, Ephedrinhemisulfat, Dextromethorphanhydrobromid, Paracetamol	H_1-Antihistaminikum, Sympathomimetikum, Antitussivum, Analgetikum/Antipyretikum
Wick DayMed® Erkältungsgetränk für den Tag, Pulver	Paracetamol, Guaifenesin, Phenylephrinhydrochlorid, Ascorbinsäure	Analgetikum, Mucolytikum, Sympathomimetikum, Vitamin C
Paracetamol- und Ibuprofenhaltige Tabletten, Säfte, Suppositorien	Paracetamol Ibuprofen	Analgetika
OlyGrippal® Tag & Nacht Wick DayNait® Kps. Wick DayMed® Kombi Getränk Doregrippin® Tab. Boxagrippal® Tab Boxagrippal forte Tab Ratiogrippal® Tab	Tag: Paracetamol, Pseudoephedrin Nacht: Paracetamol und Diphenhydramin Paracetamol, Guaifenesin, Phenylephrin HCl Paracetamol, Phenylephrin HCl Ibuprofen, Pseudoephedrin HCl	Analgetikum, Sympathomimetikum, anticholinerges Antihistaminikum Analgetikum, Mucolytikum, Sympathomimetikum Analgetikum, Sympathomimetikum Analgetikum, Sympathomimetikum

21.3 Phytotherapie

Eine Domäne der Pflanzenheilkunde liegt in der Begleitbehandlung von Infekten, auch mit dem Ziel, die Anwendung von Antibiotika zu reduzieren, Entzündungen nebenwirkungsarm und interaktionsfrei zu bekämpfen und gut verträglich pädiatrische und geriatrische Patienten, die vulnerable Gruppen an den Rändern des Lebens darstellen, sicher versorgen zu können. Spezielle Präparate bei Husten, Schnupfen oder Nebenhöhlenentzündungen (Sinusitis) finden Sie in den entsprechenden Kapiteln.

Vollbäder sollten generell nicht bei speziellen Patientengruppen angewendet werden, dazu gehören:

- Patienten mit größeren Hautverletzungen und akuten unklaren Hauterkrankungen,
- mit schweren fieberhaften und infektiösen Erkrankungen,
- mit Herzmuskelschwäche (Herzinsuffizienz),
- mit Bluthochdruck (Hypertonie).
- Badezusätze mit ätherischen Ölen dürfen nicht bei Kindern vor vollendetem 2. Lebensjahr angewendet werden wegen der Gefahr des Kehlkopfkrampfes!

21.3.1 Orale Therapie

Präparate	Inhaltsstoffe	Dosierung/Tag	Hinweise
Angocin® Anti-Infekt	Kapuzinerkressenkraut, Meerrettichwurzel	Je nach Schwere des Infekts 3- bis 5-mal 4–5 Fta.; Kdr. v. 4–8 J.: 3- bis 5-mal 2–3; zur Infekt- u. Rezidivprophylaxe 1- bis 2-mal 2–3	Unzerkaut mit Fl. nach den MZ. hoher Vitamin-K-Gehalt: Cave: VKA-Antagonisten!
Esberitox® mono Tr.	Getrockneter Presssaft aus frischem blühendem Purpur-Sonnenhut-Kraut	>12 J.: 3- bis 4-mal tgl. 1 Tbl., Tr.: >12 J.: 3 × 4 ml Lsg.	Tbl. einnehmen, lutschen oder kauen, Lsg. unverdünnt einnehmen

Präparate	Inhaltsstoffe	Dosierung/Tag	Hinweise
Imupret® N, Dragees Tropfen	Dragees: Schafgarbenkraut-Pulver, Schachtelhalmkraut-Pulver, Eibischwurzel-Pulver, Kamillenblüten-Pulver, Walnussblätter-Pulver, Eichenrinde-Pulver, Löwenzahnkraut-Pulver Tropfen: ethanolischer Extrakt aus o. g. Drogen	Kdr. 6–11 Jahre: akut: 5- bis 6-mal tgl. 1 Tab., nach Abklingen: 3 × 1, ab 12 Jahren: akut: 5- bis 6-mal 2 Tab., nach Abklingen: 3 × 2 Tropfen: ab 2–5 Jahren 3- bis 6-mal 10 Tropfen 6–11 Jahre: 3- bis 6-mal 15 Tropfen Ab 12 Jahren: 3- bis 6-mal 25 Tropfen	
Echinacea-ratiopharm® 100 mg Tab, Echinacea-ratiopharm® Liquid, alkoholfrei Echinacin® Liquidum Madaus Echinacea Stada® classic Liquidum Echinacin® Saft Madaus	Purpur-Sonnenhut-Kraut-Trockenpresssaft Purpur-Sonnenhut-Kraut-Presssaft Purpur-Sonnenhut-Kraut-Trockenpresssaft	6–12 Jahre : 2- bis 3-mal 1 Tab Ab 12 Jahren: 3- bis 4-mal 1 Tab. Ratio: Ab 12 Jahren: 3 × 2,5 ml Echinacin® Liq: Kdr. 4–6 J.: 3 × 1,25 ml 6–12: 3 × 2 ml, über 12 Jahre: 3 × 2,5 ml Echinacin® Saft: Kdr. 4–6: 3 × 2,5 ml, 6–12 J.: 2 × 5 ml, ab 12 Jahren: 3 × 5 ml	Cave: Patienten mit Autoimmunerkrankungen
Salus Echinacea-Tropfen	Echinacea-pallida-Wurzel-Extrakt	Ab 12 Jahren: 3 × 1–1,5 ml nach dem Essen in Wasser	Cave: Patienten mit Autoimmunerkankungen

21.3.2 Lokale Therapie

Präparate	Inhaltsstoffe	Dosierung/Tag	Hinweise
Japanöl Ol. Menth. jap. S Lösung, JHP® Rödler Fl.	Minzöl	Inhalation: 2–3 Tr. in siedendes Wasser und Dämpfe einatmen, äußerlich einige Tr. einreiben.	Nicht am Auge oder auf verletzter Haut auftragen, nicht bei Sgl. und Klkdrn. im Bereich von Kopf/Hals einreiben, da asthmaähnliche Anfälle ausgelöst werden können.
Babix® Baby Thymianbad Eucabal® Kinderbad mit Thymian Thymian Li-iL Erkältungs-Arzneibad 5 % Spitzner® Balneo Thymian Ölbad Penaten® Kleine Helfer Erkältungsbad	Thymianöl	Babybad (ca. 30 l): 5 ml = 1 Verschlusskappe	Ab 3 Monaten geeignet (Laryngospasmus-Gefahr =Kratschmer-Reflex!)
Pinimenthol® Erkältungsbad für Kinder ab 2 Jahren	Eucalyptusöl	1 Vollbad (100 l): 15 ml	Eucalyptusöl induziert das Cytochrom-System der Leber
Tetesept® Erkältungszeit Bad	Eucalyptusöl, gereinigtes Terpentinöl, Thymianöl, Kiefernnadelöl, rac. Campher	Je Vollbad 1–2 Verschlusskappen	Jeden 2. oder 3. Tag

E

Präparate	Inhaltsstoffe	Dosierung/Tag	Hinweise
Soledum® Balsam 15 % Lösung	Cineol	Ab 2. LJ zum Einreiben, Inhalation, Bad, Rauminhaltion	Sehr gut hautverträglich, keine Oxidation von Terpenen möglich
Transpulmin® Erkältungsbalsam Transpulmin® Erkältungsbalsam für Kinder Transpulmin® Baby Balsam mild	Cineol, Levomenthol, Campher Eucalyptusöl, Kiefernnadelöl Lavendelöl, Sternanisöl, Thymianöl	Ab 2 Jahren: 4 cm, 2 × tgl, einreiben Inhalation ab 6 Jahren: 3 × tgl. Salbenstrang ca. 3–5 cm Ab dem 2.LJ zum Einreiben Inhalation ab dem 6. LJ Ab dem 3. Monat Nur auf Brust oder Rücken, keinesfalls ins Gesicht	Nicht im Gesichtsbereich bei Kleinkindern! Kosmetikum
Bronchoforton® Salbe	Eucalyptusöl, Fichtennadelöl, Pfefferminzöl	Dampfinhalation ab dem 6.LJ	Nicht bei Kleinkindern unter 30 Monaten wegen der Gefahr des Kehlkopfkrampfes
Wick VapoRub Erkältungssalbe	Levomenthol, racemischer Campher, gereinigtes Terpentinöl, Eucalyptusöl Zedernholzöl, Thymol	Ab dem 2. Lebensjahr zum Einreiben, nicht in Nähe des Gesichtes	Anwengungsbeschränkungen siehe oben allgemein

Präparate	Inhaltsstoffe	Dosierung/Tag	Hinweise
Kneipp® Erkältungsbad spezial	Eucalyptusöl, D-Campher	Ab 12 Jahren: 20 ml für ein Vollbad	Cave: Kehlkopfkrampf bei Kdr. < 2 Jahren! Nicht auf offene Hautstellen Eucalyptusöl induziert das Cytochrom-System der Leber
Pinimenthol® Erkältungssalbe Pinimenthol® Erkältungsbalsam mild	Kiefernnadelöl, Eucalyptusöl, Levomenthol	Ab dem 2. Lebensjahr: 2- bis 4-mal tgl. 3–4 cm langen Strang auf Brust und Rücken einmassieren oder verreiben, zur Inhalation 1- bis 3-mal tgl. einen ca. 5 cm langen Strang in geeignetem Gefäß (z. B. Pinimenthol Inhalator) mit heißem Wasser übergießen und mehrere Min. inhalieren	Eucalyptusöl induziert die fremdstoffabbauenden Enzymsysteme der Leber! Nicht unter 2 Jahren, nicht bei Schwangeren und Stillenden, nicht bei Asthma, Pseudokrupp oder Keuchhusten Bei Kindern zwischen 2 und 5 Jahren nicht im Nasen-/Mundbereich auftragen

E

21.3.3 Tee-Tipp

Tee bei Erschöpfung oder Rekonvaleszenz (Menge für 100 g)	
Holunderblüten	30,0 g
Lindenblüten	30,0 g
Mädesüßkraut	20,0 g
Hagebuttenschalen	20,0 g

Zubereitung: Mit ca. 150 ml siedendem Wasser überbrühen und bedeckt 10 Min. ziehen lassen.
Dosierung: 1 EL Tee pro Tasse, mehrmals tgl. 1 Tasse frisch bereiteter Tee.

21.4 Aromatherapie

Das Verdampfen ätherischer Öle zur Rauminhalation führt zu tieferer Atmung (bessere Belüftung der Lunge), antiviralen Effekten in der Raumluft und angenehmer Heilatmosphäre und empfiehlt sich daher neben der Anwendung der Topika mit ätherischen Ölen, wie sie in der entsprechenden Tabelle beispielhaft gelistet sind. Geeignete Öle für die Duftlampe oder auf ein angefeuchtetes Handtuch auf die leicht warme Heizung sind zum Beispiel: Eucalyptusöl, Pfefferminzöl, Thymianöl, Kiefernnadelöl, Tannenöl, Latschenkiefernöl.

21.5 Mikrobiom

Da das gesamte Haut- und Schleimhautsystem funktionell und strukturell mit der Darmschleimhaut assoziiert ist, empfiehlt sich eine begleitende Mikrobiomtherapie, um die Abwehrmechanismen an den Schleimhäuten durch Anfluten von Fresszellen (Phagozyten und natürlichen Killerzellen) und von Eiweißverbindungen der Immunabwehr (wie etwa Defensine und Psoriasine) zu stärken. Darüber hinaus beeinflusst das Mikrobiom des Darmes auch die T-Zell-Immunität.
Auch hier ist wieder an *Lactobacillus*-betonte Zubereitungen zu denken. Beispiele sind UK 10 Darmflora Kapseln, OMNi-BiOTiC® 10 Pulver, Darmflora plus select Dr. Wolz Kapseln, Lactobact® Premium Kapseln magensaftresistent, Probikehl® Kapseln und viele weitere.

21.6 Nahrungsergänzungsmittel

Mikronährstoff	Dosierung	Präparat	Hinweise
Zink	10–50 mg/Tag Akut: 30–50 mg	Zinkorotat-POS®, Zinkletten Verla® Lutschtbl.	Stärkt das Immunsystem, bindet Rhinoviren, daher gut als Lutschtablette
Selen	100 µg/Tag	Cefasel®	Moduliert das Immunsystem
Vitamin A	1Tropfen/Tag	Innovamulsin® Vitamin A forte	Schleimhautschutz
Vitamin C	500–1.000 mg/Tag Akut bis 6.000 mg/Tag	Cetebe®, Vitamin C mse	Stärkt das Immunsystem
Vitamin D_3	1.000–4.000 I. E./Tag	Hevert®, Köhler	Stärkt das Immunsystem; im Winter oft Mangel
Vitamin E	100–200 I. E.	Optovit® forte	Aktiviert Antikörperbildung, fettlösliches Antioxidans
Vitamin-B-Komplex	80–150 mg B-Vitamine	ratiopharm®	Zellstoffwechsel steigt, Regeneration, raschere Erholung
Magnesium	400 mg/Tag	Magnesium Verla®	Aktiviert Vitamin B_1
Coenzym Q10	30–90 mg/Tag	QuinoMit Q10®	Gegen Erschöpfung, steigert Abwehr
Enzyme	500 FIP/Tag	Bromelaintabletten Hysan®	Entzündungshemmend, abschwellend

21.7 Homöopathie (Einzelmittel)

Wenn Fieber im Vordergrund steht, bitte auch ▸Kap. 24 beachten.

Arzneiweisende Symptome	Zusatzhinweise	Passende Arznei mit Potenz	Dosierung/Tag
Symptomarmer, langsamer Beginn; Erkältung im Anfangsstadium	Allgemeinbefinden wenig beeinträchtigt	Ferrum phosphoricum D12	Akut zweistündlich 5 Globuli
Kopf- und Gliederschmerzen; Schüttelfrost; Husten und Fieber	Zerschlagenheitsgefühl; besser nach Schweißausbruch (heißes Bad)	Eupatorium D6	Akut stündlich 5 Globuli, bei Besserung 3- bis 5-mal tgl. 5 Globuli
Langsamer Beginn; Kälteschauder am Rücken; dumpfe Kopfschmerzen	Schläfrig und erschöpft; schlimmer bei Wetterwechsel	Gelsemium D6	Akut stündlich 5 Globuli, bei Besserung 3- bis 5-mal tgl. 5 Globuli
Kopf- und Augenschmerzen; Niesen und Schnupfen, später schmerzhafter Husten	Schlimmer mit jeder Bewegung; großer Durst auf Kaltes; gereizt, möchte in Ruhe gelassen werden	Bryonia D6	Akut stündlich 5 Globuli, bei Besserung 3- bis 5-mal tgl. 5 Globuli
Ruhelosigkeit; Folge von Kälte und Nässe; Schüttelfrost und Fieber; Gliederschmerzen	Fieberbläschen an der Lippe; besser durch leichte Bewegung und Wärme	Rhus toxicodendron D12	Akut stündlich 5 Globuli, bei Besserung 3- bis 5-mal tgl. 5 Globuli

21.8 Homöopathie (Komplexmittel)

Präparate	Dosierung/Tag	Hinweise
Hevertotox® Erkältungstabletten (Hevert)	Stdl. eine Tbl. (max. 6 × tgl.)	Im Mund zergehen lassen
Contramutan® Sirup/ Tabletten/Tropfen (Klosterfrau)	Sirup: Stdl. 5 ml (max. 12 × tgl.) Tabl.: Stdl. 1 Tbl. (max. 12 × tgl.) Tropfen: Stdl. 5–10 Tropfen (max. 12 × tgl.)	Bei Besserung der Symptome 3 × tgl. 5 ml Sirup bzw. 1 Tbl. bzw. 5 Tropfen
Metavirulent® Tropfen (Meta Fackler)	Stdl. 5–10 Tropfen (max. 12 × tgl.)	Über zwei Tage einnehmen, dann Dosis reduzieren oder absetzen
Nisylen® Tabletten/Tropfen (DHU)	Tabl.: Stdl. 1 Tbl. (max. 6 × tgl.) Tropfen: Stdl. 5 Tropfen (max. 6 × tgl.)	Bei Besserung der Symptome 3 × tgl. 1 Tablette bzw. 5 Tropfen
ToxiLoges®i nfekt Tropfen/Tabletten	Tropfen: Stdl. 5 Tropfen (max. 6 × tgl.) Tabl.: Stdl. 1 Tbl. (max. 6 × tgl.)	
Gripp-Heel®	Stdl. 1 Tbl. (max. 12 × tgl.)	Bei Besserung der Symptome 3 × tgl. 1 Tablette
Engystol® (Heel)	Stdl. 1 Tbl. (max. 12 × tgl.)	Bei Besserung der Symptome 3 × tgl. 1 Tablette

E

21.9 Anthroposophische Medizin

21.9.1 Innere Therapie (oral)

Mittel	Anwendung/Tag	Hinweise
Infludoron®, Streukügelchen (Weleda)	Erw. u. Jgl. ab 12 J.: alle 1–2 Std. 15 Streukügelchen. Kdr. von 6–11 J.: alle 1–2 Std. 8–10 Streukügelchen. Kdr. von 1–5 J.: 3- bis 4-mal tgl. 5–10 Streukügelchen. Sgl. im ersten Lebensjahr: 3- bis 4-mal tgl. 3–5 Streukügelchen	Anwendung bei Erkältung besonders im Anfangsstadium mit oder ohne Fieber; begleitend während der Erkältungszeit einnehmen; Streukügelchen jeweils langsam im Mund zergehen lassen
Infludo®, Mischung (Weleda)	bis 2-stdl. 8 Tr. in Wasser verdünnt. Alternativ Tagesdosierung in 250 ml Wasser vorbereiten: 60–80 Tr. in das Wasser geben und stündl. einen Schluck über den Tag verteilt trinken	Anwendung bei Erkältung besonders im Anfangsstadium mit oder ohne Fieber; Begleitend während der Erkältungszeit einnehmen; geeignet bei Erkältungssymptomen im Zusammenhang mit Erschöpfung
Meteoreisen Globuli velati (Wala)	Kdr. 6–12 J. 1- bis 3-mal tgl. 5–7 Globuli velati. Erw. 1- bis 3-mal tgl. 10 Globuli velati	Globuli velati unter der Zunge zergehen lassen

21.9.2 Äußere Therapie

Mittel	Anwendung/Tag	Hinweise
Aconitum/China comp. Suppositorien für Kinder (Wala)	Sgl. u. Kdr. unter 7 Jahren 1- bis 2-mal tgl. 1 Zäpfchen in den Mastdarm einführen	Begleitet das Fieber und unterstützt die Abwehrkräfte
Malvenöl, Ölige Einreibung (Wala)	Einreibung von Rücken, Wade, Fuß oder Bauch. Wenig Öl mit warmen Händen zügig vor dem Schlafengehen in die Haut einreiben. Danach mit einem Wolltuch umhüllen.	Stabilisiert die Wärmehülle des Körpers Nicht bei Erdnussallergie!
Ansteigendes Fußbad	Abends ein Fußbad (s. u.)	Durchwärmend und entlastend bei begleitenden Kopfschmerzen oder Schnupfen

Ansteigendes Fußbad: Man füllt eine Wanne mit angenehm warmem Wasser (33 °C) bis zur Mitte der Waden und gießt dann langsam heißes Wasser hinzu. Die Badetemperatur langsam ansteigen lassen (max. 40 bis 41 °C). Die Füße 10 bis 15 Min. im warmen Wasser lassen. Danach abtrocknen, warme Socken anziehen und 15–30 Min. nachruhen.

21.10 Biochemie/Schüßler-Salze

Differenzierung	Mineralstoffe (Nummer)	Dosierung/Tag
	3	12–20
	4	12
	5	12
	8	12
	9	12
	10	12
Bei Fieber bis 38,5 °C	3	20

21.11 Spagyrik

Mischung bei Erkältung oder Rekonvaleszenz, Spagyrik nach Spagyro Naturheilmittel (Menge für 50 ml)	
Eupatorium D2	5 ml
Crataegus D2	5 ml
Artemisia annua D2	10 ml
Aconitum D4	5 ml
Cistus incanus D2	10 ml
Tropaeolum D2	5 ml
Hydrargyrum bichloratum D6	5 ml
Vincetoxicum D2	5 ml

Dosierung:
Akut: alle 10 Min. 2 Sprühstöße in den Mund
Chronisch: 3 × 3 Sprühstöße in den Mund

Mittel	Dosierung
Phönix Argentum spag.	bis 4-mal 20 Tropfen
Solunat Nr. 17 Sanguisol	1 × 5 Tr. morgens
Solunat Nr. 3 Azinat	Stdl. 5 Tr.

21.12 Bach-Blüten

Bei häufigen Infekten muss der bestehende seelisch-geistige Zustand erfasst werden. Aus bis zu sieben verschiedenen Blüten-Essenzen wird die geeignete Bach-Blüten-Mischung zusammengestellt. Verwenden Sie hierzu die Kurzcharakterisierung der 38 klassischen Bach-Blüten unter ▸Kap. 1.10.4; Arzneimittelauswahl und die Hinweise zur Herstellung einer Behandlungslösung unter ▸Kap. 1.10.3.

21.13 Zusatzhinweise

- Inhalation über Wasserdampf.
- Ansteigende Fußbäder in der Anfangsphase, Wärmeanwendung in Form von Wickeln oder Erkältungsbädern.
- Viel trinken (2–4 l pro Tag) und gesunde, vitaminreiche Ernährung.
- Etwas schonende Bewegung an der frischen Luft, wenn fieberfrei.
- Anstrengung und Schlafmangel wie auch emotionalen Stress meiden.
- Auf Genussmittel verzichten, insbesondere Rauchen und Alkohol.

22 Erschöpfung, Rekonvaleszenz

22.1 Grenzen der Selbstmedikation

Massive Erschöpfungszustände, die über das normale Maß hinausgehen, eventuell mit depressiven Verstimmungen, müssen ärztlich abgeklärt werden. Neue Aspekte der Abklärung ergeben sich aus neuen Krankheitsbildern des Post- und Long-COVID-Syndroms nach Infektion des Organismus mit COVID-Virusstämmen, ggf auch aber des Post-Vac-Syndroms, das symptomatisch ähnlich nach erfolgter Corona-Impfung in seltenen Fällen auftreten kann. Wenn man mit einer Long-COVID-Inzidenz von 10 % rechnet, wird uns die Betreuung der Betroffenen herausfordern. Bedenkt man, dass COVID eine Entzündung aller Organe und Gefäße darstellt, denkt man als Phytotherapeut sofort an den Einatz Flavonoid-haltiger Drogen, wie z. B. Ginkgo-biloba-Extrakte mit Standardisierung auf die Flavonoide. Da die Inhaltsstoffe im ZNS als bioverfügbar detektiert wurden, ist auch ein Ansatz bzgl. des „Brain Fog" (Einschränkung der Gedächtnisleistung unter COVID) sowie der Erhöhung der Gerinnbarkeit des Blutes durch die COVID-Infektion möglich, was mit den rheologischen Effekten von Ginkgo-biloba-Extrakten antagonisierbar sein könnte (Hemmung des PAF, Erhöhung der Erythrozytenflexibilität, der Leukozytenflexibilität etc.). So stellt sich Ginkgo biloba als Spezialextrakt-Präparat als durchaus probatorisch einsetzbar dar. Nimmt man dazu noch hoch dosierte Weihrauchextrakt-Kapseln (3 × 280 mg) als leukotriensynthesehemmendes Agens (Eigenrezeptur mit Boswellia-serrata-Extrakt mit über 80 % Boswelliasäuren als wirksamkeitsbestimmende Inhaltsstofffraktion), so stellt sich ein Anwendungsbild zusammen.

22.2 Allopathie

Erschöpfungszustände (Burn-out, Karoshi) sollten möglichst bei ersten Anzeichen durch Intervention aus dem Selbstmedikationsbereich angegangen werden, da sich häufig reaktive Depressionen, aber auch Mechanismen eines Suchtverhaltens (Genussmittel, Alkohol; Drogen oder Schlafmittelmissbrauch) entwickeln können, wenn der Körper morgens mit Stimulanzien (Kaffee) gepuscht wird, um ihn am Abend mit Tranquillanzien oder Alkohol wieder zu besänftigen. Neben der medikamentösen Intervention ist eine Lebensstiländerung mit Reflexion der Ist-Situation, der persönlichen Ansprüche und des Status von persönlichen Resilienzfaktoren anzuraten. Hier sind Veränderungen, wenn als nötig erkennbar, durchzuführen.

22.2.1 Orale Therapie

Präparate	Wirkstoffe	Wirkstoffgruppe
Aktivanad® Saft	Vitamin B_{12}, Zink	NEM
Buer® Lecithin plus Vitamine flüssig	Phospholipide aus Sojabohnen, Riboflavinphosphat-Natrium, Pyridoxinhydrochlorid, Cyanocobalamin, Natriumpantothenat, Nicotinamid	Lipide und Vitamine NEM
Kräuterblut® Floradix® mit Eisen, Lösung Salus® Floradix® Eisen für Kinder Tonikum Salus® Floradix® Eisen plus B_{12} vegan Kapseln Salus® Floradix® Lactoferrin 100 mg Kapseln Salus® Floradix® Eisen plus B-Vitamin Kapseln	Thiaminhydrochlorid, Folsäure, Riboflavin, Nicotinamid, Eisengluconat	Vitamine, Mineralstoffe NEM
Glutamin Verla® Tbl.	Glutaminsäure	Vitaminoid Hohe Dosierung: 2–8 Tbl. Für Erw., nicht bei Triebstörungen
VitaGerin® forte Weichkapseln	Omega-3-Fettsäuren mit DHA, Vitamin A, Vitamin E, Pantothensäure, Folsäure, Vitamin B_{12}, Vitamin C, Magnesium, Eisen, Zink, Cholin	Vitamine, Mineralien Fettsäuren

22.3 Phytotherapie

Sehr gute Erfahrungen zur körperlichen, aber auch emotionalen Leistungssteigerung (emotional calming) und Rekonvaleszenz werden mit entsprechenden Phytopharmaka erzielt, welche die Achse Nebennierenrinde – Hypothalamus – Hypophyse (adrenerge Schiene) regulierend beeinflussen (Stressabschirmung, adaptogene Wirkung, Verbesserung nervaler Erregungsleitung durch Cortison-Beeinflussung im Gehirn) bzw. über durchblutungsfördernde Effekte die Regeneration verbessern können.

22.3.1 Orale Therapie

Präparate	Inhaltsstoffe	Dosierung/ Tag	Hinweise
Eleu-Curarina® Tropfen	Taigawurzel-Fluidextrakt	Ab dem 12. LJ: 2 × 30 Tropfen	„Anti-Burn-out"-Mittel
Panax Ginseng Urtinktur Hanosan®	Panax-Ginseng-Urtinktur	Ab dem 12. LJ akut 6 × 5 Tropfen, chronisch: 3 × 5 Tropfen	
Gintec® Roter Imperial Ginseng Beutel	Extraktpulver 1 g mit 0,475 g Trockenextrakt aus frischem, in heißem Wasserdampf behandeltem Ginseng	Ab dem 12. LJ 3 × 1	Interaktion mit VKA, Beeinflussung des BZ mgl. (Diabetiker!)
Korea Ginseng Kapseln	Ginsengwurzel-Pulver 350 mg	Ab dem 12. LJ: 3 × 1	Interaktion mit VKA durch Vitamin-K-Gehalt; Beeinflussung des BZ (Diabetiker!)

Präparate	Inhaltsstoffe	Dosierung/ Tag	Hinweise
Lecithin Kapseln	Phosphatidyl-cholin = Lecithin aus der Soja-bohne	3 × 1	Traditionelles AM
Neurapas® balance Tbl.	Trockenextrakte aus Passions-blume, Johan-niskraut, Bald-rian	> 12 J.: 1- bis 3-mal 2 6–12 J.: 1- bis 3-mal 1	Bei nervl. Erschöp-fung (Neurasthenie), Angst, Burn-out, Schlafstörungen, Antriebslosigkeit
Pascoflair® Tbl. Lioran® Die Pas-sionsblume Kps.	Passionsblu-men-Trockenex-trakt	2-bis 3-mal 1	Bei nervlicher Erschöpfung, bei Angst, innerer Unruhe, Stress/All-tagsbelastung
Roter Ginseng	Rotes Ginseng-wurzel-Pulver aus im frischen Zustand mit hei-ßem Wasser-dampf behan-delten Ginseng-wurzeln	3–4 Kps. vor dem Früh-stück. Tgl. 1 Btl. vor dem Frühstück	WW mit Antikoagu-lanzien, oralen Anti-diabetika möglich
Vitango® FTA	Trockenextrakt aus Rhodiola-rosea-Wurzel-stock mit Wur-zeln	Ab dem 18.LJ: 2 × 1 mor-gens und mittags, nicht länger als zwei Wochen (sonst Arztbe-such)	Schaukeltherapie, nicht zur Dauerein-nahme

E

Präparate	Inhaltsstoffe	Dosierung/ Tag	Hinweise
RhodioLoges® 200 mg FTA	Rosenwurz-Wurzelstock-Trockenextrakt	Ab dem 18. LJ: 2 × 1 morgens und mittags, nicht länger als zwei Wochen (sonst Arzt)	Schaukeltherapie, nicht zur Dauereinnahme

22.3.2 Tee-Tipp

Tee bei Erschöpfung, Rekonvaleszenz (Menge für 100 g)	
Johanniskraut	20,0 g
Melissenblätter	19,0 g
Himbeerblätter	13,0 g
Weißdornblätter mit -blüten	11,0 g
Pfefferminzblätter	10,0 g
Baldrianwurzel	7,0 g
Hopfenzapfen	7,0 g
Passionsblumenkraut	7,0 g
Lavendelblüten	6,0 g

Zubereitung: 2 TL pro Tasse mit 150 ml siedendem Wasser überbrühen, zugedeckt ziehen lassen, abseihen.
Dosierung: 2–3 Tassen tgl. als Kur über mehrere Wochen.

22.4 Aromatherapie

Psychisch stabilisierende ätherische Öle sind die sogenannten Basisöle mit hohem Evaporisationsfaktor. Dies sind ätherische Öle aus z. B. Vanille, Ylang-Ylang, Rose, Tonkabohne, Honig, Benzoe, Patchouli –

diese werden in der „Psycho-Aromatherapie“ als wärmend, umhüllend, beruhigend und kräftigend empfunden, wenn sie als Duftmoleküle das limbische System über die 5 cm Riechepithel am Nasendach ansprechen.

22.5 Mikrobiom

Auch hier gilt wieder der Leitsatz „Lactobacillen gehen immer“ – ein *Multistrain-Lactobacillus*-betontes Präparat ist hier einzusetzen (bei Menschen mit Burn-out wurden Defizite an Lactobacillen in Stuhluntersuchungen detektiert). Die Ernährung sollte auf ballaststoffreiche fettnormalisierte Mischkost mit vergorenen Milchprodukten und löslichen Ballaststoffen zum Erhalt der aufgebauten Lactobacillus-betonten Besiedlung eingestellt werden.
Lactobacillushaltige Probiotika sind beispielhaft: UK 10 Darmflora Kapseln, OMNi-BiOTiC® 10 Pulver, Darmflora plus select Dr. WolzKapseln, Lactobact® Premium Kapseln magensaftresistent, Probikehl® Kapseln und viele weitere.

22.6 Nahrungsergänzungsmittel

Sinnvoll ist eine Blutuntersuchung auf Mangel an den aufgeführten Stoffen.

Mikronährstoff	Dosierung/Tag	Präparat	Hinweise
Coenzym Q10	100–300 mg/Tag	Pure Encapsulations® CoQ10	Energiegewinnung
L-Carnitin	1–4 g/Tag	pure encapsulations® L-Carnitin	Energiegewinnung, Antioxidans
Vitamin B Komplex	1 x 1 /Tag	Vitamin B Complete Hevert®	Bildung von L-Carnitin, Energiegewinnung
Vitamin C	500 mg/Tag	Cetebe® Vitamin	Antioxidans
Eisen	20–40mg/Tag	ferro sanol®	Sauerstoffversorgung
Magnesium	400 mg/Tag	Magnesium Verla®	Antioxidans, Energiegewinnung
Vitamin D	1000–2000 mg/Tag	Vitamin D3 Hevert®	Antioxidans

22.7 Homöopathie (Einzelmittel)

Arzneiweisende Symptome	Zusatzhinweise	Passende Arznei mit Potenz	Dosierung/Tag
Gleichgültig, apathisch; kann sich nichts mehr merken; totale Erschöpfung; innere Leere nach einem großen Ereignis	Folge von Kummer, Sorgen oder Überlastung und Überforderung	Acidum phosphoricum D12	2 × 5 Globuli
„Nervenbündel"; ausgelaugt und schwach; Neigung zu psychovegetativen Problemen	Folge von Kummer, Sorgen oder Überlastung und Überforderung	Kalium phosphoricum D12	2 × 5 Globuli
Gefühl des Burn-out; nervös und ängstlich; empfindsame, mitfühlende Gemüter	Folge von Überlastung und Überforderung, Folge von erschöpfenden Krankheiten	Phosphorus D12	2 × 5 Globuli
Man fühlt sich gestresst und ausgenutzt; reizbar; Wunsch nach Distanz und Alleinsein	Folge von Überlastung und Überforderung	Sepia D12	2 × 5 Globuli
Folge von Flüssigkeitsverlust; blasses Gesicht; Apathie im Wechsel mit Reizbarkeit	Folge von erschöpfenden Krankheiten	China D12	2 × 5 Globuli

22.8 Homöopathie (Komplexmittel)

Präparate	Dosierung/Tag
Manuia® Tabletten (DHU)	bis 3-mal tgl. 1 Tbl.
Ferrum Pentarkan® H Tabletten (DHU)	bis 3-mal tgl. 1 Tbl.

22.9 Anthroposophische Medizin

22.9.1 Innere Therapie (oral)

Mittel	Anwendung/Tag	Hinweise
Levico comp., Globuli velati (Wala)	Erw. 1- bis 2-mal tgl. 10–20 Globuli velati. Kdr. 5–12 J. 2- bis 3-mal tgl. 7–10 Globuli velati. Kdr. 1–4 J. 2- bis 3-mal tgl. 3–5 Globuli velati.	Erschöpfung allgemein und bei Anämie Fatigue-Syndrom post-infektiös (auch nach COVID-19, Mononuk-leose)
Prunuseisen, Globuli velati (Wala)	Erw. 3- bis 4-mal tgl. 10 Globuli velati	Fatigue-Syndrom nach COVID-19
Neurodoron®, Tabletten (Weleda)	3-bis 4-mal tgl. 1 Tbl. im Mund zergehen lassen oder mit etwas Fl. einnehmen	Basismittel; über einen längeren Zeitraum einnehmen
Meteoreisen, Globuli velati (Wala)	Kdr. bis 6 J. 1- bis 3-mal tgl. 3–5 Globuli velati. Erw. 1- bis 3-mal tgl. 10 Globuli velati	Unterstützt bei verzögerter Rekonvaleszenz; stärkt die Abwehrkräfte

22.9.2 Äußere Therapie

Mittel	Anwendung/Tag	Hinweise
Malvenöl, Ölige Einreibung (Wala)	Einreibung von Rücken, Wade, Fuß oder Bauch. Wenig Öl mit warmen Händen zügig vor dem Schlafengehen in die Haut einreiben. Danach mit einem Wolltuch umhüllen	Stabilisiert die Wärmehülle des Körpers; wirkt aufbauend Kontraindikation: Erdnussallergie
Solum Öl, Ölige Einreibung (Wala)	bis 3-mal tgl. einreiben und mit einem Wolltuch bedecken	Vor Gebrauch kräftig schütteln; stärkt und durchwärmt den Organismus
Weleda Edeltanne Erholungsbad, Badezusatz	Vollbad, Teilbad oder Waschung	Anregung der Atmungsprozesse

22.10 Biochemie/Schüßler-Salze

Differenzierung	Mineralstoffe (Nummer)	Dosierung/Tag
Erschöpfung	3	12
	5	12
	8	12
	22	12
Rekonvaleszenz	2	12
	3	12
	5	12
	8	12
Bei Abmagerung	2	12
	18	7

22.11 Spagyrik

Mischung bei Erschöpfung, Rekonvaleszenz, Spagyrik nach Spagyro Naturheilmittel (Menge für 50 ml)	
China D2	10 ml
Eleutherococcus D2	10 ml
Verbena off. Ø	5 ml
Crataegus D2	10 ml
Echinacea D2	5 ml
Acidum arsenicosum D4	10 ml

Dosierung:
Chronisch: 5 × 3 Sprühstöße in den Mund

Mittel	Dosierung
Solunat Nr. 17 Sanguisol	1 × 10 Tr. morgens
Solunat Nr. 18 Splenetik	2 × 10 Tropfen morgens u. abends
Solunat Nr. 8 Hepatik	2 × 10 Tr. mittags u. abends
Solunat Nr. 4 Cerebretik	1 × 10 Tr. abends
Neureg spag. Peka Mischung	bis 8-mal 5 Tr.

22.12 Bach-Blüten

Blüte	Seelische Haltung	Dosierung/Tag	Hinweis
Olive	Erschöpft durch Überarbeitung, lange Krankheit, Stress	Passende Blüten-Essenzen wählen, maximal sieben verschiedene Bei akuten Zuständen: 1–2 Tr. der Blüten-Essenzen unverdünnt direkt auf die Zunge träufeln, evtl. alle 10 Min.	
Hornbeam	Vor allem nervlich und geistig erschöpft		
Impatiens	Durch hektische Lebensweise erschöpft	Für die mittelfristige, intensive Behandlung: morgens je 2 Tr. in ein großes Glas mit Wasser mischen. In kleinen Schlucken über den Tag verteilt einnehmen, auch mehrere Gläser am selben Tag.	
Oak	Total überarbeitet, nimmt trotzdem keine Hilfe an	Für längerfristige Anwendung werden die gewählten Essenzen in eine Behandlungslösung eingearbeitet. Davon tgl. 3- bis 4-mal 5 Tr. einnehmen (►Kap. 1.10.3).	
Rock Water	Durch eiserne Disziplin und Perfektionismus erschöpft		
Vervain	Ausgelaugt durch den Einsatz für hohe Ideale		
Centaury	Erschöpft, weil man sich ausnutzen lässt		

22.13 Zusatzhinweise

- Tagesplanung mit genügend Zeiten der Erholung, die eigenen Ansprüche an sich selbst prüfen und das Leben stressärmer gestalten.
- Auf genügend Zeit zum Schlafen achten, in der Regel 7–8 Stunden tgl., und regelmäßige Schlafzeiten einhalten.
- Ernährung mit viel frischem Gemüse und Obst anreichern. Allgemein auf gesunde Ernährung achten.
- Mindestens zwei Liter Wasser oder verdünnte Obstsäfte am Tag trinken.
- Regelmäßige Bewegung an der frischen Luft, am besten täglich, mindestens dreimal pro Woche 30 Minuten.
- Psychotherapeutische Hilfe suchen.
- Eigene Ziele überprüfen, mehr Platz für Tätigkeiten, die Freude machen, einräumen.

23 Fettstoffwechselstörungen

23.1 Grenzen der Selbstmedikation

Erhöhte Blutfettwerte müssen zunächst immer ärztlich abgeklärt sein, um eine Therapie festlegen zu können. Bei Risikopatienten hat die strenge Einstellung der Fettstoffwechselparameter unter ärztlicher Kontrolle zu erfolgen, nachdem statistisch gesichert eine korrekt niedrige Einstellung von LDL, Triglyceriden, Cholesterin und VLDL eine reduzierte Mortalität nach sich zieht. Besonders ist dies bei Risikopatienten (Risikoklassifizierung nach AKDAE) zu beachten (metabolisches Syndrom, Raucher, manifeste Arteriosklerose, KHK, Hypertonie, Herzinfarkt in der familiären Anamnese: Familienmitglieder mit Herzinfarkten vor dem 50. Lebensjahr = gehäufte frühe Arteriosklerose-Manifestation). Ebenso muss die Art der Fettstoffwechselstörung korrekt diagnostiziert werden, also das Muster der Apolipoproteine näher zur Diagnosestellung herangezogen werden. Alleine aus der Bestimmung des Cholesterinspiegels von einer Hypercholesterinämie sprechen zu wollen, wäre sträflich (Differenzierung in familiäre kombinierte Hyperlipidämie, Hypertriglyceridämie, kombinierte Hyperlipidämie, polygene Hypercholesterinämie, Typ-III-Remnant-Hyperlipoproteinämie, Chylomikronämie-Syndrom).

23.2 Allopathie

Zu jeder Therapie muss eine diätetische Intervention (Ernährungsberatung abgestimmt auf den Erkrankungstyp) erfolgen.

23.2.1 Orale Therapie

Präparate	Wirkstoffe	Wirkstoffgruppe
Zodin® Omega 3 1000 WKA	Omega-3-Säureethylester 90	Cholesterin- und triglyceridsenkender Fettsäureester
Eicosapen® Kapseln	Omega-3-Säure-reiches Fischöl	Senkung stark erhöhter Triglyceride

23.3 Phytotherapie

Auch beim Einsatz von Phytotherapeutika muss die Art der Fettstoffwechselstörung genau beachtet werden! Ebenso muss beachtet werden, dass mehrere Drogen kombiniert erst den gewünschten Erfolg zeigen. Artischocke ist nahezu wirkungslos, wenn sie alleine appliziert wird. Es ist notwendig, den enterohepatischen Kreislauf der vermehrt gebildeten Gallensäuren zu unterbinden mithilfe von Präparaten, die lösliche Ballaststoffe (Guar, Flohsamenschalen, Haferkleie) enthalten.

23.3.1 Orale Therapie

Präparate	Inhaltsstoffe	Dosierung/ Tag	Hinweise
Hepar-SL® 640 mg	Artischocke	3 × 1 bis 3 × 2	Immer in Kombination (nach ½ Std.) mit löslichen Ballaststoffen, um den enterohepatischen Kreislauf der vermehrt gebildeten Gallensäuren zu unterbrechen
Indische Flohsamenschalen abgefüllt	Indische Flohsamenschalen	3 × tgl. 1 Dosis/EL	Löslicher Ballaststoff, 1 Std. nach dem Essen, in viel Fl., Joghurt, Saft (Getränke immer ohne Kohlensäure) Cave: Resorptionshemmung von Arzneistoffen => 1 Std. Abstand

23.4 Aromatherapie

Keine Empfehlung

23.5 Mikrobiom

Auch zur diätischen Senkung von Cholesterinwerten sind spezielle Präparate inzwischen positioniert, z. B. Symbiolact® Cholesterin Control, das milchsäurebildende Bakterien (*Lactobacillus plantarum* [AB-LIFE] CECT 7527, CECT 7528, CECT 7529) enthält. Die Bakterien bauen Gal-

lensäuren ab und entziehen sie dem enterohepatischen Kreislauf. Zudem wird auch enthaltenes Cholesterin abgebaut. Die Dosierung lautet: 1 × 1 Kapsel.
Des Weiteren können Lactobact® LDL-Control magensaftresistente Kapseln in Erwägung gezogen werden. Hier ist der Wirkstoff *Lactobacillus plantarum LPLDL*®: Laut zitierter Studie wird der LDL-Wert um ca. 13 % und der Gesamtcholsterinwert um 36 % verringert.

23.6 Nahrungsergänzungsmittel

Mikronährstoff	Dosierung	Präparat	Hinweise
Omega-3-Fettsäuren	1,5–4 g/Tag	Pure encapsulations®, Mens Sana Omega-EPA, EnzOmega®	Wichtig für die Zusammensetzung der Blutfette und für die Fließfähigkeit des Blutes; verbessert Wirksamkeit der Statine
Niacin	Wöchentlich steigern von 250 mg bis 2.000 mg innerhalb von 4 Wochen	Allpharm	Steigert HDL
Cholin	0,5–2,5 g/Tag	Zein Pharma	Bei Fettleber, Störungen der Fettverdauung
Lecithin	1,5–20 g/Tag	Lecithin Warnke	Emulgiert Nahrungsfette
Chrom	50–200 µg/Tag	Chrom mse	Steigert Lipidstoffwechsel
Mikronährstoffpräparat als Ergänzung bei Einnahme von Statinen	1 × 1 Kps./Tag	Stat comp	Zur Vermeidung von Nährstoffmangel als Folge der Statine

23.7 Homöopathie (Einzelmittel)

Keine Angabe.

23.8 Homöopathie (Komplexmittel)

Präparate	Dosierung/Tag
Fel-Tauri-N-Komplex-Hanosan Tabletten	3 × tgl. 1 Tbl.
Fucus-vesiculosus-Komplex flüssig (Hanosan)	bis 3-mal tgl. 5 Tropfen
Hepar-Hevert® Lebertabletten	bis 3-mal tgl. 1 Tbl.

23.9 Anthroposophische Medizin

Begleitende Therapievorschläge zur Anregung der Gallensekretion

23.9.1 Innere Therapie (oral)

Mittel	Anwendung/Tag	Hinweise
Choleodoron®, Mischung (Weleda)	Erw. u. Jgl. nehmen 2- bis 4-mal tgl. 5–15 Tr. ein. Kdr. von 2–11 J. nehmen 2- bis 4-mal tgl. 5–10 Tr. ein.	Die Tr. werden **nach** dem Essen mit Wasser verdünnt eingenommen.
Chelidonium, Kapseln (Wala®)	bis 3-mal tgl. 1 Kps. Bei sehr empfindlichen Patienten, die bei zu stark angeregter Motilität unter Oberbauchbeschwerden leiden, genügt tgl. 1 Kps.	Die Kps. werden zu oder nach den MZ mit Fl. Eingenommen.

23.10 Biochemie/Schüßler-Salze

Mineralstoffe (Nummer)	Dosierung/Tag
1	7
5	12
7	12
9	12–15
10	12
11	7

23.11 Spagyrik

Mischung bei Fettstoffwechselstörungen, Spagyrik nach Spagyro Naturheilmittel (Menge für 50 ml)	
Absinthium D2	10 ml
Raphanus sativus Ø	5 ml
Cynara D2	10 ml
Taraxacum D2	10 ml
Carduus marianus D2	10 ml
Okoubaka D4	5 ml

Dosierung:
Chronisch: 6 × 3 Sprühstöße in den Mund

Mittel	Dosierung
Phönix Silybum spag.	bis 4-mal 20 Tr.

23.12 Bach-Blüten

Hier muss der bestehende seelisch-geistige Zustand erfasst werden. Aus bis zu sieben verschiedenen Blüten-Essenzen wird die geeignete Bach-Blüten-Mischung zusammengestellt. Verwenden Sie hierzu die Kurzcharakterisierung der 38 klassischen Bach-Blüten unter ▸Kap. 1.10.4; Arzneimittelauswahl und die Hinweise zur Herstellung einer Behandlungslösung unter ▸Kap. 1.10.3.

23.13 Zusatzhinweise

- Ernährung fettärmer gestalten, mit Gemüse und Obst anreichern. Besonders tierische Fette reduzieren, Kaltwasserfische sind die gesunde Ausnahme. Pflanzliche Öle und Fette mit mehrfach ungesättigten Fettsäuren bevorzugen. Auch gehärtete pflanzliche Fette vermeiden.
- Gewichtsreduktion bei Übergewicht.
- Viel Bewegung, bevorzugt regelmäßiges Ausdauertraining.

24 Fieber

24.1 Grenzen der Selbstmedikation

Fieber > 39,5 °C und/oder Fieber, das schon länger als vier Tage besteht, sowie Fieber mit unbekannter Ursache oder in Zusammenhang mit Hautausschlägen sollte ärztlich abgeklärt werden. Dies gilt auch für Fieber bei Säuglingen und Kleinkindern oder älteren, gebrechlichen Menschen, Patienten mit Neigung zu Krampfanfällen in der Anamnese und stark geschwächten Patienten (z. B. Kachexie, Tumorpatienten). Ebenso sollte Fieber, das durch Influenza oder COVID-19 oder andere schwerwiegende Infektionserkrankungen bedingt ist, dem Arzt angetragen werden, damit er sofort antivirale Pharmaka verordnen kann.

24.2 Allopathie

Das Symptom Fieber kann durch unterschiedlichste Erkrankungen hervorgerufen werden und stellt zuallererst eine natürliche Reaktion des Körpers zur Aktivierung seines Immunsystems dar. Es sollte also nicht generell eine Fiebersenkung erfolgen. Strenger zu handhaben sind aber oben genannte Risikogruppen. Bei Gabe der allopathischen Mittel ist besonders auf die Dosierung der Wirkstoffe in altersgerechtem Sinne und Beachtung von Höchstdosen (Cave: Leber – Paracetamol) hinzuweisen. Besonders hervorzuheben sind die Paracetamol-Zäpfchen mit 75 mg, die ihre Beachtung in heilberuflicher Welt noch zu wenig finden.

24.2.1 Orale Therapie

Präparate	Wirkstoffe	Wirkstoffgruppe
ASS-Generika, Alka Seltzer® classic Bta., Aspirin® 0,5/direkt/Effect/ Migräne	Acetylsalicylsäure	Analgetikum, Antipyretikum, Antiphlogistikum
Ibuprofen-Generika, Aktren®/ forte/Spezial, Dolormin® f. Kdr Ibuprofensaft 2 %/4 % Suspension	Ibuprofen	Analgetikum, Antipyretikum, Antiphlogistikum
Aspirin® plus C Bta., ASS+C-ratiopharm® Bta.	Acetylsalicylsäure, Ascorbinsäure	Analgetikum, Antipyretikum, Antiphlogistikum, Vitamin

Präparate	Wirkstoffe	Wirkstoffgruppe
Paracetamol-Generika, ben-u-ron® Kps./Saft/Tbl./1000 Kps.	Paracetamol	Analgetikum, Antipyretikum (Antiphlogistikum)
Ibuprofen-Lysinat-Generika, Dolormin® Schmerztabletten/extra Fta.	Ibuprofen, DL-Lysinsalz	Analgetikum, Antipyretikum, Antiphlogistikum

Das Präparat ben-u-ron® kann in den Wirkstärken 75 mg, 125 mg, 250 mg, 500 mg und 1000 mg auch als Suppositorium eingesetzt werden.

24.3 Phytotherapie

Die Grenzen der Phytotherapie sind bei der Behandlung von Fieber eindeutig gesetzt. Zur Akutbehandlung (und Fieber ist in den allermeisten Fällen das Akutsymptom der Erkrankung) ist der Wirkeintritt pflanzlicher Zubereitungen viel zu verzögert, um entsprechende therapeutische Hilfe zu bieten.

24.3.1 Tee-Tipp

Tee bei Fieber (Menge für 100 g)	
Mädesüßkraut	20,0 g nicht bei Kindern unter 12 Jahren (salicylathaltig)
Lindenblüten	20,0 g
Holunderblüten	20,0 g
Quendel oder Thymian	20,0 g
Rosenblüten	20,0 g

Zubereitung: 2 TL pro Tasse mit 150 ml siedendem Wasser übergießen, 10 Min. zugedeckt ziehen lassen, abseihen.
Dosierung: 3 × tgl. 1 Tasse, abends zum Entfiebern (Chronobiologie!) 2 Tassen zusätzlich.

24.4 Aromatherapie

Ätherische Öle können unterstützend in Wadenwickeln, mit Wasser 1–2 Grad unter der gemessenen Körperkerntemperatur, entlastend wirken. Man legt 3- bis 5-mal tgl. Wadenwickel an, kann auch Fußbäder durchführen oder Ganzkörpereinreibungen mit 1 % der Öle in einer wässrigen Lotio. Es eignen sich folgende ätherischen Öle: Basilikum, römische Kamille, Lavendel, Palmarosa, Rose, Salbei, Verbena, Zitrusöle (z. B. Bergamotte oder Zitrone).

24.5 Mikrobiom

Eine Mikrobiomregulation kann nicht ad hoc Fieber beeinflussen, ggf. aber die Ursache des Fiebers ausregulieren (z. B. Immunschwäche, Infektion). Dieses ist dann beim individuellen Krankheitsbild nachzusehen.

24.6 Nahrungsergänzungsmittel

Mikronährstoff	Dosierung	Präparat	Hinweise
Vitamin C	500–1.000 mg/Tag	Cetebe®	Immunsystem stärkend

24.7 Homöopathie (Einzelmittel)

Fieber bei Erkältungssymptomen wird auch in ▶Kap. 21 besprochen.

Arzneiweisende Symptome	Zusatzhinweise	Passende Arznei mit Potenz	Dosierung/Tag
Plötzlicher Beginn; trockenes Fieber, rasch ansteigend; großer Durst; Schüttelfrost	Folge von kalter, trockener Witterung; ängstlich und unruhig	Aconitum D6	Akut halbstündlich 5 Globuli, bei Schweißausbruch zu Belladonna wechseln
Plötzlicher Beginn; Fieber rasch ansteigend; dampfende Schweiße; kalte Hände und Füße; kein Durst	Folge von feucht-kalter Witterung; besser durch Ruhe; Gefühl wie im Delirium	Belladonna D6	Akut halbstündlich 5 Globuli

Arzneiweisende Symptome	Zusatzhinweise	Passende Arznei mit Potenz	Dosierung/Tag
Symptomarmer, langsamer Beginn; Infekt im Anfangsstadium	Allgemeinbefinden wenig beeinträchtigt	Ferrum phosphoricum D12	Akut zweistündlich 5 Globuli
Langsamer Beginn; Kälteschauder am Rücken; dumpfe Kopfschmerzen: leichtes Fieber	Schläfrig und erschöpft; schlimmer bei Wetterwechsel	Gelsemium D6	Akut stündlich 5 Globuli, bei Besserung 3- bis 5-mal tgl. 5 Globuli
Fieber bei Zahnung; schweißiger Kopf; eine Backe rot, die andere blass	Gereizte, ärgerliche Kdr., beruhigen sich nur durch Umhertragen	Chamomilla D6	Akut stündlich 5 Globuli, bei Besserung 3–5 × tgl. 5 Globuli

24.8 Homöopathie (Komplexmittel)

Präparate	Dosierung/Tag
Cefagrippin® Tabletten (Cefak)	Stdl. 1 Tbl. (max. 12 × tgl.)
Metavirulent® Tropfen (Meta Fackler)	Stdl. 5–10 Tropfen (max. 12 × tgl.)
ToxiLoges® Infekt Tropfen/Tabletten	Tropfen: Stdl. 5 Tropfen (max. 6 × tgl.) Tabl.: Stdl. 1 Tbl. (max. 6 × tgl.)

F

24.9 Anthroposophische Medizin

24.9.1 Innere Therapie (oral)

Mittel	Anwendung/Tag	Hinweise
Aconitum/China comp., Globuli velati (Wala)	bis 5-mal tgl., im akuten Stadium bis zu 2-stündlich 5–10 Globuli velati, bei Kdrn. entsprechend weniger	Bei fieberhaften, grippalen Infekten, auch in Verbindung mit Beschwerden im Magen-Darm-Trakt
Infludoron®, Streukügelchen (Weleda)	Erw. u. Jgl. ab 12 J.: alle 1–2 Std. 15 Streukügelchen. Kdr. von 6–11 J.: alle 1–2 Std. 8–10 Streukügelchen. Kdr. von 1–5 J.: 3- bis 4-mal tgl. 5–10 Streukügelchen. Sgl. im ersten Lebensjahr: 3- bis 4-mal tgl. 3–5 Streukügelchen	Anwendung bei Erkältung mit Fieber besonders im Anfangsstadium begleitend während der Erkältungszeit einnehmen Streukügelchen jeweils langsam im Mund zergehen lassen
Infludo®, Mischung (Weleda)	bis 2-stdl. 8 Tr. in Wasser verdünnt. Alternativ Tagesdosierung in 250 ml Wasser vorbereiten: 60–80 Tr. in das Wasser geben und stündl. einen Schluck über den Tag verteilt trinken	Anwendung bei Erkältung mit Fieber besonders im Anfangsstadium begleitend während der Erkältungszeit einnehmen geeignet bei Erkältungssymptomen im Zusammenhang mit Erschöpfung
Arnica e planta tota D30, Globuli velati (Wala)	5-mal tgl. 5 Globuli velati über 3 Tage	Fieber mit Kopf- und Gliederschmerzen bei schweren Virusinfekten

24.9.2 Äußere Therapie

Mittel	Anwendung/Tag	Hinweise
Zitronenscheiben auf die Fußsohlen	Je Fuß 2 Zitronenscheiben eine Std. wirken lassen; schläft der Patient, auch länger wirken lassen	Je eine Zitronenscheibe in das Fußgewölbe und eine unter den Zehenballen platzieren. Mit einer Mullbinde fixieren oder Socke anziehen. Zitronenscheiben etwas andrücken.
Arnika Essenz, Tinktur (Wala)	1:10 mit Wasser verdünnen. Äußerlich kurze Abwaschung 3-mal tgl. Als Umschlag rund um den Kopf oder eingesprüht (in Sprühflasche füllen) im Kopfbereich	Bei starken, schwer erträglichen Kopfschmerzen mit Fieber
Lavendelöl 10 %, ölige Einreibung (Weleda)	Einreibung von Rücken, Wade, Fuß oder Bauch. Wenig Öl mit warmen Händen zügig vor dem Schlafengehen in die Haut einreiben	Beruhigende und entkrampfende Wirkung. Schlaffördernd
Fieber- und Zahnungszäpfchen (Weleda)	bis 4-mal tgl. 1 Zäpfchen in den Mastdarm einführen	Zäpfchen für Kdr. ab 1. Lebensjahr
Aconitum/China comp., Suppositorien für Kinder (Wala)	Sgl. u. Kdr. bis 7 J. 1- bis 2-mal tgl. 1 Supp. in den Mastdarm einführen	Bei fieberhaften grippalen Infekten

F

24.10 Biochemie/Schüßler-Salze

Differenzierung	Mineralstoffe (Nummer)	Dosierung/Tag
Bis 38,5 °C	3	20–30
Über 38,5 °C	5	20–30

24.11 Spagyrik

Mischung bei Fieber, Spagyrik nach Spagyro Naturheilmittel (Menge für 50 ml)	
Aconitum D4	10 ml
Belladonna D3	10 ml
Tropaeolum D2	10 ml
Cistus incanus D2	10 ml
Nr. 3 Ferrum phos. spag. D6	5 ml
Nr. 5 Kalium phos. spag. D6	5 ml

Dosierung:
Akut: alle 10 Min. 2 Sprühstöße in den Mund
Chronisch: 3 × 3 Sprühstöße in den Mund

Mittel	Dosierung
Phönix® Arsenicum spag.	bis 4-mal 20 Tr.
FEPYR® spag. Peka Tropfen	Bis zu 6 × 5 Tr.

24.12 Bach-Blüten

Unterstützend sollte der bestehende seelisch-geistige Zustand erfasst werden. Aus bis zu sieben verschiedenen Blüten-Essenzen wird die geeignete Bach-Blüten-Mischung zusammengestellt. Verwenden Sie hierzu die Kurzcharakterisierung der 38 klassischen Bach-Blüten unter ▸Kap. 1.10.4; Arzneimittelauswahl und die Hinweise zur Herstellung einer Behandlungslösung unter ▸Kap. 1.10.3.

24.13 Zusatzhinweise

- Bettruhe.
- Kühle Wadenwickel, Stirnauflagen, Fußbäder zur Fiebersenkung bei höherem Fieber.
- Bei leichtem Fieber bis 38,5 °C zur Unterstützung des Immunsystems warme Anwendungen, Erkältungsbäder, ansteigende Fußbäder, heiße Brustwickel.
- Für erhöhte Flüssigkeitszufuhr (2–4 Liter pro Tag) sorgen, geeignet sind Wasser, coffeinfreie Teesorten, verdünnte Fruchtsäfte. Warme oder heiße Getränke bevorzugen, gekühlte vermeiden.
- Medienkonsum meiden.
- Fieberkontrolle über eine App (z. B. FeverApp).

25 Furunkel

25.1 Grenzen der Selbstmedikation

Ärztliche Abklärung gilt bei großen Furunkeln, einer Furunkulose sowie Furunkeln, die schon länger bestehen. Wenn das umliegende Gewebe mit betroffen ist, oder wenn ein Abszess vorliegt, muss ein Arzt aufgesucht werden. Dies gilt auch für Furunkel im Kopfbereich und generell, wenn keine Besserung nach drei Tagen erfolgt ist (meist operative Öffnung notwendig). Ebenso ist der Arztbesuch angeraten, wenn Fieber und eine Reduzierung des Allgemeinbefindens bestehen.

25.2 Allopathie

25.2.1 Lokale Therapie

Präparate	Wirkstoffe	Wirkstoffgruppe
Ichtholan® 10 %/20 %/50 % Salbe Zugsalbe effect 20 %	Ammoniumbituminosulfonat (Ichthyol)	Antiphlogistikum
Ichthyol® Flüssigkeit	Ammoniumbituminosulfonat (Ichthyol)	Antiphlogistikum
Retterspitz® äußerlich Fl.	Arnikatinktur, Rosmarinöl, Thymol	Antiphlogistikum, antibakteriell, durchblutungsfördernd

25.3 Phytotherapie

Nutzen bieten die antientzündlichen, leicht antibakteriellen und durchblutungsfördenden Effekte pflanzlicher Arzneimittel, was den Heilungs- und Resorptionsprozess unterstützen kann.

25.3.1 Lokale Therapie

Präparate	Inhaltsstoffe	Dosierung/Tag	Hinweise
Ilon® Salbe classic	Lärchenterpentin, gereinigtes Terpentinöl	2–3 cm Salbenstrang auftragen, mit Verband abdecken	Haut vor der Anwendung mit Alkohol oder Wundbenzin reinigen, jedes Drücken vermeiden! Bei stark eiternden Karbunkeln/Furunkeln 2 × tgl. erneuern, sonst Verbandwechsel jeden 2. Tag.
Kamillin Extern Robugen, Kamillosan® Wund- u. Heilbad Kamillan® Flüssigkeit	Kamillenblüten-Auszug	20 ml auf 1 l Wasser	Für Umschläge, Spülungen und Waschungen, zur Nachbehandlung offener Abszesse und eröffneter Furunkel

F

25.4 Aromatherapie

Alle ätherischen Öle wirken antibakteriell, antiviral und antimykotisch, also kann ein Furunkel mehrmals täglich mit ätherischen Ölen direkt betupft werden, wenn das Öl sich zur unverdünnten Anwendung auf der Haut eignet. Dies trifft für Teebaumöl, Rosenöl, Lavendelöl, Pfefferminzöl und Nelkenöl zu.

Andere ätherische Öle können zu 1–3 % in eine passende Grundlage eingearbeitet und als Salbe- oder Cremekompresse oder feuchter Umschlag (je nach Hautzustand) aufgelegt werden. Hier eignen sich beispielsweise Öle (auch in Mischungen) wie Koriander, Salbei, Thymian oder Basilikum.

25.5 Mikrobiom

Gerade bei rezivierenden Hauterkrankungen infektöser Genese kann über eine Modulation der Darmflora und die daraus gestärkten Abwehrmechanismen an allen Schleimhäuten und der Haut eine Reduktion der Hautproblematik erreicht werden.

Geeignet sind hier folgende Präparate (wiederum *Lactobacillus*-betont): UK 10 Darmflora Kapseln, OMNi-BiOTiC® 10 Pulver, Darmflora plus select Dr. Wolz Kapseln, Lactobact® Premium Kapseln magensaftresistent, Probikehl® Kapseln und viele weitere.

25.6 Nahrungsergänzungsmittel

Keine Angabe.

25.7 Homöopathie (Einzelmittel)

Arzneiweisende Symptome	Zusatzhinweise	Passende Arznei mit Potenz	Dosierung/Tag
Furunkel im Anfangsstadium; stark gerötet; heiß	Pochender Schmerz; Wärme bessert; evtl. Folgemittel auf Apis	Belladonna D6	Akut alle 2 Std. 5 Globuli; bei Besserung 3 × tgl. 5 Globuli
Furunkel im Anfangsstadium; blassrot und geschwollen	Stechender Schmerz; Kälte bessert	Apis D6	Akut alle 2 Std. 5 Globuli; bei Besserung 3 × tgl. 5 Globuli
Mit schneller Eiterbildung; stechender Schmerz	Sehr berührungsempfindlich	Hepar sulfuris D12	Akut alle 2–3 Std. 5 Globuli, bei Besserung 3 × 5 Globuli
Mit langsamer Eiterbildung	Große Eiterungsneigung; alle Wunden eitern	Silicea D12	3 × 5 Globuli
Eitrige Entzündung im Stadium der Reife, eröffnende Wirkung bei Abszessen	Wird „homöopathisches Messer" genannt	Myristica sebifera D6	Akut alle 2 Std. 5 Globuli, bei Besserung 2 × 5 Globuli

25.8 Homöopathie (Komplexmittel)

Präparate	Dosierung/Tag
Hovnizym Tropfen (Pflüger)	bis 3-mal tgl 5 Tropfen
Hepar sulfuris N Nr. Synergon 111 Tabletten (Kattwiga)	bis 3-mal tgl. 1 Tbl.

25.9 Anthroposophische Medizin

25.9.1 Innere Therapie (oral)

Mittel	Anwendung/Tag	Hinweise
Apis/Belladonna cum Mercurio, Globuli velati (Wala)	Kdr. bis 6 J.: 1- bis 3-mal tgl., in akuten Fällen vorübergehend 1 bis 2-stündlich 5–7 Globuli velati. Erw. u. Kdr. ab 6 J.: 1- bis 3-mal tgl., in akuten Fällen vorübergehend 1- bis 2-stündlich 8–10 Globuli velati	Regt die Abheilung über den Lymphfluss an
Myristica sebifera comp., Globuli velati (Wala)	3-bis 6-mal 5 Globuli velati	Regt den Abfluss des Eiters an

25.9.2 Äußere Therapie

Mittel	Anwendung/Tag	Hinweise
Mercurialis perennis 10 %, Salbe (Weleda) oder Mercurialis Salbe, (Wala)	bis 3-mal tgl. auf die betroffenen Stellen auftragen	„Zugsalbe". Mercurialis perennis = Bingelkraut
Calendula-Essenz, Tinktur (Wala/Weleda)	Laut Packungsbeilage verdünnen Anwendung als Spülung nach Bedarf oder Auflage als feuchte Kompresse	Anregung der Wundheilung

F

25.10 Biochemie/Schüßler-Salze

Differenzierung	Mineralstoffe (Nummer)	Dosierung/Tag
	1	7
	9	20
	11	7
	12	7
	21	7

Unterstützend: äußere Anwendung

25.11 Spagyrik

Mischung bei Furunkel, Spagyrik nach Spagyro Naturheilmittel (Menge für 50 ml)	
Arnica D2	10 ml
Belladonna D3	10 ml
Echinacea D2	10 ml
Viola tricolor D2	10 ml
Cardiospermum D2	10 ml

Dosierung:
Chronisch: 5 × 3 Sprühstöße in den Mund

Mittel	Dosierung
Cutro spag. Peka Tropfen	3 × 20 Tr.
Cutral spag. Peka Salbe	
Phönix® Arnica spag.	3-bis 4-mal 20 Tr.

25.12 Bach-Blüten

Bei wiederkehrenden Beschwerden sollte der bestehende seelisch-geistige Zustand erfasst werden. Aus bis zu sieben verschiedenen Blüten-Essenzen wird die geeignete Bach-Blüten-Mischung zusammengestellt. Verwenden Sie hierzu die Kurzcharakterisierung der 38 klassischen Bach-Blüten unter ▶Kap. 1.10.4; Arzneimittelauswahl und die Hinweise zur Herstellung einer Behandlungslösung unter ▶Kap. 1.10.3.

25.13 Zusatzhinweise

- Nicht ausdrücken; falls sich ein Furunkel von allein eröffnet, die umgebende Haut desinfizieren.
- Milde, pH-neutrale Reinigungsmittel für die betroffenen Stellen verwenden.
- Auf genügend Hygiene achten.
- Ernährung auf ausreichende Ballaststoffzufuhr umstellen.
- Ausreichend Tee oder Wasser trinken
- Auf Rauchen verzichten.
- Immunsystem stärkende Maßnahmen.
- Heilfastenkuren können eine Umstimmung der Abwehrlage bewirken.

26 Gedächtnisleistung, nachlassende

26.1 Grenzen der Selbstmedikation

Akute und plötzlich auftretende Beschwerden; Beschwerden begleitet von anderen Symptomen, z. B. Schwindel, Ohrensausen, Krämpfe, Erbrechen. Beschwerden, die nicht altersgerecht erscheinen und nicht nur vorübergehend sind. Eine frühzeitige Diagnose bei Entwicklung einer Alzheimer-Demenz mit standardisierten Patientenfragebögen (z. B. der sogenannte Uhrentest) und bildgebenden Verfahren durch den Neurologen ist im Sinn eines Einschreitens bzgl. der Krankheitsprogredienz mehr als wünschenswert. Betroffene Angehörige sollten hier den Zugang zum Patienten herstellen, es sollten rasche Veränderungen der geistigen Leistungsfähigkeit dem Facharzt geschildert werden.
Zudem ist die frühzeitige Prävention bei familiärer Disposition notwendig (Lebensstilmanagement)!

26.2 Allopathie

26.2.1 Orale Therapie

Keine Angabe.

26.3 Phytotherapie

Die Pflanzenheilkunde und hier v. a. standardisierte Ginkgo-Präparate stellen eine probate Möglichkeit dar, um die Demenzentwicklung und Symptome sich entwickelnder Demenzformen (rheologischer Typ und Typ der Alzheimer-Demenz) positiv beeinflussen zu können. So konnte in Tier-Studien nachgewiesen werden, dass die wirksamkeitsmitbestimmenden Bilobalide und Ginkgolide in den Zielstrukturen des Gehirns bioverfügbar sind und daher der Wirkmechanismus im Sinne einer verbesserten acetylcholinergen Übertragung an den Synapsen erfolgen kann. Ebenso ist ein antioxidativer sowie ein durchblutungsfördernder Effekt (verbesserte Sauerstoffversorgung) zu erwarten. Daneben kann an weitere Drogen, welche wir als Phytopharmaka bei Erschöpfung kennengelernt haben, gedacht werden (▸ Kap. 22).

26.3.1 Orale Therapie

Präparate	Inhaltsstoffe	Dosierung/ Tag	Hinweise
Tebonin® forte 40 mg Lösung	Ginkgo-biloba-Blätter-Trockenextrakt 40 mg in 1 ml	3 × 20–40 Tropfen	KI: hämorrhagische Diathese, WW mit Blutgerinnungshemmern nicht auszuschließen: Kontrolle von Quick/INR-Werten, rechtzeitig (3–4 Tage) vor Operation absetzen Nicht in Schwangerschaft und Stillzeit Nicht bei Epilepsie Nicht zusammen mit Efavirenz® Eher nicht nach 16 Uhr
Gingium® 120, FTA, Tebonin® intens 120 FTA Ginkobil® ratiopharm 120 FTA	Ginkgo-biloba-Blätter-Trockenextrakt 120 mg	Erw.: 1- bis 2-mal 1	
Tebonin® forte FTA, Gingium® 40 mg FTA Ginkobil® ratiopharm 40 FTA	Ginkgo-biloba-Blätter-Trockenextrakt 40 mg	Erw.: 3 × 1–2	
Tebonin® spezial 80 FTA, Gingium® 80 FTA, Ginkobil® ratiopharm 80 FTA	Ginkgo-biloba-Blätter-Trockenextrakt 80 mg	Ab 12 Jahren: 2- bis 3-mal 1	
Tebonin® Konzent 240 FTA, Gingium® 240 mg FTA, Ginkobil® ratiopharm 240 FTA	Ginkgo-biloba-Blätter-Trockenextrakt 240 mg	Erw.: 1 × 1	

26.4 Aromatherapie

Alle sogenannten Kopfnoten sind geeignet, die Aufmerksamkeit, die Lernfähigkeit und damit das Gedächtnis zu verbessern, dies insbesondere, wenn Lerninhalte zusammen mit dem Verdampfen von Düften erarbeitet werden und somit eine Kopplung der Sinneseindrücke erfolgt. Dies kann genutzt werden, um das Abrufen der Inhalte (z. B. bei einer Prüfung) zu erleichtern, indem man dieselben Düfte wieder als Geruch wahrnimmt (auf Taschentuch geträufelt, Riechstift, Duftlampe etc.). Kopfnoten sind alle Zitrusöle (z. B. Orange, Mandarine, Zitrone, Grapefruit), Pfefferminze, Eukalyptus und Cajeput. Aber auch Nadelöle (Fichte, Kiefer, Tanne) können hierfür gut genutzt werden.

26.5 Mikrobiom

Wir wissen von der sogenannten Mikrobiom-Darm-Hirn-Achse, die in beide Richtungen zwischen ZNS (zentralem Nervensystem: Rückenmarrk und Gehirn) und ENS (enterischem Nervensystem an der Darmwand, z. B. Plexus myentericus) Informationen stofflicher oder elektrischer Art (z. B. über Rückenmark oder Nervus vagus) austauschen kann. Auch vom Mikrobiom können direkte Impulse über den Nervus vagus an das ZNS geleitet werden. Vom Mikrobiom synthetisierte Neurotransmitter agieren hier über Chemosenoren im Organismus oder über Neurotransmitter wie GABA, Dopamin oder Neuropeptide und vom Mikrobiom synthetisierte Stoffe, als Botenstoffe fungierende wie SCFA (short chain fatty acids, kurzkettige Fettsäuren) wie Butyrat, Propionat, Acetat und auch Stoffe wie Tryptophan. Es muss hierbei immer beachtet werden, ob die Stoffe im ZNS direkt bioverfügbar sind oder ob indirekte Effekte erfolgen. Mikroorganismen, die mit dem ZNS interagieren, nennt man auch „Psychobiom“: *Bifidobacterium infantis* ist an der Biosynthese von Tryptophan beteiligt, das zu circa 95 % im Darm synthetisiert wird und als Vorstufe von Serotonin fungiert.

Demgegenüber führt Stress zu einem Leaky-Gut-Syndrom, einer Minderdurchblutung der Darmschleimhaut mit reduzierter Besiedlung (Art und Menge) der Darmschleimhaut mit Mikrobiomkeimen und einer gestörten „Firewall“-Funktion der Darmschleimhaut bzgl. des Eindringens krank machender Erreger sowie der resultierenden reduzierten Aktivität von Immunfunktionen (z. B. erhöhte Infektanfälligkeit auch nach körperlichem Stress wie intensivem Ausdauersport).

Studien an Mäusen zeigen zudem, dass eine Schädigung des Mikrobioms durch Antibiotika die Aktivität der Immunzellen des Gehirns (Mikroglia) negativ beeinflusst. Verantwortlich ist auch hier wieder die Syntheseleistung des Mikrobioms bzgl. der Metabolite n(wie SCFA), was auch im Zusammenhang mit menschlichen psychiatrischen Erkrankungen

Relevanz zu besitzen scheint (z. B. Autismus und Schizophrenie). Welche Keime hier aber verantwortlich sind, was in diesem Zusammenhang ein „gesundes" Mikrobiom ist, ist Gegenstand von Forschungen. Eines dürfte aber Fakt sein: „Lactobaillen gehen immer"– d. h., sie sind sicher am Aufbau einer gesunden Darmflora beteiligt.

Probatorisch mit kalkulierter Herangehensweise kann man z. B. mit Pascoflorin® immun mit 20 verschiedenen Mikrobiomstämmen kurmäßig arbeiten (*Bifidobacterium bifidum, Bifidobacterium breve, Bifidobacterium infantis, Bifidobacterium lactis, Bifidobacterium longum, Lactobacillus acidophilus, Lactobacillus brevis, Lactobacillus casei, Lactobacillus crispatus, Lactobacillus fermentum, Lactobacillus gasseri, Lactobacillus helveticus, Lactobacillus paracasei, Lactobacillus plantarum, Lactobacillus reuteri, Lactobacillus rhamnosus, Lactobacillus salivarius, Lactobacillus lactis subsp. lactis, Streptococcus thermophilus, Enterococcus faecium*). Ebenso sind aber auch andere Multistrain-Präparate denkbar (OMNi-BiOTiC®, Kijimea®-Produkte). Explizite Studien zu einzelnen Präparaten sind derzeit für eine Evidenz nicht ausreichend.

Demgegenüber gibt es aber Hinweise, dass auch ein Zuviel und ein falscher Ort der Besiedlung mit Lactobacillen (Magen und Dünndarm) zur erhöhten Bildung von D-Milchsäure (toxische Effekte im Gehirn) führen und in der Art einer Laktatazidose zu „Brain Fig", also einer Eintrübung des Gedächtnisses. Zur Reparatur einer geschädigten Darmflora nach Stress, Antibiotikaeinnahme etc. ist eine Mikrobiomtherapie denkbar, nicht aber als „Neuro-Enhancement" bei ansonsten gesunden Menschen.

26.6 Nahrungsergänzungsmittel

Mikronährstoff	Dosierung	Präparat	Hinweise
Vitamin B_6	50–100 mg/Tag	Medyn® forte, MemoLoges®	Konzentration verbessert sich
Vitamin B_{12}	100–1.000 Mikrogramm/Tag	Medyn® forte	Ältere nehmen B-Vitamine schwerer auf aus der Nahrung; der Mangel beeinträchtigt kognitive Fähigkeiten
Folsäure	1–5 mg/Tag	Medyn® forte	Konzentration verbessert sich
Zink	5–10 mg/Tag	Medyn® forte	Konzentration verbessert sich
Omega-3-Fettsäure DHA	250–500 mg/Tag	MensSana Omega-EPA	Erhaltung der Gehirnfunktion
Vitamin-Mineralstoff-Fettsäure-Kombination	1 Btl./Tag	Orthomol mental	Verbessert Konzentration und Gedächtnis
Vitamin-Q10-Pflanzen Kombination	1–2/Tag	VigoLoges Ashwagandha	Steigert Konzentration und Gedächtnis

26.7 Homöopathie (Einzelmittel)

Arzneiweisende Symptome	Zusatzhinweise	Passende Arznei mit Potenz	Dosierung/Tag
Schüchtern und zartbesaitet; reagiert sehr empfindlich; viele Sorgen; Schlaflosigkeit	Vergesslichkeit im Alter; liest alles mehrmals und begreift es dennoch nicht, verliert den Faden im Gespräch	Ambra D6	2 × 5 Globuli
Kein Selbstvertrauen; Angst, etwas falsch zu machen, schweigt lieber; begriffsstutzig	Vergesslichkeit im Alter; braucht lange, um etwas zu verstehen; stumpfsinnig	Barium carbonicum D12	2 × 5 Globuli
Angst vor dem Versagen, überspielt dies mit arrogantem Auftreten; schlechtes Namensgedächtnis	Folge von Belastung und neuen Aufgaben, Vergesslichkeit im Alter	Lycopodium D12	2 × 5 Globuli

26.8 Homöopathie (Komplexmittel)

Präparate	Dosierung/Tag
Ginkgo biloba comp. Hevert Tropfen	bis 3-mal tgl. 5–10 Tropfen

26.9 Anthroposophische Medizin

26.9.1 Innere Therapie (oral)

Mittel	Anwendung/Tag	Hinweise
Scleron®, Tabletten (Weleda)	bis 2-mal tgl. 1 bis 2 Tbl. im Mund zergehen lassen oder mit etwas Fl. einnehmen	Langzeitbehandlung. Nach 3-monatiger Einnahme eine Pause von einem Monat einlegen. Zur Prophylaxe 2 × tgl. 1 Tbl. über 4 Wochen; Zyklus mehrmals in Jahr wiederholen
Arnica/Plumbum mellitum, Globuli velati (Wala)	Erw.: 1- bis 3-mal tgl. 5–10 Globuli velati	Bei zerebralen Durchblutungsstörungen
Apis regina comp., Globuli velati (Wala)	Erw.: 2- bis 3-mal tgl. 10 Globuli velati	Zur Stärkung der Nervenregeneration bei Gedächtnis- und Konzentrationsschwäche
Formica D6 Dilut. (Weleda)	3-mal 10 Tr.	

26.10 Biochemie/Schüßler-Salze

Mineralstoffe (Nummer)	Dosierung/Tag
3	12
5	20
6	7
8	12
10	12

26.11 Spagyrik

Mischung bei nachlassender Gedächtnisleistung, Spagyrik nach Spagyro Naturheilmittel (Menge für 50 ml)	
Ginkgo D2	10 ml
Crataegus D2	10 ml
Eleutherococcus D2	10 ml
Yohimbe D2	10 ml
Artemisia annua D2	10 ml

Dosierung:
Chronisch: 3- bis 6-mal 3 Sprühstöße in den Mund

Mittel	Dosierung
Solunat Nr. 17 Sanguisol	1 × 10 Tr. morgens
Solunat Nr. 14 Polypathik	2 × 5–10 Tr. morgens u. mittags
Solunat Nr. 4 Cerebretik	1 × 10 Tr. abends

26.12 Bach-Blüten

Blüte	Seelische Haltung	Dosierung/ Tag	Hinweis
Clematis	Konzentrationsschwierigkeiten mit Tagträumerei	Passende Blüten-Essenzen wählen, maximal sieben verschiedene	
Honeysuckle	Konzentrationsschwierigkeiten, mit den Gedanken immer in der Vergangenheit	Für längerfristige Anwendung werden die gewählten Essenzen in eine Behandlungslösung eingearbeitet. Davon tgl. 3- bis 4-mal 5 Tr. einnehmen (▶ Kap. 1.10.3).	
Wild Rose	Vergesslich, weil einen nichts mehr interessiert, Apathie, Energie fehlt		
Hornbeam	Vergesslich durch geistige und nervliche Überanstrengung		
White Chestnut	Geistige Blockade durch Grübeln, Gedankenkarussell		
Olive	Tiefe geistige Erschöpfung		

26.13 Zusatzhinweise

- Geistige Aktivität wirkt nachlassender Gedächtnisleistung entgegen. Dazu gehören besonders Lesen, Rätsel lösen, Unterhaltungen führen, Neues erlernen, Musizieren.
- Spezielle Gedächtnistrainingskurse besuchen oder entsprechende Computerprogramme nutzen.
- Genügend trinken, mindestens zwei Liter pro Tag.
- Täglich eine Tasse Birkenblättertee mit etwas Honig.
- Nicotinverzicht.
- Viel Bewegung an der frischen Luft.
- Soziale Aktivitäten fordern die geistige Flexibilität.
- Den Tag mit seinen Aktivitäten rhythmisch gestalten. Regelmäßige Mahlzeiten und verlässliche Rituale pflegen. Ausreichender und regelmäßiger Schlaf.

27 Gelenkschmerzen

27.1 Grenzen der Selbstmedikation

Verletzungen, akute Beschwerden länger als fünf Tage; Beschwerden ohne erkennbare Ursache (z. B. Erkältung, Verletzung), sehr starke Schmerzen und Bewegungseinschränkung, Erguss sowie Schmerzen begleitet von hohem Fieber müssen ärztlich abgeklärt werden. Muskel- und Gelenkschmerzen können auch eine Nebenwirkung von Arzneimitteln sein (z. B. CSE-Hemmer).

27.2 Allopathie

Die Einnahme von Schmerzmitteln über längere Zeit in meist höherer Dosierung im Rahmen der Selbstmedikation sollte vermieden werden, um regelmäßige Kontrollen der Verträglichkeit (Nierenwerte, Leberwerte, Herzgesundheit) zu gewährleisten. Man denke in diesem Zusammenhang auch an die Gefahr der „Analgetika-Niere", an die unbekannte kardiovaskuläre Nebenwirkung der NSAR auch in der Selbstmedikation (nur Naproxen gilt nach derzeitigem Kenntnisstand als sicher). Beispielsweise erhöhte Ibuprofen über 1.200 mg pro Tag das Risiko eines Herzinfarkts (Verengung der Koronararterien). Zur kurzfristigen Anwendung leisten diese Mittel jedoch wertvolle Hilfe, um z. B. Alltagsverrichtungen unbehindert zu erledigen oder rehabilitative Übungen schmerzfrei ausüben zu können. Gerade bei geriatrischen Patienten, aber durchaus auch bei jüngeren Menschen ist Sport unter NSAR-Einnahme keine gute Idee- ist, denn die Verringerung der Nierendurchblutung summativ durch Sport plus NSAR ist zu vermeiden (Gefahr des akuten Nierenversagens).

27.2.1 Orale Therapie

Präparate	Wirkstoffe	Wirkstoffgruppe
Dolormin® Schmerztabletten/ extra FTA Ibu-Lysin-ratiopharm® 400 mg Ibuprofen-Generika	Ibuprofen, DL-Lysinsalz	Analgetikum, Antipyretikum, Antiphlogistikum
Aktren®/forte/spezial	Ibuprofen	Analgetikum, Antipyretikum, Antiphlogistikum
Dolormin® GS mit Naproxen Naproxen-Generika	Naproxen-Natrium	Analgetikum, (Antipyretikum) Antiphlogistikum
Dona® 750 mg FTA	D-Glucosamin-Hemisulfat	Antiarthrotikum
Voltaflex® Glucosaminhydrochlorid 750 mg Tbl.	Glucosaminhydrochlorid, D-Glucosamin	Antiarthrotikum
Voltaren® Dolo 25 mg Tabletten	Diclofenac	Analgetikum, (Antipyretikum) Antiphlogistikum

27.2.2 Lokale Therapie

Präparate	Wirkstoffe	Wirkstoffgruppe
Camphoderm® N Emulsion, Rheunervol® M Creme	Racemischer Campher	Hyperämisierendes Mittel Medizinprodukt
Proff® Schmerzcreme Dolobene® Ibu 50 mg/g Gel	Ibuprofen	NSAR (Analgetikum, Antirheumatikum)
Dolo-Arthrosenex® N Gel, Dolo-Arthrosenex® M Salbe	Hydroxyethylsalicylat	Als Medizinprodukt zur physikalischen Therapie positioniert

Präparate	Wirkstoffe	Wirkstoffgruppe
Dolobene® Cool Gel	Isopropanol, Mateblätter-Extr., Levomenthol, D-Campher	Abschwellend, antiseptisch Medizinprodukt
Elacur® M hot Creme	Propylnicotinat	Hyperämisierendes Mittel Medizinprodukt
Enelbin® Paste	Zinkoxid, Salicylsäure, Aluminiumsilikate Wintergrünöl, Lavendelöl, Thymianöl, Eucalyptusöl	Abschwellend, antiseptisch, Analgetikum
Reparil® Gel N	Aescin, Diethylammoniumsalicylat	Antiödematosum, Antiphlogistikum, schmerzlindernd
Ichtholan® spezial 85 %	Ammoniumbituminosulfonat	Antiphlogistikum
Voltaren® Schmerzgel, forte Dilcofenac Generika-Topika	Diclofenac	NSAR (Analgetikum, Antirheumatikum)

G

27.3 Phytotherapie

Pflanzliche Arzneimittel mit schmerzstillender und antioxidativer Potenz (Salicylsäure-Derivate, Flavonoide, Polyphenole, Antioxidanzien der Vitaminreihe) können ergänzend zur ärztlichen Verordnung oder zum allopathischen schmerzstillenden Arzneimittel angewendet werden, um jeweils mit sehr gutem Nutzen-Risiko- und Verträglichkeits-Profil die Dosierung von Arzneistoffen wie Diclofenac, Piroxicam oder Indometacin reduzieren zu helfen. Eine Langzeitanwendung ist meist gefahrlos möglich. Der Arzt sollte jedoch eine Beurteilung der anatomischen Veränderungen betroffener Gelenke durchführen, um eine anstehende Notwendigkeit einer Operation nicht zu versäumen. Topika mit Pflanzenextrakten, außer Arnika, müssen als wirkungslos angesehen werden, da große, meist als hydrophile Glykoside vorliegende Moleküle nicht durch die Hautbarriere diffundieren und daher nicht an den Wirkort der Gelenke vordringen können (z. B. Teufelskrallenextrakte). Meist lindert der durchgeführte Massageeffekt. Eindringen können lipophile kleine Molküle der ätherischen Öle (Terpene), was sich die Medizinproduktzubereitungen der „Pferdesalben" zunutze machen, oder das lipophile Helenalin aus der Arnika.

27.3.1 Orale Therapie

Präparate	Inhaltsstoffe	Dosierung/ Tag	Hinweise
Jucurba® 240 mg, forte 480, Kaps. Teufelskralle-ratiopharm® FTA Teufelskralle-Loges® 480 mg FTA Sogoon® 480 mg FTA Rivoltan® Teufelskralle 480 mg FTA Doloteffin® FTA 400 mg	Teufelskrallenwurzel-Trockenextrakt	Alle 12 Std. vor dem Essen	mind. 4–6 Wochen, wirkt in 1–3 Wochen, Adjuvans bei chem. Rheumatherapie, Cave: Magen-Darm-Ulzera; bei Gelenkschwellung und -rötung: Arzt
Phytodolor® Tinktur	Standard. alkoholische Auszüge aus Zitterpappelrinde u. -blättern, Echtem Goldrutenkraut, Eschenrinde	bis 4-mal 20–30 Tr.	Bei starken Schmerzen mehrmals tgl. 40 Tr. in Fl., äußerlich als feuchte Kompresse mehrmals tgl. auf die betroffene Stelle

Präparate	Inhaltsstoffe	Dosierung/ Tag	Hinweise
Rheuma-Hek® 268 mg Kps., forte 600 mg FTA	Brennnesselblätter-Trockenextrakt	2 × 2 nach den MZ mit Flüssigkeit Ab 12 Jahren: 2 × 1	Antidyskratikum: ausleitend, antiphlogistisch, Anwendungsdauer prinzipiell nicht begrenzt Bei rheumatischen Beschwerden
Eigenrezeptur Weihrauchextrakt Kapseln 280 mg	Boswellia serrata Extrakt > 80 % Boswelliasäuren z. B. Euro OTC	3 × 1 zum Essen	Leukotriensynthesehemmend, cathepsinhemmend, antirheumatisch, hemmt autoimmune Entzündungen

G

27.3.2 Lokale Therapie

Präparate	Inhaltsstoffe	Dosierung/ Tag	Hinweise
Doc® Arnika 21,5 % Creme	Tinktur aus Arnikablüten	Ab 12 Jahren: 2-bis 3-mal tgl. auf die zu behandelnde Stelle	Auftragen und einmassieren Nicht bei geschädigter Haut, Ekzemen, Verbrennungen Nicht in der Schwangerschaft, nicht auf die Brust Stillender Nicht bei Korbblütlerallergie

Präparate	Inhaltsstoffe	Dosierung/ Tag	Hinweise
Kneipp® Arnika Salbe S Kneipp® Arnika Kühl-und Schmerzgel	Öliger Auszug aus Arnikablüten	Mehrmals tgl.	Ohne Arzt nicht länger als 3–4 Tage, bei Überdosierung Juckreiz und Hautrötung: Arzt Leichte Streichmassage; auf akut entzündeten Stellen nur messerrückendicker Salbenumschlag und keine Massage Nicht auf offene Wunden (bei entzündetem Insektenstich erlaubt)
Kytta® Schmerzsalbe	Beinwellwurzel-Fluidextrakt	Ab 8 Jahren: 2- bis 3-mal tgl. 4–6 cm, ab 12 Jahren: 3- bis 4-mal tgl. 6–12 cm Salbenstrang auftragen und einmassieren	Auch als Salbenverband: 10–20 g; nicht auf verletzte Haut! Arzt, wenn Beschwerden nach 3–4 Tagen nicht besser Nicht in Schwangerschaft und Stillzeit Bei Kindern und Jgl. nicht länger als 1 Woche
Traumaplant® Schmerzcreme	Beinwellkraut-Pressaft und -Rückstandsextrakt	6.–12 LJ: 3 × tgl. ausreichende Menge Ab 12. LJ: mehrmals tgl. ausreichende Menge	Ohne ärztlichen Rat nicht länger als 3 Wochen

27.4 Aromatherapie

Kleine lipophile Moleküle der ätherischen Öle (wie Terpene) sind durch die Haut resorbierbar und stehen als Rezepturen in den sogenannten Pferdesalben diverser Hersteller als Kosmetika oder Medizinprodukte im Handel zur Verfügung. Sie enthalten meist durchblutungsförderndes Rosmarinöl und schmerzreduzierende und entzündungshemmende Nadelöle wie Latschenkiefernöl und Fichtennadelöl. Auch Reinstoffe zur Desensibilisierung von schmerzleitenden Kälte-Nervenfasern wie Campher oder Menthol sind oft enthalten.

Es kann aber auch in der Apothekenrezeptur als Einzelanfertigung patientenindividuell mit 1–3 % dieser ätherischen Öle in einem Trägeröl (fettes Arnikaöl oder süßes Mandelöl) oder anderen nicht mit Eigengeruch behafteten Trägerölen oder flüssigen Wachsen (z. B. Jojobaöl) gearbeitet werden. Auch Salbengrundlagen der Apothekenrezeptur sind als Träger geeignet (z. B. Basiscreme DAC oder Nichtionische Hydrophile Salbe).

G

27.5 Mikrobiom

Keine Angabe.

27.6 Nahrungsergänzungsmittel

Bei Gelenkschmerzen, die meist durch Arthrose bedingt sind, gibt es gute Kombinationspräparate, die man 3 Monate einnimmt. Dann legt man eine Pause für 1–3 Monate ein und wiederholt die Kur dann wieder. Die einzelnen Inhaltsstoffe werden in nachstehender Tabelle aufgeführt. Verschiedene Firmen bieten sie an: MensSana, Lechner, Orthomol.

Mikronährstoff	Dosierung	Präparat	Hinweise
Glucosamin	1.500 mg/Tag	MensSana Chondro	Grundbaustein von Knorpeln, Sehnen und Bändern
Chondroitin	800–1.200 mg/Tag	MensSana Chondro	Stimuliert Knorpelneubildung, wirkt synergistisch mit Glucosamin
Omega-3-Fettsäuren	3 g/Tag	Pure encapsulations®, EnzOmega®	Entzündungshemmend
Bromelain	2 × 2/Tag ½ Std. vor dem Essen	Bromelain-POS®	Entzündungshemmend, abschwellend
Vitamin C	100–200 mg/Tag	Cerola Vitamin-C-Taler	Antioxidans, schmerzreduzierend
Vitamin D	1.000–2.000 I. E./Tag	Hevert®, Köhler	Antioxidans, entzündungshemmend
Vitamin E	500 I. E./Tag	Optovit® forte	Antioxidans, entzündungshemmend, schmerzlindernd
Zink	5–20 mg/Tag	Zinkorotat-POS	Antioxidans, entsäuernd
Selen	100–200 µg/Tag	Cefasel®	Immunmodulierend
Kupfer	1 mg/Tag		Stärkt Bindegewebe
Mangan	2–10 mg/Tag		Knorpelaufbauend
Kombination Vitamine, Mineralien, Spurenelemente, Bromelain	Akut 4 Kapseln, bei Besserung 2–3 Kapseln/Tag	Chondro MensSana, Orthomol chondroplus, Arthro Lechner	Schmerzlindernd, schmerzreduzierend, verbessert Beweglichkeit

27.7 Homöopathie (Einzelmittel)

Arzneiweisende Symptome	Zusatzhinweise	Passende Arznei mit Potenz	Dosierung/Tag
Akute, rote Entzündung mit pochenden Schmerzen	Schlimmer durch Druck, Berührung; besser durch Wärme	Belladonna D6	Akut stündlich 5 Globuli, bei Besserung 3 × 5 Globuli tgl.
Blassrote Schwellung, stechender Schmerz	Schlimmer durch Druck, Berührung, besser durch Kälte	Apis D6	Akut stündlich 5 Globuli, bei Besserung 3 × 5 Globuli tgl.
Rote Schwellung mit stechenden Schmerzen	Schlimmer durch geringste Bewegung, besser durch Druck, Ruhe und Kälte	Bryonia D6	Akut stündlich 5 Globuli, bei Besserung 3 × 5 Globuli tgl.
Gelenke anfangs steif und schmerzhaft, andauernde Bewegung, Wärme und Massage bessern	Folge von Überanstrengung, Zerrung, Kälte® und Nässe	Rhus toxicodendron D12	3 × 5 Globuli

G

27.8 Homöopathie (Komplexmittel)

Präparate	Dosierung/Tag	Hinweise
Zeel® comp. Tabletten (Heel)	3 × tgl. 1 Tbl.	
Ranocalcin® Tabletten (Pflüger)	3 × tgl. 1 Tbl.	
Traumeel® Salbe (Heel)	3 × tgl. betroffene Gelenke einreiben	

Präparate	Dosierung/Tag	Hinweise
Rheumaselect Tropfen (Dreluso)	bis 4-mal tgl. 10–20 Tropfen	Vor dem Essen einnehmen
Araniforce® arthro Tropfen (Weber&Weber)	Akut: stdl. 5–10 Tropfen (max. 12 × tgl.) Chronisch: 3 × tgl. 5–10 Tropfen	

27.9 Anthroposophische Medizin

Die Kombination einer oralen und äußeren Therapie ist sinnvoll.

27.9.1 Innere Therapie (oral)

Mittel	Anwendung/Tag	Hinweise
Cartilago comp., Globuli velati (Wala)	Erw. 3-mal 10 Globuli velati; Dauertherapie: abends 10 Globuli velati	Begleittherapie bei allgemeinen Gelenkbeschwerden
Cartilago/Mandragora comp., Globuli velati (Wala)	bis 3-mal tgl. 5–10 Globuli velati	Gelenkbeschwerden im entzündlichen Stadium

27.9.2 Äußere Therapie

Mittel	Anwendung/Tag	Hinweise
Cartilago/Mandragora comp., Unguentum (Wala)	bis 2-mal tgl. auf die betroffenen Gelenke einreiben	Gelenkbeschwerden im entzündlichen Stadium
Arnica/Symphytum comp., Salbe (Weleda)	bis 3-mal tgl. auf die betroffenen Gelenke einreiben	Bei chronisch entzündlichen Gelenkerkrankungen; zur Intensivierung der Wirkung einen Salbenverband anlegen

27.10 Biochemie/Schüßler-Salze

Mineralstoffe (Nummer)	Dosierung/Tag
1	7
2	12
3	12
5	7
8	20
9	12–15
11	7

27.11 Spagyrik

Mischung bei Gelenkschmerzen, Spagyrik nach Spagyro Naturheilmittel (Menge für 50 ml)	
Cardiospermum D2	10 ml
Cannabis sativa D2	10 ml
Dioscorea D2	5 ml
Arnica D2	10 ml
Bryonia D2	5 ml
Propolis D3	10 ml

Dosierung:
Akut: alle 10 Min. 2 Sprühstöße in den Mund
Chronisch: 3 × 3 Sprühstöße in den Mund

Mittel	Dosierung
Solunat Nr. 16 Renalin	2 × 10 Tr. morgens u. abends
Solunat Nr. 18 Splenetik	2 × 15 Tr. morgens u. abends
Solunat Nr. 8 Hepatik	2 × 10 Tr. morgens u. abends
Flamyar® spag. Peka Tropfen	3 × 20 Tr.
Flamyar® spag. Peka N Salbe	
Phönix® Hydrargyrum spag.	3-bis 4-mal 20 Tr.
Phönix® Stellaria spag.	3-bis 4-mal 20 Tr.

27.12 Bach-Blüten

Hier muss der bestehende seelisch-geistige Zustand erfasst werden. Aus bis zu sieben verschiedenen Blüten-Essenzen wird die geeignete Bach-Blüten-Mischung zusammengestellt. Verwenden Sie hierzu die Kurzcharakterisierung der 38 klassischen Bach-Blüten unter ▸Kap. 1.10.4; Arzneimittelauswahl und die Hinweise zur Herstellung einer Behandlungslösung unter ▸Kap. 1.10.3.

27.13 Zusatzhinweise

- Haltung und Bewegungsmuster auf besondere Belastungsmomente der betroffenen Gelenke untersuchen und Bewegungsgewohnheiten entsprechend ändern.
- Belastung der betroffenen Gelenke vermeiden.
- Bewegung der Gelenke ohne Belastung hält beweglich und hilft, die Ernährung der Gelenkknorpel zu verbessern.
- Kälteanwendung lindert Schmerzen bei Entzündung in den Gelenken, Wärme hilft häufig bei Schmerzen ohne starke Entzündungsreaktion.

28 Gerstenkorn, Lidrandentzündung

28.1 Grenzen der Selbstmedikation

Chronische Beschwerden, die immer wieder auftreten, sowie eine Entzündung, die sich auf das Augenlid oder auf weitere Hautareale ausbreitet, müssen ärztlich abgeklärt sein. Gerstenkörner stellen eine meist bakterielle Entzündung mit Abkapselungstendenz der randständigen Drüsen am Augenlid dar. Eine Häufung wurde statistisch bei Diabetikern Typ 1 und 2 ermittelt, sodass bei rezidivierendem Gerstenkornbefund durchaus an eine Abklärung einer Diabetes-Erkrankung gedacht werden kann.

28.2 Allopathie

Der Patient muss unbedingt motiviert werden, selbst zubereitete Hausmittel am Auge nicht anzuwenden (Kamillentee und ähnliche mit Schwebstoffen oder Sporen verunreinigte Auszüge).

28.2.1 Lokale Therapie

Präparate	Wirkstoffe	Wirkstoffgruppe
Posiformin® 2 % Augensalbe	Bibrocathol	Antiseptikum

28.3 Phytotherapie

Keine Angabe.

28.4 Aromatherapie

Eine Anwendung ätherischer Öle am oder im Auge muss man vermeiden (reizend).

28.5 Mikrobiom

Eine Exploration einer ggf. vorangegangenen Schädigung des Darmmikrobioms durch orale Pharmaka (z. B. Antibiotika) oder andere negative Einflüsse wie Stress oder Ernährungsfehler ist sinnvoll, da eine Dysbiose durchaus eine reduzierte lokale immunologische Abwehr und eine erhöhte Entzündungsbereitschaft an der Augenschleimhaut zur Folge haben kann. Auch die Augenschleimhaut hat ein eigenes lokales mikrobiologisches Ökosystem, das direkten oder indirekten Störungen unterliegen kann (das Mikrobiom des Auges erscheint v. a. *Corynebacterium ssp.*-betont).

Probiotische Augentropfen sind derzeit nicht auf dem Markt (ein EU-finanziertes Projekt „Probiotears" gab es bereits 2018).

So besteht derzeit die Option, durch orale Einnahme von Multistrain-Probiotika auch die Funktionalität der Augenschleimhaut mit zu beeinflussen. Speziell ausgelobte Präparate sind nicht positioniert, daher kann eine probatorische Wahl von *Lactobacillus*-Stämme-betonten Präparaten durchgeführt werden.

28.6 Nahrungsergänzungsmittel

Ähnlich wie bei Herpeserkrankungen treten Gerstenkörner häufiger auf. Daher gilt es, die Immunabwehr zu stärken.

Mikronährstoff	Dosierung	Präparat	Hinweise
Vitamin-B-Komplex	1 ×1 Tbl./Tag	ratiopharm®	Immunabwehr wird gestärkt
Vitamin C	500 mg/Tag	Cetebe®	Immunabwehr wird gestärkt
Vitamin D	2.000 I. E./Tag	Hevert®, Köhler	Immunabwehr wird gestärkt
Zink	5–15 mg/Tag	Zinkorotat-POS®	Immunabwehr wird gestärkt, fördert Heilung
Bromelain	2 × 2/Tag	Bromelain-POS® (Ursapharm)	Entzündungshemmend

28.7 Homöopathie (Einzelmittel)

Nach ärztlicher Abklärung kann man auch bei chronischen Beschwerden homöopathische Arzneien anwenden, um häufige Rückfälle zu minimieren.

Arzneiweisende Symptome	Zusatzhinweise	Passende Arznei mit Potenz	Dosierung/Tag
Akutes, blassrot geschwollenes Gerstenkorn, stechende Schmerzen	Besser durch kühle Auflagen	Apis D6	Akut stündlich 5 Globuli, bei Besserung 3 bis 5 x 5 Globuli
Akute Entzündung mit Eiterbildung	Schlimmer durch Berührung, besser durch Wärme	Hepar sulfuris D12	Akut alle 2–3 Std. 5 Globuli, bei Besserung 3 × 5 Globuli
Immer wiederkehrendes Gerstenkorn; entzündliche Verhärtungen, trockene Augen	Eventuell Folge von emotionalen Ereignissen, z. B. Kränkung oder Enttäuschung	Staphisagria D6	Akut alle 2–3 Std. 5 Globuli, bei Besserung 3 × 5 Globuli
Immer wiederkehrendes Gerstenkorn; juckende Verhärtungen	Gerötete Augenöffnungen, schuppige Haut um die Augen, tränende Augen, wenn Staphisagria nicht hilft	Sulfur D12	2 × 5 Globuli, evtl. leichte Erstverschlimmerung möglich (▶ Kap. 1.3)

28.8 Homöopathie (Komplexmittel)

Präparate	Dosierung/Tag	Hinweise
Euphrasia S Synergon Nr. 39 Tropfen (Kattwiga)	bis 3-mal tgl. 5 Topfen	Vor dem Essen einnehmen
Narano-opt Tabletten (Pflüger)	3 × tgl. 1 Tbl.	

28.9 Anthroposophische Medizin

28.9.1 Innere Therapie (oral)

Mittel	Anwendung/Tag	Hinweise
Apis/Belladonna cum Mercurio, Globuli velati (Wala)	Kdr. bis 6 J.: 1- bis 3-mal tgl., in akuten Fällen vorübergehend 1- bis 2-stündlich 5–7 Globuli velati. Erw. u. Kdr. ab 6 J.: 1- bis 3-mal tgl., in akuten Fällen vorübergehend 1- bis 2-stündlich 8–10 Globuli velati	Begleittherapie zur Ableitung des entzündlichen Prozesses

28.9.2 Äußere Therapie

Mittel	Anwendung/Tag	Hinweise
Visiodoron Euphrasia comp.®, Augensalbe (Weleda)	Mehrmals tgl. in den Bindehautsack einbringen	Anwendung zur Nacht ist wichtig
Echinacea/Quarz Augentropfen (Wala)	bis 6-mal tgl. 1 Tr. i. d. Bindehautsack	

28.10 Biochemie/Schüßler-Salze

Mineralstoffe (Nummer)	Dosierung/Tag
1	7
3	7–10
4	7
9	12
11	7

28.11 Spagyrik

Mischung bei Gerstenkorn, Spagyrik nach Spagyro Naturhe Imittel (Menge für 50 ml)	
Belladonna D3	10 ml
Echinacea D2	10 ml
Euphrasia D2	10 ml
Artemisia annua D2	10 ml
Thuja D2	10 ml

Dosierung:
Chronisch: 3 × 3 Sprühstöße in den Mund

Phönix Thuja-Lachesis spag.	3 × 20 Tr.
Phönix Juv 110 Tropfen	3 × 20 Tr.

28.12 Bach-Blüten

Hier muss der bestehende seelisch-geistige Zustand erfasst werden. Aus bis zu sieben verschiedenen Blüten-Essenzen wird die geeignete Bach-Blüten-Mischung zusammengestellt. Verwenden Sie hierzu die Kurzcharakterisierung der 38 klassischen Bach-Blüten unter ▶Kap. 1.10.4; Arzneimittelauswahl und die Hinweise zur Herstellung einer Behandlungslösung unter ▶Kap. 1.10.3.

28.13 Zusatzhinweise

- Wichtig: Nicht am Gerstenkorn drücken, reiben oder kratzen. In Ruhe reifen lassen und bei Berührung die Hände danach waschen.
- Bewährt sind Behandlungen mit Rotlicht, 3-mal tgl. 15 bis 20 Minuten.
- Umschläge mit warmem, in Frischhaltefolie eingeschlagenem Kartoffelbrei. Feuchte Umschläge sind nicht hilfreich, sie weichen die Haut auf und können bei der Verschleppung der verursachenden Bakterien Vorschub leisten.

29 Gewichtsreduktion

29.1 Grenzen der Selbstmedikation

Bei krankhaftem Übergewicht kann eine organische Ursache (z. B. Schilddrüsenunterfunktion, Cushing-Syndrom) zugrunde liegen, die behandlungsbedürftig ist. Eine starke Gewichtsreduktion sollte ärztlich begleitet werden. Jegliche Methode der Gewichtsreduktion ist in Schwangerschaft und Stillzeit abzulehnen! Zu achten ist bei Reduktionsdiäten auf die Gefahr des Anstieges der Harnsäurewerte durch Abbau von Masse, dies sollte in Kontrollmessungen überprüft werden. Alte Menschen sollten nicht mehr fasten, neue Erkenntnisse weisen auf eine erhöhte Mortalität bei Senioren >70 Jahre nach Reduktionsdiäten hin. Eine Ernährungsberatung mit Auswertung von z. B. „Drei-Tages-Protokollen" mittels Apps (z. B. NutriCheck) ist sinnvoll, um die Umstellung von Ernährungsfehlern hin zu einer kalorienreduzierten, fettnormalisierten Mischkost zu erreichen, was eine auf dauerhaften Erfolg ausgelegte Strategie ist. Das steht im Gegensatz zu Rebound- und Jo-Jo-Effekt befördernden Ansätzen wie FdH, „Heilfasten" oder strikte Ernährungsregimes wie der Atkins-Diät.

29.2 Allopathie

Abnehmwillige sollten in ihrem Bemühen durch fachkundige Ernährungsberatung begleitet werden. Geraten werden sollte zu gesunder fettnormalisierter Mischkost mit günstigerweise parallel dazu erfolgender Messung der Körperkomposition (Bestimmung von Körperfett/fettfreier Masse/Wasseranteil, z. B. mit Futrex®-Gerät), um die Gefahr des Jo-Jo-Effekts bei einseitigen Diätformen bzw. zur Gewichtsreduktion bei nicht optimal geeigneten Methoden wie Heilfasten zu minimieren.

29.2.1 Orale Therapie

Präparate	Wirkstoffe	Wirkstoffgruppe
Orlistat-ratiopharm®, Hexal® 60 mg	Orlistat	Hemmer der Fettspaltung

G

29.3 Phytotherapie

Zur Gewichtsreduktion verwendete Zubereitungen mit pflanzlichen Inhaltsstoffen befinden sich meist als Nahrungergänzungsmittel im Markt (hoher Preis von Studien!), wobei es hier zu einer rechtlichen Gratwanderung kommt, da die Indikation „zur Gewichtsabnahme" lt. AMG den Arzneimittelstatus eines Produkts nach sich zieht! Daher erfolgt die Bewerbung der Produkte häufig sehr subtil (zur Unterstützung bei …). Es muss festgehalten werden, dass es effektiv nur zwei Methoden zur Gewichtsreduktion und Halten des Gewichts auf dem erzielten niedrigeren Niveau gibt; dies muss dem Kunden immer wieder verdeutlicht werden: „Das Richtige essen und sich mehr bewegen." Der Apotheker und die PTA können hierbei mit fundierter Ernährungsberatung die beste Unterstützung bieten.

29.4 Aromatherapie

Pfefferminzöl soll den Heißhunger reduzieren – auf ein Taschentuch getropft und dann daran geschnuppert. Probatorisch kann versucht werden, bestimme ätherische Öle nicht zu schnuppern, sondern diese mit offenem Mund „einzusaugen". Dies soll vermitteln, das Lebensmittel wäre dem Körper bereits zugeführt worden. Vanilleöl wird hierzu empfohlen. Valide Studien hierzu existieren nicht.

29.5 Mikrobiom

„Gewicht sitzt im Darm" – dies wird evident, wenn man das Darm-Mikrobiom adipöser Mäuse per FMT (fäkale Mikrobiomtherapie) auf den Darm steriler Mäuse tranferiert: Die Empfängermäuse werden bei gleichbleibender Ernährung adipös. Auch bei der FMT beim Menschen sind daher adipöse Stuhlspender ausgeschlossen.

So versucht man nun beim Menschen, die Stämme auszumachen, die für ein schlankes Individuum stehen, und Präparate entsprechend zu lancieren. Denken wir aber immer an die multifaktorielle Entstehung von Übergewicht, genetische Dispositionen und auch an die „Henne-Ei-Diskussion" – Was war zuerst da: das „falsche Mikrobiom" oder die „falsche, zu hochkalorische Ernährung"? Auch bei Gewichtsabnahme durch Mik-

robiomtherapie sind Langzeiterfolge nur durch Umstellung der Ernährung zu erwarten.
Bei Adipösen findet man ein Ungleichgewicht zwischen Bacteroidetes und Firmicutes. Und so sollen Probiotika dieses Ungleichgewicht ausgleichen helfen (Zufuhr von *Lactobacillus*-Stämmen).
Heute im Markt befindliche probiotische Produkte mit der Positionierung zum Gewichtsmanagement oder zur „Normalisierung des Energiestoffwechsels" sind:

- OMNi-BiOTiC® metabolic Probiotikum Pulver zum Einnehmen: *Lactobacillus salivarius W57, Lactobacillus casei W56, Enterococcus faecium W54, Lactobacillus acidophilus W22, Lactobacillus rhamnosus W71, Lactococcus lactis W58, Lactobacillus plantarum W.*
- Enterobact® metabolic Tabletten: OPC 100 mg, Mangan 2 mg, *L. acidophilus L .rhamnosus, L. salivarius, L. helveticus, L. casei, L. paracasei, L. plantarum, L. gasseri, L. lactis, Enterococcus faecium.*

Präbiotika, die dieMikrobiomgesellschaft Richtung Firmicutes lenken sollen, sind z. B.:

- Regulatpro® metabolic mit REGULATESSENZ® (Kaskaden-fermentiertes Konzentrat aus: Wasser, Zitronen, Feigen, Datteln, Walnüssen, Sojabohnen, Zwiebeln, Kokosnüssen, Glycerin [pflanzlich], Sellerie, Mungosprossen, Artischocken, Erbsen, Hirse, Curcuma, Orangensaftkonzentrat, Magnesiumcitrat 3,5 %, Acerolaextrakt [25 % Vit. C] 1,14 %, natürliches Aroma, Vanilleschotenauszug, Zinkchlorid 0,1 %, Mangansulfat 0,03 %, Calcium-D-Pantothenat 0,03 %, Nicotinamid 0,02 %, Colecalciferol 0,01 %, Pyridoxin-Hydrochlorid 0,002 %, Riboflavin 0,002 %, Thiamin-Hydrochlorid 0,002 %, Pteroylmonoglutaminsäure 0,0015 %, Chrom(III)chlorid 0,00063 %, Cyanocobalamin 0,000004 %.

29.6 Nahrungsergänzungsmittel

Gewichtsreduktion ist eine schwierige Aufgabe in der Beratung. Meist erfolgt sie mit einseitiger Ernährung, und es kann dadurch zu einem Mangel an Nährstoffen kommen.

G

Häufig werden Kohlehydrate zugunsten von proteinreichen Lebensmitteln gestrichen. Hier besteht die Gefahr der Übersäuerung des Gewebes. Weiterhin kann es zum Stillstand der Maßnahme kommen, da wichtige Mineralstoffe, die der Körper zum funktionierenden Stoffwechsel und damit Fettabbau benötigt, fehlen. Dem kann man vorbeugen. Weiterhin werden fettlösliche Giftstoffe und Schwermetalle, die im Fettgewebe gelagert sind, freigesetzt. Hier sollte bei der Ausleitung unterstützt werden.

Mikronährstoff	Dosierung	Präparat	Hinweise
Jod	100 µg/Tag	Jodid®	Wichtig für die Bildung der Schilddrüsenhormone
Zeolith	1–3 × 1Kps./Tag	Panaceo Basic-Detox	Entgiftet im Darm Schwermetalle
Magnesium	400 mg/Tag	Magnesium Verla®	Wichtig für die Enzymbildung
Zink	5–15 mg/Tag	Zinkorotat-POS®	Wichtig für die Enzymbildung
Kalium	0,2–0,6 g/Tag als Citrat	Kalium Verla®	Wichtig für die Enzymbildung Blutkontrolle!
Chrom	2–3-mal 200 µg/Tag	Pure encapsulations® Chrom	Verstärkt blutzuckersenkende Wirkung von Insulin
Calcium	500 mg/Tag	Sandoz®	Steigert Fettverbrennung
Phosphor			Puffer gegen Übersäuerung

Mikronährstoff	Dosierung	Präparat	Hinweise
Vitamin B_2	5–20 mg/Tag	Pure encapsulations®	Baustein von Enzymen, die Energie gewinnen aus Fett und Kohlehydraten; Schilddrüsenhormone werden gebildet
Vitamin B_6	10–50 mg/Tag	ratiopharm®	Coenzym
Vitamin C	200–500 mg/Tag	Cetebe®	Carnitinbildung; Hormonbildung für die Fettverbrennung
Vitamin B_3	20–50 mg/Tag	Warnke	Bildet Enzyme
Vitamin B_5	10–100 mg/Tag		Hormonbildung
Carnitin	2.000–4.000 mg/Tag	Pure encapsulations®	Schrittmacher im Fettstoffwechsel

29.7 Homöopathie (Einzelmittel)

Folgende Homöopathika können typbedingt eine Diät unterstützen, ersetzen diese aber keineswegs. Wenn sich kein Erfolg einstellen sollte, kann eine konstitutionelle Behandlung durch einen homöopathischen Therapeuten hilfreich sein.

Arzneiweisende Symptome	Zusatzhinweise	Passende Arznei mit Potenz	Dosierung/Tag
Ruhig, schüchtern, gutmütig; schwitzt leicht, ist träge und ohne Ausdauer	Abneigung gegen Milch, Verlangen nach Eierspeisen und Süßem	Calcium carbonicum D12	2 × 5 Globuli
Träger, fauler Mensch, immer mit Essen beschäftigt	Neigung zu Hautproblemen, friert ständig	Graphites D12	2 × 5 Globuli
Moralischer, pflichtbewusster Mensch, aufgedunsen, schnell erschöpft	Verlangen nach Süßigkeiten	Kalium carbonicum D12	2 × 5 Globuli
Gewichtsreduktion führt zur Freisetzung von Giftstoffen	Ausleitung wird gefördert – zu jeder Diät	Okoubaka D6	3 × 5 Globuli
Starke Gelüste auf Süßes	Erleichtert den Verzicht darauf	Lycopodium D12	3 × 5 Globuli

29.8 Homöopathie (Komplexmittel)

Präparate	Dosierung/Tag	Hinweise
Cefamadar® Tabletten/ Tropfen (Cefak)	1–3 mal tgl. 1 Tablette bzw. 5–10 Tropfen	Verringert die Esslust
Cefamadar® Tabletten (Cefak)	1–3 mal tgl. 1 Tablette	Aktiviert den Stoffwechsel

29.9 Anthroposophische Medizin

Begleittherapie bei Diät. Anregung der allgemeinen Verdauungstätigkeit. Durch Bitterstoffe wird das Verlangen nach Süßem gebremst.

29.9.1 Innere Therapie (oral)

Mittel	Anwendung/Tag	Hinweise
Gentiana lutea, ethanol. Decoctum 5 %, Mischung (Weleda)	3-bis 4-mal tgl. 5–10 Tr. mit Wasser verdünnt einnehmen	15 Min. vor dem Essen einnehmen Achtung: bitter!
Enzian Magentonikum, Flüssigkeit(Wala)	bis 3-mal tgl. ½–1 TL	Unverdünnt oder mit Wasser verdünnt vor den MZ einnehmen, zuckerfrei Achtung: bitter!

29.9.2 Äußere Therapie

Mittel	Anwendung/Tag	Hinweise
Birke-Cellulite-Öl (Weleda)	Nach dem Duschen oder Baden in die noch feuchte Haut kräftig einmassieren	Unterstützende Körperpflege

29.10 Biochemie/Schüßler-Salze

Mineralstoffe (Nummer)	Dosierung/Tag
4	12
8	12
9	12–20
10	12–20

29.11 Spagyrik

Mischung bei Gewichtsreduktion, Spagyrik nach Spagyro Naturheilmittel (Menge für 50 ml)	
Granatum D2	8 ml
Piper meth. D2	6 ml
Solidago virg. D2	6 ml
Raphanus sativus Ø	6 ml
Cynara D2	6 ml
Nr. 4 Kalium chlor. spag.	6 ml
Nr. 9 Natrium phos. spag.	6 ml
Nr. 10 Natrium sulf. spag.	6 ml

Dosierung:
Chronisch: 3- bis 8-mal 3 Sprühstöße in den Mund.

Mittel	Dosierung
Phönix Silybum spag.	3-bis 4-mal 20 Tr.

29.12 Bach-Blüten

Hier muss der bestehende seelisch-geistige Zustand erfasst werden. Aus bis zu sieben verschiedenen Blüten-Essenzen wird die geeignete Bach-Blüten-Mischung zusammengestellt. Verwenden Sie hierzu die Kurzcharakterisierung der 38 klassischen Bach-Blüten unter ▸Kap. 1.10.4; Arzneimittelauswahl und die Hinweise zur Herstellung einer Behandlungslösung unter ▸Kap. 1.10.3.

29.13 Zusatzhinweise

- Dauerhafte Hilfe verspricht nur die Umstellung der Ernährung und mehr Bewegung.
- Ernährung insgesamt kalorienärmer gestalten und den Anteil an Gemüse, Salat und Obst deutlich erhöhen. Ungesüßte Getränke trinken.
- Vor jeder Mahlzeit Wasser trinken.
- Regelmäßige Bewegungseinheiten in die Tagesplanung einführen. Treppen laufen, Auto stehen lassen und Rad fahren, Ausdauersportarten, spazieren gehen.
- Zur Feststellung der täglichen Kalorienaufnahme und Schärfung der Eigenwahrnehmung ein Ernährungstagebuch schreiben (ggf. als App).

30 Gicht

30.1 Grenzen der Selbstmedikation

Ein akuter Gichtanfall sollte immer ärztlich abgeklärt werden (Cave: gerötetes Zehengrundgelenk). Erst wenn die Basistherapie steht, kann unterstützend auf die Selbstmedikation zurückgegriffen werden. Eine Behandlungsbedürftigkeit mit Urikosurika oder Urikostatika durch den Arzt kann nicht alleine durch den gemessenen Harnsäurewert entschieden werden (Grenzwert 6,9 mg/dl), denn auch bei niedrigeren oder aber erst bei höheren Werten zeigt das Individuum entsprechende Symptome (Tophi, Entzündungen, Schmerzen; Prädilektionsstelle: Großzehengrundgelenk).

30.2 Allopathie

Keine Angabe.

30.3 Phytotherapie

Das pharmazeutische Personal kann die Therapie unterstützen mit einer fundierten Ernährungsberatung (Reduzierung der Purine). Es sind nur milde und nicht sehr effektive pflanzliche Mittel zur Unterstützung vorhanden.

30.3.1 Orale Therapie

Präparate	Inhaltsstoffe	Dosierung/Tag	Hinweise
Vollmers® präparierter grüner Hafertee	Haferkraut, Brennnesselblätter, Alpenfrauenmantelkraut	Erw.: 3–6 Tassen tgl. trinken, Wasser zum Kochen bringen (150 ml), Teebeutel darin 10 Min. in leicht siedendem Wasser halten, eventuell verdampftes Wasser ersetzen	Fördert die Ausscheidung von Harnsäure und anderen Stoffwechselabbauprodukten, unterstützt die Entwässerung. Den Tee möglichst warm und ohne Zucker trinken Max. 2–4 Wochen in der Selbstmedikation

30.3.2 Tee-Tipp

Tee bei Gicht (Menge für 100 g)	
Brennnesselblätter	25,0 g
Löwenzahnwurzel	25,0 g
Birkenblätter	25,0 g
Johannisbeerblätter	25,0 g

Zubereitung: 2 TL pro Tasse mit 150 ml siedendem Wasser überbrühen, 10 Min. zugedeckt ziehen lassen, abseihen.
Dosierung: 3–5 Tassen tgl. frisch zubereitet trinken.

30.4 Aromatherapie

Keine Angabe.

30.5 Mikrobiom

In den USA gibt es Studienansätze, Gicht mit bestimmten Mikrobiomzusammensetzungen zu korrelieren. Ergebnisse lagen zum Veröffentlichungstermin dieses Buches nicht vor.

30.6 Nahrungsergänzungsmittel

Mikronährstoff	Dosierung	Präparat	Hinweise
Magnesium	400 mg/Tag	Magnesium Verla®	Trägt zur Entsäuerung bei
Zink	5–15 mg/Tag	Zinkorotat-POS®	Trägt zur Entsäuerung bei
Calcium	500 mg/Tag	Sandoz® Basentabs ph-balance Pascoe®	Trägt zur Entsäuerung bei

30.7 Homöopathie (Einzelmittel)

Arzneiweisende Symptome	Zusatzhinweise	Passende Arznei mit Potenz	Dosierung/Tag
Akute Entzündung, blassrote, heiße Schwellung, stechende Schmerzen	Schlimmer durch Berührung, besser durch Kälte	Apis D6	Akut stündlich 5 Globuli, bei Besserung 3 × 5 Globuli
Akute Entzündung mit brennenden Schmerzen	Schlimmer in der Bettwärme, großes Verlangen nach Kälte	Ledum D6	Akut stündlich 5 Globuli, bei Besserung 3 × 5 Globuli
Akute Entzündung	Kälte verschlimmert	Colchicum D6	Akut stündlich 5 Globuli, bei Besserung 3 × 5 Globuli
Akute Entzündung, erhöhte Ausscheidung	Schlimmer bei Bewegung	Berberis D6	Akut stündlich 5 Globuli, bei Besserung 3 × 5 Globuli

30.8 Homöopathie (Komplexmittel)

Präparate	Dosierung/Tag
RubaXX® Gicht Tropfen (Pharma SGP)	Akut: stdl. 5 Tropfen (max 6 × tgl.) Chronisch: 1- bis 3-mal tgl. 5 Tropfen
Syxyl Harnsäuretropfen F Lösung (Klosterfrau)	Akut: stdl. 5–10 Tropfen (max 12 × tgl.) Chronisch: 1- bis 3-mal tgl. 5–10 Tropfen
Cefarheumin® S Tabletten (Cefak)	Akut: stdl. 1 Tbl. (max 12 × tgl.) Chronisch: 1- bis 3-mal tgl. 1 Tbl.
Girheulit® HOM Tabletten (Pflüger)	Akut: stdl. 1 Tbl. (max 6 × tgl.) Chronisch: 1- bis 3-mal tgl. 1 Tbl.

30.9 Anthroposophische Medizin

Begleittherapie bei Gicht

30.9.1 Innere Therapie (oral)

Mittel	Anwendung/Tag	Hinweise
Nierentonikum, Sirup (Wala)	bis 3-mal tgl. 1 TL Sirup	Begleittherapie zur Förderung der Ausscheidung Empfehlenswert ist die kurweise Anwendung zweimal jährlich im Frühjahr und Herbst.
Juniperus/Berberis comp., Kps. (Wala)	bis 3-mal tgl. 1 Weichkps. mit reichlich Flüssigkeit einnehmen	Nicht mehr als 3 Kps. pro Tag; bei Ausscheidungsschwäche

30.10 Biochemie/Schüßler-Salze

Mineralstoffe (Nummer)	Dosierung/Tag
3	12
8	20
9	20
10	12
11	7
12	7
16	7
21	7
23	7

30.11 Spagyrik

Mischung bei Gicht, Spagyrik nach Spagyro Naturheilmittel (Menge für 50 ml)	
Arnica D2	7 ml
Tartarus Ø	8 ml
Colchicum autumnale Ø	7 ml
Cannabis sativa D2	7 ml
Taraxacum D2	7 ml
Juniperus D2	7 ml
Dipsacus sylvestris D2	7 ml

Dosierung:
Akut: alle 10 Min. 2 Sprühstöße in den Mund
Chronisch: 3 × 3 Sprühstöße in den Mund

Mittel	Dosierung
Solunat Nr. 16 Renalin	2 × 10 Tr. morgens u. abends
Solunat Nr. 18 Splenetik	2 × 15 Tr. morgens u. abends
Solunat Nr. 8 Hepatik	2 × 10 Tr. morgens u. abends
Flamyar® spag. Peka Tropfen	3 × 20 Tr.
Flamyar® spag. Peka N Salbe	
Phönix® Urtica-Arsenicum spag.	3-bis 4-mal 20 Tr.
Phönix® Hydrargyrum spag.	3-bis 4-mal 20 Tr.

30.12 Bach-Blüten

Hier muss der bestehende seelisch-geistige Zustand erfasst werden. Aus bis zu sieben verschiedenen Blüten-Essenzen wird die geeignete Bach-Blüten-Mischung zusammengestellt. Verwenden Sie hierzu die Kurzcharakterisierung der 38 klassischen Bach-Blüten unter ▸Kap. 1.10.4; Arzneimittelauswahl und die Hinweise zur Herstellung einer Behandlungslösung unter ▸Kap. 1.10.3.

30.13 Zusatzhinweise

- Viel Wasser (3–4 l pro Tag) zur Ausschwemmung der Harnsäure trinken. Fruchtsäfte höchstens gut verdünnt trinken.
- Bei Übergewicht langsame Gewichtsreduktion. Fasten kann selbst einen Gichtanfall auslösen.
- Purinreiche Nahrungsmittel meiden, vor allem auf Innereien verzichten. Weniger Fleisch, Wurst und Fisch essen. Hülsenfrüchte und Kohlgemüse nur in kleinen Mengen zu sich nehmen.
- Alkoholverzicht.

31 Haarausfall

31.1 Grenzen der Selbstmedikation

Haarausfall mit unbekannter Ursache, Haarausfall nach Einnahme von Medikamenten oder begleitend bei anderen Grunderkrankungen sowie hormonell bedingter Haarausfall sollten ärztlich abgeklärt werden. Immunologisch bedingte Formen des Haarausfalls (z. B. Alopecia areata: kreisrunder Haarausfall) entziehen sich der Selbstmedikation, ebenso Haarausfall nach vermuteter Intoxikation (z. B. Nachweis von Arsenbelastungen durch die Haarmineralanalyse bei Personen in Bergbaugebieten! www.haaranalyse.de).

31.2 Allopathie

Hormonell bedingter Haarausfall, wie ihn der Dermatologe durch Erstellung eines Trichogramms ermittelt (Untersuchung der Haarwurzeln nach Ausriss an verschiedenen Stellen des Oberkopfes und daraus sich ergebende charakteristische Verteilung der Haare in den Wachstumsstadien Anagen-, Telogen- u. Terminalphase), bedarf der Abschirmung der Haarbulben von Testosteron-Einflüssen (Dihydrotestosteron als negatives Umwandlungsprodukt) durch Blockade der Hormonrezeptoren mit Minoxidil oder Aminexil (vermuteter Wirkmechanismus) oder des Schutzes mit estrogenhaltigen Zubereitungen, welche idealerweise keine systemischen Wirkungen nach sich ziehen dürfen. Das Ausmaß von Haarausfall wird eingeteilt in Skalen: Klassifizierung nach der Hamilton-Skala für Männer und der Ludwig-Skala für Frauen.

31.2.1 Orale Therapie

Präparate	Wirkstoffe	Wirkstoffgruppe
Pantovigar® Kps., vegan	Cystin, Keratin, Thiaminnitrat, Caliciumpantothenat, med. Hefe	Aminosäure, Vitamin, Mikroorganismus
Priorin® Kapseln	Hirseextrakt; Vitamin B_5, Cystin	NEM

31.2.2 Lokale Therapie

Präparate	Wirkstoffe	Wirkstoffgruppe
Activogland®-Haar-Elixier/ Shampoo	Rhodanid	Pseudohalogen-Schwefellieferant
Ell-Cranell® 250 mg/ml Lösung Pantostin Lösung	Alfatradiol	Alopeziemittel
Regaine® Frauen/Männer Lösung Minoxicutan®Frauen Spray, Minoxidil Bio-H-Tin® Minoxidil Doppelherz Lösung 20 mg/ml Minoxicutan® Männer 50 mg/ml Spray Minoxidil Bio-H-Tin® 50 mg/ml Männer Lösung Minoxidil Doppelherz Alopexy® 5 %	Minoxidil	Alopeziemittel
Vichy Dercos Anti Haarverlust Shampoo mit Aminexil	Aminexil	Alopeziemittel Kosmetikum

31.3 Phytotherapie

31.3.1 Orale Therapie

Keine bekannt

31.3.2 Lokale Therapie

Zur lokalen Therapie existieren nur Kosmetika mit pflanzlichen potenziell durchblutungsanregenden Inhaltsstoffen aus Birkenblättern, Brennnesselblättern oder Basilikumkraut ohne Wirknachweis durch klinische Studien.

31.4 Aromatherapie

Keine nachweislich wirksamen Öle bekannt

31.5 Mikrobiom

Auch die Kopfhaut besitzt als eigenes Ökosystem eine spezielle Mikrobiombesiedlung So wurde in einer Studien (beachte: kleine Patientenzahl!) ein Überwiegen von *Corynebacterium acnes* und *Streptococus epidermidis* festgestellt, bzgl. der Leitstämme zeigte sich eine geringere Besiedlung mit Basidiomycota, es wurden mehr Ascomycota, aber weniger Malassezia, dafür jedoch mehr Pilze festgestellt.Mehrere Haar-Kosmetiklinien werben bereits mit einer Mikrobiombeeinflussung der Kopfhaut und damit auch Reduktion des Haarausfalls durch ihre jeweiligen Haarpflegelinien. Eine klinische Evidenz wäre wünschenswert.

31.6 Nahrungsergänzungsmittel

Mikronährstoff	Dosierung	Präparat	Hinweise
Zink	10–15 mg/Tag	Zinkorotat-POS®	Gleicht Mangel aus
Biotin	2,5–5 mg/Tag	BiotinImpuls® 5 mg	Gleicht Mangel aus
Vitamin-B-Komplex	50–100 mg/Tag	In Pantovigar® enthalten	Gleicht Mangel aus
Vitamin B, Eisen, Zink, L-Cystin	3 × 1 Kapsel/Tag	Pantovigar POS®	Gleicht Mangel aus
Silicium, Biotin, Zink, Mangan, Selen	1 × 1 Kapsel/Tag	Sikapur®	Gleicht Mangel aus
Hirse, Biotin, Cystin	3 × 1 Kapsel/Tag	Priorin®	Eiweißbaustein für die Bildung von Keratin
Omega-3-Fettsäuren	1–3 g/Tag	EnzOmega®, Pure Encapsulations®	Gleicht Mangel aus
Zink, Biotin, L-Histidin	1 × 1 Kapsel/Tag	MetaCare® Zink Plus	Gleicht Mangel aus

31.7 Homöopathie (Einzelmittel)

Wenn die Ursache ärztlich abgeklärt ist, kann unterstützend die passende homöopathische Arznei angewendet werden.

Arzneiweisende Symptome	Zusatzhinweise	Passende Arznei mit Potenz	Dosierung/Tag
Frühzeitiges Ergrauen und Altern; trockene, faltige Haut; reizbar und cholerisch	Kreisrunder Haarausfall; Folge von hormoneller Umstellung	Lycopodium D12	2 × 5 Globuli
Juckende, brennende, berührungsempfindliche Kopfhaut; ängstlich, besorgt, ruhelos	Kreisrunder Haarausfall; Folge von erschöpfenden Krankheiten	Arsenicum album D12	2 × 5 Globuli
Frühzeitiges Ergrauen; gleichgültig, apathisch; Konzentrationsprobleme	Folge von erschöpfenden Krankheiten, Kummer, Sorgen	Acidum phosphoricum D12	2 × 5 Globuli
Matt und zittrig, allgemein bewährtes Mittel	Folge von erschöpfenden Krankheiten	Thallium D12	2 × 5 Globuli
Trockene, struppige Haare; brennende, trockene Kopfhaut	Folge von Chemotherapie oder Arzneimittel-Nebenwirkung	Sulfur D12	2 × 5 Globuli Cave: Erstverschlimmerung möglich

H

31.8 Homöopathie (Komplexmittel)

Präparate	Dosierung/Tag	Hinweise
Revitensin® Tropfen (Pharma SGP)	3 × tgl. 5 Tropfen	
Ceanothus Synergon 57 Tropfen (Kattwiga)	3 × tgl. 5 Tropfen	Vor den Mahlzeiten einnehmen
Acidum-sulfuricum-Komplex flüssig (Hanosan)	3 × tgl. 5–10 Tropfen	

31.9 Anthroposophische Medizin

31.9.1 Innere Therapie (oral)

Mittel	Anwendung/Tag	Hinweise
Naturweisheit Meine Haare, Wimpern & Nägel (Weleda)	2 Kps. tgl	Nahrungsergänzungsmittel auf Pflanzenbasis
Quarz D6 Trit. (Weleda)	3-mal tgl. 1 Msp.	

31.10 Biochemie/Schüßler-Salze

Differenzierung	Mineralstoffe (Nummer)	Dosierung/Tag
Diffus	1	7
	5	7
	8	7
	9	12
	11	12
	21	12

Differenzierung	Mineralstoffe (Nummer)	Dosierung/Tag
Kreisrund	5	20
	9	12–15
	11	12
	21	7–10

Unterstützende Anwendung als Haarwasser: Die benötigten Tabletten in Wasser auflösen. Eine Viertelstunde vor dem Waschen einmassieren oder als Haarpackung längere Zeit einwirken lassen.

31.11 Spagyrik

Mischung bei Haarausfall, Spagyrik nach Spagyro Naturheilmittel (Menge für 50 ml)	
Arnica D2	10 ml
Urtica urens D2	10 ml
Agnus castus D2	10 ml
Rosmarinus off. Ø	10 ml
Equisetum D2	10 ml

Dosierung:
Chronisch: 3 × 3 Sprühstöße in den Mund

Mittel	Dosierung
CRI-regen® spag. Peka Tropfen	Bis zu 6mal 5 Tr.

31.12 Bach-Blüten

Hier muss der bestehende seelisch-geistige Zustand erfasst werden. Aus bis zu sieben verschiedenen Blüten-Essenzen wird die geeignete Bach-Blüten-Mischung zusammengestellt. Verwenden Sie hierzu die Kurzcharakterisierung der 38 klassischen Bach-Blüten unter ▶Kap. 1.10.4; Arzneimittelauswahl und die Hinweise zur Herstellung einer Behandlungslösung unter ▶Kap. 1.10.3.

31.13 Zusatzhinweise

- Milde Shampoos verwenden und nur kurz shamponieren.
- Nicht heiß föhnen oder trocken rubbeln.
- Zug an den Haarwurzeln durch Haarknoten, Haarspangen, Zöpfe, Lockenwickler vermeiden.
- Dauerwellen und Färben lieber dem Friseur überlassen.
- Ernährung mit viel Gemüse, Obst und Vollkorngetreideprodukten anreichern.
- Bis zu 100 Haare am Tag fallen auch bei Menschen ohne Haarausfall vom Kopf, das ist völlig normal.
- Großer psychischer Stress kann auch zu Haarausfall führen.

32 Hämorrhoiden

32.1 Grenzen der Selbstmedikation

Starke Schmerzen beim Stuhlgang, blutende, nässende Hämorrhoiden sowie schmerzende Knoten im Analbereich sollten ärztlich abgeklärt werden. Knötchen am Analrand stellen keine „äußeren" Hämorrhoiden dar (es gibt nur innere oder solche, die prolapieren), sondern Perianal-Thrombosen, die einen Arztbesuch bedingen. Sofort zum Arzt verwiesen werden muss auch, wenn eher dunkelrot gefärbtes, klumpiges Blut beigemengt ist (stammt aus tieferen Darmabschnitten: Polyp, tumoröse Veränderung?), wohingegen hellrotes Blut für den Patienten zwar dramatisch wirkt, da es aber aus den in darmausgangsnahen, gut durchbluteten Hämorrhoidalpolstern stammt, ist die ärztliche Abklärung zwar notwendig (Blutverlust, latenter Eisenmangel), aber es ist weniger Gefahr im Verzug. Um den Pressdruck bei der Defäkation zu reduzieren, empfiehlt es sich, z. B. mit Flohsamenschalen den Stuhl voluminöser zu machen.

32.2 Allopathie

32.2.1 Orale Therapie

Keine Präparate hier zugelassen

32.2.2 Lokale Therapie

Präparate	Wirkstoffe	Wirkstoffgruppe
Mastu® Salbe, Zäpfchen	Basisches Bismutgallat	Adstringens (Medizinprodukt)
Posterisan® 50 mg/g akut Salbe	Lidocain	Lokalanästhetikum
Haenal® akut 5 mg/g Creme	Quinisocainhydrochlorid	Lokalanästhetikum

32.3 Phytotherapie

Zu bemerken ist, dass Hämorrhoidalleiden keine ursächlich venöse Erkrankung sind. Das Geflecht des Hämorrhoidalpolsters ist stark arte-

H

riell versorgt, es handelt sich v.a. um Entzündungen in diesem Bereich, die bei Reizung leicht eine Blutung des empfindlichen Gewebes nach sich ziehen (hellrotes Blut!). Daher wirken antiphlogistische Phytopharmaka gut (Zaubernussextrakte, Rosskastaniensamentrockenextrakt). Die Selbstmedikation von Hämorrhoidalleiden sollte im Rahmen einer Komplettberatung die Ernährungsberatung (ballaststoffreich), die Hygiene (keine parfümierten Reinigungstücher) und die Berücksichtigung besonderer Umstände wie Schwangerschaft mit vermehrter Inzidenz umfassen.

32.3.1 Orale Therapie

Präparate	Inhaltsstoffe	Dosierung/ Tag	Hinweise
Mucofalk® Beutel Apfel, Orange, Briefchen, Dose	Indische Flohsamenschalen	Ab 12 Jahren : 2- bis 3-mal 1	Cave: Allergien Flohsamenschalen und Saccharin, Unverträglichkeit Saccharose, IA durch Resorptionshemmung anderer AS

32.3.2 Lokale Therapie

Präparate	Inhaltsstoffe	Dosierung/Tag	Hinweise
Haenal® Hamamelis Supp. Haenal® fact Creme	Hamamelisrinden-Trockenextrakt	Bis 3 × tgl. 1 Zäpfchen	Zäpfchen möglichst immer nach dem Stuhlgang tief in den After einführen
Hametum® Hämorrhoidenzäpfchen Faktu® Lind Hämorrhoidenzäpfchen Posterine® Salbe	Hamamelisblätter-Fluidextrakt	Morgens und abends je 1 Zäpfchen einführen	Zäpfchen möglichst immer nach dem Stuhlgang tief in den After einführen

Präparate	Inhaltsstoffe	Dosierung/Tag	Hinweise
Hametum® Hämorrhoidensalbe Faktu® lind Creme	Destillat aus frischen Hamamelisblättern u. -zweigen	Mehrmals tgl. dünn auftragen, leicht einmassieren	Für Stadium I–II bei Hämorrhoiden, auch zur Wundbehandlung
Kamillin-Extern Robugen	Kamillenblüten-Auszug	20–40 ml auf 20–40 l mehrmals tgl.	Als Sitzbad
Posterisan® protect Salbe/Supp./ Kombi-Packung	Flüssiges Jojobawachs, gelbes Wachs, Cetylstearylisononanoat	2 × tgl. nach der Stuhlentleerung	Salbe tags, Zäpfchen nachts ideal

32.4 Aromatherapie

Keine Angabe.

32.5 Mikrobiom

Keine Angabe.

32.6 Nahrungsergänzungsmittel

Keine Angabe.

32.7 Homöopathie (Einzelmittel)

Arzneiweisende Symptome	Zusatzhinweise	Passende Arznei mit Potenz	Dosierung/Tag
Venenschwäche; prolapierende Hämorrhoiden; stechende Schmerzen	Dumpfe Kreuzschmerzen; juckender After	Aesculus D6	3 × 5 Globuli

Arzneiweisende Symptome	Zusatzhinweise	Passende Arznei mit Potenz	Dosierung/Tag
Prolapierende Hämorrhoiden, wunder After, sehr berührungsempfindlich	Beschwerden nach der Schwangerschaft; zur Nachsorge nach OP	Hamamelis D6	3 × 5 Globuli
Innere, stark juckende Hämorrhoiden; Verstopfung; reizbares Gemüt	Folge von sitzender Tätigkeit; Folge von Stress	Nux vomica D6	3 × 5 Globuli
Jucken und Brennen, Blähungskoliken	Begleitet von chronischer Verstopfung	Collinsonia D6	3 × 5 Globuli

32.8 Homöopathie (Komplexmittel)

Präparate	Dosierung/Tag
Wibotin HM Tropfen (Pflüger)	Akut: stdl. 5 Tropfen (max. 6 × tgl.) Chronisch: 1- bis 3-mal tgl 5 Tropfen
Secalosan N Tr. (Hanosan)	bis 3-mal tgl. 5 Tropfen
Hämorrhoidal Zäpfchen N Cosmochema®	bis 3-mal tgl. nach dem Stuhlgang ein Zäpfchen in den After einführen
Lindaven® Tropfen (Pharma SGP)	Akut: stdl. 5 Tropfen (max. 6 × tgl.) Chronisch: 1- bis 3-mal tgl. 5 Tropfen

32.9 Anthroposophische Medizin

32.9.1 Innere Therapie (oral)

Mittel	Anwendung/Tag	Hinweise
Hirudo comp., Globuli velati (Wala)	2-mal tgl. 10–15 Globuli velati	Begleittherapie zur Stärkung des venösen Systems
Achillea comp., Mischung (Weleda)	bis 3-mal tgl. 10–15 Tr. in Wasser verdünnt einnehmen	Begleittherapie zur Stärkung des venösen Systems

32.9.2 Äußere Therapie

Mittel	Anwendung/Tag	Hinweise
Hämorrhoidalzäpfchen (Weleda)	Zu Beginn der Behandlung 2-mal tgl., nach Stuhlentleerung und vor dem Schlafengehen 1 Supp. in den Mastdarm einführen. Nach eingetretener Besserung nur noch abends 1 Zäpfchen	Das Einführen wird erleichtert, wenn die Zäpfchen kühl aufbewahrt werden
Quercus Salbe (Wala)	Salbe 1- bis 3-mal tgl. auftragen	Anwendung in Kombination mit Zäpfchen
Quercus Hämorrhoidalzäpfchen (Wala)	bis 2-mal tgl. 1 Supp. in den Mastdarm einführen	Keine Kontraindikation in der Schwangerschaft

32.10 Biochemie/Schüßler-Salze

Differenzierung	Mineralstoffe (Nummer)	Dosierung/Tag
	1	12
	4	7
	9	12–15
	11	7–12

Unterstützende Anwendung von Suppositorien.

32.11 Spagyrik

Mischung bei Hämorrhoiden, Spagyrik nach Spagyro Naturheilmittel (Menge für 50 ml)	
Aesculus off. Ø	5 ml
Hydrastis D4	5 ml
Paeonia off. Ø	10 ml
Carduus marianus D2	20 ml
Hydrargyrum bichloratum D6	5 ml
Phytolacca D2	5 ml

Dosierung:
Akut: stdl. 3 Sprühstöße in den Mund
Chronisch: 3 × 3 Sprühstöße in den Mund

Mittel	Dosierung
Phönix® Phönohepan	3–4 × 20 Tropfen
Phönix® Corallium	3 × 10 Tropfen
Phönix® Kalophonsalbe	2 × tgl.

32.12 Bach-Blüten

Hier muss der bestehende seelisch-geistige Zustand erfasst werden. Aus bis zu sieben verschiedenen Blüten-Essenzen wird die geeignete Bach-Blüten-Mischung zusammengestellt. Verwenden Sie hierzu die Kurzcharakterisierung der 38 klassischen Bach-Blüten unter ▶Kap. 1.10.4; Arzneimittelauswahl und die Hinweise zur Herstellung einer Behandlungslösung unter ▶Kap. 1.10.3.

32.13 Zusatzhinweise

- Durch ballaststoffreiche Ernährung und vermehrtes Trinken von Wasser für weichen Stuhlgang sorgen, sich auf der Toilette Zeit nehmen und nicht pressen.
- Nur mit lauwarmem Wasser den After reinigen und sanft trocken tupfen, nicht reiben. Falls nicht möglich, zumindest weiches Toilettenpapier benutzen und möglichst wenig reiben.
- Sitzbäder mit warmem Wasser zur verbesserten Analhygiene, 2–3 Minuten, dann trocken tupfen.
- Auf Rauchen verzichten.
- Viel Bewegung an der frischen Luft.
- Gewicht normalisieren.
- Bei ausgeprägten Beschwerden einen Sitzring verwenden.

33 Halsbeschwerden, Heiserkeit

33.1 Grenzen der Selbstmedikation

Chronische, wenig ausgeprägte Beschwerden, starke Schluckbeschwerden, auffallende Symptome wie z. B. Fieber > 39 °C, Schwellung der regionalen Lymphknoten, Ohrenschmerzen, eitrig belegte Tonsillen müssen ärztlich abgeklärt werden (Seitenstrangangina, Pfeiffersches Drüsenfieber durch Epstein-Barr Viren, Streptokokken usw.). Andauernde Heiserkeit länger als 7 Tage, chronische Stimmveränderungen, Heiserkeit mit starken Schluckbeschwerden und Fieber müssen ärztlich abgeklärt werden. Eine Abklärung auf ansteckende Erkrankungen, wie z. B. COVID-19, sollte mittels Testung durchgeführt werden.

33.2 Allopathie

33.2.1 Lokale Therapie

Präparate	Wirkstoffe	Wirkstoffgruppe
Chlorhexamed® Fluid 0,1 %/ forte 0,2 %	Chlorhexidindigluconat	Antiseptikum; Hinweis: nur im vorderen Rachenbereich wirksam (Mundschleimhaut und Zahnfleisch)!
Anginetten® Lutschtabletten	Cetylpyridiniumchlorid	Antiseptikum
Dobendan® direkt Flurbiprofen 8,75 mg Lutschtabletten Dobendan® direkt Flurbiprofen Spray Honig Zitrone 8,75 mg/Dosis Flurbiprofen Generika Lutschtabletten und Sprays	Flurbiprofen	Antiphlogistikum

Präparate	Wirkstoffe	Wirkstoffgruppe
Dobensana® Junior 1,2 mg/0,6 mg Lutschtabletten	1,2-Dichlorbenzylalkohol, Amylmetacresol	Antiphlogistikum, Antiseptikum
Dolo-dobendan® Halstabletten	Cetylpyridiniumchlorid, Benzocain	Antiseptikum, Lokalanästhetikum
Dorithricin® Halstabletten classic 0,5 mg/1,0 mg/1,5 mg	Tyrothricin, Benzalkoniumchlorid, Benzocain	Lokalantibiotikum, Desinfektionsmittel, Antiseptikum, Lokalanästhetikum
Emser® Pastillen mit Mentholfrische/ohne Menthol/zuckerfrei	Natürliches Emser Salz	Salz: physikal. Wirkmechanismus
Hexoral® Lösung	Hexetidin	Antiseptikum
Trachilid® Lutschtabletten	Lidocainhydrochlorid	Lokalanästhetikum
Lemocin® gegen Halsschmerzen 2 mg/0,6 mg/1,2 mg Honig/Zitrone Lutschtabletten	Tyrothricin, Cetrimoniumbromid, Lidocain	Lokalantibiotikum, Desinfektionsmittel, Lokalanästhetikum
Mallebrin® Konzentrat	Aluminiumchlorid	Antiseptikum
Mucoangin® gegen Halsschmerzen Waldbeere	Ambroxolhydrochlorid	Mucolytikum Lokalanästhetikum
neo-angin®, zuckerfrei	2,4-Dichlorbenzylalkohol, Levomenthol, Amylmetacresol	Antiseptikum, nat. Lokalanästhetikum
Wick Sulagil Halsspray	Lidocainhydrochlorid; Dequaliniumchlorid, Cetylpyridiniumchlorid	Lokalanästhetikum, Antiseptikum

Präparate	Wirkstoffe	Wirkstoffgruppe
Tantum® verde1,5 mg/ml Spray Tantum® verde mit Minzgeschmack 3 mg Lutschtabletten neo-angin® Benzydamin Akute Halsschmerzen Honig-Orange-Lutschtabletten Septolete® mit Eukalyptusgeschmack Lutschtablette	Benzydaminhydrochlorid Benzydaminhydrochlorid Cetylpyridiumchlorid	Antiphlogistikum für Mund und Rachen
Laryngomedin® N Spray Laryngomedin® Octenidin Antisept Lutschtabletten 2,6 mg	Hexamidindiisetionat Octenidindihydrochlorid	Antiseptikum

33.3 Phytotherapie

Pflanzliche Arzneimittel wirken durch enthaltene ätherische Öle antibakteriell mit breitem Wirkspektrum, antiviral und häufig auch antimykotisch. Eine physikalische Therapie mit warmen Halswickeln (Kartoffelwickel) oder heiße Fußbäder (reflektorisch verbesserte Durchblutung der Atemwegs- u. Rachenschleimhaut mit vermehrtem Anfluten von Phagozyten) runden die lindernde Behandlung ab. Der Wirkort muss zur Halsschmerz- und Entzündungstherapie erreicht werden. Dies ist nur durch die Galenik eines Sprays zu erreichen.

33.3.1 Lokale Therapie

Präparate	Inhaltsstoffe	Dosierung/Tag	Hinweise
Kamillosan® Mund- und Rachenspray	Auszug aus Kamillenblüten, Pfefferminzöl, Anisöl	3 × tgl. entzündete Bereiche des Mund- u. Rachenraums besprühen	Cave: Korbblütlerallergie

33.3.2 Tee-Tipp

Tee bei Halsschmerzen (Menge für 100 g)	
Spitzwegerichblätter	20,0 g
Eibischwurzeln	20,0 g
Königskerzenblüten	20,0 g
Malvenblätter oder -blüten	20,0 g
Melissenblätter	10,0 g
Süßholzwurzel	5,0 g
Javanische Gelbwurz	5,0 g

Zubereitung: 1 TL der Teemischung mit 1 Tasse kaltem Wasser übergießen, erwärmen, 5 Min. ziehen lassen und abseihen.
Dosierung: Mit Honig gesüßt mehrere Tassen tgl. trinken.

33.4 Aromatherapie

Keine Angabe.

33.5 Mikrobiom

Keine Anwendung. Wirkqualität Analgesie wird nicht erzielt.

33.6 Nahrungsergänzungsmittel

Mikronährstoff	Dosierung	Präparat	Hinweise
Vitamin A	2 Tropfen/Tag	Innovamulsin Vitamin A forte	Stärkt die Schleimhautabwehr
Zink	10–15 mg/Tag	Zinkletten Verla® Lutschtabletten Zinkorotat	Reguliert Vitamin-A-Haushalt; immunstärkend
Vitamin C	500–1.000 mg/Tag	Cetebe®	Immunabwehrstärkend
Vitamin D	2.000 I. E./Tag	Pure encapsulations®, Köhler	Immunabwehrstärkend
Kombination Vitamine A, B_6, B_{12}, C, D, Folsäure, Selen, Zink	1 × 1 Kapsel/Tag	Lechner Immun, Orthomol Immun	Immunabwehrstärkend

33.7 Homöopathie (Einzelmittel)

Arzneiweisende Symptome	Zusatzhinweise	Passende Arznei mit Potenz	Dosierung/Tag
Beginnende, unsymptomatische Beschwerden	Erste leichte Entzündungssymptome	Ferrum phosphoricum D12	Akut alle 2 Std. 5 Globuli, bei Besserung 3 × 5 Globuli
Akute, stechende Schmerzen; blass-rot geschwollener Gaumen	Keinen Durst, aber Besserung durch kalte Getränke	Apis D6	Akut stündlich 5 Globuli, bei Besserung 3- bis 5-mal 5 Globuli

Arzneiweisende Symptome	Zusatzhinweise	Passende Arznei mit Potenz	Dosierung/Tag
Akute, brennende, pochende Schmerzen; knallroter Rachen	Keinen Durst, aber Besserung durch warme Getränke	Belladonna D6	Akut stündlich 5 Globuli, bei Besserung 3- bis 5-mal 5 Globuli
Dunkelroter Rachen; Schmerz, zieht beim Schlucken zu den Ohren	Besser durch kalte Getränke	Phytolacca D6	Akut stündlich 5 Globuli, bei Besserung 3- bis 5-mal 5 Globuli

33.8 Homöopathie (Komplexmittel)

Präparate	Dosierung/Tag
Tonsiotren® Tbl. (DHU)	Stdl. 1 Tbl. im Mund zergehen lassen (max. 6 × tgl.)
Tonsipret® Tabletten/Tropfen (Bionorica)	Tabl.: Stdl. 1 Tbl. im Mund zergehen lassen (max. 12 × tgl.) Tropfen: stdl. 5–10Tropfen (max. 12 × tgl.)
Angin-Heel® Tabletten	Stdl. 1 Tbl. im Mund zergehen lassen (max. 12 × tgl.)
Lymphdiaral® Halstabletten (Pascoe)	Stdl. 1 Tbl. im Mund zergehen lassen (max. 6 × tgl.)
Meditonsin® Tropfen/Globuli (Medice)	stdl. 5 Tropfen/Globuli (max. 6 × tgl.)

33.9 Anthroposophische Medizin

33.9.1 Innere Therapie (oral)

Mittel	Anwendung/Tag	Hinweise
Apis Belladonna, Globuli velati (Wala)	Bei Sgl. und Kdrn. bis 6 J.: 1- bis 3-mal tgl., in akuten Fällen bis zu stündlich 3–5 Globuli velati geben. Erw. u. Kdr. ab 7 J. nehmen in akuten Fällen bis zu stündlich 5–10 Globuli velati ein	Bei einfacher Halsentzündung mit **rotem Hals**
Apis/Belladonna cum Mercurio, Globuli velati (Wala)	Sgl.: 1- bis 3-mal tgl., in akuten Fällen vorübergehend 1- bis 2-stündlich 3 Globuli velati. Kdr. bis 6 J.: 1- bis 3-mal tgl., in akuten Fällen vorübergehend 1- bis 2-stündlich 5–7 Globuli velati. Erw. u. Kdr. ab 6 J.: 1- bis 3-mal tgl., in akuten Fällen vorübergehend 1- bis 2-stündlich 8–10 Globuli velati	Bei Mandeln (bzw. Seitensträngen) **mit Vereiterung, Arztbesuch!**
Pyrit/Zinnober, Tbl. (Weleda)	bis 6-mal tgl. 1 Tbl. einnehmen	Entzündungen von Rachen und Kehlkopf
Anis/Pyrit, Tbl. (Weleda)	Stündl. 1 Tbl. lutschen	Bei Heiserkeit, Kehlkopfentzündung und trockenen Schleimhäuten, z. B. durch übermäßiges Reden und Singen

33.9.2 Äußere Therapie

Mittel	Anwendung/Tag	Hinweise
Echinacea Mund- und Rachenspray, Spray (Wala)	Mehrmals tgl. 2–3 kurze Sprühstöße auf die Tonsillen (Mandeln) oder den Rachenring geben	Hilfreich bei beginnenden Halsentzündungen Auch bei Entzündungen der Mundschleimhaut
Bolus Eucalypti comp., Pulver (Weleda)	bis 5-mal tgl. 1 TL Pulver (ca. 2,5 g) in eine halbe Tasse Wasser (ca. 100 ml) einrühren und zum Gurgeln verwenden oder 3- bis 5-mal tgl. 1 Msp. Pulver (ca. 0,1 g) im Mund zergehen lassen	Kdr. können das Präparat in der gleichen Dosierung (3- bis 5-mal tgl. gurgeln) anwenden, sobald sie gurgeln können.
Heißer Zitronen-Halswickel	bis 2-mal tgl. 30 Min.	½ Zitrone mithilfe einer Gabel oder Tasse in 300 ml heißem Wasser ausdrücken. Ein halsbreites, gefaltetes Stofftaschentuch darin tränken, auswringen und zügig um den Hals legen. Wirbelsäule frei lassen. Einen Wollschal darum wickeln. Nach dem Abnehmen den Hals warm halten

33.10 Biochemie/Schüßler-Salze

Mineralstoffe (Nummer)	Dosierung/Tag
3	12
4	7–10

33.11 Spagyrik

Mischung bei Halsschmerzen, Spagyrik nach Spagyro Naturheilmittel (Menge für 50 ml)	
Arnica D2	10 ml
Belladonna D3	10 ml
Propolis D3	10 ml
Tropaeolum majus D2	10 ml
Cistus incanus D2	10 ml

Dosierung:
Akut: alle 10 Min. 2 Sprühstöße in den Mund
Chronisch: 3 × 3 Sprühstöße in den Mund

Mittel	Dosierung
Solunat Nr. 17 Sanguisol	3–5 Tr. morgens
Solunat Nr. 3 Azinat	5 Tr. stündlich
Phönix® Kaolinum spag.	bis 4-mal 20 Tr.

33.12 Bach-Blüten

Hier muss der bestehende seelisch-geistige Zustand erfasst werden. Aus bis zu sieben verschiedenen Blüten-Essenzen wird die geeignete Bach-Blüten-Mischung zusammengestellt. Verwenden Sie hierzu die Kurzcharakterisierung der 38 klassischen Bach-Blüten unter ▶Kap. 1.10.4; Arzneimittelauswahl und die Hinweise zur Herstellung einer Behandlungslösung unter ▶Kap. 1.10.3.

33.13 Zusatzhinweise

- Hals warm halten mit Schal.
- Mit Salzwasser (1 g Kochsalz auf 100 ml Wasser) mehrmals tgl. gurgeln.
- Bonbons lutschen, um die Schleimhäute feucht zu halten.
- Scharfe und stark gewürzte Nahrung meiden.
- Kühler Quarkwickel zur Linderung der Entzündung und Schmerzen.
- Mit warmem Kartoffelhalswickel ins Bett gehen.
- Essen von Speiseeis kann die Schwellung im Hals lindern.
- Im Winter die Raumluft feucht halten.
- Viel Trinken von milden, warmen Tees, um die Schleimhäute feucht zu halten.
- Nicht rauchen.
- Gegen die Heiserkeit Stimme schonen, möglichst wenig sprechen und nicht räuspern.
- Inhalation über heißem Wasserdampf.

34 Hautentzündungen

34.1 Grenzen der Selbstmedikation

Chronische Beschwerden, die länger als sieben Tage anhalten oder immer wieder auftreten, sowie Beschwerden ohne erkennbare Ursache müssen ärztlich abgeklärt werden. Zudem sollte bei großflächigen Hauterscheinungen und bei Zeichen reduzierten Allgemeinbefindens (z. B. Fieber) der ärztliche Rat eingeholt werden, ebenso bei allen Risikopatienten wie Diabetikern, Nierenpatienten, Schwerkranken und kachektischen Patienten und bei Patienten mit gestörter arterieller Durchblutung aufgrund der hohen Gefahr der Ulkus-Entwicklung und Nekrotisierung. Bakterielle Infekte benötigen u. U. systemische Antibiose = Arzt!

34.2 Allopathie

34.2.1 Lokale Therapie

Präparate	Wirkstoffe	Wirkstoffgruppe
Bepanthen® Wund- und Heilsalbe	Dexpanthenol	Vitamin
Betaisodona® Salbe, Lsg, Mundantiseptikum, Wundgaze, Braunovidon® Salbe	Povidon-Jod	Antiseptikum, Desinfektionsmittel, antimikrobieller Stoff
Brand- und Wundgel Medice®	Benzethoniumchlorid, Polidocanol, Harnstoff	Antiseptikum, Desinfektionsmittel, quartäre Ammoniumverbindung
Fenihydrocort® 0,5 % Creme Hydrocortison-ratiopharm® und andere Generikahersteller 0,5 % Creme Ebenol 0,5 % Creme Soventol® Hydrocort 0,5 % Creme Hydrocutan® 0,5 % Creme	Hydrocortison	Corticoid Vitaminoid

Präparate	Wirkstoffe	Wirkstoffgruppe
Essigsaure Tonerde Creme	Aluminiumacetattartrat	Antiseptikum
Ethacridinlactatlösung 0,1 %	Ethacridinlactat	Antiseptikum
Ichtholan® 20 %/50 % Salbe	Ammoniumbitumino-sulfonat („Ichthyol")	Antiphlogistikum
Linola® sept Creme	Clioquinol	Antibiotikum, Antiinfektivum
Multilind® Mikrosilber Creme, Lotio	Silber und pflanzliche Extrakte (Nachtkerzenöl, Jojoba, Ballonrebe, Sonnenblume, Wein)	Antiseptikum, antientzündliche Bestandteile
Multilind® Heilsalbe mit Nystatin	Nystatin, Zinkoxid	Antimykotikum, Antiseptikum Antiphlogistikum, Heilungsförderer
Mirfulan® Salbe	Zinkoxid, Harnstoff, Lebertran	Antiseptikum, NMF, Fettsäuren
Retterspitz® äußerlich Flüssigkeit	Citronensäure, Weinsäure, Aluminiumkaliumsulfat, Thymol, Arnikatinktur, Rosmarinöl	Dermatikum, Antiphlogistikum
Tannolact® Creme/Fettcreme/Lotio/Badezusatz, Tannosynt® Creme/Lotio/flüssig	Pheno-Methanal-Harnstoff-Polykondensat, Sulfonat, Natriumsalz	Künstlicher Gerbstoff
Tyrosur®Wundheilgel/-puder	Tyrothricin	Antibiotikum, Antiinfektivum

34.3 Phytotherapie

Bei der Anwendung von Externa, die Kamille oder Arnika enthalten, ist jeweils auf vorhandene Allergien (Korbblütler-Kreuzallergie, Allergie auf Acantholid [nicht in echter Kamille] oder Helenalin [in Arnika, 2 % der Bevölkerung]) zu achten. Externa sollen nicht in offene Wunden gelangen oder auf stark aufgekratzte Hautareale aufgetragen werden.

34.3.1 Orale Therapie

Präparate	Inhaltsstoffe	Dosierung/Tag	Hinweise
Bittersüßstängel-Urtinktur	Bittersüßstängel	3 × 8 Tropfen	Anticholinerg (schweißhemmend), antibakteriell, antimykotisch, adstringierend, antiphlogistisch

34.3.2 Lokale Therapie

Präparate	Inhaltsstoffe	Dosierung/Tag	Hinweise
Befelka Öl	Auszüge aus Johanniskrautblüten, Kamillenblüten, Ringelblumenblüten, Stiefmütterchenkraut	Möglichst oft auf betroffene Stellen auftragen, soll stets mit Öl bedeckt sein	Trad. zur Unterstützung der Hautfunktionen, Kosmetikum
Buenoson® Fußbalsam	Johanniskrautöl, Tinkturen aus Birkenblättern, Wacholderbeeren, Enzian, Hopfenzapfen, Nelkenblüten, Wurmfarnblüten, Knoblauchzwiebel	2 × tgl. die Füße einreiben	Antimykotisch, antibakteriell, entzündungshemmend, Kosmetikum
Cefabene® Salbe	Bittersüßstängelextrakt	3 × tgl. betroffene Stellen eincremen	Anticholinerg (schweißhemmend), antibakteriell, antimykotisch, adstringierend, antiphlogistisch, Kosmetikum

Präparate	Inhaltsstoffe	Dosierung/Tag	Hinweise
Hametum® Creme/ Extrakt/Wund- und Heilsalbe	Hamamelisblätter- und -zweige-Frischdestillat	Mehrmals tgl. ausreichende Menge gleichmäßig verteilen	Enthält Wollwachsalhokole
Rotöl Jukunda	Öliger Auszug aus blühendem Johanniskraut	Kompresse mit Rotöl tränken oder betroffene Stelle mit so viel Rotöl einreiben, bis nichts mehr aufgenommen wird	Kosmetikum
Kamillosan® Konzentrat	Kamillenblüten-Extrakt und Kamillenblütenöl	Verdünnt für Umschläge, Waschungen und Spülungen: 45 ml auf 1 l Wasser	Entzündungshemmend, keimhemmend
Kamillosan® Creme/Salbe	Kamillenblüten-Trockenextrakt	Sgl. ab 4 Wochen Mehrmals tgl. dünn auftragen	Entzündungshemmend
Kamillan® Flüssigkeit	Kamillenblüten-Extrakt, Schafgarbenkraut-Extrakt	Für Umschläge 7,5–15 ml mehrmals tgl.	Entzündungshemmend, keimhemmend
Linola® Gamma	Nachtkerzensamenöl	2-bis 3-mal tgl. nach Bedarf ausreichende Menge	
Ilon® Salbe classic	Lärchenterpentin Terpentinöl, gereinigt Eucalyptusöl	Ab 12. LJ: 1 × tgl. 2–3 cm langen Salbenstrang auftragen	Bei leichter lokal begrenzter, eitriger Hautentzündung, z. B. Furunkel, Haarbalg Schweißdrüsen

34.3.3 Tee-Tipp

Tee bei Hautentzündungen (Menge für 100 g)	
Stiefmütterchen mit Blüten	100,0 g

Zubereitung: 1 EL pro Tasse mit siedendem Wasser übergießen, 10 Min. ziehen lassen, abseihen.
Dosierung: Äußerlich zum Betupfen/als Badezusatz 10 Tassen pro Vollbad.

34.4 Aromatherapie

Zubereitungen mit blauem Kamillenöl, Teebaumöl, Rosenöl, Lavendelöl, 1–3 % in der dem Hautzustand angepassten galenischen Grundlage (Öl, Gel, Creme, Salbe, Lotio), können in der Individualrezeptur der Apotheke vor Ort eine gute Option zur Heilungsförderung entzündlicher Hautpartien darstellen.

34.5 Mikrobiom

Lactobacillusbetonte Präparate können hier durch Modulation der immunolgischen Vorgänge über die Darmschleimhaut eine Unterstützung bei entzündlichen Hautaffektionen darstellen. Hier positionierte Probiotika sind z. B. Symbiolact® comp. Pulver mit *Lactobacillus paracasei, Lactobacillus acidophilus, Lactococcus lactis und Bifidobacterium lactis*, aber auch andere Multistrain-Lactobacillusbetonte Präparate sind hier einsetzbar.

34.6 Nahrungsergänzungsmittel

Mikronährstoff	Dosierung	Präparat	Hinweise
Zink	10–15 mg/Tag	Zinkorotat-POS®	Heilungsfördernd
Omega-3-Fettsäuren	1–3 g/Tag	Pure encapsulations®	Entzündungshemmend
Gamma-Linolensäure	1–2,5 g/Tag	Pure encapsulations®	Heilungsfördernd
Dexpanthenol Provitamin 5	Äußerlich als Salbe	Bepanthen®	Heilungsfördernd

34.7 Homöopathie (Einzelmittel)

Eine Hautentzündung ist für die Homöopathie ein zu allgemeiner Begriff. Daher werden auch nur ein allgemeines Mittel bzw. zwei akute Entzündungsmittel erläutert. Mehr Arzneien finden sich in den ▶ Kap. 3, 19 und 25.

Arzneiweisende Symptome	Zusatzhinweise	Passende Arznei mit Potenz	Dosierung/Tag
Allergische, entzündliche Hautausschläge	Allgemein bewährtes Mittel	Cardiospermum D3	Akut 5 × 5 Globuli, dann 3 × 5 Globuli
Heiße, knallrote, Entzündung mit pochenden Schmerzen	Schlimmer durch Berührung, besser durch Wärme	Belladonna D6	Akut stündlich 5 Globuli, bei Besserung 3 × 5 Globuli
Blassrote, geschwollene Entzündung mit stechenden Schmerzen	Schlimmer durch Berührung, besser durch Kälte	Apis D6	Akut stündlich 5 Globuli, bei Besserung 3 × 5 Globuli

34.8 Homöopathie (Komplexmittel)

Präparate	Dosierung/Tag
Ekzevowen® derma Creme (Weber&Weber)	bis 3-mal tgl. auf die betroffenen Stellen auftragen
Ekzevowen® oral Tropfen (Weber&Weber)	Akut: 5 Tropfen stdl. (max. 6 × tgl.) Chronisch: 1- bis 3-mal 5 Tropfen
Kattwiderm® Tbl. (Kattwiga)	bis 3-mal tgl. 1 Tbl.
Hovnizym HM Tropfen (Pflüger)	bis 3-mal tgl 5 Tropfen

H

34.9 Anthroposophische Medizin

34.9.1 Innere Therapie (oral)

Mittel	Anwendung/Tag	Hinweise
Echinacea angustifolia Rh D3, wässrige Verdünnung (Weleda)	bis 5-mal tgl. 10–15 Tr. einnehmen	Bei schlecht heilenden Wunden
Argentum/Quarz, Globuli velati (Wala)	Sgl.: 3- bis 5-mal tgl. 3–5 Globuli velati; Kdr. bis 6 J.: 3- bis 5-mal tgl. 5–7 Globuli velati; Erw. und Kdr. ab 6 J.: 3- bis 5-mal tgl. 8–10 Globuli velati	Bei Neigung zu lokaler Vereiterung

34.9.2 Äußere Therapie

Mittel	Anwendung/Tag	Hinweise
Calendula Wundsalbe (Weleda) Calcea Wund- und Heilcreme (Wala)	Mehrmals tgl. auf die betroffenen Stellen auftragen bzw. 2- bis 3-mal tgl. auftragen	Bei oberflächennahen Entzündungen
Heilsalbe, Salbe (Weleda) Mercurialis Salbe, Salbe (Wala)	bis 3-mal tgl. an den betroffenen Stellen auf die Haut auftragen. Die Salbe kann auch als Salbenverband angewendet werden.	Bei schlecht heilenden Entzündungen Auch bei wunden Brustwarzen stillender Mütter
Rosatum Heilsalbe, Salbe (Wala)	bis 3-mal tgl. einreiben	Bei trockenen Hautentzündungen und Windeldermatitis Auch bei wunden Brustwarzen

Mittel	Anwendung/Tag	Hinweise
Calendula-Essenz (Wala oder Weleda)	**Umschläge:** 1–2 TL Calendula-Essenz auf ca. ¼ l abgekochtes Wasser geben, eine Kompresse mit dieser Lsg. tränken und 1- bis 2-mal tgl. für ca. 15 Min. auf das betroffene Hautareal legen	Tinktur zum äußerlichen Gebrauch. Haut anschließend abdecken, ggf. mit Heilsalbe

34.10 Biochemie/Schüßler-Salze

Mineralstoffe (Nummer)	Dosierung/Tag
3	12
4	12
5	7
8	7
9	12
11	12
12	12

34.11 Spagyrik

Mischung bei Hautentzündungen, Spagyrik nach Spagyro Naturheilmittel (Menge für 50 ml)	
Belladonna D3	10 ml
Cardiospermum D2	10 ml
Viola tricolor D2	10 ml
Vinca minor D2	10 ml
Propolis D2	10 ml

Dosierung:
Akut: 3- bis 8-mal 3 Sprühstöße in den Mund
Chronisch: 3 × 3 Sprühstöße in den Mund

Mittel	Dosierung
Cutro spag. Peka Tropfen	3 × 20 Tr.
Cutral spag. Peka Salbe	
Phönix Haut-Konzept	

34.12 Bach-Blüten

Bei anhaltenden und/oder wiederkehrenden Beschwerden sollte der bestehende seelisch-geistige Zustand erfasst werden. Aus bis zu sieben verschiedenen Blüten-Essenzen wird die geeignete Bach-Blüten-Mischung zusammengestellt. Verwenden Sie hierzu die Kurzcharakterisierung der 38 klassischen Bach-Blüten unter ▸ Kap. 1.10.4; Arzneimittelauswahl und die Hinweise zur Herstellung einer Behandlungslösung unter ▸ Kap. 1.10.3.

Blüte	Dosierung/Tag
Rescue-Remedy-Tropfen	Äußerlich: Als Umschlag oder Wickel 6 Tr. auf einen ½ l Wasser

34.13 Zusatzhinweise

- Ursache abklären: Infektion durch Pilze, Bakterien oder Viren; Allergien; chemische oder mechanische Noxen. Dann entsprechend behandeln.
- Kühle Anwendungen vermindern die Rötung und eventuell vorhandenen Juckreiz.
- Hautpflege je nach Hautzustand mit fettenden oder feuchtigkeitsspendenden milden Pflegeprodukten.
- Zur Vermeidung von weiterer Reizung oder Verschmutzung mit Verbandmull abdecken.

35 Herpes labialis, Lippenzoster

35.1 Grenzen der Selbstmedikation

Starke Schmerzen, Fieber oder starke Eiterbildung im Bereich der Bläschen erfordern eine ärztliche Diagnose. Immer wiederkehrende Effloreszenzen des Herpes-Virus an den immer wieder gleichen Stellen (Aktivierung ruhender Herpes-Viren in den Ganglien der Nervenleitfasern und nachfolgende Replikation nach Stress, Ekel, UV-Licht usw.) in großem Ausmaß mit Beeinträchtigung des körperlichen Wohlbefindens sollten mit ärztlicher Verordnung mit oralen Virustatika behandelt werden (z. B. Aciclovir 400/800 Tbl.). Ebenso gehören Schwangere mit Herpes und immuninsuffiziente Patienten (z. B. HIV-, Aids-, organtransplantierte Patienten) in ärztliche Versorgung.

35.2 Allopathie

Es muss dem Patienten vermittelt werden, dass Lippenherpes ansteckend ist, solange sich die Erkrankung im Bläschenstadium befindet. Die Therapie des Herpes simplex muss im Bläschenstadium mit alkoholischen Lösungen oder Gelen erfolgen, um ein Austrocknen zu bewirken. Im Prodromalstadium (es juckt, spannt, der „Ausbruch“ kündigt sich an) sind adstringierende Externa, topische Immunmodulatoren und Antiinfektiva angezeigt. Man spricht derzeit von einer Rate von circa 15 % resistenten Herpes-Viren gegenüber aciclovirhaltigen Topika, da der Wirkmechanismus (Hemmung der Replikation der Virus-DNA) hierfür „prädestiniert“ ist. Das Abdecken mit Herpes-Patch-Hydrokolloidpflastern ist optisch passend und wundheilungsfördernd. Mit Geräten wie dem Herpotherm® kann das Virus durch Hitze inaktiviert werden.

35.2.1 Lokale Therapie

Präparate	Wirkstoffe	Wirkstoffgruppe
Aciclovir Cremes der Generikahersteller 50 mg/g, Zovirax® Lippenherpescreme Dynexan® Herpescreme	Aciclovir	Virustatikum
Pencivir bei Lippenherpes, Creme 10 mg/g	Penciclovir	Virustatikum (höhere intrazelluläre Konzentration)
Virudermin® Gel	Zinksulfat	Virustatikum, Adstringens
Widmer Lipactin® Gel	Heparin-Natrium, Zinksulfat	Virustatikum

35.3 Phytotherapie

Der große Vorteil der meist melissenhaltigen Zubereitungen ist der Wirkmechanismus der enthaltenen Rosmarinsäure, die das Eindringen des Virus in die Wirtszelle hemmt. Dieser Wirkmechanismus kann nicht durch Resistenzentwicklung effektlos werden. Zur Prophylaxe einer Reinfektion sollen Betroffene bzgl. der getrennten Verwendung von Lippenstiften beraten werden – im symptomfreien Intervall soll ein anderer Stift als im Infektstadium verwendet werden. Zugleich kann der Patient durch Stärkung seines Immunsystems (▶ Kap. 40) die Stress- und Immuntoleranz seines Organismus verbessern und neuen Exazerbationen vorbeugen. Aus der orthomolekularen Therapie sei hier z. B. die Gabe von 25 mg Zink am Abend (Chronobiologie der Regenerations- u. Zellteilungsvorgänge) hervorzuheben.

35.3.1 Lokale Therapie

Präparate	Inhaltsstoffe	Dosierung/ Tag	Hinweise
Lomaherpan® Creme	Trockenextrakt aus Melissenblättern	bis 4-mal tgl. 1–2 mm auftragen bzw. 10–20 mg Creme pro cm^2 Hautfläche	Keine Resistenzen
Teebaumöl pur (Taoasis, Primavera u. a.)	Teebaumöl	Mehrmals tgl. betupfen	Senkung der Infektion gesunder Zellen, Cave: Allergien!

H

35.4 Aromatherapie

Eine Mischung aus direkt auf die Haut applizierbaren ätherischen Ölen wirkt antiviral und heilungsfördernd. Dies kann z. B. eine Mischung aus gleichen Teilen Teebaumöl, Melissenöl (echtes!) und Rosenöl sein, die man 5 × tgl. 5 Tage lang auftupft. Erfahrungsgemäß kann man damit einen guten eindämmenden und heilenden Effekt erzielen.

35.5 Mikrobiom

Eine Mikrobiomtherapie erscheint bei lokaler Infektion an der Lippe zu hochpreisig, kann aber in Erwägung gezogen werden bei allgemeiner Infektneigung mit häufig rezidivierenden Lippenherpes-Infektionen. Es sei auch hier wieder auf die Lactobacillus-betonten Basispräparate verwiesen (z. B. UK 10 Darmflora Kapseln, OMNi-BiOTiC® 10 Pulver, Symbiolact® comp. Pulver).

35.6 Nahrungsergänzungsmittel

Mikronährstoff	Dosierung	Präparat	Hinweise
Zink	Akut 25–50 mg/Tag Prophylaxe 10–15 mg/Tag	Zinkorotat-POS®	Heilungsfördernd
L-Lysin	Akut 1.000–3.000 mg/Tag Prophylaxe 500–1.000 mg/Tag	Pure encapsulations®	Hemmt Aufnahme von L-Argenin, das der Virus braucht zur Replikation
Vitamin C	Akut: 1.000–3.000 mg/Tag Prophylaxe: 500–2.000 mg/Tag	Cetebe®	Antioxidans
Selen	100–200 µg	Cefasel®	Immunmodulierend
Vitamin D	Prophylaxe: 2.000 µg/Tag	Hevert®, Köhler	Immunstärkend
Vitamin E	Prophylaxe: 500–1.000 I. E./Tag	Optovit® forte	Immunstärkend

35.7 Homöopathie (Einzelmittel)

Arzneiweisende Symptome	Zusatzhinweise	Passende Arznei mit Potenz	Dosierung/Tag
Mit scharfem Sekret gefüllte Bläschen	Folge von Sonne, Ekel, Fischgenuss, Kummer	Natrium chloratum D6	Akut stündlich 5 Globuli, bei Besserung 3 × 5 Globuli
Kleine Bläschen mit juckenden, brennenden Schmerzen	Folge von Infekt, Fieber; nach Unterkühlung oder Überanstrengung, Sonne, Mallorca-Akne	Rhus toxicodendron D12	Akut stündlich 5 Globuli, bei Besserung 3 × 5 Globuli

Arzneiweisende Symptome	Zusatzhinweise	Passende Arznei mit Potenz	Dosierung/Tag
Allgemeine Erkältungsneigung durch Verkühlen	Folge von Infekt, Erkältung; nach Durchnässen oder Wechsel von warm zu kalt	Dulcamara D5	Akut stündlich 5 Globuli, bei Besserung 3 × 5 Globuli

35.8 Homöopathie (Komplexmittel)

Präparate	Dosierung/Tag	Hinweise
Herpes-Gastreu® R 68 Tropfen	6 × tgl. 5 Tropfen	Einnehmen und zusätzlich betroffene Stellen behandeln
Gelsemium comp. Hevert Tropfen	Stdl. 5–10 Tropfen (max. 12 × tgl.)	Gegen Nervenschmerzen
Hovnizym HM Tropfen (Pflüger)	Stdl. 5 Tropfen (max. 6 × tgl.)	Einnehmen und zusätzlich betroffene Stellen behandeln

35.9 Anthroposophische Medizin

35.9.1 Innere Therapie (oral)

Mittel	Anwendung/Tag	Hinweise
Meteoreisen, Globuli velati (Wala)	3-mal 10 Globuli velati tgl.	Zur Stärkung des Immunsystems Nicht abends einnehmen; macht wach
Lien comp., Globuli velati (Wala)	2-mal 10 Globuli velati tgl.	Abwehrsteigerung bei rezidivierendem Herpes simplex

H

35.9.2 Äußere Therapie

Mittel	Anwendung/Tag	Hinweise
Calcea Wund- und Heilcreme (Wala)	bis 3-mal tgl. auf die Bläschen auftragen	Vorher mit Calendula-Essenz oder Brandessenz abtupfen
Calendula-Essenz (Weleda oder Wala)	1 EL Essenz auf ⅛ l abgekochtes Wasser geben. Bläschen damit mehrmals tgl. abtupfen	

35.10 Biochemie/Schüßler-Salze

Mineralstoffe (Nummer)	Dosierung/Tag
3	10
8	12
10	20
21	12

35.11 Spagyrik

Mischung bei Lippenherpes, Spagyrik nach Spagyro Naturheilmittel (Menge für 50 ml)	
Melissa D2	5 ml
Propolis D3	10 ml
Artemisia annua D2	10 ml
Vincetoxicum D2	10 ml
Piper meth. D2	5 ml
Cistus incanus D2	10 ml

Dosierung:
Akut: alle 10 Min. 2 Sprühstöße in den Mund
Vorbeugend und chronisch: 3 × 3 Sprühstöße in den Mund

Mittel	Dosierung
Vulpur® spag. Peka N Tropfen	3 × 20 Tr.

35.12 Bach-Blüten

Bei häufigem Auftreten muss der bestehende seelisch-geistige Zustand erfasst werden. Aus bis zu sieben verschiedenen Blüten-Essenzen wird die geeignete Bach-Blüten-Mischung zusammengestellt. Verwenden Sie hierzu die Kurzcharakterisierung der 38 klassischen Bach-Blüten unter ▸ Kap. 1.10.4; Arzneimittelauswahl und die Hinweise zur Herstellung einer Behandlungslösung unter ▸ Kap. 1.10.3.

Blüte	Seelische Haltung	Dosierung/Tag	Hinweis
Crab Apple	Ekelgefühle lösen Herpes aus	bis 5-mal tgl. 2 Tr. unverdünnt auf die Zunge	

35.13 Zusatzhinweise

- Bläschen mit Honig betupfen.
- Sonnenschutz für die Lippen verwenden, besonders beim Skifahren und in südlichen Ländern.
- Immunsystem stärken.
- Genügend schlafen.
- Gesund ernähren.
- Aminosäure Lysin kann den Heilungsverlauf unterstützen.

36 Herzschwäche

36.1 Grenzen der Selbstmedikation

Akute Schwächezustände mit Blutdruckabfall und Herzrasen, dekompensierte Herzinsuffizienz, Herzinfarkt in der Anamnese oder unklare Beschwerden müssen immer ärztlich abgeklärt werden. Selbstmedikation ist unterstützend möglich bei Altersherz, um die Herztätigkeit zu stärken. Vorher muss aber immer eine ärztliche Diagnose eingeholt werden, um eine andere Herzerkrankung ausschließen zu können.

36.2 Allopathie

36.2.1 Orale Therapie

Präparate	Wirkstoffe	Wirkstoffgruppe
Korodin Herz-Kreislauf-Tropfen®	D-Campher, flüss. Extrakt aus frischen Weißdornbeeren	Analeptikum, Pflanzenextrakt

36.3 Phytotherapie

Die Add-on-Gabe besonders von Weißdornpräparaten kann bei allen Stadien der Herzinsuffizienz nach der New York Heart Association (NYHA) sinnvoll sein, v. a. ist dies risikolos und ohne Interaktionen oder Nebenwirkungen möglich. Hierzu sollte aber auf die Standardisierung (Flavonoide, oligomere Procyanidine) und die ausreichende Dosierung (mind. 900 mg Trockenextrakt pro Tag) der offizinellen Droge „Weißdornblätter mit Blüten“ hingewiesen sein. Weißdornbeeren finden sich nur in Präparaten, die als „Traditionelles Arzneimittel“ im Handel befindlich sind. Die Anwendung bei kardialen Ödemen kann erst nach Abklärung durch den Arzt erfolgen, bei Hinweisen auf einen Herzinfarkt (Schmerzen in der Herzgegend, die in die Arme, in den Oberbauch oder in die Halsgegend ausstrahlen können) oder bei Atemnot ist sofortige ärztliche Abklärung zwingend erforderlich.

36.3.1 Lokale Therapie

Präparate	Inhaltsstoffe	Dosierung/ Tag	Hinweise
Crataegutt® 80 mg, 450 mg FTA	Quantifizierter Trockenextrakt aus Weißdornblättern mit Blüten; Spezialextrakt WS 1442	80: 3 × 1–2, 600: 3 × ½, 450 novo: 2 × 1, Tr. 3 × 20–40 Tr.	Traditionell zur Unterstützung der Herz-Kreislauf-Funktion. Bei jedem Herzmedikament add on möglich! Dosierung erfahrungsgemäß, aber off-label anfangs gut zu erhöhen (2 × 2). Es gibt keine LD 50! Risikolos
Crataegutt® Herz-Kreislauf-Tropfen	Weißdornblätter-und -blüten-Dickextrakt	Erw. 3 × 30–40 Tropfen	Traditionell zur Unterstützung der Herz-Kreislauf-Funktion, ohne Arzt nicht länger als 6 Wochen bei anhaltenden Beschwerden
Crataegus Al 450 mg FTA und andere Weißdorn-Generika	Weißdornblätter mit -blüten-Trockenextrakt	Ab 12 Jahren 2 × 1	Bei mittelschwerer Herzschwäche
Mistel Curarina® Tr., Misteltropfen Hofmann's®, Misteltropfen Salus	Tinktur aus Mistelkraut	2- bis 3-mal 20–30 Tr.	Traditionelles Arzneimittel zur Unterstützung der Kreislauffunktion
Oxacant® Sedativ Liquid.	Auszug aus: Weißdornblättern mit Blüten, Melissenblättern, Baldrianwurzel, Herzgespannkraut	3 × 20–30 Tr.	Nervöse Herzbeschwerden (bei Erschöpfung, Überlastung, mit Angst und Unruhe einhergehende Missempfindungen am Herzen), traditionelles AM

H

36.4 Aromatherapie

Rosmarinöl ist ein herzanregendes ätherisches Öl, das, in der Duftlampe verdampft, über das Kreislaufzentrum im Gehirn den Kreislauf und die Herztätigkeit anregt. Es empfiehlt sich nicht für Hypertoniker, da ein blutdruckerhöhender Effekt beschrieben wurde. Auch Campher ist ein atemanaleptisches und kreislaufanregendes Molekül, das im ätherischen Öl des Kampferbaumes zu finden ist.

36.5 Mikrobiom

Keine Angabe.

36.6 Nahrungsergänzungsmittel

Mikronährstoff	Dosierung	Präparat	Hinweise
Magnesium	400 mg/Tag	Tromcardin® complex	Verbessert Herzfunktion
Kalium	500–2.000 mg/Tag	Tromcardin® complex	Verbessert Herzfunktion
Vitamin-B-Komplex	20–100 mg/Tag	ratiopharm®	Verbessert Herzfunktion
Folsäure	200–400 µg/Tag	Tromcardin® complex	Verbessert Herzfunktion
Coenzym Q 10	100–600 mg/Tag	Tromcardin® complex Mono: QuinoMit Q10®	Verbessert Herzleistung
L-Carnitin	1.000–6.000 mg/Tag	Megamax®	Verbessert Herzleistung
Vitamin D	2.000 I. E./Tag	Pure encapsulations®, Köhler	Verbessert Herzleistung
Taurin	500–4.000 mg/Tag	Pure encapsulations®	Verstärkt Kontraktionskraft des Herzens, unterstützt Herzfunktion

Mikronährstoff	Dosierung	Präparat	Hinweise
L-Arginin	bis 3-mal 1,2–6 g/Tag	Arginin plus Folsäure	Verbessert Herzleistung
Omega-3-Fettsäuren	1–3 g/Tag	Köhler	Verbessert Fließfähigkeit des Blutes

36.7 Homöopathie (Einzelmittel)

Arzneiweisende Symptome	Zusatzhinweise	Passende Arznei mit Potenz	Dosierung/Tag
Atemnot bei Anstrengung, leichte Schwäche und Erschöpfung	Blutdruck mal zu hoch, dann zu niedrig; unregelmäßiger Herzschlag	Crataegus D6	3 × 5 Globuli
Unregelmäßiger Herzschlag; tagsüber schnell erschöpft, nachts schlaflos, unruhig	Neigung zu leichten Ödemen in den Beinen; Atemnot	Convallaria D6	3 × 5 Globuli
Herzklopfen mit Schwindel und Atemnot; unregelmäßiger Puls	Unterstützt die Herzfunktion bei fieberhaften Erkrankungen	Adonis D6	3 × 5 Globuli

36.8 Homöopathie (Komplexmittel)

Präparate	Dosierung/Tag	Hinweise
Cralonin® Tropfen (Heel)	3 × tgl. 5–10 Tropfen	
Cefavora® Cor Tropfen (Cefak)	bis 4-mal tgl. 20–30 Tropfen	Steigert die Myocarddurchblutung
Strophantus comp. Herztabletten (Heel)	bis 3-mal tgl. 1 Tbl.	

H

36.9 Anthroposophische Medizin

36.9.1 Innere Therapie (oral)

Mittel	Anwendung/Tag	Hinweise
Crataegus Tropfen, Dilution (Weleda)	Zu Beginn der Behandlung 3-mal tgl. 20 Tr., nach eingetretener Besserung 3-mal tgl. 10 Tr. mit Wasser verdünnt vor den MZ	Unterstützt die Herz- und Kreislauf-Funktion über längere Zeit einnehmen
Crataegus/Cor comp. Globuli velati (Wala)	bis 3-mal tgl. 10 Globuli velati	Bei funktionellen Herzbeschwerden

36.9.2 Äußere Therapie

Mittel	Anwendung/Tag	Hinweise
Aurum/Lavandula comp., Creme (Weleda)	bis 2-mal tgl. (abends und ggf. morgens) einen Salbenstrang von 2–3 cm Länge in der Herzgegend in die Haut einreiben Bei Kdr. ab 3 J. wird 1- bis 2-mal tgl. ein Salbenstrang von 0,5–1 cm Länge in der Herzgegend in die Haut eingerieben	Regelmäßige Anwendung zum Schlafengehen Auch als Salbenauflage Beruhigt Harmonisiert
HerzwärmeWickel (Wachswerk)	Öl-Wachs-Wickel zum Auflegen auf die Herzregion z. B. nachts	Resilienzfördernd bei Herzbeschwerden

36.10 Biochemie/Schüßler-Salze

Mineralstoffe (Nummer)	Dosierung/Tag
2	7
3	7
5	12
7	12

36.11 Spagyrik

Mischung bei Herzschwäche, Spagyrik nach Spagyro Naturheilmittel (Menge für 50 ml)	
Crataegus D2	15 ml
Arnica D2	5 ml
Convallaria majalis D3	10 ml
Euspongia Ø	10 ml
Acidum arsenicosum D3	10 ml

Dosierung:
Chronisch: 3 × 3 Sprühstöße in den Mund

Mittel	Dosierung
Solunat Nr. 14 Polypathik	2 × 5 Tr. morgens u. mittags
Solunat Nr. 18 Splenetik	2 × 10 Tr. morgens u. mittags
Solunat Nr. 5 Cordiak	3 × 5 Tr. morgens, mittags u. abends
Solunat Nr. 4 Cerebretik	1 × 10 Tr. spätabends
Phönix® Aurum spag.	3-bis 4-mal 20 Tr.
Phönix® Rosmarinus spag.	3- bis 4-mal 20 Tr.

H

36.12 Bach-Blüten

Bei häufigem Auftreten muss der bestehende seelisch-geistige Zustand erfasst werden. Aus bis zu sieben verschiedenen Blüten-Essenzen wird die geeignete Bach-Blüten-Mischung zusammengestellt. Verwenden Sie hierzu die Kurzcharakterisierung der 38 klassischen Bach-Blüten unter ▶Kap. 1.10.4; Arzneimittelauswahl und die Hinweise zur Herstellung einer Behandlungslösung unter ▶Kap. 1.10.3.

36.13 Zusatzhinweise

- Regelmäßige, schonende Bewegung an der frischen Luft.
- Gesunde Ernährung mit viel Gemüse und Obst, damit genügend Kalium zugeführt wird.
- Rauch- und Alkoholverzicht.
- Stress meiden.
- Bei Übergewicht das Körpergewicht reduzieren zur Schonung des Herzens.
- Entspannungstechniken erlernen, wie autogenes Training, progressive Muskelentspannung oder Yoga.
- Durch regelmäßige Kontrolle des Körpergewichts auf die Ansammlung von Wassereinlagerungen achten. Steigt das Körpergewicht plötzlich an, den Arzt aufsuchen.

37 Heuschnupfen

37.1 Grenzen der Selbstmedikation

Starke Beschwerden mit asthmatischen Begleiterscheinungen und Beschwerden, die im Rahmen der Selbstmedikation nicht besser oder eventuell schlimmer werden, sollten ärztlich abgeklärt werden. Da Heuschnupfen neben atopischer Dermatitis (Neurodermitis) und dem allergischen Asthma zum atopischen Formenkreis gerechnet wird, ist eine konsequente Therapie notwendig, um einen Etagenwechsel des Heuschnupfens von Augen- und Nasensymptomatik (Laufen, Jucken, Brennen, Rötung, Niesen) hinab in die Bronchien (allergisches Asthma) zu vermeiden. Frühzeitig ist daher an eine mögliche Durchführung einer Hyposensibilisierung mit entsprechenden verschreibungspflichtigen Arzneimitteln zu denken (Hyposensibilisierungslösung, Grazax®-Tbl.). Je jünger der Patient ist, umso höher ist die zu erwartende Erfolgsrate! Aufgrund des Klimawandels gibt es in Deutschland keine pollenfreie Jahreszeit mehr. Es ist also ganzjährig bei Auftreten von Schnupfensympotmen auch an Heuschnupfen allergischer Genese zu denken und dies in Abgrenzung zu einem Infektschnupfen zu hinterfragen. Die Anwendung von corticoidhaltigen (Mometason als Wirkstoff) Nasensprays stellt inzwischen den Goldstandard der lokalen antientzündlichen Therapie in der Nase dar, auch in der Selbstmedikation.

H

37.2 Allopathie

Zur Symptombekämpfung eignen sich Mittel der Selbstmedikation, die der regelmäßigen Anwendung während der Allergenexposition bedürfen. Allergenkarenz wo immer möglich und Hygieneverhalten (Haare waschen, Kleidung nicht ins Schlafzimmer, 1 × pro Woche Bettwäsche wechseln) sollten sich von selbst verstehen. Erkenntnisse (Nature 2007), wonach Pollen über die Haut nach Kontakt der Langerhansschen Zellen in die gefäßführenden Hautschichten gelangen und die Pollenlast des Organismus erhöhen und damit vermutlich die Symptomatik des allergischen Geschehens verstärken können, sollten insofern genutzt werden, als dem Heuschnupfenpatienten zu konsequenter, das Allergierisiko minimierender Hautpflege geraten werden kann (nachgewiesener Effekt bei Eucerin® pH 5 Lotio und Lotio F). Die Anwendung von corticoidhaltigen Nasensprays mit Mometason als Wirkstoff ist empfehlenswert.

37.2.1 Orale Therapie

Präparate	Wirkstoffe	Wirkstoffgruppe
Fenistil® Drg./Tr.	Dimetindenmaleat	H_1-Antihistaminikum
Lorano® akut Tbl. Loratadin-Generika in versch. Darreichungsformen	Loratadin	H_1-Antihistaminikum
Desloratadin-Generika Tab.	Desloratadin	Antihistaminikum
Allergoval® Kapseln	Cromoglicinsäure	Mastzellstabilisator
Reactine® Fta./Zyrtec® Fta. Cetirizin-Generika in versch. Darreichungsformen	Cetirizinhydrochlorid	H_1-Antihistaminikum
Reactine® duo Ret. Tbl.	Cetirizinhydrochlorid, Pseudoephedrinhydrochlorid	H_1-Antihistaminikum, Sympathomimetikum
Tavegil® Tbl.	Clemastinfumarat	H_1-Antihistaminikum

37.2.2 Lokale Therapie

Präparate	Wirkstoffe	Wirkstoffgruppe
Vividrin® antiallergische Atr./iso EDO, Pollicrom® Nasenspray, Cromo-ratiopharm® Nasenspray, AT, Kombi	Cromoglicinsäure	Antiallergikum

Präparate	Wirkstoffe	Wirkstoffgruppe
Allergodil® Nspr. akut, Atr., Kombi, Vividrin® Azelastin Nasenspr./Atr. Pollival® Nasenspray	Azelastinhydrochlorid	H_1-Antihistaminikum
Livocab® direkt, Nasenspray, Augentr., Kombi	Levocabastin	H_1-Antihistaminikum
Momekort® Nasenspray, Mometahexal® und andere Generika-Mometason-Nasensprays	Mometasonfuroat	Corticoid

H

37.3 Phytotherapie

Die Herstellung von Weihrauch-Kapseln mit 280 mg eines boswelliasäurereichen Extrakts aus indischem oder afrikanischem Weihrauch (arabischer Weihrauch ist boswelliasäurearm!) in der Individualrezeptur kann als leukotriensynthesehemmendes Wirkprinzip eingesetzt werden. Somit kann durch 3 × 1 Kapsel zum Essen die Entstehung der autoimmunen Entzündung in den oberen und unteren Atemwegen bei Allergien gehemmt werden (Weihrauchextrakt als das „Phyto-Montelukast“).

37.3.1 Orale Therapie

Siehe oben beschriebene Eigenrezeptur

37.3.2 Tee-Tipp

Tee bei Heuschnupfen (Menge für 80 g)	
Meisterwurzwurzel	20,0 g
Augentrostkraut	20,0 g
Ysopkraut	20,0 g
Gundelrebenkraut	20,0 g

Zubereitung: 2 TL mit 150 ml siedendem Wasser überbrühen, 10 Min. zugedeckt ziehen lassen, abseihen.
Dosierung: Vorbeugend drei Wochen vor dem erwarteten Pollenflug 3 Tassen tgl.

37.4 Aromatherapie

Hinweisende Erfahrungen gibt es mit ätherischem Zedernöl und ätherischem Zypressenöl. In der Duftlampe verdampft, soll die Mastzelldegranulation reduzierbar sein. Aber auch Geranienöl, Lemongrassöl und Lavendelöl werden als hilfreich beschrieben. Eine Allergie auf eines der Öle muss im Vorfeld ausgeschlossen sein. Die Befreiung der Atemwege und Zunahme der Tiefe der Atmung durch analeptische Effekte können zudem als angenehm empfunden werden.

37.5 Mikrobiom

Zellpräparate aus dem Bereich der Probiotika sind geeignet, das Darmimmunsystem zu stimulieren, das in struktureller und funktioneller Verwandtschaft mit den Schleimhäuten von Nasennebenhöhlen, Mund- und Rachenraum, Atemwegen, aber auch Blasenschleimhaut und Haut selbst steht. Diese Strukturen sind bei der Embryonalentwicklung z. T. aus einem Keimblatt hervorgegangen und können somit als Einheit definiert werden. Besonders gut deutlich wird dieser Zusammenhang beim möglichen Etagenwechsel von Heuschnupfen zu allergischem Asthma, von Nasennebenhöhlenentzündungen zu Asthma, von reduzierter Darmimmunfunktion und erhöhter Asthmainzidenz und Otitis media. Deutlich sichtbar wird dies auch beim „atopischen Formenkreis“, zu dem Erkrankungen wie Heuschnupfen, allergisches Asthma und Neurodermitis gehören. Der Beeinflussung des Darmimmunsystems gebührt daher in der Selbstmedikation ein hoher Stellenwert. In der Tabelle werden beispielhafte Präparate genannt, es gibt derer inzwischen viele.

Präparate	Inhaltsstoffe	Dosierung/Tag	Hinweise
Colibiogen® Inject/Kinder Lösung/oral	Lysierte *Escherichia coli*	bis 3-mal tgl. 5 ml (1 TL) ½ Std vor den MZ	Unterstützung der Darmflora, zur Rehabilitation nach Antibiotika-Therapie, vor/während/nach Chemo-/Strahlentherapie, bei Divertikeln, Allergien, Heuschupfen, polymorpher Lichtdermatose, Ekzem, Neurodermitis, arthritischen Erkrankungen, Reizdarmsyndrom
Synerga® Lösung	Zellfreie Lsg. aus lysierten *Escherichia coli*	Erw: 1 TL (5 ml) morgens nüchtern Kdr.: ½–1 TL morgens nüchtern	Erw: In schweren Fällen 3 × 5 ml ½ Std. vor den MZ Kdr.: In schweren Fällen bis zu 2 TL ½ Std. vor den MZ. Auch bei polymorpher Lichtdermatose
UK Darmflora 10 Mega Kapseln	Probiotika-Gemisch aus *Lactobacillus*-Stämmen	2 × 1	Kann auf 1 × 1 nach 4 Wochen reduziert werden
Innovall® ATOP Sticks	*Lactobacillus paracasei GMNL-133 Lactobacillus fermentum GM-090*	Ab 1 Jahr 1 × 1 Stick	Vor dem Essen, nichts Heißes nachtrinken, eher morgens

H

Präparate	Inhaltsstoffe	Dosierung/Tag	Hinweise
OMNi-BiOTiC® 10 Pulver Beutel	*Lactobacillus acidpohilus W55, Lactobacillus acidophilus W37, Lactobacillus paracasei W72, Lactobacillus rhamnosus W71, Enterococcus faecium W54, Lactobacillus salivarius W24, Lactobacillus plantarum W62, Bifidobacterium bifidum W23, Bifidobacterium lactis W18, Bifidobacterium longum WS 1*	1- bis 2-mal 1	Vor dem Essen, nichts Heißes nachtrinken, eher morgens
Symbiolact® plus Kapseln	*Bifidobacterium animalis subsp. lactis (BB-12®), Lactobacillus acidophilus (LA-5 ®), Lactococcus lactis (R-707-1 TM), Lactobacillus rhamnosus (LGG ®), Lactobacillus paracasei (L. CASEI 01 TM), Lactobacillus salivarius (SS-258 TM)*	1 × 1–2 Kps.	
Probio-Cult® Duo Syxyl Kps.	*Lactobacillus acidophilus LA-5®, Bifidobacterium BB-12® plus Vitamine*	2 × 2 Kapseln	

37.6 Nahrungsergänzungsmittel

Mikro-nährstoff	Dosierung	Präparat	Hinweise
Selen	100–200 µg/Tag	Cefasel®	Immunmodulierend
Zink	10–15 mg/Tag	Zinkletten Verla® Lutschtabletten	Stärkt Immunabwehr
Calcium	500–1.500 mg/Tag	Sandoz®	Stabilisiert Zellmembran
Vitamin C	1.000–2.000 mg/Tag	Cetebe®	Reduziert Histaminbildung
Vitamin D	1.000–2.000 I. E./Tag	Köhler	Stärkt Immunabwehr

37.7 Homöopathie (Einzelmittel)

Unterstützend zur äußerlichen Behandlung der Augen-Symptomatik haben sich Euphrasia-Augentropfen bewährt (z. B. von Wala oder Weleda; siehe dort).

Arzneiweisende Symptome	Zusatz-hinweise	Passende Arznei mit Potenz	Dosierung/Tag
Wund machendes Nasen-sekret; starker Fließ-schnupfen	Schlimmer in der Wärme; besser an der frischen Luft und im Kühlen	Allium cepa D6	Akut stündlich 5 Globuli, bei Besserung 3 × 5 Globuli
Starker Juckreiz, u. a. am Gaumen, im Gehörgang; Fließschnupfen	Schlimmer in der Wärme	Arundo D6	Akut stündlich 5 Globuli, bei Besserung 3 × 5 Globuli

Arzneiweisende Symptome	Zusatz-hinweise	Passende Arznei mit Potenz	Dosierung/Tag
Starker Juckreiz in Gaumen, Hals und Nase, ständiger Räusperzwang	Schwellungsgefühl im Hals	Wyethia helenoides D6	Akut stündlich 5 Globuli, bei Besserung 3 × 5 Globuli
Scharfe Tränen, gerötete, brennende, geschwollene Augen	Schlimmer morgens und beim Lesen; besser durch Blinzeln und Tränenfluss	Euphrasia D6	Akut stündlich 5 Globuli, bei Besserung 3 × 5 Globuli
Typische Heuschnupfensymptomatik ohne besondere Symptome	Prophylaktisch 6–8 Wochen vorher 1 × 5 Globuli D12	Galphimia glauca D6	Akut stündlich 5 Globuli, bei Besserung 3 × 5 Globuli

37.8 Homöopathie (Komplexmittel)

Präparate	Dosierung/Tag
Heuschnupfenmittel DHU Tabletten (DHU)	Akut: stdl. 1 Tbl. (max. 6 × tgl.) Chronisch: 1- bis 3-mal tgl. 1 Tbl.
Pascallerg® Tabletten (Pascoe)	Akut: stdl. 1 Tbl. (max. 12 × tgl.) Chronisch: 1- bis 3-mal tgl. 1 Tbl.
Contrallergia Hevert® Tropfen	Akut: max. 12 × tgl. 5–10 Tropfen Chronisch: 3 × tgl. 5–10 Tropfen
Luffeel ®Heuschnupfenspray (Heel)	3 × tgl. 1–2 Sprühstöße in jedes Nasenloch
Heuschnupfen-Weliplex® S Tropfen (Weber & Weber)	Akut: stdl. 5 Tropfen (max. 6 × tgl.) Chronisch: 1- bis 3-mal tgl. 5 Tropfen

37.9 Anthroposophische Medizin

37.9.1 Innere Therapie (oral)

Mittel	Anwendung/Tag	Hinweise
Calcium Quercus, Globuli velati (Wala)	3-mal tgl. 5–10 Globuli velati	Als Basismittel während der gesamten Allergiesaison. Zur Prophylaxe und Stärkung der Schleimhäute schon 4 Wochen vor Allergiesaison einnehmen
Berberis/Quarz, Globuli velati (Wala)	bis 3-mal tgl. 5–10 Globuli velati	Bei konstitutionellen, chronischen und akut entzündlichen Schwellungen der Schleimhäute in den oberen Luftwegen und Nebenhöhlen. Auch als Nachbehandlung zur Stärkung der Schleimhäute.
Conjunctiva comp., Globuli velati (Wala)	Kdr. bis 6 J.: 1- bis 3-mal tgl. 3–5 Globuli velati. Erw. u. Kdr. ab 6 J.: 1- bis 3-mal tgl. 5–10 Globuli velati	Bei akuter und chronischer Bindehautentzündung verbunden mit starker Schwellung

H

37.9.2 Äußere Therapie

Mittel	Anwendung/Tag	Hinweise
Visiodoron Euphrasia® Augentropfen (Weleda) Euphrasia Augentropfen, Einzeldosen (Wala)	3-mal tgl. 1 Tr. in den Bindehautsack träufeln	Bei katarrhalischen und allergischen Bindehautentzündungen am Auge; bei Lidödemen
Echinacea Quarz comp., Einzeldosen Augentropfen (Wala)	bis 2-mal tgl. bis stündl. in den Bindehautsack träufeln	Bei akut entzündlicher und allergischer Bindehautentzündung
Gencydo® 0,1 %, Augentropfen (Weleda)	bis 3-mal tgl. 1 Tr. in den Bindehautsack träufeln	Bei allergischen Augenreizungen, z. B. bei Heuschnupfen Beim Einträufeln kann es zu einem kurzen Brennen im Auge kommen, das aber rasch vergeht.
Heuschnupfenspray, Nasenspray (Weleda)	bis 3-mal tgl. 1–2 Sprühstöße in jedes Nasenloch	Für einen lang anhaltenden und prophylaktischen Effekt empfiehlt sich die regelmäßige Anwendung über einen längeren Zeitraum. Empfehlenswert ist es, ca. 4 Wochen vor Beginn der Pollenbelastung mit der Anwendung (1-mal tgl.) zu beginnen.
Nasenbalsam für Kinder (Wala®)	Mehrmals tgl. in der Nase anwenden	Ohne ätherische Öle Stärkt die Nasenschleimhaut über Gerbstoffe aus Schlehe und Berberitze

37.10 Biochemie/Schüßler-Salze

Mineralstoffe (Nummer)	Dosierung/Tag
2	12
4	7
8	12–20
24	5–7

37.11 Spagyrik

Mischung bei Heuschnupfen, Spagyrik nach Spagyro Naturheilmittel (Menge für 50 ml)	
Euphrasia D2	5 ml
Aralia racemosa D2	10 ml
Cistus incanus D2	10 ml
Cardiospermum D2	10 ml
Propolis D3	5 ml
Allium cepa D2	5 ml
Petasites D2	5 ml

Dosierung:
Akut: alle 10 Min. 2 Sprühstöße in den Mund
Chronisch: 3 × 3 Sprühstöße in den Mund

Mittel	Dosierung
Phönix® Entgiftungstherapie	
Phönix® Asthmaphön	3 × 20 Tr. tgl.
Proal spag. Peka N Tropfen	3 × 20 Tr. tgl.

H

37.12 Bach-Blüten

Hier muss der bestehende seelisch-geistige Zustand erfasst werden. Aus bis zu sieben verschiedenen Blüten-Essenzen wird die geeignete Bach-Blüten-Mischung zusammengestellt. Verwenden Sie hierzu die Kurzcharakterisierung der 38 klassischen Bach-Blüten unter ▸Kap. 1.10.4; Arzneimittelauswahl und die Hinweise zur Herstellung einer Behandlungslösung unter ▸Kap. 1.10.3.

37.13 Zusatzhinweise

- Allergenkontakt vermeiden, Pollenvorhersage nutzen.
- Pollenmaske bei unvermeidlichem starkem Kontakt verwenden.
- Pollenfilter ins Auto einbauen lassen.
- Selbst nicht staubsaugen oder zumindest Staubsauger mit Pollenfilter verwenden.
- Tägliche Nasenspülungen mit 0,9 %iger Kochsalzlösung zum Wegspülen der Allergene von der Schleimhaut.
- Kühl-feuchte Kompressen zum Abschwellen der Augenlider und Linderung des Juckreizes.
- Vor dem Schlafengehen die Haare waschen, damit nicht zusätzlich Pollen auf das Kopfkissen gelangen.
- Nachts das Schlafzimmerfenster geschlossen halten, Pollenflug setzt oft mitten in der Nacht ein.
- Wäsche im Haus trocknen.

38 Husten, Bronchitis

38.1 Grenzen der Selbstmedikation

Husten als Erstsymptom eines beginnenden Bronchialinfekts besitzt die physiologische Funktion, Bakterien, Viren, zähe Schleimreste, Staub oder Rußpartikel, Partikel eines etwaigen Zigarettenrauches, aus den Bronchien zu eliminieren. Ist diese Funktion nicht mehr erfüllt, z. B. bei andauerndem trocknen Husten (länger als drei Wochen), bei starker Begleitsymptomatik wie Fieber, zähem, u. U. verfärbtem oder blutigem Sputum, Schmerzen im Rückenbereich in Höhe der beidseitigen Lungenflügel, Schmerzen beim Atmen oder asthmaartigen Anfälle mit Atemnot, so ist der Arztbesuch dringend geboten. Es muss auch an eine stumm verlaufende Lungenentzündung bei lang andauerndem Husten mit beginnendem Gewichtsverlust, schwerem Schwächegefühl, Müdigkeit und Kurzatmigkeit gedacht werden. Senioren sollten hier nicht zu lange warten! Dies gilt auch für Beschwerden bei Kleinkindern und Säuglingen.

38.2 Allopathie

38.2.1 Orale Therapie

Präparate	Wirkstoffe	Wirkstoff-gruppe
ACC® akut 200 Hustenlöser, 600 Bta., Kindersaft, ACC akut 600 Z Brause NAC Generika Darreichungsformen	Acetylcystein	Antioxidativum, Mucolytikum
Fagusan® Lösung	Guaifenesin	
Larylin® Husten-Stiller Pastillen	Dropropizin	Antitussivum
Bromhexin 8 Berlinchemie FTA Bromhexin Hermes® 8 mg/ml Tropfen	Bromhexin	Mucolytikum, Prodrug zu Ambroxol, Cave: Nieren!

H

Präparate	Wirkstoffe	Wirkstoff-gruppe
Mucosolvan® Hustensaft 30 mg/5 ml; Kindersaft 30 mg/5 ml Mucosolvan® Tropfen 15 mg/ml Mucosolvan® 15 mg Lutschpastillen Mucosolvan® 60 mg FTA Mucosolvan® 75 mg Retard-Tab. Mucosolvan® Hustensaft-Sachets Lösung zum Einnehmen Ambroxol-Generika mit diversen Darreichungsformen	Ambroxolhydrochlorid	Mucolytikum
Sedotussin® Hustenstiller 2,31 mg/ml Saft/30 mg/ml Tr., Silomat® gegen Reizhusten Pentoxyverin Saft, Tropfen	Pentoxyverincitrat	Antitussivum
Soledum® Kps. Junior 100 mg/forte 200 mg, Soledum® addicur Kapseln	Cineol	Mucolytikum
Silomat® DMP 10,5 mg Lutschpastillen, Silomat® DMP intensiv gegen Reizhusten Kps., Hustenstiller-ratiopharm® Dextromethorphan Kaps.	Dextromethorphan	Antitussivum
Grippostad® C Hartkapseln	Paracetamol, Chlorphenamin-Hydrogenmaleat, Ascorbinsäure, Coffein	Schmerzmittel, Sympathomimetikum, Alkaloid, Vitamin
Wick MediNait Erkältungssirup für die Nacht	Doxylaminsuccinat, Ephedrinhemisulfat, Dextromethorphanhydrobromid, Paracetamol	H_1-Antihistaminikum, Sympathomimetikum, Antitussivum, Analgetikum
Quimbo® Saft, Tropfen	Levodropropizin	Antitussivum

38.2.2 Lokale Therapie

Präparate	Wirkstoffe	Wirkstoffgruppe
Emser® Sole Inhalationslösung für den Vernebler	Natürliches Emser Salz	Befeuchtungsmittel, Reinigung
Mucosolvan® 15 mg/2 ml Lösung für einen Vernebler	Ambroxolhydrochlorid	Mucolytikum
Isotonische Kochsalzlösung zur Inhalation	Natriumchlorid	Befeuchter
Tumarol Creme, Tumarol N Balsam	Levomenthol, D-Campher, Eucalyptusöl	Mucolytikum, Sekretomotorikum
Soledum® Balsam	Cineol	Mucolytikum
Transpulmin® Erkältungsbalsam Creme	Cineol, Levomenthol, D-Campher	Sekretolytikum, Mucolytikum
Wick VapoRub Erkältungssalbe	Levomenthol, racemischer Campher, Eucalyptusöl, Terpentinöl	Mucolytikum, Sekretomotorikum

H

38.3 Phytotherapie

Bei Saponindrogen (z.B. Efeu, Primelwurzel, Seifenblume, Quassiarinde), die in phytotherapeutischen Hustenzubereitungen verwendet werden, sollte, um den Wirkmechanismus optimal nutzen zu können, der Patient die Zubereitungen aus rationalen Überlegungen heraus (gastropulmonaler mukokinetischer Reflexbogen durch Andocken der Saponine an gastrische Strukturen) circa 15 Min. vor dem Essen anwenden. Dies verbietet sich nur bei sehr magenempfindlichen Patienten. Auf die Qualität der verwendeten Extrakte ist zu achten. Da im Fokus der Hustentherapie sich die Hemmung der Entzündung als zentraler Ansatz herauskristallisiert, ist auf eine gut in Studien dokumentierte Wirksamkeit zu achten. Manche Präparate wie Bronchipret® TE oder Soledum® und GeloMyrtol®-Produkte sind daher in der S3-Leitlinie „Husten" als Empfehlung zu finden. Despektierlich geäußerte Meinungen, dass volkstümliche Spitzwegerichsäfte, die als Lebensmittel im Massenmarkt erwerbbar sind, gleiche Dienste leisten könnten wie apothekenpflichtige, als Arzneimittel zugelassene Produkte, die v. a. für Kinder auf GKV-Rezept verordnet werden können und eine wertvolle Hilfe bei Husten darstellen, zeugen von Unkenntnis der Studien zu rationaler Phytotherapie und verunsichern. Dies führt auch dazu, dass heilberuflerischer Rat (Arzt und Apotheker) zu spät gesucht wird.

Phytotherapeutische Tropfen-, aber auch Saftzubereitungen können einen gewissen Gehalt an Alkohol aufweisen. Daher sollten sie von Alkoholikern gemieden werden. Untersuchungen an Schwangeren und Stillenden liegen meist nicht vor. Daher ist eine Anwendung in der Selbstmedikation nicht durchzuführen.

Bei Säften sollte immer an den potenziellen Gehalt an Zuckern (z. B. Saccharose, Glucose, Fructose) gedacht werden mit ihrer Auswirkung auf Diabetiker oder Menschen mit Intoleranzen.

Zu beachten ist die Limitation phytotherapeutisch anmutender Medizinprodukte, die Isländisch Moos und Eibisch-Schleime enthalten. Diese wirken nur lokal hustenreizstillend durch ihren „Bettdeckeneffekt" auf die lokalen Hustenrezeptoren im Mund- und v. a. Rachenraum. Eine Resorption von Wirkstoffmolekülen kann, da es sich um Makromoleküle handelt, nicht stattfinden. Exemplarisch seien hier Phytohustil® Hustenreizstiller Hustensaft und Pastillen (Eibischwurzelauszug), Mucodual® 2in1 Saft mit Eibisch und Honig und Aspecton® Kinder Hustenstiller Saft (Eibisch) und Isla®-Produkte (Isländisch Moos) genannt. Drei Drogen mit Medizinprodukt-Charakter enthält Antall® bei Reizhusten und Heiserkeit Liquidsticks (Eibischwurzel-Trockenextrakt, Isländisch-Moos-Trockenextrakt und Wollblumenblüten-Trockenextrakt).

38.3.1 Orale Therapie

Präparate	Inhaltsstoffe	Dosierung/Tag	Hinweise
Aspecton® Hustensaft	Dickextrakt aus Thymiankraut	1–4 Jahre: 2 × 2,5 ml 5–10 Jahre : 3- bis 4-mal 2,5 ml 11–12 Jahre: 3 × 5 ml Ab 12 Jahren: 3- bis 4-mal 10 ml	Nach Anbruch 6 Monate anwendbar
Aspecton® Hustentropfen	Dickextrakt aus Thymiankraut	2–4 Jahre: 2 × 10 Tr. 5–10 Jahre: 3- bis 4-mal 10 Tropfen 11–12 Jahre: 3 × 15 Tr. Ab 12 Jahren: 3–4 × 31–61 Tr.	Enthält Eukalyptusöl und Levomenthol als Hilfsstoffe: Cave: Sgl.! Vorsicht bei Allergie gegen Gewürze, wie z. B. Anis, Beifuß, Dill, Fenchel, Karotte, Koriander, Kümmel, Paprika, Petersilie, Sellerie und Tomate
Bronchicum® Thymian Hustensaft	Thymian-Fluidextrakt	Sgl. und Klkdr.: 3- bis 4-mal 1,25 ml Kdr. 3–6 J.: 3- bis 4-mal 2,5 ml Kdr. 6–12 J.: 3- bis 4-mal 5 ml Jgl. ab 12 Jahre und Erw.: 3- bis 4-mal 10 ml	Nach Anbruch 6 Monate verwendbar Vorsicht bei Allergie gegen Gewürze, wie z. B. Anis, Beifuß, Dill, Fenchel, Karotte, Koriander, Kümmel, Paprika, Petersilie, Sellerie und Tomaten
Pertussin® Sirup 8 g/100 g		Kdr. 1–4 J.: 3 × 10 ml 4–12 J.: 4 × 15 ml Ab 12 Jahren: 3–4 × 30 ml	
Gelo Bronchial® Saft		Kdr. 4–12 J.: 3 × 4,5 ml Ab 12 Jahren: 3 × 15 ml	
Thymian-ratiopharm® Hustensaft			

H

Präparate	Inhaltsstoffe	Dosierung/Tag	Hinweise
Bronchicum® Elixir	Fluidextrakte aus Thymian und Primelwurzel	Sgl.: 6 Mon.–1 Jahr: 6 × 1 ml Kdr. 1–4 Jahre: 6 × 2,5 ml Kdr. ab 5 Jahren und Erw.: 4 × 7,5 ml	Nach Anbruch max. 6 Monate verwendbar Vorsicht bei Allergie gegen Gewürze, wie z. B. Anis, Beifuß, Dill, Fenchel, Karotte, Koriander, Kümmel, Paprika, Petersilie, Sellerie und Tomate Nicht in Schwangerschaft und Stillzeit Enthält Glucose und Fructose
Bronchicum® Tr.	Primelwurzel-Tinktur, Thymian-Fluidextrakt	Kdr. 6–12 Jahre: 3- bis 5-mal 30 Tropfen Ab 12 Jahren: 5 × 35 Tropfen	Tipp: Auf Zucker oder in heißen Tee Nach Anbruch 6 Monate verwendbar Vorsicht bei Allergie gegen Gewürze, wie z. B. Anis, Beifuß, Dill, Fenchel, Karotte, Koriander, Kümmel, Paprika, Petersilie, Sellerie und Tomate
Bronchipret® Thymian Lutschtabletten	Thymiankraut-Trockenextrakt	Kdr. 6–11 Jahre: 4× 2–3 Pastillen lutschen Ab 12 Jahren: 3- bis 4-mal 3–4 Pastillen lutschen	Gut hustenreizstillend, antibakteriell, schleimlösend
Pertussin® Lutschtabletten,		Ab 12 Jahren: 3 × 3–4	
Bronchicum® Thymian Lutschtabletten		Kdr. 6–12 Jahre: 5- bis 8-mal 1–2 Ab 12 Jahren: 5- bis 8-mal 2	

Präparate	Inhaltsstoffe	Dosierung/Tag	Hinweise
Bronchipret® Saft TE	Flüssigextrakte aus Thymian und Efeublättern	Kdr. 1–5 Jahre: 3 × 3,2 ml Kdr. 6–11 Jahre: 3 × 4,3 ml Jgl. ab 12 Jahren: 3 × 5,4 ml	Vor dem Essen bzgl. Saponinwirkung aus grundsätzlichen Erwägungen besser, synergistischer Ansatz der Wirkmechanismen! Nicht in Schwangerschaft und Stillzeit
Bronchipret® TP Filmtbl.	Trockenextrakte aus Primelwurzeln und Thymian	> 12 J.: 3 × 1 Fta.	
Bronchipret® Tr.	Flüssigextrakte aus Thymian und Efeublättern	Kdr. 6–11 Jahre: 3 × 1,3 ml Ab 12 Jahren: 3 × 2,6 ml	Vor dem Essen bzgl. Saponinwirkung aus grundsätzlichen Erwägungen besser, synergistischer Ansatz der Wirkmechanismen!
Broncho-Sern® Sirup	Spitzwegerichblätter-Fluidextrakt	2–6 Jahre: 3 × 2,5 ml 7–12 Jahre: 3 × 5 ml Ab 12 Jahren: 3 × 7,5 ml	Nach Anbruch 8 Wochen verwendbar
Eucabal®-Hustensaft	Thymian-Fluidextrakt, Spitzwegerichkraut-Fluidextrakt	1–5 Jahre: 3 × 5 ml 6–12 Jahre: 5 × 5 ml Ab 12 Jahren: 3- bis 5-mal 10 ml	Nach Anbruch 12 Wochen verwendbar
Bronchostop® sine Hustensaft	Thymiankraut-Trockenextrakt, Eibischwurzelextrakt	Kdr. 3–5 Jahre: 4 × 7,5 ml 6–11 Jahre: 4-- bis 6-mal 7,5 ml Über 12 Jahre: 4- bis 6-mal 15 ml	Nach Anbruch max. 4 Wochen verwendbar

Präparate	Inhaltsstoffe	Dosierung/Tag	Hinweise
Phytobronchin® Saft	Primelwurzel-Dickextrakt, Thymian-Fluidextrakt	1–2 Jahre: 3 × 3 ml 3–5 Jahre: 3 × 5 ml 6–11 Jahre:3- bis 4-mal 5 ml ab 12 Jahren: 4 × 7,5 ml	Nach Anbruch 3 Monate verwendbar
Ephepect® Pastillen	Dickextrakt aus Thymian, Anisöl, Eucalyptusöl, Fenchelöl, Pfefferminzöl, Ammoniumchlorid	Alle 1–2 Std. bzw. nach Bedarf 1–2 Pastillen lutschen	Gegenanzeigen: Überempfindlichkeit gegen die Inhaltsstoffe Asthma bronchiale Bronchien, die überempfindlich reagieren, z. B. bei: ■ Keuchhusten ■ Pseudokrupp ■ Gallenblasenentzündung ■ Gallenwegsverschluss

Präparate	Inhaltsstoffe	Dosierung/Tag	Hinweise
GeloMyrtol® forte Kps.	Eucalyptusöl-Destillat, Apfelsinenschalen, Öl-Destillat, Myrthenöl-Destillat, Zitronenöl-Destillat, entspricht Misch-Destillat aus Eucalyptusöl, Süßorangenöl, Myrthenöl und Zitronenöl, jeweils rektifiziert	6–12 J.: 1–3 x 1 Kps. > 12 J.: 3–4 x 1 Kps.1	Magensaftresistent, vor dem Essen, unzerkaut, mit viel kalter Flüssigkeit Gegenanzeigen: ■ entzündliche Magen-Darm-Erkrankungen ■ Gallenwegsentzündungen Cave: Lebererkrankungen Vorsicht: Patienten mit Nasenpolypen, chronischen Atemwegsinfektionen, Asthma oder mit Neigung zu allergischen Reaktionen wie z. B. Heuschnupfen: Bei ihnen kann das Arzneimittel einen Asthmaanfall oder eine starke allergische Hautreaktion auslösen
Heumann Bronchialtee Solubifix® T Teeaufgusspulver	Trockenextrakte aus Süßholzwurzel, Eibischwurzel, Primelwurzel, Thymianöl	3- bis 6-mal tgl. 1 ML auf 1 Tasse	Möglichst heiß trinken
Melrosum® Hustensirup	Thymian-Fluidextrakt	1–4 J.: 3 × 5 ml, 5–12 J.: 3 × 7,5 ml; > 12 J.: 3 × 10 ml	

Präparate	Inhaltsstoffe	Dosierung/Tag	Hinweise
Phytobronchin® Saft	Primelwurzel-Dickextrakt, Thymian-Fluidextrakt	> 1 Jahr: 3 × 2,5 ml, 1–3 J.: 3 × 3 ml, 3–6 J.: 3 × 5 ml, 6–12 J.: 3- bis 4-mal 5 ml, > 12 J.: 4 × 5 ml	Unabhängig von MZ
Prospan® Hustentropfen, Sinuc® Tr.	Trockenextrakt aus Efeublättern	1–4 Jahre: 3 × 12 Tr., 4–10 Jahre: 3 × 16 Tr., ab 10 Jahren: 3 × 24 Tr.	Nach Anbruch 6 Monate verwendbar Vorsicht bei Allergie gegen Gewürze, wie z. B. Anis, Beifuß, Dill, Fenchel, Karotte, Koriander, Kümmel, Paprika, Petersilie, Sellerie und Tomate
Hedelix® s. a. Tropfen		2–4 Jahre: 3 × 16 Tr 4–10 Jahre: 3 × 21 Tr. über 10 Jahren: 3 × 31 Tr.	
Prospan® Husten-Brausetabletten, Hedelix® Hustenbrausetabletten 50 mg Bronchoverde® Hustenlöser 50 mg Brausetabletten	Trockenextrakt aus Efeublättern	6–12 Jahre: 2 × ½ BTA Ab 12 Jahren: 2 × 1 bzw. ½ BTA	In heißem oder kaltem Wasser
Prospan® Hustenliquid Fl.	Trockenextrakt aus Efeublättern	Kdr. 6–11 Jahre: 2 × 5 ml Ab 12 Jahren: 3 × 5 ml	Galenische Zubereitung in Sticks praktisch für unterwegs, vorher gut durchkneten

Präparate	Inhaltsstoffe	Dosierung/Tag	Hinweise
Prospan® Hustensaft Hedelix® Hustensaft	Trockenextrakt aus Efeublättern	> 10 Jahre: 3 × 5 ml, Erw. ggfs. bis zu 3 × 7,5 ml, 6–9 Jahre: 3 × 5 ml, 1–5 Jahre: 3 × 2,5 ml, < 1 Jahr: 2 × 2,5 ml	
Prospan® Husten Lutschpastillen	Trockenextrakt aus Efeublättern	6–12 Jahre: 2 × 1 Pastille Ab 12 Jahren: 4 × 1 Pastille	
Tussamag® Hustensaft N zuckerfrei	Thymian-Fluidextrakt	1–5 J.: 2- bis 3-mal 10 ml, 6–11 J.: 3 × 15 ml, > 12 J.: 3 bis 4-mal 20–30 ml	
Umckaloabo® Tropfen, Film-Tabletten, Saft Pelargonium-ratiopharm® Bronchialtropfen	Pelargonium-sidoides-Wurzel-Trockenextrakt	1–5 Jahre: 3 × tgl. 10 Tr. 6–12 J.: 3 × tgl. 20 Tr. Ab 12 Jahren: 3 × 30 Tropfen Tabl.: ab 12 Jahren 3 × 1 Saft: 1–6 J: 3 × tgl. 2,5 ml 7–12 Jahre: 3 × tgl. 5 ml	Hemmt Eindringen von Viren und Bakterien in die Zelle bei akuter Bronchitis
Marrubin® Andorn-Bronchialtropfen	Andornkraut-Fluidextrakt	Ab 12 Jahren: 3 × 40 Tropfen	Nach Anbruch 12 Monate haltbar

Das Präparat Prospan® ist auch als Hustenzäpfchen im Handel. Dosierung für Schulkinder: 3 × tgl. 1 Supp.; für Säuglinge und Kleinkinder 2 × tgl. 1 Supp.

38.3.2 Lokale Therapie

Präparate	Inhaltsstoffe	Dosierung/Tag	Hinweise
Babix® Inhalat N äther. Öl	Eucalyptusöl, Fichtennadelöl	Bis zu 5 Tr. auf ein Kleidungsstück	In der Nähe der Atmungsorgane auftropfen. Keine Anwendung im Gesicht, an der Nase oder innerlich
Bronchoforton® Salbe, Pinimenthol® Erkältungsbalsam mild, Eucabal® Balsam S, Eucabal® Inhalat	Eucalyptusöl, Kiefernnadelöl	> 6 J.: 2- bis 4-mal tgl. 1–3 cm Salbenstrang auf Brust und Rücken. 4–6 J.: 2- bis 4-mal tgl.	Nicht unter 2 J.: Cave: Stimmritzenkrampf NW: Kontaktekzeme
Transpulmin® Kinderbalsam S		1–2 cm Salbenstrang. 2–4 J.: 1 cm tgl. zur Inhalation: > 6 J.: 3 cm Salbenstrang mit 0,6 l heißes Wasser	Bei Inhalation Dämpfe 10 Min. durch Mund und Nase einatmen

Präparate	Inhaltsstoffe	Dosierung/ Tag	Hinweise
Bronchoforton® Salbe	Eucalyptusöl, Fichtennadelöl, Pfefferminzöl	Inhalation: 1- bis 3-mal tgl. 5 cm Strang in geeignetem Gefäß Einreibung: 2- bis 4-mal tgl. 3–4 cm auf Brust und Rücken verreiben	< 2 J. Cave: Pseudokrupp, nicht auf geschädigter Haut anwenden. Bei großen Mengen: Gefahr der Resorption = mögliche Interaktionen. Inhalation erst ab dem 6. Lebensjahr
Pinimenthol® Erkältungsinhalat	Eucalyptusöl, Kiefernnadelöl	Schulkdr./ Erw.: 1–5 Tr. in Gefäß mit heißem Wasser/Dämpfe inhalieren. 2–6 J.: auf die Kleidung 1–5 Tr. bis zu 4 × tgl.	Nur auf farbechte Textilien. Cave: standfestes Inhaliergefäß = Verbrennungsgefahr Zu große Mengen Eucalyptusöl im Körper: Beeinflussung des fremdstoffabbauenden Enzymsystems in der Leber = Interaktionen!

Präparate	Inhaltsstoffe	Dosierung/ Tag	Hinweise
Pinimenthol® Erkältungssalbe Eucalyptus Kiefernnadel Menthol	Eucalyptusöl, Kiefernnadelöl, Levomenthol	Einreibung: 2- bis 4-mal tgl. 3–4 cm auf Brust und Rücken verreiben. Inhalation: 1- bis 3-mal tgl. 5 cm Strang in geeignetem Gefäß	Nicht unter 2 J.: Cave: Stimmritzenkrampf NW: Kontaktekzeme Bei Inhalation Dämpfe 10 Min. durch Mund und Nase einatmen
Tumarol® Kinderbalsam N Salbe	Eucalyptusöl, Kiefernnadelöl	2–6 Jahre: 2–3 cm Strang 2 × tgl. morgens und abends 6–12 Jahre: 2 × tgl. 6 cm Ab 12 Jahre: 2 × tgl. 12 cm Strang	Auftragen auf Brust oder Rücken
Transpulmin® Erkältungsbalsam für Kinder		4 × tgl. ausreichende Menge einreiben Zum Inhalieren 3 × tgl. ausreichende Menge	

38.3.3 Tee-Tipp

Tee bei Husten (Menge für 100 g)	
Eibischwurzel	25,0 g
Bitterer Fenchel	10,0 g
Isländisch Moos	10,0 g
Spitzwegerichblätter	15,0 g
Süßholzwurzel	10,0 g
Thymian	30,0 g

Zubereitung: Aufguss mit 150 ml heißem Wasser pro Tasse.
Dosierung: 2 TL pro Tasse, 3–5 Tassen pro Tag.

38.4 Aromatherapie

Das Inhalieren ätherischer Öle wirkt antiviral, antibakteriell, schleimlösend und entzündungshemmend. Fertigpräparate finden Sie unter den lokalen Phytotherapeutika bei Husten. Es sind quasi organaromatherapeutische Anwendungen. Nach transdermaler Resorption der Träger (Öle, Salben oder Cremes) verlassen die inkorporierten ätherischen Öle diese und üben an den Wirkorten Bronchien, Nebenhöhlen (siehe Sinusitis, Rhinitis), aber auch an der Blase bei der Ausscheidung (Exhalation des Öles unverändert oder Ausschwemmung als Glucuronid über den Urin) ihre dezidierten Wirkmechanismen aus.

Aber auch Individualrezepturen aus der Apotheke können angewandt werden. Oder man bezieht sie über die Bahnhof-Apotheke Kempten, nach den Stadelmann-Rezepturen angefertigt und vertrieben. Auch diese Ätherisch-Öl-Zubereitungen sollten keinesfalls im Gesicht, an den Augen oder im Nasen-Mund-Bereich angewandt werden (Laryngospasmusgefahr!). Eine Anwendung am Rücken ist der unproblematischste Applikationsort.

Bekannte Beispiele sind der Thymian-Myrte-Balsam, aber auch der Engelwurz-Balsam (v. a. Nasennebenhöhlenentzündung). Für eine Eigenrezeptur zur Ad-hoc-Herstellung (100er-Regel auf Vorrat nur bei vorliegender häufiger ärztlicher Verordnung) sind geeignet: Baumöle (Lärchenöl, Latschenkiefernöl, Eukalyptusöl, Fichtennadelöl, aber auch Blatt-/Krautöle wie Thymianöl, Lavendelöl) in Konzentrationen von 1–3 % in einer geeigneten Salbengrundlage oder einem Öl nach Wahl.

38.5 Mikrobiom

Da bei Husten eine Infektion eines Schleimhautkompatrimentes mit Viren und Bakterien vorliegt, ist es sinnvoll, auch an die Add-on-Behandlung von Husten durch die Beeinflussung der Darmmikrobiota zu denken. Ob es ggf. eine Entwicklung hin zu probiotischen Inhalativa gibt, wird die Forschung ergeben, denn auch die Bronchialschleimhaut trägt ihr für sie typisches Ökosystem an Mikrobiomkeimen, das sogenannte respiratorische Mikrobiom. Die Atemwegsmikrobiota der gesunden Lunge besteht in erster Linie aus *Bacteroidetes*, *Firmicutes* und *Proteobacteria*. Zu den herausragenden Gattungen in den unteren Atemwegen zählen *Prevotella*, *Veillonella* und *Streptococcus*, wobei das Mikrobiom der Lunge dem der Mundhöhle sehr ähnlich ist (Verbringung durch Mikroaspiration).

Die Darm-Lungen-Achse zeigt aber auch die Interaktion zwischen Darmflora und Lunge. Auf beiden Epithelien herrschen SCFA-(short chain fatty acids = kurzkettige Fettsäuren)produzierende stoffwechselaktive Phyla (Stämme) vor (*Bacteroidetes*, *Firmicutes* und *Proteobacteria*). Bakterielle Metaboliten scheinen aus dem Darm über die Blutbahn in die Lunge einzuwandern, dort bewirken sie eine Stimulation des Immunsystems. Dieser Weg scheint bidirektional beschritten zu werden (auch aus der Lunge in den Darm).

Forschungen werden die genaue Zusammensetzung eines geeigneten Mikrobiom-Präparats für die Lunge eruieren. Bis dahin arbeitet man mit dem Behelf „Lactobacillen gehen immer“ und appliziert eines der bereits in anderen Kapiteln genannten Lactobacillus-Multistrain-Präparate komplettierend zur Selbstmedikation mit anderen Pharmaka bei Husten (aber auch Nebenhöhleninfektionen, allergischen Erkrankungen von Haut und Schleimhäuten), die symptomatisch arbeiten.

38.6 Nahrungsergänzungsmittel

Mikronährstoff	Dosierung	Präparat	Hinweise
Magnesium	400 mg/Tag	Magnesium Verla®	Reguliert Vitamin-B-Haushalt
Vitamin C	500–1.000 g/Tag	Cetebe®	Antioxidans
Vitamin D	2.000–4.000 µg/Tag	Köhler, EnzOmega®	Besonders wichtig für Kdr. und Ältere
Vitamin A	1.000–2.000 µg/Tag	InnovaMulsin Vitamin A forte	Stärkt Abwehr der Schleimhäute
Zink	10–15 mg/Tag	Zinkletten Verla® Lutschtabletten	Stärkt Immunabwehr Reguliert Vitamin-A-Haushalt
Selen		Cefasel®	Se – Zn Mindestabstand 2 Std.

38.7 Homöopathie (Einzelmittel)

Arzneiweisende Symptome	Zusatzhinweise	Passende Arznei mit Potenz	Dosierung/Tag
Husten ist bellend, trocken, beschleunigte Atmung, hohes Fieber, rotes Gesicht,	Jedes Husten verschlimmert den Hustenreiz; besser durch Ruhe und Wärme	Belladonna D6	Akut stündlich 5 Globuli, bei Besserung 3 × 5 Globuli

Arzneiweisende Symptome	Zusatzhinweise	Passende Arznei mit Potenz	Dosierung/Tag
Harter, trockener Husten mit stechenden Schmerzen beim Husten, flaches Atmen mindert Hustenreiz, hält sich die Brust	Besser durch Druck und frische Luft; großer Durst auf kalte Getränke schlimmer durch Bewegung, Sprechen und warme Luft	Bryonia D6	Akut stündlich 5 Globuli, bei Besserung 3 × 5 Globuli
Trockener Husten mit ständigem Kitzelreiz im Kehlkopf	Schlimmer durch kalte Luft, hält sich Tuch vor Mund und Nase; besser durch Wärme	Rumex D6	Akut stündlich 5 Globuli, bei Besserung 3 × 5 Globuli
Tiefer, heftiger, anfallsartiger, trockener Husten	Schlimmer nachts, nach Mitternacht, beim Hinlegen und Trinken	Drosera D6	Abends 5 Globuli vor dem Schlafen, bei Bedarf wiederholen nach 30 Min.
Zäher, schwer abhustbarer Schleim, Husten bis zum Würgen oder Erbrechen	Schlimmer bei Temperaturextremen (Übergang warm–kalt)	Ipecacuanha D6	Akut stündlich 5 Globuli, bei Besserung 3 × 5 Globuli
Reichlich, weißer Schleim, Schleimrasseln, große Schwäche und Erschöpfung	Übelkeit, Würgen bis Erbrechen von Schleim; schlimmer im Liegen, besser durch Aufrichten	Tartarus stibiatus D6	Akut stündlich 5 Globuli, bei Besserung 3 × 5 Globuli

38.8 Homöopathie (Komplexmittel)

Präparate	Dosierung/Tag	Hinweise
Monapax® Tropfen (Klosterfrau)	Akut: 5–30 Tropfen Chronisch: 5–15 Tropfen	Bei Reizhusten
Pulmo Hevert® Bronchialcomplex Tropfen	Akut: stdl. 5–10 Tropfen (max. 12 × tgl.) Chronisch: 1- bis 3-mal tgl. 5–10 Tropfen	Spasmolytisch, mukolytisch
Husteel® Tr. (Heel)	Akut: stdl. 5–10 Tropfen (max. 12 × tgl.) Chronisch: 1- bis 3-mal tgl. 5–10 Tropfen	Bei Reizhusten
Bronchalis-Heel® Tabletten	Akut: alle 15 Min. 1 Tbl. über 2 Std. Chronisch: 3 × tgl. 1 Tbl.	Mukolytisch
Bronchobini® Globuli	Akut: stdl. 5 Globuli (max. 6 × tgl.) Chronisch: 1- bis 3-mal tgl. 5 Globuli	Bei Reizhusten
Metatussolvent® Hustentropfen (Meta Fackler)	Akut: stdl. 5 Tropfen (max. 6 × tgl.) Chronisch: 1- bis 3-mal tgl. 5 Tropfen	Bei Reizhusten
Tussovowen® Tropfen (Weber&Weber)	Akut: stdl. 5 Tropfen (max. 6 × tgl.) Chronisch: 1- bis 3-mal tgl. 5 Tropfen	Bei Reizhusten
Pectovowen® Tropfen (Weber&Weber)	Akut: stdl. 5–10 Tropfen (max. 12 × tgl.) Chronisch: 1- bis 3-mal tgl. 5–10 Tropfen	Mukolytisch

H

Präparate	Dosierung/Tag	Hinweise
Aralis Hustentabletten (Pflüger)	Akut: stdl. 1 Tbl. (max. 12 × tgl.) Chronisch: 1- bis 3-mal tgl. 1 Tbl.	Bei Reizhusten
Bronchiselect® Tropfen (Dreluso)	bis 3-mal tgl. 5–10 Tropfen	Bei Reizhusten
Bronchopas® Tropfen (Pascoe)	Akut: stdl. 5 Tropfen (max. 6 × tgl.) Chronisch: 1- bis 3-mal tgl. 5 Tropfen	Bei Reizhusten

38.9 Anthroposophische Medizin

38.9.1 Innere Therapie (oral)

Mittel	Anwendung/Tag	Hinweise
Hustenelixier, Sirup (Weleda)	Kdr. ab 6 J. und Erw. nehmen alle 3 Std. 1 TL Hustenelixier, am besten in warmem Tee, ein. Klkdr. von 1 bis 5 J. erhalten 3-mal tgl. ¼–½ TL Hustenelixier.	Zum Lösen von festsitzendem Husten und zähem Schleim, auch Hustenreiz lindernd
Bronchi Plantago, Globuli velati (Wala)	Erw. bis zu 2-mal tgl. 5–10 Globuli velati Sgl. und Klkdr. bis 6 J.: 1- bis 2-mal tgl. 3–5 Globuli velati	Bei Husten im Zusammenhang mit Schnupfen und Halsschmerzen In akuten Fällen die Tagesdosis in einer Thermoskanne mit heißem Wasser lösen und schluckweise über den Tag verteilt einnehmen

Mittel	Anwendung/Tag	Hinweise
Archangelica comp., Globuli velati (Wala)	Kdr. unter 6 J.: 1- bis 3-mal tgl. 3–5 Globuli velati; Erw. und Kdr. ab 6 J.: 1- bis 3-mal tgl. 5–10 Globuli velati	Bei trockenem Reizhusten
Plantago Hustensaft, Sirup (Wala®)	Sgl. u. Kleinkdr. unter 6 J.: 3- bis 4-mal tgl. 1 TL in warmem Wasser einnehmen; Erw. und Kdr. ab 6 J.: 3 × tgl. 1 EL. In akuten Fällen alle 2 Std. 1 TL.	Hustensaft ab Säuglingsalter Entspannt die Bronchien

38.9.2 Äußere Therapie

Mittel	Anwendung/Tag	Hinweise
Bronchialbalsam, ölige Einreibung (Weleda)	bis 2-mal tgl. Brust und Rücken mit einigen Tr. Bronchialbalsam einreiben	Als Einreibung oder Brustwickel
Plantago Bronchialbalsam, Salbe (Wala)	1-bis 2-mal tgl. auf Brust und Rücken einreiben	Als Einreibung oder Brustwickel
Lavendelöl 10 %, ölige Einreibung (Weleda)	bis 2-mal tgl. Brust und Rücken mit einigen Tr. Lavendelöl einreiben	Bei krampfartigem Husten als Einreibung oder Brustwickel
HustenBrustWickel Thymian oder HustenBrustWickel Eucalyptus (Wachswerk)	Wärmende Wachs-Öl-Wickel zum Auflegen	Wachstuch auf den Brustraum legen. Darüber kommt ein Wollvlies und dann die Kleidung zum Fixieren. Ein warmes Kirschkernkissen unterstützt die Wirkung.

Anwendung als **Brustwickel** mit Lavendelöl zur Nacht: Fünf bis zehn Tr. Lavendelöl werden auf ein mit dem Bügeleisen gut vorgewärmtes Tuch (oder Waschlappen) gegeben. Dieses Tuch wird auf die Brust gelegt. Mit einem Schal wird der ganze Brustkorb umwickelt. Anschließend sind Wärme und Bettruhe wichtig. Der Wickel kann die ganze Nacht liegen bleiben, aber mindestens eine halbe Stunde.

38.10 Biochemie/Schüßler-Salze

Differenzierung	Mineralstoffe (Nummer)	Dosierung/ Tag
Allgemein	4	7
	6	7
	8	12
	10	12
Bellend	2	12–20
	auch äußerlich als Creme	
Krampfartig	2	12
	7	14–20
Reizhusten	2	12
	8	12
Zäher Schleim	4	12–20

38.11 Spagyrik

Mischung bei Husten, Spagyrik nach Spagyro Naturheilmittel (Menge für 50 ml)	
Bronchialhusten	
Aralia racemosa D2	10 ml
Artemisia annua D2	10 ml
Urgienea maritima D4	10 ml
Propolis D3	10 ml
Cistus incanus D2	10 ml

Dosierung:
Akut: Alle 10 Min. 2 Sprühstöße in den Mund
Chronisch: 3 × 3 Sprühstöße in den Mund

Mischung bei Husten, Spagyrik nach Spagyro Naturheilmittel (Menge für 50 ml)	
Reizhusten	
Arnica D2	10 ml
Artemisia annua D2	10 ml
Drosera D3	10 ml
Belladonna D3	5 ml
Cistus incanus D2	10 ml
Euspongia off. Ø	5 ml

Dosierung:
Akut: Alle 10 Min. 2 Sprühstöße in den Mund
Chronisch: 3 × 3 Sprühstöße in den Mund

Mittel	Dosierung
Phönix® Kaolinum spag.	3-bis 4-mal 20 Tr.
Phönix Lobelia Phcp®, Krampfartiger Husten Phönix Drosera Phcp®, Reizhusten Phönix Antimonium spag., Aktivierung der Schleimhäute	3 Tage 4–10 Globuli danach 3 Tage 4–10 Globuli danach 3 Tage 4–10 Globuli danach
Phönix® Camphora spag.	3-bis 4-mal 20 Tr.
Solunat Nr. 5 Cordiak	1 × 5 Tr. morgens
Solunat Nr. 3 Azinat	5 × 10 Tr.
Solunat Nr. 15 Pulmonik	2 × 10 Tr. vormittags u. nachmittags

38.12 Bach-Blüten

Bei länger anhaltendem oder wiederkehrendem Husten sollte der bestehende seelisch-geistige Zustand erfasst werden. Aus bis zu sieben verschiedenen Blüten-Essenzen wird die geeignete Bach-Blüten-Mischung zusammengestellt. Verwenden Sie hierzu die Kurzcharakterisierung der 38 klassischen Bach-Blüten unter ▶ Kap. 1.10.4; Arzneimittelauswahl und die Hinweise zur Herstellung einer Behandlungslösung unter ▶ Kap. 1.10.3.

38.13 Zusatzhinweise

- Viel Flüssigkeit zuführen, am besten in Form heißer Tees.
- Inhalieren über heißem Wasser.
- Raumluft im Winter anfeuchten.
- Heiße Kartoffelwickel auf Brust und/oder Hals, Rotlicht-Bestrahlung.
- Rauchverzicht.
- Körperliche Anstrengung vermeiden.
- Husten kann auch eine Nebenwirkung der Arzneimitteleinnahme sein, z. B. von ACE-Hemmern.

39 Hypotonie

39.1 Grenzen der Selbstmedikation

Akute, starke Beschwerden, Ohnmachtsneigung, Beschwerden in der Schwangerschaft und Beschwerden, die immer wieder auftreten, müssen ärztlich abgeklärt werden. Schwangere sollten eine ärztliche Abklärung durchführen lassen, um einen optimalen Ernährungszustand des Fötus sicherzustellen (Durchblutung der Plazenta).

39.2 Allopathie

Niedriger Blutdruck stellt kein behandlungsbedürftiges Krankheitsbild dar, aber die Lebensqualität der Betroffenen ist durchaus negativ tangiert.

39.2.1 Orale Therapie

Präparate	Wirkstoffe	Wirkstoffgruppe
Bioflutin® Tropfen, Effortil® Tr.	Etilefrinhydrochlorid	Adrenerge Substanz (Sympathomimetikum)
Korodin® Tr.	D-Campher, Weißdornbeeren	Atem-Analeptikum

H

39.3 Phytotherapie

39.3.1 Orale Therapie

Präparate	Inhaltsstoffe	Dosierung/Tag	Hinweise
Crataegutt® 450 mg Herz-Kreislauf-Tabletten Weißdorn-ratiopharm® FTA und andere Generika Crataegutt® Herz-Kreislauf-Tropfen	Weißdornblätter-und -blüten-Trockenextrakt	Erw. 2 × 1 Erw. 3 × 30–40 Tropfen	Unterstützt Herz-Kreislauf-Funktion durch pos. inotrope Wirkung; **keine** Blutdruckerhöhung

39.4 Aromatherapie

Das Applizieren einer 1–3%igen Salbe mit Rosmarin kann aromatherapeutisch milde anregende Effekte auf den Kreislauf bewirken. Ebenso kann die Inhalation von atemanaleptischen Ölen wie Rosmarinöl, Eukalyptusöl, Cajeputöl und Pfefferminzöl symptomlindernd wahrgenommen werden.

39.5 Mikrobiom

Auch der Blutdruck hängt mit dem Mikrobiom, v. a. der Besiedlung im Darm, zusammen. Das zeigen Forschungen aus 2022. So scheint ein verändertes Mikrobiom die Chronobiologie des „Non Dippings“ als kardiovaskulären Risikofaktor mitzuverursachen. Das Vorhandensein von *Alistipes finegoldii* und *Lactobacillus spp.* scheint entscheidend für die kardiovaskuläre Gesundheit zu sein. Eine Anwendung v. a. von Lactobacillus-Stämmen zur Beeinflussung des Bluthochdrucks scheint möglich. *Prevotella ssp.* und *Clostridium ssp.* gehen mit einer gestörten Blutdruckvariabilität einher (extremes Dipping, hohe systolische Werte und starke morgendliche Blutdruckspitzen). Auch hier scheinen wieder die SCFA die Vermittler der Effekte zu sein.

Dezidiert gegen niedrigen Blutdruck kann an dieser Stelle keine Mikrobiom-Empfehlung gegeben werden.

39.6 Nahrungsergänzungsmittel

Keine Angabe.

39.7 Homöopathie (Einzelmittel)

Arzneiweisende Symptome	Zusatzhinweise	Passende Arznei mit Potenz	Dosierung/Tag
Kreislaufschwäche, Müdigkeit, Schwindel, Flimmern vor den Augen	Schlimmer bei langem Stehen und vormittags	Haplopappus D3	Akut alle 15 Min. 5 Globuli, sonst 3 × 5 Globuli
Hypotonie mit Übelkeit und Kälte am ganzen Körper; Kopfschmerzen, Schwindel	Schlimmer durch Bewegung, Tabakrauch; besser durch frische Luft	Tabacum D6	Akut alle 15 Min. 5 Globuli, sonst 3 × 5 Globuli
Hypotonie mit Kollapsneigung; kalter Stirnschweiß; blasses Gesicht	Schlimmer am Morgen, beim Aufrichten; besser durch Wärme	Veratrum album D6	Akut alle 15 Min. 5 Globuli, sonst 3 × 5 Globuli

H

39.8 Homöopathie (Komplexmittel)

Präparate	Dosierung/Tag
Aktivon Hevert® Kreislauftropfen	Akut.: stdl. 5–10 Tropfen (max. 6 × tgl.) Chronisch: 1- bis 3-mal tgl. 5–10 Tropfen
Hypotonie-Gastreu® R 44	Akut.: stdl. 5 Tropfen (max. 6 × tgl.) Chronisch: 1- bis 3-mal tgl. 5 Tropfen
Wibophorin H Tropfen (Pflüger)	Akut.: stdl. 5 Tropfen (max. 6 × tgl.) Chronisch: 1- bis 3-mal tgl. 5 Tropfen

39.9 Anthroposophische Medizin

39.9.1 Innere Therapie (oral)

Mittel	Anwendung/Tag	Hinweise
Balsamischer Melissengeist, Dilut. (Weleda)	In akuten Fällen 10–20 Tr. auf Zucker oder mit Wasser verdünnt einnehmen, ggf. auch mehrmals bis zu 5-mal tgl.	Auch bei Schwindel und Ohnmachtsneigung
Skorodit Kreislauf, Globuli velati (Wala)	Kdr. bis 6 J.: 1- bis 3-mal tgl. 3–5 Globuli velati; Kdr. ab 6 J. und Erw.: 1- bis 3-mal tgl. 5–10 Globuli velati	Akutmittel und zur regelmäßigen Einnahme bei chronischen Beschwerden
Crataegus comp., Dilution (Weleda)	3-bis 5-mal 15–25 Tr. in Wasser verdünnt einnehmen	Unterstützt Herz und Kreislauf, auch nach fieberhaften Erkrankungen bei Blutdruckschwankungen

39.9.2 Äußere Therapie

Mittel	Anwendung/Tag	Hinweise
Oleum aethereum Rosmarini 10 %, ölige Einreibung (Weleda)	Erw. und Jgl. reiben 1- bis 2-mal tgl. 3–8 Tr. in die Haut ein. Bei Kdrn. von 3 bis 11 J. genügt eine Anwendung am Morgen.	Zur Kreislauftonisierung, auch bei Morgenmüdigkeit und allgemeinem Kältegefühl
Weleda Rosmarin-Aktivierungsbad, Badezusatz	Einen Spritzer des Badezusatzes in das Waschwasser geben und dann zügig mit einem feuchten Waschlappen abreiben	Morgendliche Abwaschung belebend und aufweckend

39.10 Biochemie/Schüßler-Salze

Mineralstoffe (Nummer)	Dosierung/Tag
2	12
3	7
5	12
8	12

39.11 Spagyrik

Mischung bei Hypotonie, Spagyrik nach Spagyro Naturheilmittel (Menge für 50 ml)	
Coffea D2	15 ml
Crataegus D1	15 ml
Rosmarinus off. Ø	10 ml
Ginkgo Ø	10 ml

Dosierung:
Chronisch: 5 × 3 Sprühstöße in den Mund

Mittel	Dosierung
Solunat Nr. 2 Aquavit	1 × 15 Tr. morgens
Solunat Nr. 5 Cordiak	2 × 5 Tr. morgens u. mittags
Solunat Nr. 3 Azinat	2 ×10 Tr. morgens u. abends
Solunat Nr. 17 Sanguisol	2 × 10 Tr. morgens u. abends
Phönix® Rosmarinus spag.	3-bis 4-mal 20 Tr.

39.12 Bach-Blüten

Hier muss der bestehende seelisch-geistige Zustand erfasst werden. Aus bis zu sieben verschiedenen Blüten-Essenzen wird die geeignete Bach-Blüten-Mischung zusammengestellt. Verwenden Sie hierzu die Kurzcharakterisierung der 38 klassischen Bach-Blüten unter ▸ Kap. 1.10.4; Arzneimittelauswahl und die Hinweise zur Herstellung einer Behandlungslösung unter ▸ Kap. 1.10.3.

39.13 Zusatzhinweise

- Zum Kreislauftraining Kneipp-Anwendungen, Wechselduschen, Bürstenmassage.
- Langsames Aufstehen, um Schwindel und Stürze zu vermeiden. Ebenso nach längerem Bücken langsam aufrichten.
- Kaffee oder schwarzer Tee (in Maßen) kann helfen, morgens den Kreislauf in Schwung zu bringen.
- Blutrückfluss aus den Beinen durch Einsatz der Muskelpumpe erhöhen, d. h. Streckung und Beugung im Fußgelenk.
- Viel trinken (2–3 l tgl.).
- Ausdauersport treiben.

40 Immunschwäche

40.1 Grenzen der Selbstmedikation

Häufige oder anhaltende Infektionskrankheiten können auf ein geschwächtes Immunsystem hinweisen. Dies kann ein begleitendes Symptom bei schweren Grunderkrankungen (z. B. Leukämie, HIV-Infektion) sein. Bei Verdacht auf ein geschwächtes Immunsystem sind eine ärztliche Untersuchung und Diagnose dringend notwendig. Eine Neutropenie oder Leukopenie im Rahmen der Anwendung von Chemotherapeutika im Zusammenhang mit einer Tumortherapie müssen ärztlich begleitet therapiert werden. Es wird aber viel zu selten begleitend zur Therapie eine Unterstützung des Immunsystems durchgeführt (da Chemotherapien im klinischen Bereich oft im Rahmen einer Studie durchgeführt werden, wo sich die Anwendung von komplementären Arzneimitteln meist ausschließt). Stimulatoren des spezifischen Immunsystems dürfen aber nicht angewendet werden bei Autoimmunerkrankungen wie bestimmten Rheumaformen, Hashimoto-Thyreoiditis, Kollagenosen, Leukosen, HIV/Aids, Multipler Sklerose, Zöliakie etc.

40.2 Allopathie

Zugelassene allopathische Präparate stehen derzeit nicht zur Verfügung.

40.3 Phytotherapie

Bei der Anwendung echinaceahaltiger Phytopharmaka soll nach Prof. Schilcher eine „Schaukeltherapie" angewandt werden, das bedeutet z. B. 5 Tage Therapie, dann 2 Tage Einnahmepause, Wiederholung des Zyklus 3 x, danach 3 Wochen Pause, oder wie im Beipackzettel zu finden: nach 2 Wochen (in Ausnahmefällen 8 Wochen) eine Therapiepause einhalten. Sinn ist, Mechanismen des spezifischen Immunsystems nicht überzustimulieren. Bei Fieber verbietet sich die Anwendung spezifischer Immunstimulanzien, ebenfalls ist die Anwendung bei Säuglingen und Kleinkindern nicht wünschenswert. Auch bei allen Patienten, die Erkrankungen aus dem autoimmunen Formenkreis aufweisen, ist eine Applikation von Präparaten, die das spezifische Immunsystem stimulieren, zu vermeiden (Rheuma, MS, Morbus Crohn, Hashimoto-Thyreoiditis etc.). Unspezifische Immunstimulanzien, die Eibisch oder Kamille enthalten, sind anwendbar, auch durchgehend über längere Zeit als Rezidiv-Prophylaxe (in Eibisch und Kamille enthaltene saure Polysaccharide erhöhen die Phagozytose-Leistung über direkte Effekte am darmassoziierten Immunsystem).

40.3.1 Orale Therapie

Präparate	Inhaltsstoffe	Dosierung/Tag	Hinweise
Echinacea-ratiopharm® 100 mg Tbl./ Liquid alkoholfrei/Liquid	Getrockneter Presssaft aus frischem blühendem Purpur-Sonnenhut-Kraut Liquid: Presssaft aus frischem blühenden Purpur-Sonnenhut-Kraut	6–12 Jahre: 2- bis 3-mal 1 Tbl. > 12 Jahre: 3- bis 4-mal 1/3- bis 4-mal 2,5 ml Liquid: 6–12 J.: 3- bis 4-mal 2 ml, > 12 Jahre: 3 × 2,5 ml	Gegenanzeigen: Überempfindlichkeit gegen die Inhaltsstoffe Erkrankungen, die den ganzen Körper betreffen und ständig voranschreiten (progrediente Systemerkrankungen), wie: ■ Autoimmunkrankheiten (Erkrankungen, bei denen sich das körpereigene Immunsystem gegen den eigenen Körper richtet), ■ Tuberkulose, ■ Sarkoidose (Morbus Boeck) (seltene, häufig vererbte Erkrankung mit Bildung kleiner Gewebeknötchen, vor allem in der Lunge), ■ Veränderungen des Blutbilds (v. a. der weißen Blutkörperchen), ■ Kollagenosen (Veränderungen im Bindegewebsbereich), z. B. Lupus erythematodes, ■ Multiple Sklerose, ■ HIV-Infektion, ■ Abwehrschwäche, z. B. nach Knochenmark- oder Organtransplantationen, bei Chemotherapie während Krebserkrankungen,
Echinacea Stada® classic Saft		Ab 12 Jahren 4- bis 5-mal 2 ml	

Präparate	Inhaltsstoffe	Dosierung/Tag	Hinweise
			■ Chronische Virusinfektionen, ■ Neigung zu Allergien. Cave: ggf. Einordnung als Dopingstoffe
Echinacin® Madaus Liquidum	Getrockneter Presssaft aus frischem blühendem Purpur-Sonnenhut-Kraut Liquidum: Presssaft aus frischem blühendem Purpur-Sonnenhut-Kraut	Liquidum: 4–6 Jahre: 3 × 1,25 ml, 6–12 Jahre: 3 × 2 ml, >12 Jahre: 3 × 2,5 ml	Liquidum: nicht länger als 2 Wochen ohne Unterbrechung ohne Arzt Bei einer Überdosierung kann es unter anderem zu Hautausschlag, Juckreiz, Atemnot und Schwindel kommen Gegenanzeigen: Erkrankungen, die den ganzen Körper betreffen und ständig voranschreiten (progrediente Systemerkrankungen), wie: ■ Autoimmunkrankheiten (Erkrankungen, bei denen sich das körpereigene Immunsystem gegen den eigenen Körper richtet), ■ Tuberkulose, ■ Veränderungen des Blutbilds (v. a. der weißen Blutkörperchen), ■ Kollagenosen (Veränderungen im Bindegewebsbereich), z. B. Lupus erythematodes, ■ Multiple Sklerose, ■ Chronische Virusinfektionen, ■ HIV-Infektion

Präparate	Inhaltsstoffe	Dosierung/Tag	Hinweise
Eleu Curarina® Tropfen 1 ml Taigawurzelfluidextrakt	Fluidextrakt aus *Eleutherococcus-senticosus*-Wurzel	Ab 12 Jahren: 2 × 30 Tropfen	
Esberitox® Tbl.	Trockenextrakte aus *Thuja occidentalis* (Lebensbaum), *Echinacea-pallida-/-purpurea*-Wurzel (1:1), Färberhülsenwurzelstock-wurzel	Kdr. 4–6 Jahre: 3 × 1–2 Tab. Kdr. 7–11 Jahre: 3 × 2–3 Tab. Ab 12 Jahren: 3 × 4–6 Tab.	Erfahrung: Begleittherapie zur Antibiotika-Therapie möglich, Otitis media, Sinusitis, Herpes simplex, bakterielle Hautinfekte, akute und chronische Atemwegsinfekte Zulassung: Unterstützend bei Erkältung und grippalem Infekt
Imupret® N Tr. Imupret® N Drages	Pulverisierte Drogen: Löwenzahn, Ackerschachtelhalm, Kamillenblüten, Eibischwurzel, Eichenblätter, Walnussblätter	Kdr. 2–5 J.: 3 × 10 Tr. Kdr. 6–11 J.: 3 × 15 Tr. Ab 12 Jahren: 3 × 25 Tr. 6–11 Jahre: 5- bis 6-mal 1 Ab 12 Jahren: 5- bis 6-mal 2 nach Abklingen: 3 × 2	Nach Abklingen der Symptome noch eine Woche weiter nehmen. Laut Zulassung nicht länger als 2 Wochen

40.4 Aromatherapie

Folgenden ätherischen Ölen werden immunstimulierende Wirkungen zugeschrieben – sie eignen sich unterstützend für die Duftlampe einzeln oder in Mischungen (5 Tropfen in die Duftlampe): Zitrone, Ravensara/Ravintsara, Eukalyptus, Thymian, Zimtrinde, Zistrose, Koriander, Nelke. Da ätherische Öle generell antiviral und antibakteriell wirken, kann dieser Begleiteffekt genutzt werden.

40.5 Mikrobiom

Da die Interaktion der Mikrobiombesiedlung des Darmes mit dem gastroassoziierten lymphatischen Tissue (GALT) an der Darmschleimhaut essenziell für die spezifische und unspezifische Abwehr des menschlichen (auch tierischen!) Organismus ist, ist es folgerichtig, Mikrobiompräparate zur Steigerung und zum Erhalt der körpereigenen Abwehr einzusetzen: Die ersten Stämme, die ein Neugeborenes idealerweise beim natürlichen Geburtsvorgang besiedeln, sind *Lactobacillen* – unser Leitsatz „Lactobacillen gehen immer" ist auch hier angebracht. Lactobacillushaltige Multistrain-Präparate (z. B. UK 10 Darmflora Kapseln) sind hier generell einsetzbar. In der Tabelle sind nur einige weitere Präparate beispielhaft genannt.
Mikrobiompräparate sind kontraindiziert bei Menschen mit akuter Pankreatitis, starker Immunsuppression oder bei mancher Chemotherapie (Rücksprache Arzt!).

Präparate	Inhaltsstoffe	Dosierung	Hinweise
Pro Symbioflor® Tr.	Steriles Autolysat von *Escherichia coli* und *Enterococcus faecalis*	3 × 5 Tr., binnen zwei Wochen auf je 20 Tr. steigern	Zum Essen mit etwas Wasser bei anfänglicher Unverträglichkeit Dosis herabsetzen (Meteorismus/Flatulenz/Oberbauchbeschwerden)
Symbioflor® 1 Tr.	*Enterococcus faecalis*, Zellen und Autolysat	Erw.: 3 × 30 Tr. Kdr.: 3 × 20 Tr. Sgl.: 3 × 10 Tr. vor dem Essen	Immer vor dem Essen, eine Weile im Mund behalten, vor dem Schlucken damit gurgeln

Präparate	Inhaltsstoffe	Dosierung	Hinweise
Symbioflor® 2 Tr.	*Escherichia coli*, Zellen und Autolysat	Erw.: 3 × 10 Tr. vor dem Essen	Regulierung körpereigener Abwehrkräfte, GIT-Störungen
Lactobiogen® Kapseln	*Lactobacillus acidophilus, LA-5®, Lactobacillus delbrueckii LBY-27TM, Bifidobacterium BB-12®, Streptococcus thermophilus STY-31TM*	1–2 Kapseln pro Tag	
Lactobact® Premium mit Zink Kaps.	*Bifidobacterium bifidum, Bifidobacterium breve, Bifidobacterium lactis, Bifidobacterium longum, Lactobacillus casei, Lactobacillus paracasei, Lactobacillus plantarum, Lactobacillus rhamnosus, Streptococcus thermophilus* 3 mg Zink	Ab 8 Jahren 1 × 2 Kps.	

Präparate	Inhaltsstoffe	Dosierung	Hinweise
OMNi-BiOTiC® Pro-VI 5 Pulver	*Lactobacillus delbrueckii ssp. bulgaricus LB2 (LMG P-21905), Lactobacillus rhamnosus SP1 (DSM 21690), Lactobacillus reuteri DSM 12246, Lactobacillus rhamnosus CRL1505 (DSM 29673), Bifidobacterium animalis ssp. lactis DSM 15954* Vitamin D 5 µg	Ab 1 Jahr	

40.6 Nahrungsergänzungsmittel

Mikronährstoff	Dosierung	Präparat	Hinweise
Vitamin A	1.000–2.000 µg/Tag	InnovaMulsin® Vitamin A forte	Steigert Abwehr der Schleimhäute
Zink	10–15 mg/Tag	Zink Verla®	Reguliert Vitamin-A-Haushalt
Vitamin-B-Komplex	50–100 mg/Tag	ratiopharm®	Steigert Immunabwehr
Magnesium	400 mg/Tag	Magnesium Verla®	Reguliert Vitamin-B-Haushalt
Vitamin-C-Komplex	2 × 1/Tag	Metacare® Vitamin C Spezial	Magenschonendes, gepuffertes Vitamin C und Bioflavonoide
Vitamin D	1.000–4.000 I. E./Tag	Hevert®, Köhler	Immunmodulator

Mikronährstoff	Dosierung	Präparat	Hinweise
Vitamin E	500 mg/Tag	Optovit® forte	Antioxidans
Selen	100–200 µg/Tag	Cefasel®	Immunmodulation
Kupfer	0,1–1 mg/Tag	Kupferorotat	Antioxidans
Beta-Glucan mit Vitaminen und Mineralien	1–2 Sticks/Tag	MensSana BetaGlucan + Immun	Steigert Immunabwehr
Bromelain	2 × 2/Tag	Bromelain-POS®	Stärkt Immunsystem
Enzyme, Zink, Selen		Innovazym® Pur	Stärkt Immunsystem
Kombination Lysozym, Vitamine, Mineralstoffe, Bioflavonoide, Q10,	7 Tbl./Tag	Innovazym®	Stärkt das Immunsystem
N-Acetylcystein	0,5–1 g/Tag	ACC Hexal®	Steigert Glutathionproduktion, auch in Kombination mit Selen
Kombination Vitamin, Aminosäure, Darmbakterien	2 × 2 Kps./Tag	ProbioCult® Duo	Besonders nach Antibiotikaeinnahme zur Regeneration
Kombination Vitamin, Mineral, Spurenelemente, Pflanzenstoff	1 × 1 Kps./Tag	MensSana Immuno oder Orthomol immun	Unterstützung des Immunsystems

I

40.7 Homöopathie (Einzelmittel)

Jede individuelle homöopathische Therapie stellt eine Stärkung des spezifischen Immunsystems dar. Ein allgemeines Mittel ist Echinacea D6 mit einer Anwendung von 3 × tgl. 5 Globuli über einen Zeitraum von 3–6 Wochen.

40.8 Homöopathie (Komplexmittel)

Präparate	Dosierung/Tag
Cefasept® Echinacea Komplex Tabletten (Cefak)	Akut: stdl. 1 Tbl. (max. 6 × tgl.) Chronisch: 1- bis 3-mal tgl. 1 Tbl.
Contramutan® Tropfen/Saft/Tabletten (Klosterfrau)	Akut: stdl. 5–10 Tropfen/5 ml Saft/1 Tbl. (max. 12 × tgl.) Chronisch: 1- bis 3-mal tgl. 5–10 Tropfen/5 ml Saft/1 Tbl.
Lymphdiaral® Basistropfen SL (Pascoe)	Akut.: stdl. 5 Tropfen (max. 6 × tgl.) Chronisch: 1- bis 3-mal tgl. 5 Tropfen
Lymphaden Hevert® Complex Tropfen	3 × tgl. 5–10 Tropfen

40.9 Anthroposophische Medizin

40.9.1 Innere Therapie (oral)

Mittel	Anwendung/Tag	Hinweise
Lien comp., Globuli velati (Wala)	Kdr. bis 6 J.: 1- bis 3-mal tgl. 5–10 Globuli velati; Kdr. ab 6 J. und Erw. 1- bis 3-mal tgl. 10–15 Globuli velati	Bei allgemeiner Abwehrschwäche

Mittel	Anwendung/Tag	Hinweise
Meteoreisen, Globuli velati (Wala)	bis 3-mal tgl. 5–10 Globuli velati	Basismittel für Stärkung des Immunsystems für Erw. und Kdr. ab 7 Jahren nicht abends einnehmen; kann wach machen
Prunuseisen, Globuli velati (Wala)	bis 3-mal tgl. 5–10 Globuli velati	Basismittel für Stärkung des Immunsystems geeignet für Kdr. ab 7 Jahren
Levico comp., Globuli velati (Wala)	3-mal tgl. 5–10 Globuli velati	Bei Erkältungsneigung für 4–6 Wo.

40.9.2 Äußere Therapie

Mittel	Anwendung/Tag	Hinweise
Ansteigendes Fußbad	Abends ein Fußbad	Man füllt eine Wanne mit angenehm warmem Wasser (33 °C) bis Mitte der Waden und gießt dann langsam heißes Wasser dazu. Die Badetemperatur langsam ansteigen lassen (max. 40 bis 41 °C). Die Füße 10 bis 15 Min. im warmen Wasser lassen. Danach abtrocknen, warme Socken anziehen. 15–30 Min. nachruhen

40.10 Biochemie/Schüßler-Salze

Mineralstoffe (Nummer)	Dosierung/Tag
2	7
3	10
5	7
8	7–10
9	10
10	10
21	7

40.11 Spagyrik

Mischung bei Immunschwäche, Spagyrik nach Spagyro Naturheilmittel (Menge für 50 ml)	
Echinacea D2	10 ml
Artemisia annua D2	8 ml
Thuja D2	8 ml
Tropaeolum D2	8 ml
Acidum arsenicosum D4	8 ml
Eleutherococcus D2	8 ml

Dosierung:
Chronisch: 3 × 3 Sprühstöße in den Mund

Mittel	Dosierung
Opsonat® spag. Peka	6 × 10 Tr.
Phönix® Thuja-Lachesis spag.	3 × 20 Tr.

40.12 Bach-Blüten

Hier muss der bestehende seelisch-geistige Zustand erfasst werden. Aus bis zu sieben verschiedenen Blüten-Essenzen wird die geeignete Bach-Blüten-Mischung zusammengestellt. Verwenden Sie hierzu die Kurzcharakterisierung der 38 klassischen Bach-Blüten unter ▶ Kap. 1.10.4; Arzneimittelauswahl und die Hinweise zur Herstellung einer Behandlungslösung unter ▶ Kap. 1.10.3.

40.13 Zusatzhinweise

- Für ausreichend Schlaf sorgen.
- Gesunde Ernährung mit viel Obst, Gemüse und Vollkornprodukten.
- Ausreichend trinken, mindestens 2–3 l pro Tag.
- Viel Bewegung an der frischen Luft.
- Umgang mit Stress verbessern, wenn möglich Stress und emotionale Anspannung meiden bzw. vermindern.
- Entspannungstechniken erlernen, wie autogenes Training, progressive Muskelentspannung, Meditation, Yoga.
- Abhärtung durch Kneipp-Anwendungen, regelmäßige Saunabesuche.
- Ansteckung durch hygienische Maßnahmen vermeiden (kein Händedruck, häufiges Händewaschen), evtl. Mundschutz tragen.

I

41 Insektenschutz

41.1 Grenzen der Selbstmedikation

Für die Prophylaxe von schweren Krankheiten, die durch Insekten übertragen werden können, wie z. B. FSME oder Malaria, genügt ein einfacher Insektenschutz alleine nicht. Eine Impfung oder medikamentöse Prophylaxe ist hier notwendig. Bei massiven allergischen Reaktionen auf Insekten ist ebenfalls eine ärztliche Therapie notwendig.

41.2 Allopathie

Insektenschutz ist immer ein Muss bei der Beratung zur Reiseapotheke. Um in entsprechenden Risikogebieten wirksame Malariaprophylaxe durchzuführen, gehört immer der eigentliche Schutz vor dem Stich der Anopheles-Mücke als Träger der Spirochäten als Basis gewährleistet. In hiesigen Breiten muss an optimalen Zeckenschutz im Frühjahr und Herbst gedacht werden sowie an Bremsen- und Fliegenschutz in den Abendstunden des Sommers und Herbstes. Durch den Klimawandel kann es sogar nötig werden, ganzjährig auch in unseren Breiten auf Insektenschutz zu achten.

41.2.1 Lokale Therapie

Präparate	Wirkstoffe	Wirkstoffgruppe
Anti Brumm® forte Spray	Diethyltoluamid	Repellent
Nobite® Hautspray	Diethyltoluamid 50 %	Repellent

41.3 Phytotherapie

Bei der Anwendung pflanzlicher Repellents, die meist ätherische Öle oder Kokosöl enthalten, ist darauf zu achten, eine ausreichend hohe Frequenz der Anwendung einzuhalten, da diese Mittel eine kürzere Wirkungsdauer (circa vier Stunden im Vergleich zu acht Stunden bei den synthetischen Stoffen) aufweisen. Zudem muss auf potenzielles allergisierendes Potenzial hingewiesen werden, da ätherische Öle Vielstoffgemische darstellen mit bis zu 140 Einzelkomponenten pro Öl.

41.3.1 Lokale Therapie

Präparate	Inhaltsstoffe	Dosierung/Tag	Hinweise
Wekomed® Hautschutz	Ätherische Öle	Mehrmals tgl.	
Zedan® Abwehr Sprühlotion Lotio	Zedernholzöl, Nelkenöl, Wacholderöl	Mehrmals tgl.	

41.4 Aromatherapie

Als ätherische Öle mit Repellent-Wirkung kennen wir einige, die, in der Duftlampe verdampft (5 Tropfen in eine Wasserschale), kleine Effekte bieten können. Sie können auch zu 1–3 % in fette Trägeröle zum Einreiben der freien Hautstellen (Cave: mögliche Allergien des Anwenders) eingearbeitet werden. Geeignet sind: Basilikum, Bergamotte, Cajeput, Citronella, Eucalyptus citriodora, Geranie, Kampfer weiß, Lavendel, Lavandin, Lemongrass, Litsea, Nelke, Patchouli, Rosmarin, Salbei, Speiklavendel, Zedernholz. Als fette Trägeröle können z. B. Mandelöl oder Jojobaöl als flüssiges Wachs verwendet werden.

41.5 Mikrobiom

Die Anwendung von Mikrobiom-Präparaten zur Veränderung des Hautgeruchs zur Reduktion der Attraktivität des Opfers für stechende Insekten ist spekulativ denkbar und kann ein Forschungsansatz sein. Präparate mit einer Auslobung hierzu sind nicht bekannt.

41.6 Nahrungsergänzungsmittel

Keine Angabe.

41.7 Homöopathie (Einzelmittel)

Arzneiweisende Symptome	Zusatzhinweise	Passende Arznei mit Potenz	Dosierung/Tag
Wunsch nach Insektenschutz		Staphisagria D12	2 × 5 Globuli

41.8 Homöopathie (Komplexmittel)

Keine Angabe.

41.9 Anthroposophische Medizin

Keine Angabe.

41.10 Biochemie/Schüßler-Salze

Mineralstoffe (Nummer)	Dosierung/Tag
2	7–10
8	7–10

41.11 Spagyrik

Keine Angabe.

41.12 Bach-Blüten

Bach-Blüten sind zum Schutz vor Insekten nicht geeignet.

41.13 Zusatzhinweise

- In der Morgen- und Abenddämmerung helle Kleidung mit langen Ärmeln und Hosenbeinen tragen, eventuell die Hosenbeine in die Socken stecken.
- Fenster durch Insektenschutzgitter abdichten und nur mit diesen Fenstern lüften.
- Unter Moskitonetzen schlafen.
- Beim Essen und Trinken auf Wespen und Bienen an der Nahrung achten.
- Sich nicht in der Nähe von Abfalleimern aufhalten.
- Nicht barfuß gehen.
- Keine starken Parfums verwenden, manche Insekten lieben das.
- Auf Bienen und Wespen nicht hektisch reagieren und um sich schlagen, sondern ruhig bleiben.

42 Insektenstiche

42.1 Grenzen der Selbstmedikation

Ungewöhnlich starke Symptome nach einem Stich oder Biss, wie z.B. Fieber, Gelenkbeschwerden, allergische Sofortreaktionen im Sinne einer Anaphylaxie (Kreislaufbeschwerden, Übelkeit: Mitführen eines Anaphylaxie-Besteckes bei bekannter Insektengiftallergie), starke Kopfschmerzen, massive Schwellungen usw., müssen ärztlich abgeklärt werden. Dies gilt auch für Hautveränderungen, bakterielle Sekundärinfektionen oder andere besondere Symptome lange nach einem Stich oder Biss, Stichen oder Bissen an Mund-, Hals- oder Augenpartie sowie für Stiche oder Bisse bei Kleinkindern und Säuglingen.
An Spätfolgen wie die Borreliose nach Stich durch eine Zecke ist zu denken.

42.2 Allopathie

42.2.1 Lokale Therapie

Präparate	Wirkstoffe	Wirkstoffgruppe
Azaron® Stick	Tripelennaminhydrochlorid	H_1-Antihistaminikum
Fenistil® Gel	Dimetindenmaleat	H_1-Antihistaminikum
Fenistil® Kühl Roll-on	Konservierte wässrige, gelige Lsg.	Verdunstungskälte
Soventol® 20 mg/g Gel	Bamipinlactat	H_1-Antihistaminikum
FeniHydrocort® 0,25 %/0,5 % Creme, Systral® Hydrocort 0,5 % Creme, Hydrocortison 0,5 % Generika-Cremes Ebenol® 0,5 % Creme	Hydrocortison	Corticoid
Soventol ®HydroCortisonacetat 0,25 % Creme	Hydrocortisonacetat	

42.3 Phytotherapie

Mild antientzündliche und juckreizstillende Inhaltsstoffe wie Allantoin und Helenalin können unterstützend wirksam sein.

42.3.1 Lokale Therapie

Präparate	Inhaltsstoffe	Dosierung/Tag	Hinweise
Arnika Tinktur Hetterich Thüringer Arnikatinktur Kneipp Arnika Salbe S	Tinktur aus Arnikablüten	Zur Bereitung von Umschlägen 3–10-fach mit Wasser verdünnen	Nur äußerliche Anwendung! Cave: Allergiker
Retterspitz® Äußerlich Lsg.	Arnikatinktur, Thymol, Rosmarinöl	Umschlag doppellagig 1:1 mit Wasser verdünnt	

42.4 Aromatherapie

Pur auf die Haut als juckreizstillende und wundheilungsfördernde ätherische Öle empfehlen sich klassisch einzeln oder als Gemisch (1:1): Lavendelöl, Teebaumöl oder Pfefferminzöl. Individuelle Allergien gilt es zu beachten.

42.5 Mikrobiom

Für die akute Behandlung von Insektenstichen eignen sich Mikrobiomtherapeutika nach aktuellem Kenntnisstand nicht, auch nicht wegen ihrer doch bestehenden Hochpreisigkeit. Wenn sich Stiche entzünden, infizieren und eine Förderung der Wundheilung dann angedacht werden muss, kann über die Darmschleimhaut ein Heilungsprozess der Haut durch orale Gabe von Mikrobiomtherapeutika befördert werden („Lactobacillen gehen immer“).

42.6 Nahrungsergänzungsmittel

Keine Angabe.

42.7 Homöopathie (Einzelmittel)

Arzneiweisende Symptome	Zusatzhinweise	Passende Arznei mit Potenz	Dosierung/Tag
Blassrote Schwellung; stechende, brennende Schmerzen	Besser durch Kühlen; schlimmer durch Berührung und Wärme	Apis D6	Akut alle 15 Min. 5 Globuli, bei Besserung 3- bis 5-mal 5 Globuli
Punktförmige Verletzungen ohne Schwellung, heftiger Juckreiz, der durch Kratzen immer schlimmer wird	Betroffene Stelle fühlt sich kalt an, trotzdem besser durch Kühlen	Ledum D6	Akut alle 15 Min. 5 Globuli, bei Besserung 3- bis 5-mal 5 Globuli

42.8 Homöopathie (Komplexmittel)

Präparate	Dosierung/Tag
Apis F Komplex 10 Tropfen (Nestmann)	Stdl. 5–10 Tropfen (max. 12 × tgl.)

42.9 Anthroposophische Medizin

42.9.1 Innere Therapie (oral)

Mittel	Anwendung/Tag	Hinweise
Urtica comp., Globuli velati (Wala)	Kdr. bis 6 J.: 3-mal tgl. 5 Globuli velati; Erw. und Kdr. ab 6 J.: 1- bis 3-mal tgl. 5–10 Globuli velati	Bei Juckreiz und entzündlicher Schwellung

42.9.2 Äußere Therapie

Mittel	Anwendung/Tag	Hinweise
Combudoron® Gel (Weleda)	Das Gel messerrückendick und großzügig auf die betroffenen Stellen auftragen und antrocknen lassen. Nicht einreiben	Die Anwendung wiederholen, bis der Juckreiz nachlässt
Wund- und Brandgel (Wala®)	Das Gel messerrückendick und großzügig auf die betroffenen Stellen auftragen und antrocknen lassen. Nicht einreiben	Die Anwendung wiederholen, bis der Juckreiz nachlässt

42.10 Biochemie/Schüßler-Salze

Mineralstoffe (Nummer)	Dosierung/Tag
2	12
3	7
8	12
10	7

Unterstützende Anwendung als Breiauflage: Die Mineralstoffe werden mit abgekochtem Wasser breiig angelöst. Den Brei auf die betroffenen Hautstellen auflegen und mit einer Frischhaltefolie abdecken.

42.11 Spagyrik

Mischung bei Insektenstichen, Spagyrik nach Spagyro Naturheilmittel (Menge für 50 ml)	
Belladonna D3	5 ml
Dipsacus sylvestris D2	10 ml
Propolis D3	5 ml
Cardiospermum D2	10 ml
Bolus alba D3	10 ml
Artemisia annua D2	5 ml
Phytolacca D2	5 ml

Dosierung:
Akut: Alle 10 Min. 2 Sprühstöße in den Mund

42.12 Bach-Blüten

Blüte	Seelische Haltung	Dosierung/Tag	Hinweis
Rescue-Remedy-Tropfen	Trauma durch Insektenstich	Innerlich: Nach dem Stich 4 Tr. unverdünnt auf die Zunge, in den folgenden Std. 2- bis 3-mal wiederholen. Äußerlich: Als kühlender Umschlag oder Wickel 6 Tr. auf einen ½ l Wasser	
Rescue-Remedy-Creme		Mehrmals tgl. sanft tupfend auf die betroffene Stelle auftragen	

42.13 Zusatzhinweise

- Kalte Anwendungen vermindern Juckreiz und Schwellung.
- Zitronensaft, Essig mit Salz oder frisch aufgeschnittene Zwiebelscheiben lindern den Juckreiz und die Schwellung.
- Bei Insektengift-Allergie den Notarzt rufen und die Beine hochlagern. Bei Schwellung im Hals kalte Wickel machen und Eis zu lutschen geben. Vom Arzt Notfallmedikamente verschreiben lassen und immer mit sich führen.
- Hyposensibilisierungs-Therapie bei Insektengift-Allergie.

43 Juckreiz

43.1 Grenzen der Selbstmedikation

Bei Juckreiz muss immer die Ursache hinterfragt werden. Ist diese nicht eindeutig (allergische Reaktionen, Insektenstiche, Mykose, Parasitenbefall usw.), kann es sich auch um eine schwerwiegende systemische Erkrankung handeln (z. B. Diabetes mellitus, Galle-Leber-Erkrankungen, Nierenerkrankung), die dringend einer ärztlichen Diagnosestellung bedarf. Aktuell muss durchaus an Erkrankungen durch die Krätzmilbe („Krätze“) und auch an Affenpocken gedacht werden.

43.2 Allopathie

Das Symptom „Juckreiz“ stellt den Schmerz der Haut dar, der über zwei Arten von Nervenfasern (Kältefaser und wämeleitende C-Faser) vermittelt wird. Ansätze zur Juckreizstillung sind daher kälteinduzierende Arzneistoffe wie Menthol oder wärmeinduzierende Inhaltsstoffe von Phytopharmaka wie Capsaicin aus dem Arzneipaprika.

43.2.1 Lokale Therapie

Präparate	Wirkstoffe	Wirkstoff-gruppe
Azaron® Stick	Tripelennaminhydrochlorid	H_1-Antihistaminikum
FeniHydrocort® 0,25 %/0,5 % Creme, Systral® Hydrocort 0,5 % Creme, Hydrocortison 0,5 % Generika Cremes	Hydrocortison	Corticoid
Ebenol® 0,5 % Creme Soventol® HydroCortisonacetat 0,25 % Creme	Hydrocortisonacetat	
Fenistil® Gel	Dimetindenmaleat	H_1-Antihistaminikum

J

Präparate	Wirkstoffe	Wirkstoffgruppe
Fenistil® Kühl Roll-on	Konservierte wässrige gelige Lsg.	Verdunstungskälte
Soventol® Gel	Bamipinlactat	H_1-Antihistaminikum
Tannolact® Creme/Fettcreme/Lotio/Badezusatz	Phenol-Methanal-Harnstoff-Polykondensat, sulfoniert	Künstlicher Gerbstoff
Multilind® Heilsalbe mit Nystatin	Nystatin	Antimykotikum

43.3 Phytotherapie

43.3.1 Lokale Therapie

Präparate	Inhaltsstoffe	Dosierung/Tag	Hinweise
Balneum Hermal® F flüss. Badezusatz	Erdnussöl, dünnflüssiges Paraffin		2–3 Voll-/Teil-/Duschbäder wöchentlich, nur abtupfen
Eigenrezepturen mit 0,01–0,06 % Capsaicin in O/W-Creme oder amphiphiler Creme (Basiscreme DAC)	Arzneipaprika		Cave: Herstellung unter Abzug mit Mundschutz: Scharfstoff!
Eigenrezepturen mit 1 % Pfefferminzöl in wässrigen Lotionen, wie z. B. Asche Basis® Lotio	Pfefferminzöl	Mehrmals tgl. dünn einreiben	Nicht bei Sgl. und Klkdr.n unter 2 J., nicht im Gesichtsbereich, Lotio kalt stellen: erhöhter Effekt

Präparate	Inhaltsstoffe	Dosierung/Tag	Hinweise
Pfefferminzöl pur	Pfefferminzöl	Lokal auf einzelne Stellen (z. B. Stiche) auftupfen)	
Vitamin Gelee, Retterspitz®	Thymol (Hauptbestandteil von Thymianöl) mit keimwidriger, antimykotischer und juckreizstillender Wirkung	Mehrmals tgl. befallene Hautstellen mit wenig Salbe bedecken	Der Allopathie unterlegen Kosmetikum

43.4 Aromatherapie

Juckreizstillende ätherische Öle, die pur auf kleine Stellen (z. B. Stiche) oder in Trägersystemen (Gel, Creme, Salbe) in einer Konzentration von 1–3 % aufgetragen werden können, sind Pfefferminzöl, Teebaumöl und Lavendelöl. Eine Anwendung bei Kindern unter zwei Jahren im Nasen-Mund-Bereich verbietet sich wegen der erhöhten Gefahr eines Laryngospasmus mit Erstickungsgefahr.

J

43.5 Mikrobiom

Meist kann bei gestörter Hautbarriere und damit einhergehendem Juckreiz (auch Zeichen einer Trockenheit) eine vermehrte Besiedlung mit *Staphylococcus aureus* nachgewiesen werden. Probiotische Kosmetika (z. B. Nupure Probaderm oder Tigoderm) können ggf. zur lokalen Verdrängung einer krank machenden Besiedlung beitragen. Aber auch durch orale Mikrobiomtherapie mit Effekten über die Darm-Haut-Achse kann eine Regeneration der Haut mit Juckreizstillung bei chronischen juckenden Hautaffektionen probatorisch versucht werden. Das Prinzip „Lactobacillen gehen immer“ dürfte auch hier greifen. Einige Präparate mit Auslobung werden in der Tabelle beispielhaft genannt.

Präparate	Inhaltsstoffe	Dosierung	Hinweise
Innovall® ATOP Pulver-Sticks	*Lactobacillus paracasei GMNL-133, Lactobacillus fermentum GM-090*	Ab 1 Jahr: 1 × 1	Studien zu Neurodermitis und Asthma vorhanden (atopischer Formenkreis)
MyBiotik® pur	*Bifidobacterium bifidum W23, Bifidobacterium lactis W51, Lactobacillus acidophilus W55, Lactobacillus casei W56, Lactococcus lactis W58* und *Lactobacillus salivarius W57*	Ab 1 Jahr 1 × 1	
AktivaDerm® ND Hautkur Bad	*Lactobacillus gasseri, L. paracasei, L. plantarum, L. rhamnosus, L. reuteri, L. johnsonii Bifidobacterium lactis, B. longum Streptococcus thermophilus*	Als 10-minütiges Teilbad Akut: 1 × tgl., sonst 1- bis 2-mal pro Woche	Badetemperatur: handwarm

43.6 Nahrungsergänzungsmittel

Keine Angabe.

43.7 Homöopathie (Einzelmittel)

Da Juckreiz allein in der Homöopathie kein arzneiweisendes Symptom ist, wird hier auf die jeweiligen Kapitel verwiesen, in denen Juckreiz als eines von mehreren Symptomen mit den dazu passenden Arzneien aufgeführt wird:

3. Allergische Hautreaktionen
19. Ekzem
42. Insektenstiche
66. Neurodermitis
88. Sonnenallergie
94. Vaginalmykose

43.8 Homöopathie (Komplexmittel)

Präparate	Dosierung/Tag
Kattwiderm® Tbl. (Kattwiga)	bis 3-mal tgl. 1 Tbl.
Naranocut H Tabletten (Pflüger)	bis 3-mal tgl. 1 Tbl.
Naranocut comp. Tropfen (Pflüger)	bis 3-mal tgl. 5–10 Tropfen
Ekzevowen® oral Tropfen (Weber&Weber)	Akut: 5 Tropfen stdl. (max. 6 × tgl.) Chronisch: 1- bis 3-mal 5 Tropfen
Ekzevowen® derma Creme (Weber&Weber)	bis 3-mal tgl. auf die betroffenen Stellen auftragen

J

43.9 Anthroposophische Medizin

43.9.1 Innere Therapie (oral)

Mittel	Anwendung/Tag	Hinweise
Urtica comp., Globuli velati (Wala)	Kdr. bis 6 J.: 3-mal 5 Globuli velati, Erw. und Kdr. ab 6 J.: 1- bis 3-mal tgl. 5–10 Globuli velati	Bei Juckreiz
Calcium Quercus, Globuli velati (Wala)	Im akuten Zustand 1- bis 3-mal tgl. 5–10 Globuli velati	Basismittel bei immer wiederkehrendem Juckreiz

43.9.2 Äußere Therapie

Mittel	Anwendung/Tag	Hinweise
Rosatum Heilsalbe (Wala®)	bis 3-mal tgl. einreiben	Bei Juckreiz verbunden mit trockener Haut
Wund- und Brandgel (Wala®)	Das Gel messerrückendick und großzügig auf die betroffenen Stellen auftragen und antrocknen lassen. Nicht einreiben	Die Anwendung wiederholen, bis der Juckreiz nachlässt
Seidenpuder (Dr. Hauschka)	2-mal tgl. dünn auftragen	Bei Juckreiz durch feuchte Haut (Schwitzen)
Wecesin® Puder (Weleda)	Mehrmals tgl. auf die juckenden Hautstellen (z. B. Windpocken) auftragen	Juckreizstillend, austrocknend
Silicea colloidalis comp., Hautgel (Wala)	Mehrmals tgl. auf die juckende Haut auftragen	Juckreizstillend auch bei nässender Haut Hinterlässt nach Trocknung einen dünnen weißen Film auf der Haut; nicht entfernen

43.10 Biochemie/Schüßler-Salze

Differenzierung	Mineralstoffe (Nummer)	Dosierung/Tag
	6	7
	7	14
	10	12–20
	12	12
Nervös	7	20
Am After	8	20

43.11 Spagyrik

Mischung bei Juckreiz, Spagyrik nach Spagyro Naturheilmittel (Menge für 50 ml)	
Filipendula ulmaria Ø	10 ml
Vinca minor D1	5 ml
Viola tricolor D2	5 ml
Rhus tox. D4	10 ml
Cardiospermum D2	10 ml
Hydrargyrum bichloratum D6	10 ml

Dosierung:
Akut: Alle 10 Min. 2 Sprühstöße in den Mund
Chronisch: 3 × 3 Sprühstöße in den Mund

Mittel	Dosierung
Habifac® spag. Peka N Tropfen	3 × 20 Tr.

43.12 Bach-Blüten

Bei länger anhaltenden Beschwerden muss der bestehende seelisch-geistige Zustand erfasst werden. Aus bis zu sieben verschiedenen Blüten-Essenzen wird die geeignete Bach-Blüten-Mischung zusammengestellt. Verwenden Sie hierzu die Kurzcharakterisierung der 38 klassischen Bach-Blüten unter ▶ Kap. 1.10.4; Arzneimittelauswahl und die Hinweise zur Herstellung einer Behandlungslösung unter ▶ Kap. 1.10.3.

Blüte	Seelische Haltung	Dosierung/Tag	Hinweis
Rescue-Remedy-Tropfen		Äußerlich: Als kalten Umschlag oder Wickel 6 Tr. auf einen ½ l Wasser	

43.13 Zusatzhinweise

- Ursache muss erforscht und beseitigt werden (Mykosen, Parasiten, Insektenstiche, Ekzeme, Allergien, Leberprobleme, Diabetes mellitus, Neurodermitis, trockene Haut usw.).
- Trockene Haut verursacht Juckreiz, daher die Haut genügend mit fettenden Pflegeprodukten versorgen, besonders in der kalten Jahreszeit.
- Allergenkontakt vermeiden, bei allergisch bedingtem Juckreiz.
- Kühl-feuchte Tücher mindern den Juckreiz, auch kalte Gelkompressen helfen.
- Keine Wollkleidung tragen, diese kann Juckreiz auslösen oder unterstützen; leichte Baumwollkleidung bevorzugen.
- Raumtemperatur lieber etwas kühler wählen, das vermindert den Juckreiz.

44 Kopfschmerzen

44.1 Grenzen der Selbstmedikation

Chronische, immer wiederkehrende und lange andauernde Beschwerden müssen ärztlich abgeklärt werden, da sie häufig ein Symptom für andere Erkrankungen sind. Der ärztliche Rat ist auch einzuholen bei anfallartigen, starken Beschwerden, Beschwerden mit ungewöhnlichen Begleitsymptomen wie z. B. Schwindel, Erbrechen, Fieber, Sprach- und Sehstörungen, Gedächtnisverlust und Beschwerden bei Kindern unter 7 Jahren. Zudem sollte bei lang andauernden oder wiederkehrenden Kopfschmerzen der Arzt zurate gezogen werden, bevor der Schmerz im Schmerzgedächtnis Spuren hinterlässt bzw. bevor der häufige Gebrauch von Schmerzmitteln in einen Zustand des Abusus mit Dosiserhöhung und kopfschmerzmittelbedingten Kopfschmerzen führt. Es ist an eine Differenzialabklärung zur Migräne zu denken und ein Arztbesuch ggf. anzuraten.

44.2 Allopathie

Bei lang dauerndem Gebrauch von Schmerzmitteln, die in der Selbstmedikation gebräuchlich sind, ist die Gefahr groß für Nierenschäden (ASS, NSAR) und Leberschäden (v. a. Paracetamol mit nicht allzu großer therapeutischer Breite). Die Fragen „Wann? Wie lange? Wie oft? Was haben Sie schon unternommen?“ sollten dem Patienten gestellt werden. Zudem besitzen Kopfschmerzmittel bei Dauergebrauch ebenfalls Interaktionspotenzial mit Medikamenten von Chronikern (z. B. Bluthochdruckpatienten), eine Abklärung potenzieller Wechselwirkungen ist daher anzuraten.

44.2.1 Orale Therapie

Präparate	Wirkstoffe	Wirkstoffgruppe
Aspirin® 0,5/direkt/Effect/Migräne Godamed® 500 FTA	Acetylsalicylsäure	Analgetikum, Antipyretikum, Antiphlogistikum
Paracetamol-Generika ben-u-ron® 500 mg FTA Vivimed® N gegen Kopfschmerz und Fieber FTA	Paracetamol	Analgetikum, Antipyretikum

Präparate	Wirkstoffe	Wirkstoffgruppe
Ibuprofen-/Ibuprofenlysinat-Generika, Ibutop® 400 mg Tab Proff® Schmerzkapseln 400 mg Aktren® forte FTA Eudorlin® etxra Schmerztabletten Spalt® forte 400 mg Kps. Nurofen® Immedia 200 mg, 400 mg WKA Neuralgin® extra 400 mg Ibu-ratiopharm® direkt 400 mg Pulver Nurofen® 400 mg WKA Dolormin®, Dolormin® extra FTA	Ibuprofen Ibuprofen-Lysinat	Analgetikum, Antipyretikum, Antiphlogistikum
Eu-Med® Tabletten	Phenazon	Analgetikum, Antipyretikum
Thomapyrin® Tension Duo 400/100 mg FTA	Ibuprofen, Coffein	Analgetikum, Antiphlogistikum, Antipyretikum Co-Analgetikum
Aspirin® plus C Bta.	Acetylsalicylsäure, Ascorbinsäure	Analgetikum, Antipyretikum, Antiphlogistikum, Vitamin
DoppelSpalt® compact Tab. Eudorlin® Schmerztabletten	Acetylsalicylsäure, Coffein	Analgetikum, Antiphlogistikum, Antipyretikum Co-Analgetikum
Togal® Kopfschmerz-Brause + Vitamin C BTA	Acetylsalicylsäure, Coffein, Vitamin C	Analgetikum, Antiphlogistikum, Antipyretikum Co-Analgetikum Vitamin

Präparate	Wirkstoffe	Wirkstoffgruppe
Duoval 500/150 mg, Synofen ratiopharm 500/200 und andere Generika-Tbl.	Paracetamol, Ibuprofen	Analgetika
Fibrex® 200/300 mg Tbl. Togal® classic duo Tab. Spalt® Schmerztabletten	Acetylsalicylsäure, Paracetamol	Analgetikum, Antipyretikum, Antiphlogistikum
Grippal®+C ratiopharm® Bta.	Acetylsalicylsäure, Paracetamol, Ascorbinsäure	Analgetikum, Antipyretikum, Antiphlogistikum, Vitamin
Thomapyrin® classic Tab., Thomapyrin® intensiv Neuralgin® Schmerztabletten 250 mg/200 mg/50 mg ratiopyrin® FTA Titralgan® gegen Schmerzen Tab. Melabon® K FTA HA-Tabletten® Tab.	ASS, Paracetamol, Coffein	NSAR, Antipyretikum, Analgetikum, zentrales Stimulans, Verstärker der analgetischen Wirkung (Co-Analgetikum)
Vivimed® mit Coffein gegen Kopfschmerzen FTA Copyrkal® Tab.	Paracetamol, Coffein	Antipyretikum, Analgetikum, zentrales Stimulans, Verstärker der analgetischen Wirkung
Voltaren® Dolo 25 mg FTA, Liquid Kps. Diclofenac-Generika FTA	Diclofenac-Kalium	Analgetikum, Antiphlogistikum
Naproxen 250 mg Generika	Naproxen	Analgetikum, Antiphlogistikum

44.3 Phytotherapie

Die Akutbehandlung von Kopfschmerzen stellt keine Indikation von pflanzlichen Arzneimitteln dar. Mit dem Eintreten der Wirkung kann nicht sicher innerhalb kurzer Zeit gerechnet werden. Chronische Schmerzzustände sind einer phytotherapeutischen Behandlung aber aufgrund der guten Verträglichkeit sehr gut zugänglich, ebenso kann die Rezidivprophylaxe wiederkehrender Symptomatiken mit Phytopharmaka optional versucht werden (Migräne, periodenbedingter Kopfschmerz).

44.3.1 Orale Therapie

Derzeit kein sinnvolles phytotherapeutisches Kopfschmerz-Präparat im Handel

44.3.2 Lokale Therapie

Präparate	Inhaltsstoffe	Dosierung/Tag	Hinweise
Euminz® Lsg.	Pfefferminzöl	> 6 J.: mit dem Applikator gleichmäßig auf Stirn und Schläfen auftragen	Wiederholung mehrmals im Abstand von 15 Min. Cave: nicht b. Sgl. u Klkdrn. (asthmaähnliche Zustände)

44.4 Aromatherapie

Siehe lokale Therapie Kopfschmerz „Phytotherapie“

44.5 Mikrobiom

Eine akute Wirkung bei Kopfschmerzen durch die Einnahme von Probiotika ist nicht zu erwarten. Bei Migräne kann es ein Ansatz sein (▸ Kap. 49).

44.6 Nahrungsergänzungsmittel

Mikronährstoff	Dosierung	Präparat	Hinweise
Magnesium	400–600 mg/Tag, je nach Verträglichkeit für 3 Monate, dann 400 mg auf Dauer	Magnesium Verla®	Kann bei hoher Dosierung Durchfall verursachen, dann reduzieren
Vitamin B_2	200–400 mg/Tag	Vitamin B_2 axicur®	Coenzym im Stoffwechsel von B_3 und B_6
Vitamin B_3 (Nicotinamid)	200–500 mg/Tag	Nicotinsäureamid Jenapharm®	Spannungskopfschmerz Einfluss auf den Energiehaushalt und die Funktion des Nervensystems
Vitamin B_6	20–50 mg/Tag	Hevert®	Nervensystem
Vitamin B_{12}	50–500 µg/Tag	Ankermann®	Energiestoffwechsel
Coenzym Q 10	150–300 mg/Tag	QuinoMit Q10® mse	Beseitigung eines bioenergetischen Defizits
Vitamin C	500–1.000 g/Tag	Cetebe®, Meta-Care® Vitamin C Plus	Energiestoffwechsel
Vitamin E	200–500 I. E./Tag	Optovit® forte	Antioxidans
Omega-3-Fettsäuren	1,5–3 g/Tag	EnzOmega®	Entzündungshemmend
Selen	100–200 µg/Tag	Cefasel®	Immunmodulierend

K

Mikronährstoff	Dosierung	Präparat	Hinweise
Vitamine-Mineralstoffe-Kombination	1 × 1 Btl./Tag	MensSana Mineraldrink	Auf Dauer, bis zur Besserung
Vitamine, Mineralstoffe, Omega-3-Fettsäuren	Je 1 Kps./Tag	MensSana Vital 50+	Zur Prophylaxe

44.7 Homöopathie (Einzelmittel)

Arzneiweisende Symptome	Zusatzhinweise	Passende Arznei mit Potenz	Dosierung/Tag
Plötzliche, heftige, pulsierende, hämmernde, klopfende Schmerzen; Beginn oft im rechten Hinterkopf, strahlt zur rechten Stirn aus; Folge von Sonne oder feuchter Kälte	Schlimmer durch Lärm und Berührung; besser durch Ruhe und Kopfhochlage im abgedunkelten Zimmer; Kältepack	Belladonna D6	Akut alle 15 Min. 5 Globuli, bei Besserung 3 × 5
Berstende Schmerzen an den Schläfen oder hinter den Augen; oft bei grippalem Infekt	Schlimmer durch geringste Bewegung; besser durch Druck, Kälte; großer Durst	Bryonia D6	Akut alle 15 Min. 5 Globuli, bei Besserung 3 × 5

Arzneiweisende Symptome	Zusatzhinweise	Passende Arznei mit Potenz	Dosierung/Tag
Linksseitiger, pulsierender oder berstender Schmerz, geht oft auf die linke Seite über, Beginn morgens vor der Menstruation oder im Klimakterium	Schlechter durch Schlaf, Druck und Wärme, besser durch frische Luft und wenn Ausscheidung beginnt; Auslöser oft Emotionen	Lachesis D12	Akut alle 30 Min. 5 Globuli, bei Besserung 3 × 5 Globuli
Dumpfer Hinterkopfschmerz, der zur Stirn zieht bis ins Auge; Patient wirkt benommen, zittrig, schwach; Schmerz am Hinterkopf, Schwindel	Folge von Wetterwechsel; Föhn, Sonne, Aufregung; Sorgen, Erkältung	Gelsemium D6	Akut alle 15 Min. 5 Globuli, bei Besserung 3 × 5
Schmerzen im Hinterkopf, über den Augen; verspannter, steifer Nacken	Folge von Stress; Überarbeitung; Alkoholkater; schlimmer am Morgen	Nux vomica D6	Akut alle 15 Min. 5 Globuli, bei Besserung 3 × 5
Drückende Schmerzen; Schmerzcharakter und -ort wechseln häufig	Folge von hormoneller Umstellung; Erkältung; Kummer; besser an frischer Luft	Pulsatilla D6	Akut alle 15 Min. 5 Globuli, bei Besserung 3 × 5

44.8 Homöopathie (Komplexmittel)

Präparate	Dosierung/Tag
Neodolor® Tabletten (Pharma SGP)	Akut: Stdl. 1 Tbl. (max. 6 × tgl.) Chronisch: 3 × tgl. 1 Tbl.
Rephalgin® N Tabletten (Repha)	Akut: Stdl. 1 Tbl. (max. 6 × tgl.) Chronisch: 1- bis 3-mal tgl. 1 Tbl.
Spigelon® Tabletten/Tropfen (Heel)	Akut: über 2 Std. alle 15 Min. 1 Tbl./10Tropfen bis 3-mal tgl. 1 Tbl./10 Tropfen
Antimigren® SL Tabletten (Pascoe)	Akut: Stdl. 1 Tbl. (max. 6 × tgl.) Chronisch: 1- bis 3-mal tgl. 1 Tbl.
Contramigren Hevert® Tropfen	Akut: Stdl. 5 Tropfen (max. 6 × tgl.) Chronisch: 1- bis 3-mal tgl. 5 Tropfen
Cefamig® Tabletten (Cefak)	Akut: Stdl. 1 Tbl. (max. 12 × tgl.) Chronisch: 1- bis 3-mal tgl. 1 Tbl.
Migräne-Echtroplex® S Tropfen (Weber&Weber)	Akut: Stdl. 5 Tropfen (max. 6 × tgl.) Chronisch: 1- bis 3-mal tgl. 5 Tropfen

44.9 Anthroposophische Medizin

44.9.1 Innere Therapie (oral)

Mittel	Anwendung/Tag	Hinweise
Ferrum-Quarz-Kapseln, Hartkapseln (Weleda)	bis 2-mal tgl. 1 Kapsel unzerkaut mit 1 Glas Wasser einnehmen, vorzugsweise nach dem Essen	Einnahme mit den ersten Kopfschmerzanzeichen Gefäßbedingte Kopfschmerzen, Migräne, Beschwerden nach Gehirnerschütterung

Mittel	Anwendung/Tag	Hinweise
Gelsemium comp., Globuli velati (Wala), oder Gelsemium/Bryonia comp., Mischung (Weleda)	Bis 2-mal tgl. 5–10 Globuli velati; bis 4-mal tgl. 10–20 Tr. in Wasser nehmen	Bei Grippekopfschmerz, bei Kopfschmerzen von Nacken und Hinterkopf nach vorn ausstrahlend, bei neuralgieformen Schmerzzuständen
Aurum/Apis regina comp., Globuli velati (Wala)	3-mal 5–10 Globuli velati	Bei Kopfschmerzen aufgrund von Erschöpfung

44.9.2 Äußere Therapie

Mittel	Anwendung/Tag	Hinweise
Solum Badezusatz (Wala)	**Bad:** 2- bis 3-mal wöchentlich ein Bad nehmen. Auf ein Vollbad 2 EL (ca. 30 ml) Badezusatz geben, auf ein Sitzbad 1 EL (ca. 15 ml). Die Badetemperatur soll zwischen 35 °C und 37 °C liegen, die Dauer des Bades bei etwa 20 Min.	Bei wetterbedingten Kopfschmerzen
Arnika Essenz, Tinktur (Wala/Weleda)	1 EL auf ¼ l Wasser. Ein Tuch tränken, ausdrücken und um den Kopf legen. Mit einer Mütze bedecken und alle halbe Std. wechseln.	Posttraumatische Kopfschmerzen nach Verletzung oder Erschütterung

44.10 Biochemie/Schüßler-Salze

Differenzierung	Mineralstoffe (Nummer)	Dosierung/Tag
Allgemein	2	7
	3	7
	5	7
	7	12
	8	7
	10	7–10
Klopfend, pochend	3	12
Spannungskopfschmerz	2	12
Dumpf	8	12
Als Folge geistiger Anstrengung	5	7–10

44.11 Spagyrik

Mischung bei Kopfschmerzen, Spagyrik nach Spagyro Naturheilmittel (Menge für 50 ml)	
Gelsemium D4	10 ml
Iris versicolor D2	10 ml
Petasites D2	5 ml
Cannabis sativa D2	5 ml
Belladonna D3	10 ml
Hypericum D2	10 ml

Dosierung:
Akut: Stdl. 3 Sprühstöße in den Mund
Chronisch: 3 × 3 Sprühstöße in den Mund

Mittel	Dosierung
ADOL spag. Peka N Tropfen	3 × 20 Tr.
Phönix® Cyclamen spag.	3- bis 4-mal 20 Tr.

44.12 Bach-Blüten

Bei länger anhaltendem und/oder wiederkehrendem Kopfschmerz sollte der bestehende seelisch-geistige Zustand erfasst werden. Aus bis zu sieben verschiedenen Blüten-Essenzen wird die geeignete Bach-Blüten-Mischung zusammengestellt. Verwenden Sie hierzu die Kurzcharakterisierung der 38 klassischen Bach-Blüten unter ▶Kap. 1.10.4; Arzneimittelauswahl und die Hinweise zur Herstellung einer Behandlungslösung unter ▶Kap. 1.10.3.

44.13 Zusatzhinweise

- Bei häufigem Kopfschmerz sollte die genaue Kopfschmerzart festgestellt und die Behandlung entsprechend gestaltet werden.
- Individuelle auslösende Faktoren, wie bestimmte Körperhaltungen, Wettereinflüsse, Genussmittel, Lebensmittel, Stresssituationen, Arzneimittel, Lichteinfall oder falsche Brillenstärke, erkennen und möglichst vermeiden.
- Genügend schlafen, regelmäßigen Schlafrhythmus einhalten und sich Ruhepausen gönnen.
- Prüfen, ob warme oder kalte Anwendungen auf Nacken oder Stirn Besserung bringen.
- Bei Kopfschmerzen können Entspannungstechniken wie autogenes Training, progressive Muskelentspannung oder Yoga helfen.
- Muskelverspannungen können durch gezielte Bewegungsübungen aufgelöst oder verhindert werden. Rückenschule, gezieltes Krafttraining oder Yoga können helfen.
- Massagen zur Auflösung von Muskelverspannungen.
- Viel Bewegung an der frischen Luft.

45 Lactoseintoleranz

45.1 Grenzen der Selbstmedikation

Der Lactoseintoleranz liegt ein Enzymmangel zugrunde, der einer ärztlichen Diagnose bedarf. Eine vermutete Lactoseintoleranz aufgrund typischer Symptome (Durchfall, Blähungen, Übelkeit nach lactosehaltigen Milchprodukten und Speisen) sollte diagnostisch gesichert werden, z. B. Atemtest, um evtl. weitere oder andere Ursachen des Beschwerdebildes auszuschließen (z. B. Sorbit-, Fructoseintoleranz, Fructoseüberladung, Kohlenhydratmalabsorption, aber auch Autoimmunerkrankungen wie Zöliakie).

45.2 Allopathie

Auch bei Zufuhr des fehlenden Enzyms Lactase sollte auf eine Vermeidung von Lactose in Nahrungsmitteln, aber auch Nahrungsergänzungs- und Arzneimitteln geachtet werden. Weiterhin ist es wichtig, Betroffene bzgl. einer ausreichenden Zufuhr von Calcium zu sensibilisieren, die Einnahme von Calcium- und Vitamin-D-Kombipräparaten und regelmäßige Knochendichtekontrollmessungen empfehlen sich wegen der erhöhten Gefahr der Entwicklung einer Osteoporose. Bei den Enzymersatzpräparaten muss auf eine ausreichende Enzymaktivität (ausgedrückt in F. I. P.-Einheiten) geachtet werden. Ernährungsberatende und ernährungsmedizinische Intervention durch ausgebildete Apotheker, Diätassistenten, Ärzte usw. ist anzuraten!

45.2.1 Orale Therapie

Präparate	Wirkstoffe	Wirkstoffgruppe
Lactrase®, Laluk®, LactoStop etc.	Lactase	Enzym

45.3 Phytotherapie

Keine Angabe.

45.4 Aromatherapie

Keine Optionen.

45.5 Mikrobiom

Da die Mikrobiomkeime wesentlich beim Abbau der Lactose durch eigene Stoffwechselaktivität beteiligt sind, ist eine begleitende Mikrobiomtherapie parallel zur Enzymsubstitution (Lactase) anzuraten. Dies ist besonders bei der sekundären Lactosemaldigestion als Folge anderer Erkrankungen der Fall, wie z. B. Darmerkrankung oder -schädigung durch Erkrankungen wie Zöliakie, chronisch-entzündliche Darmerkrankungen, nach Magen- oder Darmoperationen, Strahlenbehandlung oder Magen-Darm-Infektionen, bei Kurzdarmsyndrom, Mangelernährung, chronischem Alkoholabusus, Hyperthyreose (Schilddrüsenüberfunktion) oder Bauchspeicheldrüsenerkrankungen. Wird die ursprüngliche Erkrankung erfolgreich therapiert, kann sich auch die Lactoseverwertung wieder verbessern, und hier greift die Mikrobiomtherapie als hilfreicher Baustein mit ein. Wiederum stehen hier Lactobacillus-haltige Präparate im Mittelpunkt der Therapie.

Mikrobiomkeime besitzen eine Betagalaktosidaseaktivität und können diese je nach ihrem vorherrschenden Besiedlungsgsplatz im Ökosystem des Darmes freisetzen. Ideal stellt sich das mittlere Jejunum dar. *Streptococcus thermophilus* und *Lactobacillus delbrueckii sp. Bulgaricus* in Joghurts zeigten sich unterstützend wirksam in Studien, ebenso *Bifidobacterium breve*. In probiotischen Präparaten empfiehlt sich ein Multistrain-Lactobacillus-Präparat, auch in Kombination mit Bifidobakterien. In der Tabelle sind einige Beispiele aus einer Vielzahl dieser Multistrain-Präparate ohne Wertung genannt.

Präparate-Beispiele	Wirkstoffe	Dosierung
Nupure Probaflor zur Darmsanierung	*Bifidobacterium lactis, Lactobacillus lactis, L. plantarum, L. acidophilus, Streptococcus thermophiles, Bifidobacterium longum, B. breve, B. bifidum, Lactobacillus salivarius, L.casei* Inulin	1 × 1 Kps.
Lactobact® Kapseln	*Bifidobacterium bifidum, B. breve, B. lactis, B .longum, Lactobacillus casei, L. paracasei, L. plantarum, L.rhamnosus, Streptococcus thermophiles* Inulin, Zink	2 × 1 Kps.
BactoFlor® 10/20 Kps.	*Bifidobacterium bifidum, Bidifobacterium breve, Bifidobacterium longum, Lactobacillus acidophilus, Lactobacillus casei, Lactobacillus reuteri, L. rhamnosus, L. plantarum, Lactococcus lactis, Enterococcus faecium* Inulin	1- bis 2-mal 1 Kps.
UK 10 Darmflora Mega Kps.	*L. acidophilus DSM 13241, B. bifidum DSM 15954, L. casei ATCC 55544, L. rhamnosus TC 53103* Inulin	2–6 Kps. tgl.

Präparate-Beispiele	Wirkstoffe	Dosierung
OMNi-BiOTiC® 10 Pulver	*L. acidophilus W55, L. acidophilus W37, L. paracasei W72, L. rhamnosus W 71, Enterococcus faecium W 54, L. salivarius W 24, L. plantarum W 62, Bifidobacterium bifidum W 23, B. lactis W 18, B. longum W51*	1- bis 2-mal tgl. 1 Btl.
Probikehl® Kps.	*Lactobacillus plantarum W21, L. acidophilus W 22, L. paracasei W 20, L. salivarius W 24, L. lactis W 19, Bifidobacterium lactis W51, B. lactis W52* Inulin, FOS	

45.6 Nahrungsergänzungsmittel

Mikronährstoff	Dosierung	Präparat	Hinweise
Zink	10–15 mg/Tag	Zinkorotat-POS®	Heilungsprozess der Darmschleimhaut
L-Glutamin + Biotin	500 mg/Tag + 7,5 µg/Tag	Metacare® L-Glutamin	Fördert die Darmbarrierefunktion

45.7 Homöopathie (Einzelmittel)

Der Lactasemangel kann homöopathisch natürlich nicht ausgeglichen werden. Bei Lactosegenuss auftretende Durchfälle können, neben der strengen Nahrungskarenz, mit folgender Arznei zur kurzfristigen Anwendung unterstützt werden.

L

Arzneiweisende Symptome	Zusatzhinweise	Passende Arznei mit Potenz	Dosierung/Tag
Unsymptomatische Durchfälle	Folge von Unverträglichkeit von Nahrungsmitteln	Okoubaka D3	5 × 5 Globuli

45.8 Homöopathie (Komplexmittel)

Präparate	Dosierung/Tag
Diarrheel® SN Tabletten (Heel)	Akut: über 2 Std. alle 15 Min. 1 Tbl. Chronisch: 1- bis 3-mal 1 Tbl. tgl.
Flatulini® Globuli (Heel)	Akut: stdl. 5 Globuli (max. 6 × tgl.) Chronisch: 1- bis 3-mal tgl. 5 Globuli

45.9 Anthroposophische Medizin

45.9.1 Innere Therapie (oral)

Mittel	Anwendung/Tag	Hinweise
Gentiana Magen Globuli velati (Wala)	5–10 Globuli velati vor jeder MZ	Zur Stärkung der gesamten Verdauung

45.10 Biochemie/Schüßler-Salze

Als Alternative zu den lactosehaltigen biochemischen Tabletten und dem Pulver können die alkoholischen Tropfen (Dilutionen) gewählt werden.

45.11 Spagyrik

Mischung bei Lactoseintoleranz, Spagyrik nach Spagyro Naturheilmittel (Menge für 50 ml)	
Mandragora D2	8 ml
Chamomilla D2	8 ml

Mischung bei Lactoseintoleranz, Spagyrik nach Spagyro Naturheilmittel (Menge für 50 ml)	
Citrullus colocynthis D4	8 ml
Piper meth. D2	10 ml
Okoubaka D4	8 ml
Hydrargyrum bichloratum D6	8 ml

Dosierung:
Akut: stdl. 3 Sprühstöße in den Mund
Chronisch: 3 × 3 Sprühstöße in den Mund

Phönix® Juv 110 Tropf.	3- bis 4-mal 20 Tr.

45.12 Bach-Blüten

Hier muss der bestehende seelisch-geistige Zustand erfasst werden. Aus bis zu sieben verschiedenen Blüten-Essenzen wird die geeignete Bach-Blüten-Mischung zusammengestellt. Verwenden Sie hierzu die Kurzcharakterisierung der 38 klassischen Bach-Blüten unter ▸ Kap. 1.10.4; Arzneimittelauswahl und die Hinweise zur Herstellung einer Behandlungslösung unter ▸ Kap. 1.10.3.

45.13 Zusatzhinweise

- Dauerhafte Hilfe verspricht die Meidung von lactosehaltigen Nahrungsmitteln und Arzneimitteln.
- Inzwischen sind lactosefreie Milchprodukte in allen gut sortierten Lebensmittelmärkten erhältlich.
- Auch andere Lebensmittel, denen leider sehr häufig Lactose, Milch- oder Molkenpulver zugesetzt wird, müssen gemieden werden.
- Kann die Aufnahme von Lactose ausnahmsweise nicht vermieden werden, sind lactasehaltige Arzneimittel hilfreich.

46 Läusebefall

46.1 Grenzen der Selbstmedikation

Läusebefall muss sofort und konsequent behandelt werden, damit sich keine Erkrankung der Kopfhaut entwickelt (Exkoriation, Superinfektion mit Staphylo- oder Streptokokken, Lymphadenitis = Läuseekzem) und weitere Menschen befallen werden. Bei Unsicherheit in der Selbstdiagnose sollte unbedingt ein Arzt aufgesucht werden, um den Verdacht zu bestätigen. Ein ärztliches Attest ist nach erfolgter Therapie ggf. notwendig für den Besuch von Gemeinschaftseinrichtungen (z. B. Schulen oder Kindergärten).

46.2 Allopathie

Persistierender Kopflausbefall durch falsche Behandlung führt zu psychosozialem Stress! Zu 90 % gibt der Apotheker die Therapieempfehlung. Eine konsequente Inspektion und gewissenhafte Durchführung von Behandlungsstrategien ist ein Muss! Bei Läusebefall dürfen Gemeinschaftseinrichtungen (Schule, Kindergarten) so lange nicht besucht werden, solange eine Übertragungsgefahr ausgeht. Erziehungsberechtigte müssen den Kopflausbefall sofort in der Gemeinschaftseinrichtung melden (Infektionsschutzgesetz).

Als Auskämmhilfen werden verdünnte Säuren (50 ml Essig/l Wasser) oder Laugen (10–15 g Natron/l Wasser) eingesetzt. Das Auskämmen mit einem Nissenkamm (enger Abstand der Zinken) ist entscheidend für den Erfolg der Therapie.

46.2.1 Lokale Therapie

Präparate	Wirkstoffe	Wirkstoffgruppe
Antiscabiosum® 10 % f. Kinder, 25 % f. Erw.	Benzylbenzoat	Emulsion, Antiscabiosum (Krätze)
Jacutin® Pedicul, mit Nissenkamm	Dimeticon	Lsg., physikalischer Wirkmechanismus: erstickend
Goldgeist® forte	Pyrethrumblütenextrakte, Piperonylbutoxid, Chlorocresol, Diethylenglykol	Pyrethrum-Extrakt, neurotoxisches Antiparasitikum, Lsg.
Infectopedicul®, plus Nissenkamm	Permethrin	Pyrethroid, neurotoxisch, Lsg.
Jacutin® Pedicul Fluid Linicin® Lösung Hedrin Once Liquid-Gel Hedrin® Protect&Go Spray	Dimeticon	Lsg. physikalischer Wirkmechanismus: erstickend
Mosquito® Läuse 2in1 Fluid	Prosil	Lsg. physikalischer Wirkmechanismus: erstickend
Mosquito® Läuse Abwehr Pumpspray	Icaridin	Biozid
Nyda® Läusespray Nyda® Express	Unterschiedlich visköse Dimeticone, MCT, flüssiges Jojobawachs	Pumpspray Cave: Asthmatiker physikalischer Wirkmechanismus: erstickend

46.3 Phytotherapie

Hier handelt es sich meist um Medizinprodukte, deren Resistenzlage unbekannt ist. Die Wirksamkeit bei konsequenter Anwendung (2 × im Abstand von 7–10 Tagen) ist gegeben. An die Entfernung der Ektoparasiten ist konsequent zu denken.

L

46.3.1 Lokale Therapie

Präparate	Inhaltsstoffe	Dosierung/Tag	Hinweise
Mosquito® med Läuseshampoo	Kokosnussöl-, Sojaölderivate, Cocamidopropylbetain, Na-Laurylsulfat		Shampoo, Medizinprodukt
Licener® Shampoo	Extrakt aus Neem-Samen		Shampoo, Kosmetikum
Weidenteer- und Weidenrindenshampoos, Umgebungssprays auf Basis von Kokosölderivaten	Weidenrinde, Kokosölderivate	Kein Ersatz für sorgfältige Nachsorge und systematisches Durchkämmen der Haare mit einem eng stehenden Nissenkamm (ideal: Metall), Entwesung von Kleidung etc.	Wirkung nicht belegt
Mosquito® Läuse Waschmittel	Margosaextrakt, Geraniol	Zur Behandlung der Wäsche ab 30 Grad Waschtemperatur einsetzbar	Biozid

46.4 Aromatherapie

Ätherische Öle können abweisend wirken, aber töten Läuse meist nicht ab. Ebenso fehlt eine echte durchgreifende Wirkung auf Nissen. Zur Unterstützung und zur Prävention bei den im Haushalt lebenden Familienmitgliedern kann unter Umständen eine aromatherapeutische Mischung mit Ölen aus Eukalyptus, Geranium, Lavendel, Lemongrass, Nelke, Oregano, Rosmarin, Thymian, Zimt oder Zitrone angedacht werden – z. B. 3 % in einem Trägeröl wie Wildrosenöl oder Calendulaöl unter einer Plastikhaube einwirken lassen und ausshamponieren. Das Auskämmen vorhandener Nissen ist dabei Pflicht. Da aber der Erfolg nicht dokumentiert ist, ist zu den schulmedizinischen Päparaten mit meist gegebener Erfolgsgarantie durch Studien zu raten.

46.5 Mikrobiom

Eine Mikrobiomtherapie ist hier nicht angezeigt.

46.6 Nahrungsergänzungsmittel

Keine Angabe.

46.7 Homöopathie (Einzelmittel)

Keine Angabe.

46.8 Homöopathie (Komplexmittel)

Keine Angabe.

46.9 Anthroposophische Medizin

Keine Angabe.

46.10 Biochemie/Schüßler-Salze

Differenzierung	Mineralstoffe (Nummer)	Dosierung/ Tag
Begleitend	2	7
Auch als Haarwasser	4	7
	8	7

46.11 Spagyrik

Keine Angabe.

46.12 Bach-Blüten

Läusebefall kann nicht mit Bach-Blüten therapiert werden.

46.13 Zusatzhinweise

- Konsequente Behandlung bei Kopflausbefall und Benachrichtigung eventuell angesteckter Personen ist die beste Hilfe bei Lausbefall. Die Behandlung am 9. Tag nach der Erstbehandlung wiederholen, um alle Entwicklungsstadien abzutöten.
- Die Läuse und Nissen mit einem guten, sehr engzinkigen Läusekamm (z. B. Nisska Kamm) gründlich auszukämmen, ist eine sehr effektive Zusatzmaßnahme. Die Haare am besten mit einer Spülung kämmbar machen und vom Haaransatz ausgehend, Strähne für Strähne, bis zu den Haarspitzen auskämmen. Dabei können die Läuse und Nissen auch gut entdeckt werden. Diese Behandlung sollte 8 Tage lang jeden Tag durchgeführt werden.
- Kopfkissenbezüge und Mützen bei mindestens 60 °C waschen und am besten im Wäschetrockner trocknen.
- Lieblingskuscheltiere und schlecht waschbare Mützen für 4 Tage bei Raumtemperatur in einen dichten Plastiksack packen. Die Läuse sind dann tot. Generell sind sehr selten lebende Läuse außerhalb des Kopfes anzutreffen, diese bleiben in der Nähe der Kopfhaut. Daher keine übertriebenen Putz- und Waschorgien!

47 Leber-/Gallenbeschwerden

Akute Gallenkolik, starke krampfartige Beschwerden im Oberbauch, Beschwerden mit Übelkeit und Erbrechen, Beschwerden vor allem nach fettreicher Mahlzeit, erhöhte Temperatur und beeinträchtigtes Allgemeingefühl erfordern einen Arztbesuch. Gallen- und Leberbeschwerden müssen grundsätzlich ärztlich abgeklärt werden.

Leber-/Gallenbeschwerden zeigen sich meist durch Verfärbungen des Stuhlgangs ins Helle, eine Veränderung der Konsistenz des Stuhls hin zu einem breiigen Erscheinungsbild und auch ein Auftreten von üblen Gerüchen der Ausscheidungen.

Gallenbeschwerden äußern sich zudem durch krampfartige Schmerzen, Übelkeit und rechtsseitige Druckempfindlichkeit. Auch Blähungen und Blähbauch sind typische Anzeichen einer Gallenproblematik. Die Unverträglichkeit von Nahrungsfetten mit Fettstühlen durch mangelnde Resorptionsfähigkeit von Fetten als Mischmizellen mit Gallensäuren deutet stark auf eine Problematik der Funktionstüchtigkeit der Gallenblase zur Speicherung von Gallensaft und zeitlich kongruent getakteter Ausschüttung des Gallensaftes zum fetthaltigen Essen hin sowie auf eine Funktionseinschränkung der Hepatozyten der Leber zur Produktion des Gallensaftes.

Leberprobleme entwickeln sich still, da die Leber keine Nozizeptoren aufweist, und Funktionseinschränkungen der Drüse, Immunorgan und Speicherorgan Leber sich durch unspezifische Probleme, wie Müdigkeit („der Schmerz der Leber ist die Müdigkeit"), Infektanfäligkeit und letztendlich Verdauungsproblemen, zeigen können.

Leider wird viel zu oft eine Erhöhung der Leberenzyme (ALAT, ASAT) nicht in eine therapeutische Konsequenz der Behandlung überführt und schlicht aus Unkenntnis vorhandener therapeutischer Optionen, gerade der Phytotherapie und Mikrobiomtherapie, eine Behandlung unterlassen.

Die moderne Lebensweise mit Konsumgiften wie Alkohol und zu fetter und zu süßer Nahrung belastet die Leber. Auch die Herausforderungen der modernen Lebenswelt mit Stress und Hektik sind der Lebergesundheit nicht förderlich.

Darüber hinaus ist gerade bei Patienten mit Polymedikation gezielt auf die Lebergesundheit zu achten, denn Statine, Ketoconazole und viele weitere Arzneistoffe belasten die Metabolisierungsfabrik Leber.

47.1 Grenzen der Selbstmedikation

Akute Probleme, wie eine Gallenkolik, starke Schmerzen, Fieber und fulminante Verläufe, sind in sofortige ärztliche Behandlung zu geben. Bei Gallensteinleiden ist von einer choleretischen Therapie strikt abzusehen (Bitterstoffe), um keine Gallenkolik zu provozieren.
Eine Tumorerkrankung der Leber sollte in der Behandlungsphase mit Chemotherapeutika, nicht mit Mariendistelpräparaten zum Leberschutz begleitend behandelt werden, da die Wirksubstanzen nicht am Eintritt in die Leberzelle gehindert werden dürfen. Nach Abschluss einer Chemotherapie kann wieder an den Einsatz der phytotherapeutischen Optionen gedacht werden.
Probiotische Präparate dürfen wegen der Gefahr systemischer Infektionen nicht bei gleichzeitig bestehender akuter Pankreatitis gegeben werden.

47.2 Allopathie

Präparat	Wirkstoff	Wirkstoffgruppe
Gelum® Tropfen	Kalium-Eisen(III)-Phosphat-Komplex (KEPC), L-(+)-Milchsäure	Medizinprodukt zur Entgiftung bei Leberzirrhose
Hepa-Merz® 6000 Granulat	Ornithin-Aspartat	Aminosäure gegen Enzephalopathie bei Leberschäden
Lactulose-Präparate	Lactulose	Zuckerart zur Ammoniakentgiftung bei Zirrhose

47.3 Phytotherapie

Die Inhaltsstoffgruppen der Bitterstoffe und Flavonoide leisten uns im Leber-Gallen-System wichtige Dienste. Flavonoide wirken antientzündlich und zellschützend, Bitterstoffe regen die Produktion von Gallensäuren an. Dies ist umso wichtiger, weil Bitterstoffe in pflanzlichen Lebensmitteln in geringerem Gehalt aufzufinden sind, da diese aus den Kulturpflanzen, wie Artischocke, Zichoriensalat oder Rucola, dem Geschmacksempfinden der Menschen entsprechend herausgezüchtet wurden.

Bei den mariendistelhaltigen Präparaten ist auf einen hochwertigen Extrakt mit einem hohen Gehalt an Silymarin (Silibinine) zu achten, der auch bioverfügbar ist (z. B. Legalon®). Teezubereitungen sind keinesfalls geeignet, da die Inhaltsstoffgruppe lipophilen Charakter besitzt, daher sind die Extrakte hydroalkoholisch oder acetonisch extrahiert gewonnen.

Präparate	Inhaltsstoffe	Dosierung/ Tag	Hinweise
Legalon® 140 Kaps (nur als Reimport) Legalon® protect Kps. Mariendistelextrakt – Generika wie Silymarin Stada® forte, CT, AL, Loges® Kps., Silimarit® Hepatos Mariendisteldragees Ardeyhepan® Kapseln HepaBesch® Kapseln	Mariendistelfrüchte-Trockenextrakt	Ab 12 Jahren: 3 × 1 Kps. 2- bis 3-mal 1 1- bis 2-mal 1 Kps.	Nicht unter Chemotherapie eines Lebertumors
Heparstad® 400 mg Kps. Hepar-SL® 320 mg Kps.	Artischockenblätter-Trockenextrakt	Ab 12 Jahren 3 × 1	Nicht bei Gallenwegsverschluss

L

Präparate	Inhaltsstoffe	Dosierung/ Tag	Hinweise
Hepar SL 640 mg Kps.	Artischockenblätter-Trockenextrakt	Ab 12 Jahren 2 × 1	Nicht bei Überempfindlichkeit gegen die Inhaltsstoffe Gallenwegsverschluss, Entzündung der Gallenwege, Gallensteinleiden, Leberentzündung
Sidroga® Verdauungs- und Gallentee	geschnittenes Löwenzahnkraut mit Wurzel, geschnittenes Schafgarbenkraut, geschnittene Pfefferminzblätter	Ab 18 Jahren	Nicht bei Allergie gegen Löwenzahn, Schafgarbe oder andere Korbblütler, Pfefferminze oder Menthol oder Kümmel und andere Doldengewächse Nicht bei einer Entzündung oder einem Verschluss der Gallenwege, bei Gallensteinen oder anderen Gallenerkrankungen, nicht bei Lebererkrankungen, Darmverschluss oder Magen- und Darm-Geschwüren
Mariendistelfrüchte-Tee Bombastus	Mariendistelfrüchte	3- bis 4-mal tgl. eine Tasse	Inhaltsstoffe nicht gut mit Wasser extrahierbar

Präparate	Inhaltsstoffe	Dosierung/ Tag	Hinweise
Leber-Galle-Tee Salus Bombastus® Gallentee M Wermut-Tee versch. Hersteller, z. B. Salus	Kümmel Javanische Gelbwurz Löwenzahn Mariendistelfrüchte Pfefferminzblätter Wermutblätter geschnitten	Ab 12 Jahren	Bei Appetitlosigkeit, krampfartigen funktionellen Störungen im Bereich der Gallenwege

47.4 Aromatherapie

Da alle ätherischen Öle durch calciumantagonistischen Effekt an der glatten Muskulatur krampflösend wirken, sind Einreibungen rechts unterhalb des Rippenbogens mit ätherischen Ölen 3% in einem fetten Trägeröl denkbar. Hier eignen sich vor allem Öle der Küchenkräuter wie Fenchel, Anis, Kümmel, Basilikum oder Dill.

Bei expliziten Leberschäden oder -problemen (erhöhte Enzymwerte ALAT und ASAT) ist von einer Anwendung Ätherisch-Öl-Zubereitungen abzuraten, da alle ätherischen Öle eine enzyminduzierende Wirkung zeigen können, weil sie über die Cytochorm-Enzyme zur Ausscheidung oxidiert und damit hydrophilisiert werden müssen, als ein Weg des Metabolimus ätherischer Öle, neben der Exhalation.

L

47.5 Mikrobiom

Die Mikrobiomtherapie ist eine Firewall im Sinne des Leberschutzes, denn Mikrobiomkeime bauen Toxine der Nahrung ab (z. B. Benzpyrene aus Grillgut), aber auch andere Toxine und Entzündungsstoffe, die ansonsten über das Pfortaderblut in die Leber gelangen könnten und dort über das Cytochrom-System metabolisiert werden müssten oder eben direkt toxisch in der Leber wirken könnten.

Es gilt hier auch, Teufelskreise zu durchbrechen, z. B. schädigt chronischer Alkoholkonsum das Mikrobiom im Sinne einer Dysbiose, aber auch direkt die Leber. Neben Reduktion/Beendigung des Alkoholkonsums muss der Betroffene gleichzeitig eine Mikrobiomtherapie durchführen, um die Regeneration der Leber (neben der Gabe hoch dosierter Mariendistelextrakt-Präparate) zu ermöglichen und die Leber zu entlasten.

Präparate-Beispiele	Wirkstoffe	Dosierung
OMNi-BiOTiC® Hetox Beutel OMNi-BiOTiC® Metatox Beutel	*Lactobacillus acidophilus W 37, L. brevis W 63, L. casei W 56, L.salivarius W 24, Bifidobacterium bifidum W23, B. lactis W 52, Lactococcus lactis W 19 und W 58*	1 × 1 Btl.
Alle Multistrain-Präparate mit Lactobacillen und Bifidokeimen denkbar		

47.6 Nahrungsergänzungsmittel

Mikronährstoff	Dosierung	Präparat	Hinweise
Cholin	0,5–2,5 g/Tag	Zein Pharma	Fördert Entgiftung in der Leber; steigert Fettstoffwechsel
Lecithin	1,5–20 g/Tag	Warnke	Fördert Entgiftung in der Leber; steigert Fettstoffwechsel
Zink	15–50 mg/Tag	Zinkorotat-POS®	Regt den Fettstoffwechsel an
Mariendistel	250 mg/Tag	Silymarin Stada®	Leberprotektiv
Löwenzahnextrakt	3 × 15 ml	Schoenenberger Saft	Steigert Gallenbildung
Artischocke	bis 3 × 400 mg/Tag	Heparstad®	Fördert Gallen-Ausscheidung, bessert Leberwerte, regt die Durchblutung der Leber an, verringert die Fettansammlung in der Leber

Mikronährstoff	Dosierung	Präparat	Hinweise
Omega-3-Fettsäuren	1,5–6 g/Tag	EnzOmega®	Lipidmodulation
Kombination Cholin, Pflanzenextrakte	2 × 1 Kps./Tag	MetaCare® Leber	Unterstützung des Fettstoffwechsels
Leber-Kombination	2 × 2 Tbl./Tag	Syxyl Basosyx® Hepa	Entsäuert und entgiftet; bei ungünstiger Lebensweise, Genussgiften und Dauerstress

47.7 Homöopathie (Einzelmittel)

Arzneiweisende Symptome	Zusatzhinweise	Passende Arznei mit Potenz	Dosierung/Tag
Kolikartige Bauchschmerzen, Übelkeit	Schützt Leberzellen, besonders auch ergänzend zur Chemotherapie	Carduus marianus D6	Akut 5 × 5 Globuli, bei Besserung 3 × 5 Globuli
Schmerzen bis hoch zur rechten Schulter, gereizt, müde,	Schlimmer morgens ab 4 Uhr	Chelidonium D12	3 × 5 Globuli
Völlegefühl, Blähungen, Druck in der Gürtelgegend unerträglich	Aufstoßen bessert, starkes Verlangen nach Süßem	Lycopodium D12	Bei Bedarf 5 Globuli
Gestresste Menschen, reizbar, Völlegefühl, Blähungskolik	Schlechter durch Ärger und Sorgen, durch Genussmittel, morgens	Nux vomica D6	3 × 5 Globuli

47.8 Homöopathie (Komplexmittel)

Präparat	Dosierung/Tag	Hinweise
Hepeel® N Tabletten (Heel)	3 × tgl. 1 Tbl.	Bei Leberfunktionsstörungen
Hepar Hevert® Lebertropfen	1- bis 3-mal tgl. 5–10 Tropfen	Bei Leberfunktionsstörungen
Hepar Hevert® Lebertabletten	1- bis 3-mal tgl. 1 Tbl.	Bei Leber- und Gallenfunktionsstörungen
Galloselect® Tropfen (Dreluso)	1- bis 3-mal tgl. 5 Tropfen	Bei Leber- und Gallenfunktionsstörungen
Heparanox® H Tropfen (Pflüger)	1- bis 3-mal tgl. 5 Tropfen	Bei Leberfunktionsstörungen
Hepaplex® Tropfen (Steierl)	1- bis 3-mal tgl. 5 Tropfen	Bei Leber- und Gallenfunktionsstörungen

47.9 Anthroposophische Medizin

47.9.1 Innere Therapie (oral)

Mittel	Anwendung/Tag	Hinweise
Hepatodoron®, Tbl. (Weleda)	Morgens 2 und abends 4 Tbl. zerkaut einnehmen	Kurmäßige Anwendung über 2–3 Monate
Anagallis comp., Globuli velati (Wala)	3-mal 5–10 Globuli velati	Kurmäßige Anwendung über 2–3 Monate
Amara-Tropfen (Weleda)	Erw. und Jgl. ab 12 J. erhalten als Einzeldosis 10–15 Tr. Kdr. von 6 bis 11 J.: 5–8 Tr. Klkdr. von 1 bis 5 J.: 3–5 Tr.	Bitterstoffe regulieren die Sekretion und Motilität im gesamten Verdauungstrakt

47.9.2 Äußere Therapie

Mittel	Anwendung/Tag	Hinweise
BauchWickel Schafgarbe (Wachswerk)	Wachs-Öl-Auflage auf den Unterbauch oder die Leberregion auflegen. Mit Wollvlies bedecken und Kirschkernkissen wärmen.	Entlastend und entkrampfend

47.10 Biochemie/Schüßler-Salze

Keine Angabe.

47.11 Spagyrik

Mischung bei Leber-Galle-Beschwerden, Spagyrik nach Spagyro Naturheilmittel (Menge für 50 ml)	
Carduus marianus D2	5 ml
Chelidonium D2	5 ml
Absinthium D2	5 ml
Urginea maritima D4	5 ml
Piper meth. D2	5 ml
Carum carvi D2	5 ml
Imperatoria ostr. D2	10 ml
Taraxacum off. D2	5 ml
Nux vom. D4	5 ml

Dosierung:
Akut: Stdl. 6 Sprühstöße in den Mund
Chronisch: 3 × 3 Sprühstöße in den Mund

L

47.12 Bach-Blüten

Keine Angabe.

47.13 Zusatzhinweise

- Fettreiche Speisen meiden.
- Ernährung der persönlichen Verträglichkeit anpassen.
- Ausreichend Wasser trinken.
- Rhythmische Lebensführung beachten.
- Leberschädigende Substanzen meiden (Alkohol, Medikamente).

48 Magenschmerzen

48.1 Grenzen der Selbstmedikation

Chronische, immer wiederkehrende Oberbauchschmerzen, Schmerzen, die in Rücken oder Schulter ausstrahlen, Nüchternschmerz oder Schmerz direkt nach der Nahrungsaufnahme und Schmerzen in der Nacht sollten ärztlich abgeklärt werden. Dies gilt auch für Beschwerden, die sich in der Selbstmedikation nicht bessern oder noch verschlimmern. Bei lang anhaltenden Magenschmerzen unklarer Genese muss eine ärztliche Abklärung erfolgen, um Carcinoma in situ oder die Infektion mit *Helicobacter pylori* auszuschließen.

48.2 Allopathie

Eine Begleittherapie durch Produkte aus dem Selbstmedikationsbereich kann in jedem Fall mit in Betracht gezogen werden. Bei der Dauertherapie mit Protonenpumpenblockern muss v. a. auf eine Verarmung an Vitamin B_{12} gedacht werden, da die Anazidität im Magen dann die Aktivierung des für die B_{12}-Resorption verantwortlichen „Intrinsic Factors" reduziert. Zu beachten sind jeweils resorptionshemmende Interaktionen durch den Gehalt an mehrwertigen Ionen (Komplexbildung).

Bei der Anwendung natriumhydrogencarbonathaltiger Antacida muss, wie bei Carbonaten allgemein, durch die Reaktion mit der Salzsäure des Magens mit Aufstoßen, Blähungen und ggf. bei Anwesenheit von Calciumionen auch mit einem Säurerebound gerechnet werden.

48.2.1 Orale Therapie

Präparate	Wirkstoffe	Wirkstoffgruppe
Bullrich Salz Magentabletten, Alkala® T Tbl.	Natriumhydrogencarbonat	Antacidum, anorg. Base
Buscopan® plus FTA	Butylscopolaminiumbromid, Paracetamol	Spasmolytikum, Analgetikum
Gaviscon® Liquid 500 mg/267 mg/160 mg Susp. Gavison Dual Kautabletten	Natriumalginat, Natriumhydrogencarbonat, Calciumcarbonat	Antacidum
Gelusil Lac®, Kautabletten	Aluminium-Magnesium-Silikat (1:2:3)	Antacidum, anorganische Base
Kompensan® Tbl.	Carbaldrat	Antacidum, anorganische Base
Maalox® 25 mval Kta., Maaloxan® 25 Liquid	Magnesiumhydroxid, Algeldrat	Antacidum
Pantoprazol-Generika, freiverkäuflich 20 mg	Pantoprazol	Protonenpumpenblocker
Omeprazol-Generika, freiverkäuflich 20 mg	Omeprazol	Protonenpumpenblocker
Rennie®, Rennie® fresh zuckerfrei	Calciumcarbonat, schweres basisches Magnesiumcarbonat	Antacidum, anorganische Base
Riopan® Magengel, Tabletten	Magaldrat	Schichtgitterantacidum
Talcid® Kta., Liquid, Talidat® Kaupastillen gegen Sodbrennen Hydrotalcit-Generika	Hydrotalcit	Antacidum, Schichtgitter
Megalac® Almasilat, mint Beutel	Almasilat, Simagel	Antacidum

Das Präparat Buscopan® plus kann auch in Suppositorienform eingesetzt werden.

48.3 Phytotherapie

Im Gegensatz zu der häufig reinen Säurebindung der Antacida bauen die Phytopharmaka auf die Anregung der Magenperistaltik und eine allgemeine Verbesserung der Verdauungsfunktion, auf eine Regulation der Säureproduktion sowie eine allgemeine carminative Wirkung. Es liegt also, wie so oft bei der Anwendung der phytotherapeutischen Vielstoffgemische, ein Multi-Target-Effekt vor.

48.3.1 Orale Therapie

Präparate	Inhaltsstoffe	Dosierung/Tag	Hinweise
Carvomin® Verdauungstropfen	Angelikawurzel-, Benediktenkraut-, Pfefferminzblätter-Fluidextrakte	Kurz vor oder nach dem Essen in ½ EL Wasser o. auf Zucker nehmen	Cave: Gallensteine! Sonnenbad/-bank meiden
Heumann Magentee Solu-Vetan®	Trockenextrakt aus Süßholzwurzel, Pfefferminzblättern	> 12 J.: tgl. 5–6 Tassen mit jeweils 1 ML Teeaufgusspulver	Dauer der Anwendung ist prinzipiell nicht begrenzt; nicht bei Corticoid-Therapie
Iberogast® classic Tr.	Fluidextrakte aus *Iberis amara* (frische Ganzpflanze), Angelikawurzel, Kamillenblüten, Kümmel, Mariendistelfrüchten, Melissenblätter, Pfefferminzblätter, Schöllkraut, Süßholzwurzel	> 12 J.: 3 × tgl. 20 Tr., 6–12 J.: 15 Tr., 3–5 J.: 10 Tr., 3 Mon bis 3 J.: 8 Tr., < 3 Mon: 6 Tr.	Vor oder zum Essen, bei Reizmagen, Reizdarm, funktionellen und motilitätsbedingten Magen-Darm-Erkrankungen, Magen- und Darm-Spasmen, Gastritis Nicht in Schwangerschaft und Stillzeit Nicht bei Leberbeschwerden!

M

Präparate	Inhaltsstoffe	Dosierung/Tag	Hinweise
Iberogast® Advance Tropfen	Fluidextrakte aus Schleifenblumen, Kamillenblüten, Kümmel, Melissenblätter, Pfefferminzblätter, Süßholz	Ab 12 Jahren 3 × 20 Tropfen	Nach Anbruch 4 Wochen verwendbar
Kamillenblüten, Kamillentee Sidroga®, H&S® usw.	Echte Kamillenblüten	1–2 TL pro Tasse 1–2 Btl. pro Tasse	Kochend heiß überbrühen, zugedeckt 10 Min. ziehen lassen, evtl. mit alkohol. Kamillenauszug verstärken, als Rollkur ideal
Luvos® Heilerde Kps., Luvos® Heilerde 1/ Ultrafein Pul.; Bullrich Heilerde Kapseln	„Heilerde“	Erw.: 2- bis 3-mal tgl. 3 Kps., Pulver 2- bis 3-mal tgl. v. d. E. 1 TL in ½ Glas Trink-/ Mineralwasser, bei Durchfall 1 EL stdl. bis zur Wirkung, max. 3 Tage	Kps. unzerkaut mit Fl., am besten im Stehen einnehmen, nüchtern, Abstand 1–2 Std. von anderen Arzneimitteln wegen Resorptionshemmung

48.3.2 Lokale Therapie

Präparate	Inhaltsstoffe	Dosierung/Tag	Hinweise
Fangotherm® Eifelfango Wärmepackung	Eifelfango-Substanz		Auch b. Erkrankungen des Magen-Darm-Trakts und Urogenitaltrakts, postakuten Verletzungen am Bewegungsapparat, Neuralgien

48.3.3 Tee-Tipp

1. Tee bei Magenschmerzen (Menge für 100 g)	
Baldrianwurzel	25,0 g
Kümmel	25,0 g
Pfefferminzblätter	25,0 g
Kamillenblüten	25,0 g
2. Tee bei Magenschmerzen (Menge für 100 g)	
Enzianwurzel	20,0 g
Pomeranzenschale	20,0 g
Tausendgüldenkraut	25,0 g
Wermutkraut	25,0 g
Zimtrinde	10,0 g

Zubereitung (1. und 2.): 1 EL pro Tasse Tee (150 ml Wasser), 10 Min. ziehen lassen.
Dosierung (1. und 2.): 3- bis 5-mal tgl. trinken.

M

48.4 Aromatherapie

Bei krampfhaften Magenbeschwerden kann ab dem 12. Lebensjahr eine Einreibung mit einer Aromatherapiemischung aus 3 % ätherischem Öl in einem fetten Trägeröl erwogen werden. Geeignet hierzu sind vor allem ätherische Öle aus dem Gewürzbereich, wie z. B. Pfefferminze, Fenchel, Anis, Kümmel, Basilikum, Dill oder Koriander. Bei nervöser Beschwerdeursache kann 1 % Lavendelöl beigemischt werden.

48.5 Mikrobiom

Auch der Magen wird von einer eigenen Ökosystemgemeinschaft besiedelt, die, wenn sie aus den Fugen gerät (z. B. Antibiotikaeinnahme, Stress), die Magengesundheit negativ beeinflusst. Die Anwendung von probiotischen Präparaten (Inulin, lösliche Ballaststoffe wie Flohsamenschalen, Guarbohnenmehl oder Akazienfasern sowie Haferkleie) zusammen mit präbiotischen Nahrungsstoffen für das Mikrobiom empfiehlt sich daher.

Präparate-Beispiele	Wirkstoffe	Dosierung
Alle Multistrain-Präparate mit Lactobacillen und Bifidokeimen denkbar		

48.6 Nahrungsergänzungsmittel

Mikronährstoff	Dosierung	Präparat	Hinweise
Huminsäure	400 mg/Tag	Activomin®	Schleimhautschutz
Enzyme	3 × 1/Tag	Kijimea® Reizmagen	Fördert die Verdauung
Mikronährstoffpräparat als Ergänzung bei Einnahme von PPI (Magnesium, Calcium, Eisen, Zink, Vitamin C, B_{12} und C, Lactobacillen)	1 × 1 Kps./Tag	AEGS® PPI comp mse	Zur Vermeidung von Nährstoffmangel als Folge der Protonenpumpenhemmer

48.7 Homöopathie (Einzelmittel)

Bei passender Leitsymptomatik bitte auch die ▶Kap 47, 79, 84 und 92 beachten.

Arzneiweisende Symptome	Zusatzhinweise	Passende Arznei mit Potenz	Dosierung/Tag
Schmerzen mit Aufstoßen und Blähungen, evtl. nervöser Durchfall	Folge von bevorstehenden Ereignissen oder zu viel Süßem	Argentum nitricum D12	Akut 5 × 5 Globuli, bei Besserung 3 × 5 Globuli
Krampfartige Magenschmerzen, unerträgliche Schmerzen, Kolik	Folge von Ärger, zu viel Kaffee; ärgerliche, gereizte Stimmung; Säuglinge überstrecken sich, Schreiapnoe, wollen getragen werden	Chamomilla D6	Akut 5 × 5 Globuli, bei Besserung 3 × 5 Globuli
Kolikartige Schmerzen, die zum Krümmen zwingen	Folge von Ärger, Demütigung; besser durch Druck und Wärme; bewährt bei Dreimonatskoliken bei Säuglingen	Colocynthis D6	Akut 5 × 5 Globuli, bei Besserung 3 × 5 Globuli
Brennende, stechende Schmerzen	Folge von kalten Getränken, Eis; trotzdem Durst auf Kaltes; reizbar, will Ruhe	Bryonia D6	Akut 5 × 5 Globuli, bei Besserung 3 × 5 Globuli

M

Arzneiweisende Symptome	Zusatzhinweise	Passende Arznei mit Potenz	Dosierung/Tag
Krampfartige Schmerzen; Kopfschmerzen; Übelkeit, saures Aufstoßen	Folge von Völlerei, Alkohol; Stress; zu viel Kaffee; gereizt und überarbeitet; Schwangerschaftsübelkeit	Nux vomica D6	Akut 5 × 5 Globuli, bei Besserung 3 × 5 Globuli
Nach verdorbenen Speisen, Gastroenteritis, Lebensmittelunverträglichkeiten, Rekonvaleszenz	Auch zur Vorbeugung bei Fernreisen	Okoubaka D3	Akut mehrfach 5 Globuli, bei Besserung 3 × 5 Globuli

48.8 Homöopathie (Komplexmittel)

Präparate	Dosierung/Tag	Hinweise
Gastritis Hevert® Complex Tabletten	1- bis 3-mal tgl. 1 Tbl.	Bei säurebedingten Magenbeschwerden
Gastricumeel® Tabletten (Heel)	3 × tgl. 1 Tbl.	Bei Gastritis, Sodbrennen, Blähungen
Gastro Hevert® Magentabletten	3- bis 4-mal tgl. 1 Tbl.	Bei nervösen Magenbeschwerden
Gastroplex® Tropfen (Steierl)	1- bis 3-mal tgl. 5 Tropfen	Bei entzündlichen Magenbeschwerden
Magen-Darmtropfen Cosmochema® (Heel)	1- bis 3-mal tgl. 5 Tropfen	Bei entzündlichen Magen-Darm-Beschwerden

48.9 Anthroposophische Medizin

48.9.1 Innere Therapie (oral)

Mittel	Anwendung/Tag	Hinweise
Amara-Tropfen (Weleda)	Erw. und Jgl. ab 12 J. erhalten als Einzeldosis 10–15 Tr. Kdr. von 6 bis 11 J.: 5–8 Tr. Klkdr. von 1 bis 5 J.: 3–5 Tr.	1 Std. nach dem Essen einnehmen Die Tr. werden am besten mit Wasser verdünnt eingenommen Bitterstoffe zur Anregung von Sekretion und Motilität
Gentiana Magen, Globuli velati (Wala)	3-mal tgl. 5–10 Globuli velati	Bitterstoffe zur Anregung von Sekretion und Motilität
Nicotiana comp., Globuli velati (Wala)	3-mal 5–10 Globuli velati	Bei krampfartigen Magenschmerzen

48.9.2 Äußere Therapie

Mittel	Anwendung/Tag	Hinweise
Melissenöl, Ölige Einreibung (Wala)	Bis zu 2-mal tgl. mit warmen Händen die Magengegend und den Bauch im Uhrzeigersinn einreiben. Anschließend warm halten	Wirkt beruhigend und entkrampfend
Kupfer Salbe rot (Wala) oder Cuprum metallicum praeparatum 0,4 % Salbe (Weleda)	Den Unterbauch kreisförmig einreiben	Wärmend und entkrampfend
BauchWickel Kamille (Wachswerk)	Wärmende Wachs-Öl-Wickel zum Auflegen auf den Bauch	Krampflösend und durchwärmend

48.10 Biochemie/Schüßler-Salze

Differenzierung	Mineralstoffe (Nummer)	Dosierung/Tag
Schmerzen	8	12
	9	12
Druckgefühl	4	7
	6	7
	8	7
	10	7
Ulkus	2	7
	8	7
	9	12
Koliken	7	14
	20	7
Nervöse Beschwerden	7	7
	8	7
	9	7

48.11 Spagyrik

Mischung bei Magenschmerzen, Spagyrik nach Spagyro Naturheilmittel (Menge für 50 ml)	
Acidum arsenicosum D2	5 ml
Angelica archangelica D2	5 ml
Bolus alba D4	10 ml

Mischung bei Magenschmerzen, Spagyrik nach Spagyro Naturheilmittel (Menge für 50 ml)	
Carum carvi D2	5 ml
Hydrargyrum bichloratum D6	5 ml
Mandragora D2	5 ml
Citrullus colocynthis D4	10 ml
Nux vom. D4	5 ml

Dosierung:
Akut: Alle 10 Min. 2 Sprühstöße in den Mund
Chronisch: 3 × 3 Sprühstöße in den Mund

Mittel	Dosierung
Solunat Nr. 19 Stomachik I	5–10 Tr. 15 Min. vor den MZ
Solunat Nr. 4 Cerebretik	2 × 10 Tr. morgens u. abends
Asto spag. Peka Tropfen	3 × 20 Tr.
Phönix® Antimonium spag.	3- bis 4-mal 20 Tr.
Phönix® Zincum spag.	3- bis 4-mal 20 Tr.
Phönix® Arsenicum spag.	3- bis 4-mal 20 Tr.

48.12 Bach-Blüten

Verschiedene seelisch-geistige Zustände können Magenschmerzen auslösen oder verstärken. Daher muss der bestehende seelisch-geistige Zustand erfasst werden. Aus bis zu sieben verschiedenen Blüten-Essenzen wird die geeignete Bach-Blüten-Mischung zusammengestellt. Verwenden Sie hierzu die Kurzcharakterisierung der 38 klassischen Bach-Blüten unter ▶Kap. 1.10.4; Arzneimittelauswahl und die Hinweise zur Herstellung einer Behandlungslösung unter ▶Kap. 1.10.3.

48.13 Zusatzhinweise

- Zusammenhänge zum Konsum bestimmter Lebensmittel oder Genussmittel feststellen. Besonders Kaffee, Alkohol und Nicotin reizen die Magenschleimhaut. Auch sehr süße Lebensmittel und scharf angebratene bzw. stark gewürzte Speisen sind nicht für jeden Magen gut verträglich.
- Krampfartige Magenschmerzen können durch warme Anwendungen wie Wärmflasche, Wickel oder Bäder gelindert werden.
- Stressreduktion durch Änderung der Lebensumstände oder Verbesserung des Umgangs mit psychischem Druck. Psychotherapeutische Unterstützung und Erlernen von Entspannungstechniken wie progressive Muskelentspannung, autogenes Training, Yoga, Meditation.

49 Migräne

49.1 Grenzen der Selbstmedikation

Die Diagnose Migräne muss immer ärztlich abgeklärt werden, bevor man unterstützend Selbstmedikation anwendet. Typische Symptome sind u. a. massive Kopfschmerzen mit unterschiedlichen Arten von Sehstörungen (Flimmern, Doppeltsehen, Blitze usw.), Übelkeit, Erbrechen.

49.2 Allopathie

Da bei Migräne häufig eine reduzierte Magenmotilität vorliegt, die die Resorption solitärer Schmerzmittelzubereitungen (Kps., Tbl.) verzögert, sollte die Gabe gelöster Pulver oder Brausen präferiert werden, um die „Magenstraße" an der inneren kleinen Kurvatur des Magens auszunutzen. Beschleunigt werden kann die Resorption zusätzlich mit der Gabe von Prokinetika (z. B. Frischpflanzenauszug der Bitteren Schleifenblume in Iberogast®classic). Zur Akuttherapie kann auch an die Schmerzmittel, die in ▸ Kap.44, Kopfschmerzen, aufgeführt sind, gedacht werden. Cave: Analgetika-induzierter Kopfschmerz bei Dauergebrauch!

49.2.1 Orale Therapie

Präparate	Wirkstoffe	Wirkstoffgruppe
Aspirin Migräne® Bta. Alka Seltzer® classic BTA	Acetylsalicylsäure	NSAR
Dolormin® Migräne, Eudorlin® Migräne Spalt® Migräne 400 mg Kps.	Ibuprofen	NSAR
Formigran® 2,5 mg Tbl. Naratriptan-Generika 2,5 mg, z. B. Heumann, AL FTA	Naratriptanhydrochlorid	Selektiver Agonist am Serotonin-5HT1-Rezeptor
Almotriptan Heumann bei Migräne 12,5 mg FTA	Almotriptan	Selektiver Agonist am Serotonin-$5HT_1$-Rezeptor

M

Präparate	Wirkstoffe	Wirkstoffgruppe
Sumatriptan Hexal® bei Migräne 50 mg Tab.	Sumatriptan	Selektiver Agonist am Serotonin-5HT1-Rezeptor
Migräne-Kranit® 500 Tbl.	Phenazon	NSAR
Naproxen 250 mg Generika	Naproxen	NSAR

49.3 Phytotherapie

Die Möglichkeiten der Pflanzenheilkunde stellen sich bei Migräne studienbelegt begrenzt dar und kristallisieren sich im Leukotriensynthesehemmer, dem Pestwurzelextrakt, der frei an Pyrrolizidinalkaloiden sein muss (derzeit kein Fertigarzneimittel in Deutschland im Handel, als NEM ggf.), oder in Eigenrezepturen mit 280 mg Weihrauchextrakt mit einem Gehalt von mehr als 80 % Boswelliasäuren.

49.3.1 Orale Therapie

Präparate	Inhaltsstoffe	Dosierung/Tag	Hinweise
Petadolex® Kps. Petadolex® Ampullen mit einer D3 des Extrakts im Handel ohne Angabe einer Indikation	Spissum-Extrakt aus Pestwurz-Wurzel	Bei Bedarf bis zu 3 × 1 Kps. zum Essen	Zulassung in Deutschland 2009 erloschen; über Internationale Apotheken ggf. erhältlich

49.4 Aromatherapie

Migränepatienten sind häufig sehr geruchsempfindlich im Krankheitsstadium, daher ist besonders auf individuelle Vorlieben zu achten. Bei Erwachsenen kann Pfefferminzöl pur oder zu 10 % in einem fetten Trägeröl, z. B. Jojobaöl als Wachs, auf die Schläfen aufgetragen und leicht einmassiert werden. Dies stellt sich effektiv schmerzstillend dar. Manche Firmen, die auch fertige Aromatherapierezepturen anbieten, haben Kopfwohl-Roll-ons im Sortiment, z. B. Primavera oder Taoasis.

Als entspannende ätherische Öle bieten sich Römische Kamille oder Lavendelöl an, die auch als Gesichtsdampfbad bei sich ankündigender Problematik empfohlen werden (5 Tropfen in eine Schüssel mit heißem Wasser und inhalieren/bedampfen lassen).

49.5 Mikrobiom

Da Migräne meist eine autoimmun-entzündliche Komponente aufweist, ist es naheliegend, immunmodulatorisch über das Darmmikrobiom ergänzend zu arbeiten. Auch hier verweisen wir aus kalkulatorischer Erwägung heraus auf Lactobacillus-Multistrain-Präparate.
Auch die Mundflora kann Migräne triggern, indem Mundkeime Stickstoffmonoxid synthetisieren, was die Gefäßweite beeinflusst. Im American-Gut-Projekt konnte gezeigt werden, dass Migränepatienten mehr Pseudomonas-Oligotype-2-Keime in der Mundflora aufweisen. Zudem empfiehlt es sich, nitratreiche Lebensmittel als Migränepatient eher zu meiden (z. B. Wurst, Käse, Lachs, Bier, grünes Blattgemüse).

Präparate-Beispiele	Wirkstoffe	Dosierung
Alle Multistrain-Präparate mit Lactobacillen und Bifidokeimen denkbar zur Verdrängung von Pseudomonas ssp.		
BioLactis® Pulver	*Lactobacillus helveticus rosell-52, Lactobacillus rhamnosus rosell-11, Bifidobacterium longum rosell-175*	Ab 3.LJ 1 × tgl.; einige Zeit Im Mund belassen
Gum® PerioBalance® Lutschtabletten	*Lactobacillus reuteri DSM 17938u. ATCC PTA 5289*	Ab 3 Jahren 1- bis 2-mal tgl.
DentaSan® ProbioProtect Sticks	*Lactobacillus salivarius, Bifidobacterium animalis ssp. lactis, Lactobacillus rhamnosus*	Ab 3 Jahren 1 × tgl. 30 Min. nach dem Zähneputzen

M

Präparate-Beispiele	Wirkstoffe	Dosierung
Nupure® Probadent gegen Mundgeruch Lutschtabletten	*Lactobacillus salivarius*	1 × tgl.
Dental repair Probiotika Lutschtabletten	*Lactobacillus reuteri, L. salivarius*	2 × tgl.

49.6 Nahrungsergänzungsmittel

Mikronährstoff	Dosierung	Präparat	Hinweise
Magnesium	400–600 mg/Tag, je nach Verträglichkeit für 3 Monate, dann 400 mg auf Dauer	Magnesium Verla®	Kann bei hoher Dosierung Durchfall verursachen, dann reduzieren
Vitamin B_2	400 mg/Tag für 3 Monate	Zein Phama	Erhöhter Bedarf bei Migräne
Vitamin B_3	200–500 mg/Tag		Erhöhter Bedarf bei Migräne
Vitamin B_6			Bei hormonell bedingter Migräne
Vitamin C	500–1.000 mg/Tag	Cetebe®	Antioxidans
Coenzym Q 10	3 × 8 Hübe/Tag	QuinoMit Q10®	Energiestoffwechsel
Vitamin D	2.000–4.000 I. E./Tag	Hevert®, Köhler,	Immunabwehrstärkung
Selen	100 Mikrogramm/Tag	Cefasel®	Mindert Anfallshäufigkeit

Mikronährstoff	Dosierung	Präparat	Hinweise
Omega-3-Fettsäure	1–2 g/Tag	Köhler	Mindert Anfallshäufigkeit und Schwere
Kombination Vitamine, Mineralstoffe, Pflanzenextrakte	3–4 Tage vor Einsetzen der Periode 1 × 1 Kapsel vor dem Essen, nach Einsetzen der Periode absetzen	MensSana Isoflavon	Bei hormonell bedingter Migräne
Vitamin-Mineralstoff-Bioflavonoid-Kombination	1 × 1 Kps./Tag	MensSana Mineraldrink	Begleitend zu Isoflavon; bewährt zur Prophylaxe besonders der hormonell bedingten Migräne
Kombination Vitamine, Mineralstoffe + Omega-3-Fettsäuren	1 × 1 Btl./Tag in Wasser	Mineraldrink MensSana + Omega-3 liquid	Zur Prophylaxe gegen Migräne

49.7 Homöopathie (Einzelmittel)

Bitte auch ▸ Kap. 50 beachten.

Arzneiweisende Symptome	Zusatzhinweise	Passende Arznei mit Potenz	Dosierung/Tag
Saures Aufstoßen und Erbrechen; Sehstörung mit Flimmern und verschwommener Sicht	Folge von Ruhetagen	Iris versicolor D6	Akut alle 15 Min. 5 Globuli, bei Besserung 3- bis 5-mal 5 Globuli

M

Arzneiweisende Symptome	Zusatzhinweise	Passende Arznei mit Potenz	Dosierung/Tag
Rechtsseitiger Schmerz über dem Auge; Hitzewallung	Folge von hormoneller Umstellung; Schmerz mittags am schlimmsten	Sanguinaria D6	Akut alle 15 Min. 5 Globuli, bei Besserung 3- bis 5-mal 5 Globuli
Linksseitiger Schmerz; Sehstörung; Augenflimmern; Erbrechen; Bedürfnis nach Wärme	Folge von hormoneller Umstellung	Cyclamen D6	Akut alle 15 Min. 5 Globuli, bei Besserung 3- bis 5-mal 5 Globuli
Klopfender, hämmernder Schmerz; Sehstörung mit Sehausfällen	Folge von Kummer, Kränkung; Schmerz mittags am schlimmsten, abends besser	Natrium chloratum D6	Akut alle 15 Min. 5 Globuli, bei Besserung 3- bis 5-mal 5 Globuli
Berstende Schmerzen, als ob der Kopf platzt; Schmerzexplosionen; Erbrechen	Folge von hormoneller Umstellung, Sonne	Glonoinum D6	Akut alle 15 Min. 5 Globuli, bei Besserung 3- bis 5-mal 5 Globuli

49.8 Homöopathie (Komplexmittel)

Präparate	Dosierung/Tag
Neodolor® Tabletten (Pharma SGP)	Akut: stdl. 1 Tbl. (max. 6 × tgl.) Chronisch: 3-mal tgl. 1 Tbl.
Rephalgin® N Tabletten (Repha)	Akut: stdl. 1 Tbl. (max. 6 × tgl.) Chronisch: 1- bis 3-mal tgl. 1 Tbl.
Spigelon® Tabletten/Tropfen (Heel)	Akut: über 2 Std. alle 15 Min. 1 Tbl./10 Tropfen 1- bis 3-mal tgl. 1 Tbl./10 Tropfen

Präparate	Dosierung/Tag
Antimigren® SL Tabletten (Pascoe)	Akut: stdl. 1 Tbl. (max. 6 × tgl.) Chronisch: 1- bis 3-mal tgl. 1 Tbl.
Contramigren Hevert® Tropfen	Akut: stdl. 5 Tropfen (max. 6 × tgl.) Chronisch: 1- bis 3-mal tgl. 5 Tropfen

49.9 Anthroposophische Medizin

49.9.1 Innere Therapie (oral)

Mittel	Anwendung/Tag	Hinweise
Kephalodoron® 5 %, Tabletten (Weleda)	Erw. u. Jgl. ab 12 J. nehmen 1- bis 3-mal tgl. 1–2 Tbl. unzerkaut mit etwas Wasser ein. Bei Kdrn. ab 5 J. sind Kephalodoron® 0,1 % Tbl. zu bevorzugen.	Stabilisierende Wirkung auf die Konstitution. Anwendung auch in der anfallsfreien Zeit. Es empfiehlt sich, bei Erw. u. Jgl. die Therapie mit Kephalodoron® 5 % Tbl. zu beginnen und bei ungenügendem Erfolg auf Ferrum-Quarz-Kapseln zu steigern. Eine während der Therapie auftretende Dunkelfärbung des Stuhls ist durch den Gehalt an Eisen bedingt und unbedenklich.
Ferrum-Quarz, Kps. (Weleda)	bis 2-mal 1 Kps. (rechtzeitig bei den ersten Anzeichen)	Schmerzlindernd
Secale/Quarz, Globuli velati (Wala)	bis 5-mal tgl. 10 Globuli velati unter der Zunge zergehen lassen	Reguliert zerebrale Durchblutungsstörungen bei Migräne

49.9.2 Äußere Therapie

Mittel	Anwendung/Tag	Hinweise
Solum Öl, Ölige Einreibung (Wala)	bis 2-mal tgl. den Oberkörper einreiben	Entlastend und durchwärmend
Fußbad mit Senfmehl	1-mal tgl. ein Fußbad mit Senfmehl (Brassica nigra). 3 EL Senfmehl in einen Eimer mit warmem Wasser geben und verrühren. Füße darin baden, bis die Haut leicht brennt. Dann gründlich abspülen. Füße abtrocknen und warm halten. 20 Min. nachruhen.	Senfmehl enthält Scharfstoffe. Über die Reizung an den Füßen kann der Kopf entlastet werden.

49.10 Biochemie/Schüßler-Salze

Mineralstoffe (Nummer)	Dosierung/Tag
2	12
7	14
14	7

49.11 Spagyrik

Mischung bei Migräne, Spagyrik nach Spagyro Naturheilmittel (Menge für 50 ml)	
Gelsemium D4	10 ml
Iris versicolor D2	10 ml
Cannabis sativa D2	5 ml
Piper meth. D2	10 ml
Aconitum D4	10 ml
Petasites D2	5 ml

Dosierung:
Akut: Alle 10 Min. 2 Sprühstöße in den Mund
Chronisch: 3 × 3 Sprühstöße in den Mund

Mittel	Dosierung
ADOL spag. Peka N Tropfen	3 × 20 Tr.
Phönix® Cyclamen spag.	3-bis 4-mal 20 Tr.

49.12 Bach-Blüten

Hier muss der bestehende seelisch-geistige Zustand erfasst werden. Aus bis zu sieben verschiedenen Blüten-Essenzen wird die geeignete Bach-Blüten-Mischung zusammengestellt. Verwenden Sie hierzu die Kurzcharakterisierung der 38 klassischen Bach-Blüten unter ▶Kap. 1.10.4; Arzneimittelauswahl und die Hinweise zur Herstellung einer Behandlungslösung unter ▶Kap. 1.10.3

M

49.13 Zusatzhinweise

- Auslöser der Migräneattacken erkennen, das kann durch das Führen eines Migränetagebuches erfolgen. Hier Nahrungs- und Genussmittel berücksichtigen. Diese Auslöser möglichst meiden.
- Schlafzeiten so regelmäßig wie möglich, genügend Ruhepausen zwischendurch einplanen.
- Stressreduktion durch Änderung der Lebensumstände oder Verbesserung des Umgangs mit psychischem Druck. Psychotherapeutische Unterstützung und Erlernen von Entspannungstechniken wie progressive Muskelentspannung, autogenes Training, Yoga, Meditation.
- Ausdauersportarten wie Joggen, Walking, Langstreckenschwimmen in der migränefreien Zeit können die Anfallshäufigkeit reduzieren.
- Akupunktur, Akupressur.
- Im Anfall einen abgedunkelten, ruhigen Raum aufsuchen. Dort ruhen.
- Kühlende Anwendungen (Wickel, Gel-Kompressen, kalter Waschlappen) auf Stirn und Augenpartie können die Beschwerden erleichtern.

50 Müdigkeit, Leistungsschwäche

50.1 Grenzen der Selbstmedikation

Müdigkeit und Leistungsschwäche, die schon länger als 14 Tage bestehen oder begleitet sind von Gewichtsabnahme, Nachtschweiß oder anderen auffallenden Symptomen, müssen dringend ärztlich abgeklärt werden. Sie können auch durch eine virale Infektion (z. B. Long COVID) bedingt sein.

50.2 Allopathie

Müdigkeit ist ein physiologisches Zeichen der Erholungsbedürftigkeit des Organismus. Strapaziert man ihn dauerhaft über physische, aber auch psychische Grenzen, kann es zur Entwicklung des Burn-out-Syndroms kommen, aus Japan kennt man tödliche Fälle (Karoshi). Zudem bestehen bei dauernder zu geringer Schlafdauer (interindividuelle Schwankungen des Schlafbedürfnisses) hormonelle Störungen, wie z. B. auch eine erhöhte Inzidenz an Adipositas und Diabetes, aber auch Depressionen. Auch muss bei allopathischen (Wachhalte- oder Aufputsch-) Mitteln die Grenze der Zufuhr bzgl. Dopingbestimmungen der jeweiligen Sportart beachtet werden! Keine Gabe bei Schwangeren und Stillenden.

50.2.1 Orale Therapie

Präparate	Wirkstoffe	Wirkstoffgruppe
Coffeinum® N 0,2, Percoffedrinol® N 50 mg Tab.	Coffein	Psychotonikum, erhöht Aktivität des Vasomotoren- u. Atemzentrums, erhöhte Glykogenolyse und Lipolyse, nach Übergangsbestimmungen im Markt

M

50.3 Phytotherapie

Müdigkeitsbekämpfende Phytopharmaka enthalten zum einen coffeinhaltige Drogen, zum anderen stellen sie Zubereitungen aus Drogen dar, die in den Bereich der Adaptogene (unspezifische Erhöhung der Anpassungsfähigkeit des Organismus an Stressoren durch Regulation des adrenergen und cortisonbezogenen Hormonsystems) einzuordnen sind.

50.3.1 Orale Therapie

Präparate	Inhaltsstoffe	Dosierung/Tag	Hinweise
Eleu-Curarina® Taigawurzel-Fluidextrakt Drg./ Lsg.	Fluidextrakt aus *Eleutherococcus-senticosus*-Wurzel	Ab 12 Jahren 2 × 30 Tropfen	„Anti-Burn-out"-Mittel bei Müdigkeit und Schwächegefühl
Koreanischer reiner Roter Ginseng Kapseln 300 mg	Ginsengwurzelpulver 300 mg	Ab 12 Jahren 3 × 2 Kps.	Zur allgemeinen Stärkung bei: ■ Schwächegefühl ■ Müdigkeit ■ Konzentrationsschwäche ■ Leistungsschwäche
Neurapas® balance Tbl.	Trockenextrakte aus Passionsblume, Johanniskraut, Baldrian	>12 Jahre: 1- bis 3-mal 2, 6–12 Jahre: 1- bis 3-mal 1	Bei nervlicher Erschöpfung (Neurasthenie), Angst, Burn-out, Schlafstörungen, Antriebslosigkeit
Pascoflair® 425 Tbl.	Passionsblumen-Trockenextrakt	bis 3-mal 1	Bei nervlicher Erschöpfung, Angst, innerer Unruhe, Stress, Alltagsbelastung

50.4 Aromatherapie

Ätherische Öle mit der Wirkung einer Kopfnote wirken aktivierend und belebend, z. B. Pfefferminzöl, Orangenblütenöl, Zitronenöl, Limettenöl, Litsea-cubeba-Öl, Grapefruitöl, Lemongrassöl, Rosmarinöl. Man gibt z. B. von einem Öl 5 Tropfen in die Duftlampe oder einen Diffusor. Primavera oder Taoasis bieten in ihrem Portfolio auch fertige Mischungen an.

50.5 Mikrobiom

Da die Mikrobiomkeime auch Quelle der Vitamin-B_{12}-Synthese sind, ist hier eine Besiedlung mit Lactobacillus-Stämmen (z. B. *Lactobacillus reuteri*) u. a. wichtig für die Synthese von Vitamin B_{12}, das dann dem menschlichen Organismus für die Blutbildung zur Verfügung steht.
Auch beim chronischen Erschöpfungssyndrom (CFS), das mit stiller Entzündung (silent inflammation durch „leaky-gut") in Verbindung gebracht wird, steht eine Dysbiose im Verdacht, auslösend oder verschlimmernd zu wirken (2016; doi: 10.1186/s40168-016-0171-4). Es ist aber derzeit noch unklar, was Auslöser und was Folge ist und welche Keime dezidiert appliziert werden müssten.
Eine Kombination aus Präbiotikum (z. B. Flohsamenschalen, Haferkleie, Guarbohnenmehl, Inulin, Akazienfasern, Chiasamen) plus Probiotikum (z. B. Lactobacillus-Multistrain-Präparat) kann probatorisch kalkuliert angewendet werden.

50.6 Nahrungsergänzungsmittel

Mikronährstoff	Dosierung	Präparat	Hinweise
Magnesium	400 mg/Tag	Magnesium Verla®	Steigert Energie
Coenzym Q10	100–500 mg/Tag 3 × 5 Hübe/Tag	QuinoMit Q10®	Steigert Energie
Kombination Vitamine C, E und Coenzym Q10	1 × 1/Tag	MetaCare® Coenzym Q10	Steigert Energie

M

Mikronährstoff	Dosierung	Präparat	Hinweise
Vitamin-B-Komplex	1 × 1 Tbl./Tag	B-Komplex mse mit Folsäure, Biotin, Cholin	Steigert Energie
Vitamin C	500–1.000 mg/Tag	Cetebe®	Steigert Energie
Vitamin D	2.000–4.000 I. E.	mse, Köhler	Steigert Energie
Vitamin E	500 I. E.	Optovit® fortissimum	Antioxidans
Zink	10–15 mg/Tag	Zinkorotat-POS®	Fördert Vitamin-A-Stoffwechsel, Cofaktor von Enzymen
Kombination Vitamine C, B, Eisen	1 ×1/Tag	MetaCare® Eisen	Bei Müdigkeit
Selen	100–200 µg	Cefasel®	Unterstützt die Funktion der Schilddrüse
Kupfer	1–2 mg/Tag	CupriMit® mse	Steigert Energiestoffwechsel
Taurin	1.000 mg/Tag	TaurinoMit® mse	Steigert Energiestoffwechsel
L-Carnitin	1.000 mg/Tag	Carnitin® mse	Steigert Energiestoffwechsel
L-Arginin	1.000–2.000 mg/Tag	Pure encapsulations®	Steigert Energiestoffwechsel
L-Glutamin	0,5–2 g/Tag	Glutamin Verla®, Pure encapsulations®	Steigert Energiestoffwechsel

Mikronährstoff	Dosierung	Präparat	Hinweise
Omega-3-Fettsäuren	1–3 g/Tag	EnzOmega®	Steigert Herz- und Gefäßleistung
Vitamin-, Mineralstoff-, Spurenelemente-, Fettsäuren-Kombination	Bt.l, Tabl.und Kaps.	Orthomol vital m oder f	Steigert Energiestoffwechsel
Vitamin-Coenzym-Kombination	1 × 1 Tbl./Tag	VigoLoges®	Steigert Energiestoffwechsel

50.7 Homöopathie (Einzelmittel)

Arzneiweisende Symptome	Zusatzhinweise	Passende Arznei mit Potenz	Dosierung/Tag
Gefühl des Burnout; nervös und ängstlich; empfindsam, mitfühlend, Konzentrationsschwäche	Folge von erschöpfenden Krankheiten; Überlastung und Überforderung	Phosphor D12	2 × 5 Globuli
Geistige, körperliche und sexuelle Schwäche; apathisch; kann sich nichts mehr merken; innere Leere; gleichgültig	Folge von Sorgen; Überlastung und Überforderung; schläft tagsüber ein, nickt weg	Acidum phosphoricum D12	2 × 5 Globuli
Körperliche und geistige Erschöpfung durch Überanstrengung	Nervös, ängstlich, appetitlos Schulkopfschmerz	Kalium phosphoricum D6	3 × 5 Globuli

M

Arzneiweisende Symptome	Zusatzhinweise	Passende Arznei mit Potenz	Dosierung/Tag
Völlig übermüdet, nervös, überreizt, Kopfschmerzen; zu müde, um zu schlafen; Schwindel	Folge von durchwachten Nächten, Sorgen um andere; Jetlag, Schichtarbeit	Cocculus D12	2 × 5 Globuli
Schwäche und Frieren; besorgt um die Gesundheit; ängstliche Unruhe	Folge von körperlicher Überarbeitung, totaler Verausgabung	Arsenicum album D12	2 × 5 Globuli

50.8 Homöopathie (Komplexmittel)

Präparate	Dosierung/Tag	Hinweise
Manuia® Tabletten (DHU)	bis 3-mal tgl. 1 Tbl.	Bei Erschöpfung mit körperlicher und geistiger Leistungsminderung
Nervoregin® H Tabletten (Pflüger)	bis 3-mal tgl. 1 Tbl.	Bei nervöser Erschöpfung
Infinerval® Tropfen (Infirmarius)	bis 3-mal tgl. 5 Tropfen	Bei nervöser Erschöpfung
Tondinel® Tropfen (Pflüger)	bis 3-mal tgl. 5–10 Tropfen	Bei nervöser Erschöpfung
Sedaselect® Tropfen (Dreluso)	bis 3-mal tgl. 5–10 Tropfen	Bei nervöser Erschöpfung

50.9 Anthroposophische Medizin

50.9.1 Innere Therapie (oral)

Mittel	Anwendung/Tag	Hinweise
Levico comp., Globuli velati (Wala)	bis 3-mal tgl. 5–10 Globuli velati	Müdigkeit, auch postviral
Neurodoron® Tbl. (Weleda)	bis 4-mal tgl. 1 Tbl. einnehmen	Anwendungszeitraum mind. 1 Monat

50.9.2 Äußere Therapie

Mittel	Anwendung/Tag	Hinweise
Oleum aethereum Rosmarini 10 %, ölige Einreibung (Weleda)	Erw. und Jgl. reiben 1- bis 2-mal tgl. 3–8 Tr. in die Haut ein. Bei Kdrn. von 3–11 J. genügt eine Anwendung am Morgen	Zur Kreislauftonisierung, auch bei Morgenmüdigkeit und allgemeinem Kältegefühl
Weleda Rosmarin-Aktivierungsbad	Einen Spritzer des Badezusatzes in das Waschwasser geben und dann zügig mit einem feuchten Waschlappen abreiben	Morgendliche Abwaschung

50.10 Biochemie/Schüßler-Salze

Differenzierung	Mineralstoffe (Nummer)	Dosierung/Tag
	3	7–10
	5	7–10
	8	7–10
Durch Übersäuerung	9	12

M

50.11 Spagyrik

Mischung bei Müdigkeit oder Leistungsschwäche, Spagyrik nach Spagyro Naturheilmittel (Menge für 50 ml)	
Eleutherococcus D2	10 ml
Coffea D2	10 ml
Rosmarinus off. Ø	10 ml
Crataegus D2	10 ml
Imperatoria D2	10 ml

Dosierung:
Akut: Alle 10 Min. 2 Sprühstöße in den Mund

50.12 Bach-Blüten

Blüte	Seelische Haltung	Dosierung/Tag	Hinweis
Olive	Erschöpft, kraftlos durch Überarbeitung, lange Krankheit, Stress	Passende Blüten-Essenzen wählen, maximal sieben verschiedene Bei akuten Zuständen: 1–2 Tr. der Blüten-Essenzen unverdünnt direkt auf die Zunge träufeln, evtl. alle 10 Min. Für die mittelfristige, intensive Behandlung: morgens je 2 Tr. in ein großes Glas mit Wasser mischen. In kleinen Schlucken über den Tag verteilt einnehmen, auch mehrere Gläser am selben Tag. Für Langzeitbehandlung geeignet; tgl. 3- bis 4-mal 5 Tropfen der gewählten Mischung	
Hornbeam	Vor allem nervlich und geistig erschöpft, antriebslos		
Elm	Überforderung durch große Verantwortung und hohe Belastung		
Impatiens	Durch hektische Lebensweise erschöpft		

Blüte	Seelische Haltung	Dosierung/Tag	Hinweis
Oak	Total überarbeitet, nimmt trotzdem keine Hilfe an	Für längerfristige Anwendung werden die gewählten Essenzen in eine Behandlungslösung eingearbeitet. Davon tgl. 3- bis 4-mal 5 Tr. einnehmen (▶Kap. 1.10.3).	
Rock Water	Durch eiserne Disziplin und Perfektionismus erschöpft		
Vervain	Ausgelaugt durch den Einsatz für hohe Ideale		
Centaury	Erschöpft, weil man sich ausnutzen lässt		

50.13 Zusatzhinweise

- Genügend schlafen, sich am Tag Ruhepausen gönnen.
- Vitaminreiche, gesunde Ernährung.
- Viel Bewegung an der frischen Luft.
- Mindestens zwei Liter Wasser tgl. trinken.
- Tätigkeiten ausführen und Menschen treffen, die motivieren und Freude bringen.
- Coffeinhaltige Getränke nicht häufig und regelmäßig, sondern gezielt einsetzen, um die Konzentration und Wachheit zu erhöhen.

51 Mundgeruch

51.1 Grenzen der Selbstmedikation

Mundgeruch ohne erkennbare Ursache (z. B. bestimmte Nahrungsmittel), auffälliger süßlicher Geruch oder ein Geruch nach Ammoniak (Leberleiden, Diabetes mellitus) sowie Mundgeruch durch Probleme mit Zähnen oder Zahnfleisch sollten ärztlich abgeklärt werden. Es gilt, durch eine ärztliche Abklärung Magenerkrankungen auszuschließen. Optimale Mundhygiene und das Benutzen eines Zungenschabers sind anzuraten.

51.2 Allopathie

Mundgeruch stellt ein Symptom dar für unterschiedliche Zustände. Der am einfachsten zu behebende Grund ist mangelnde Mundhygiene mit dem Anhaften von Speiseresten und Konkrementen aus sich vermehrenden Bakterien und Zahnstein. Der Patient ist auf richtige Putztechniken hin zu schulen.

51.2.1 Lokale Therapie

Präparate	Wirkstoffe	Wirkstoffgruppe
Dequonal® Lösung zum Sprühen, Lösung zum Gurgeln	Benzalkoniumchlorid, Dequaliniumchlorid	Antiseptikum
Hexoral® Lösung	Hexetidin	Antiseptikum
Octenisept® antiseptic 1 mg/ml Mundspüllösung zur Anwendung in der Mundhöhle	Octenidin	Antiseptikum

51.3 Phytotherapie

51.3.1 Orale Therapie

Präparate	Inhaltsstoffe	Dosierung/Tag	Hinweise
Stozzon® Drg.	Chlorophyllin-Kupfer-Komplex-Natriumsalz	Mehrmals tgl. 1–3 unzerkaut mit Flüssigkeit	Unzerkaut! (sonst Grünfärbung des Rachenraums), trad. zur Vorbeugung gegen Mund- und Körpergeruch
Repha-Os® Mundspray	Pfefferminzöl, Myrrhenextrakt, Blutwurzextrakt, Ratanhiaholzextrakt, Eukalyptusöl, Anisöl, Nelkenöl	Mehrmals tgl. in Mundhöhle oder Rachenraum sprühen	Nicht für Säuglinge und Kleinkinder
Salviathymol® N Madaus Tropfen	Salbeiöl, Eukalyptusöl, Pfefferminzöl, Zimtöl, Nelkenöl, Fenchelöl, Sternanisöl, Levomenthol, Thymol	Ab 12 Jahren: 3 × 20 Tropfen in 100 ml lauwarmem Wasser, je 2 Min. spülen	Nicht bei Allergien gegen Doldengewächse nicht bei Säuglingen, Kleinkindern und Schwangeren auch zur Anwendung mit Mundduschengeräten beim Spülen die Flüssigkeit auch durch die Zähne ziehen

M

51.4 Aromatherapie

Viele ätherische Öle finden sich in kosmetischen Mundspüllösungen oder teilweise in Medizinprodukten gegen Mundgeruch. Primavera bietet ein Fertigprodukt (Mund-Vital-Öl) an. Eigene Mischungen können bis zu 1 % Lorbeeröl, Zitronenöl, Salbeiöl, Pfefferminzöl, Lavendelöl oder Manukaöl zusammen mit geschmacksverbessernden ätherischen Ölen wie Orangenöl oder Ingweröl enthalten, in Trägerölen mit unterstützender Wirkung, wie Sanddornfruchtfleischöl oder Sesamöl.

51.5 Mikrobiom

Da der Mundraum ein eigenes mikrobiologisches Ökosystem darstellt, ist es sinnvoll, eine Mikrobiomtherapie mit speziell hierfür ausgelobten Präparaten durchzuführen, um krank machende Keime mit ggf. Produktion von geruchsbelästigenden Stoffen zu verdrängen. Gerade die Anwendung von Antiseptika verändert die Mundflora, ebenso die Anwendung cortisonhaltiger Asthmasprays oder der Konsum von Genussmitteln wie Alkohol und Zigaretten.

Präparate	Inhaltsstoffe	Dosierung/Tag	Hinweise
Nupure probadent bei Mundgeruch Lutschtabletten	*Lactobacillus salivarius*	1 × tgl.	Immer nach etwaigen Mundspülungen/Zähneputzen
Omnibiotic immunD	*Streptococcus salivarius*	1 × tgl.	

51.6 Nahrungsergänzungsmittel

Mikronährstoff	Dosierung	Präparat	Hinweise
Chlorophyllin	1–3 Tbl./Tag	Stozzon®	Geruchsneutralisierend
Vitamin D_3 Lactobacillus salivarius	1 × 1/Tag	Hevert®, Köhler	Reguliert Mikroflora im Mund
Zeolith	Bis 9 Tbl./Tag kauen	Froximun Toxaprevent Medi pure, Halistop	Bindet Schadstoffe in der Mundhöhle
Ingwer, Echinacea, Myrte	bis 3-mal/Tag in die Mundhöhle sprühen	Oroxid® forte	Desinfiziert, beruhigt Schleimhaut, hemmt Bakterien

51.7 Homöopathie (Einzelmittel)

Arzneiweisende Symptome	Zusatzhinweise	Passende Arznei mit Potenz	Dosierung/Tag
Geschwollenes Zahnfleisch; starker Speichelfluss	Metallgeschmack im Mund; belegte Zunge	Mercurius solubilis D12	2 × 5 Globuli
Nervös und ausgelaugt; gelblich weiß belegte Zunge	Folge von Stress; besser durch Ruhe, schlechter morgens, bei Aufregung	Kalium phosphoricum D12	2 × 5 Globuli

51.8 Homöopathie (Komplexmittel)

Präparate	Dosierung/Tag
Momordica Komplex Nestmann 184 Tropfen	3 × tgl. 10 Tropfen

51.9 Anthroposophische Medizin

Regulierung der gesamten Verdauungstätigkeit mit Bitterstoffen

51.9.1 Innere Therapie (oral)

Mittel	Anwendung/Tag	Hinweise
Amara-Tropfen (Weleda)	Erw. und Jgl. ab 12 J. erhalten als Einzeldosis 10–15 Tr., Kdr. von 6–11 J.: 5–8 Tr., Klkdr. von 1–5 J.: 3–5 Tr.	15 Min. vor dem Essen einnehmen. Die Tropfen werden am besten mit Wasser verdünnt eingenommen.
Bitter Elixier, Sirup (Wala)	Erw. und Kdr. ab 12 J. nehmen 1- bis 3-mal tgl. ½–1 TL.	10–20 Min. vor dem Essen einnehmen. Das Elixier kann mit Wasser verdünnt oder unverdünnt eingenommen werden.
Gentiana Magen, Globuli velati (Wala)	3-mal tgl. 5–10 Globuli velati	15 Min. vor dem Essen einnehmen

51.9.2 Äußere Therapie

Mittel	Anwendung/Tag	Hinweise
Ratanhia-Mundwasser (Weleda)	Ein paar Spritzer in ein Glas Wasser. Nach dem Zähneputzen gurgeln	Gerbstoffe regulieren die Mundschleimhaut
Sole-Zahncreme (Weleda)	Zum Zähneputzen verwenden	Regt den Speichelfluss an und stärkt die Mundflora

51.10 Biochemie/Schüßler-Salze

Mineralstoffe (Nummer)	Dosierung/Tag
5	12–20

51.11 Spagyrik

Mischung bei Mundgeruch, Spagyrik nach Spagyro Naturheilmittel (Menge für 50 ml)	
Viola tricolor D2	10 ml
Arnica D2	5 ml
Hydrargyrum bichloratum D6	5 ml
Salvia off. D2	10 ml
Rosmarinus off. Ø	10 ml
Nr. 5 Kalium phos. spag. D6	10 ml

Dosierung:
Akut: Stdl. 3 Sprühstöße in den Mund
Chronisch: 3 × 3 Sprühstöße in den Mund

Mittel	Dosierung
Vulpur® spag. Peka Tropfen	3 × 20 Tr.
Solunat Nr. 19 Stomachik I	2 × 10 Tr. mittags u. abends
Solunat Nr. 9 Lymphatik	2 × 10 Tr. morgens u. abends

51.12 Bach-Blüten

Hier muss der bestehende seelisch-geistige Zustand erfasst werden. Aus bis zu sieben verschiedenen Blüten-Essenzen wird die geeignete Bach-Blüten-Mischung zusammengestellt. Verwenden Sie hierzu die Kurzcharakterisierung der 38 klassischen Bach-Blüten unter ▶ Kap. 1.10.4; Arzneimittelauswahl und die Hinweise zur Herstellung einer Behandlungslösung unter ▶ Kap. 1.10.3.

51.13 Zusatzhinweise

- Mundhygiene sehr ernst nehmen. Zähneputzen nach jedem Essen, Interdentalräume täglich reinigen und morgens die Zunge schaben. Zahnbürste monatlich erneuern.
- Zustand der Zähne und des Zahnfleisches regelmäßig vom Zahnarzt überprüfen lassen.
- Ggf. antiseptische Mundspülungen nach dem Essen anwenden.
- Magen- und Speiseröhrenerkrankungen ausschließen.
- Gesunde und leicht verdauliche Ernährung mit viel Obst und Gemüse. Regelmäßig essen, die letzte Mahlzeit nicht zu spät einnehmen.
- Rauchverzicht.

52 Mundsoor

52.1 Grenzen der Selbstmedikation

Die Ursache des Mundsoors sollte immer ärztlich abgeklärt werden, um einen Befall mit *Candida ssp.* zukünftig zu verhindern. Dies gilt auch für Veränderungen der Mundschleimhaut, die mit Entzündungen oder starken Schmerzen einhergehen. Schwangere und Stillende sowie betroffene Säuglinge bedürfen der ärztlichen Konsultation.

52.2 Allopathie

Mundsoor (Candida-Besiedlung) ist häufig eine Begleiterscheinung nach falscher Anwendung von cortisonhaltigen Asthmasprays durch den meist ungeschulten Patienten (Studie der ABDA: einmalige Schulung des Asthmatikers durch die Apotheke vermindert die Anwendungsfehler um 65 %; daher ist die pharmazeutische Dienstleistung zur Einweisung in die Anwendung der Asthma-Devices mehr als sinnvoll), Schädigung der physiologischen GIT-Flora durch die Anwendung von Antibiotika, tritt aber auch häufig als Nebenwirkung einer Chemotherapie des Tumorpatienten durch reduzierte Schleimhautfunktion (reduzierte Speicheldrüsentätigkeit) auf. Eine frühzeitige Information zur Prophylaxe bei gefährdeten Patienten muss daher von ärztlicher und apothekerlicher Seite erfolgen. Eine Information von Apothekerseite zu Entwesung oder Tausch von Gegenständen, die infiziert wurden (Zahnbürste, Schnuller usw.), muss erfolgen.

52.2.1 Lokale Therapie

Präparate	Wirkstoffe	Wirkstoffgruppe
Candio Hermal® Fertigsuspension, Candio Hermal® Mundgel, Moronal® Suspension Nystatin Holsten Suspension Nystaderm®-S Lösung Suspension Nystaderm® Mundgel Nystatin acis® Mundgel, Suspension	Nystatin	Antimykotisch wirkendes Antibiotikum
Daktar® 2 % Mundgel InfectoSoor® Mundgel Mykoderm® Mundgel	Miconazolnitrat	Antimykotikum

52.3 Phytotherapie

Keine Angabe.

52.4 Aromatherapie

Korianderöl stellt ein sehr gut wirksames ätherisches Öl gegen Candida-Pilze dar. Man kann es unterstützend in 1%iger-Konzentration in obige Fertigarzneimittel einarbeiten.

52.5 Mikrobiom

Die Mundflora sollte nach einer Candida-Behandlung des Mundraums rekonstituiert werden mit dem Lutschen von probiotischen Mundflorapräparaten.

Präparate	Inhaltsstoffe	Dosierung/Tag	Hinweise
Nupure® probadent bei Mundgeruch Lutschtabletten	*Lactobacillus salivarius*	1 × tgl.	Immer nach etwaigen Mundspülungen/Zähneputzen
Omnibiotic immunD	*Streptococcus salivarius*	1 × tgl.	

52.6 Nahrungsergänzungsmittel

Keine Angabe.

52.7 Homöopathie (Einzelmittel)

Arzneiweisende Symptome	Zusatzhinweise	Passende Arznei mit Potenz	Dosierung/Tag
Weiße Flecken, brennender Schmerz	Empfindliche, leicht blutende Mundschleimhaut	Borax D6	3 × 5 Globuli
Geschwollenes Zahnfleisch; starker Speichelfluss	Unangenehmer Mundgeruch, belegte Zunge	Mercurius solubilis D12	2 × 5 Globuli

M

52.8 Homöopathie (Komplexmittel)

Präparate	Dosierung/Tag	Hinweise
Borax N Synergon 44 Tropfen (Kattwiga)	bis 3-mal tgl. 5 Tropfen	

52.9 Anthroposophische Medizin

52.9.1 Innere Therapie (oral)

Mittel	Anwendung/Tag	Hinweise
Gentiana Magen, Globuli velati (Wala)	Sgl. 2- bis 3-mal tgl. 2–3 Globuli velati Erw. 5-10 Globuli velati	Zur Anregung der Verdauungstätigkeit. Bitterstoffe tragen zur Gesundheit der Mundschleimhaut bei.

52.9.2 Äußere Therapie

Mittel	Anwendung/Tag	Hinweise
Ratanhia-Mundwasser (Weleda)	3-mal tgl. mit Watteträger die Mundschleimhaut einpinseln. Gleichzeitig Pilzbeläge entfernen	Wirkt schleimhautstabilisierend Bei gestillten Kindern muss die mütterliche Brustwarze mitbehandelt werden: nach jedem Stillen mit Teebaumöl in einer Mischung 1:10 in Calendulaöl (Weleda) die Brustwarze abtupfen

52.10 Biochemie/Schüßler-Salze

Mineralstoffe (Nummer)	Dosierung/Tag
4	12
5	12
8	7

52.11 Spagyrik

Mischung bei Mundsoor, Spagyrik nach Spagyro Naturheilmittel (Menge für 50 ml)	
Acidum arsenicosum D4	5 ml
Propolis D3	10 ml
Hydrastis D4	10 ml
Melissa D2	10 ml
Artemisia annua D2	10 ml
Hydrargyrum bichloratum D6	5 ml

Dosierung:
Akut: alle 10 Min. 2 Sprühstöße in den Mund
Chronisch: 3 × 3 Sprühstöße in den Mund

Mittel	Dosierung
Infragil spag. Peka N Tropfen	3 × 20 Tr.
Solunat Nr. 19 Stomachik I	2 × 10 Tr. mittags u. abends

52.12 Bach-Blüten

Hier muss der bestehende seelisch-geistige Zustand erfasst werden. Aus bis zu sieben verschiedenen Blüten-Essenzen wird die geeignete Bach-Blüten-Mischung zusammengestellt. Verwenden Sie hierzu die Kurzcharakterisierung der 38 klassischen Bach-Blüten unter ▸Kap. 1.10.4; Arzneimittelauswahl und die Hinweise zur Herstellung einer Behandlungslösung unter ▸Kap. 1.10.3.

52.13 Zusatzhinweise

- Mundhygiene optimieren (Zähneputzen, Interdentalräume säubern, Zahnzustand und Zahnfleisch untersuchen lassen).
- Immunsystem stärken durch gesunde Ernährung, genügend Bewegung an der frischen Luft, regelmäßigen und ausreichenden Schlaf und genügend Flüssigkeitszufuhr.
- Asthmatiker müssen auf den richtigen Gebrauch von corticoidhaltigen inhalativen Arzneimitteln achten. Mundspülung, Essen oder Zähne putzen nach der Anwendung!
- Bei Säuglingen die Beruhigungs- und Trinksauger auskochen.
- Kleinkinder und Säuglinge nur mit eigenem Löffel füttern und diesen nicht selbst ablecken, da Mundsoor Erwachsenen auf das Kind übertragen werden kann.
- Brustwarzenhygiene bei stillenden Müttern.

53 Muskelbeschwerden

53.1 Grenzen der Selbstmedikation

Muskelkrämpfe können die unterschiedlichsten Ursachen haben (Mangel an Calcium oder Magnesium, orthopädische Ursachen, Restless-Legs-Syndrom [Eisenspiegelbestimmung!], als Nebenwirkung von Medikamenten [Statine!]).
Ein wiederholtes Auftreten ohne erkennbare Ursache oder Beschwerden, die sich verschlimmern, müssen abgeklärt werden (Verdacht auf Muskelfaserriss oder Zerrung).
Bei gehäuftem Auftreten ohne Belastung oder Sport ist eine ärztliche Diagnose notwendig, ebenso nach erfolgloser Behandlung mit Mineralstoffen.

53.2 Allopathie

Meist liegt einfachen Muskelkrämpfen ein Magnesiummangel zugrunde, der substituiert werden kann. Das Auftragen von Magnesiumverbindungen als „Magnesiumöl" auf die Haut ist wirkungslos (keine transdermale Resorption möglich!).

53.2.1 Orale Therapie (Beispiele)

Präparate Muskelkrämpfe	Wirkstoffe	Wirkstoffgruppe
Biolectra® Magnesium 243 forte/365 fortissimum Bta.	Magnesiumoxid	Mineralstoff
Biomagnesin®, Magnerot® N Magnesiumtbl.	Magnesiumhydrogenphosphat, Magnesiumhydrogencitrat	Mineralstoff
Cormagnesin® 200/400	Magnesiumsulfat	Mineralstoff
Lösnesium® Brausegranulat	Leichtes basisches Magnesiumcarbonat, leichtes Magnesiumoxid	Mineralstoff

M

Präparate Muskelkrämpfe	Wirkstoffe	Wirkstoffgruppe
Magnesium Diasporal® 150 Kps., Magnesium-Optopan® Kps., Magnetrans® forte/extra Kps.	Magnesiumoxid	Mineralstoff
Magnesiocard® 2,5 mmol Fta./Pulver/forte Pulver/Bta.	Magnesiumaspartat	Mineralstoff
Magnerot® CLASSIC N Tbl., Magnesorot® 240 Beutel	Magnesiumorotat	Mineralstoff
Magnesium 100 mg Jenapharm®	Magnesiumcarbonat	Mineralstoff
Magnesium Diasporal® 100, 300 Granulat	Magnesiumcitrat	Mineralstoff

53.2.2 Lokale Therapie

Präparate Muskelschmerzen, Muskelkater	Wirkstoffe	Wirkstoffgruppe
Dolgit® Creme, Ibutop® Gel	Ibuprofen	NSAR (Analgetikum, Antirheumatikum)
Dolo-Arthrosenex® N Gel	Hydroxyethylsalicylat	Analgetikum, Antirheumatikum
Dolobene® Cool Gel	Isopropanol, Mateblätter-Extr., Levomenthol, D-Campher	Abschwellend, antiseptisch
Elacur® M hot Creme	Propylnicotinat	Hyperämisierendes Mittel
Enelbin® Paste	Zinkoxid, Salicylsäure, Aluminiumsilikate	Abschwellend, antiseptisch, Analgetikum
Finalgon® Wärme Creme DUO	Nonivamid, Nicoboxil	Hyperämisierendes Mittel

Präparate Muskelschmerzen, Muskelkater	Wirkstoffe	Wirkstoffgruppe
Kytta® Wärme Balsam	Beinwellwurzel-Fluidextrakt, Methylnicotinat	Antiphlog. Phyto-Extrakt, hyperämisierendes Mittel
Voltaren® Schmerzgel, Diclac® Schmerzgel	Diclofenac	NSAR (Analgetikum, Antirheumatikum)

53.3 Phytotherapie

Arnikahaltige Phytopharmaka empfehlen sich zur Behandlung der Auswirkungen unüblicher sportlicher Betätigung, die in Mikroläsionen der Muskulatur resultiert (Muskelkater stellt keine Anhäufung von Milchsäure im Muskel dar). Die Inhaltsstoffe aus Arnika hemmen die Entzündungskaskade bereits an der frühesten Stelle und wirken daher sehr effektiv!

53.3.1 Lokale Therapie

Präparate	Inhaltsstoffe	Dosierung/Tag	Hinweise
doc® Arnika Salbe	Tinktur aus Arnikablüten	2- bis 3-mal tgl. auf die zu behandelnde Stelle	Auftragen und einmassieren
Dolo-Cyl® Öl Muskel- u. Pflegeöl	Öliger Auszug aus Arnikablüten, Eucalyptusöl, Johanniskrautöl, Wacholderöl, Lavendelöl, Latschenkiefernöl, Rosmarinöl	Mehrmals tgl. einmassieren	

M

Präparate	Inhaltsstoffe	Dosierung/Tag	Hinweise
Kneipp® Arnika Salbe S	Öliger Auszug aus Arnikablüten	Mehrmals tgl.	Leichte Streichmassage, auf akut entzündete Stellen: nur messerrückendicker Salbenumschlag, keine Massage
Kytta-Salbe® f	Beinwellwurzel-Fluidextrakt	> 12 J.: 2- bis 4-mal tgl. 4–18 cm Salbenstrang auftragen und einmassieren	Auch als Salbenverband: 10–20 g; nicht auf verletzte Haut!
Retterspitz® Quick Muskel Creme	Thymol, D-Campher, Levomenthol, Rosmarinöl, Arnikatinktur	3- bis 6-mal tgl. 5–10 cm langen Salbenstrang auf die Haut von Brust/Rücken/Flanken	Auch bei grippalen Infekten, rheumatischen Beschwerden der Muskulatur und Gelenke
Rhus-Rheuma-Gel N	Giftsumach, Sumpfporst, Beinwell	1- bis 2-mal tgl. max. 15 cm Salbenstrang auf die schmerzhaften Stellen	Gut für Salbenverband geeignet

53.4 Aromatherapie

Keine Angabe.

53.5 Mikrobiom

Keine Angabe.

53.6 Nahrungsergänzungsmittel

Mikronährstoff	Dosierung	Präparat	Hinweise
Magnesium	400–600 mg/Tag, je nach Verträglichkeit für 3 Monate, dann 400 mg auf Dauer	Magnesium Verla®	Entsäuert; kann bei hoher Dosierung Durchfall verursachen, dann reduzieren
Calcium	200–500 mg/Tag	Verla®	Entsäuert
Kalium	200–600 mg/Tag	Verla®	Entsäuert
Zink	10–15 mg/Tag	Zinkorotat-POS®	Entsäuert
Kombination Magnesium + Kalium	3–4 Tbl./Tag	Tromcardin® duo	Trägt zur normalen Muskelfunktion bei
Kombination: Magnesium, Calcium, Zink + Spirulina + Spargel	3 × 2/Tag	Syxyl Basosyx® classic	Entsäuert
Omega-3-Fettsäuren	1–3 g/Tag	MensSana® Omega-3 liquid	Entzündungshemmend
Vitamin-B-Komplex	1 × 1/Tag	B-Komplex Verla®	Steigert Energiestoffwechsel, bei Nervenschmerz
Vitamin C	500–1.000 mg/Tag	Cetebe®	Antioxidans
Vitalstoffmischung für Säure-Basen-Haushalt	1 × 1 Btl./Tag in Wasser	Innova Balance®	Entsäuert
Coenzym Q 10	100–300 mg/Tag	QuinoMit Q10®	Vermindert eventuell Schmerzen

53.7 Homöopathie (Einzelmittel)

Arzneiweisende Symptome	Zusatzhinweise	Passende Arznei mit Potenz	Dosierung/Tag
Muskelzuckungen und Wadenkrämpfe	Beginn an Zehen und Fingern mit Ausbreitung zum Körperstamm	Cuprum metallicum D12	Akut alle 10 Min. 5 Globuli (bis zu 3 × wiederholen), sonst 2 × 5 Globuli
Plötzliche, blitzartige Krämpfe	Wärme und Druck bessern	Magnesium phosphoricum D12	Akut alle 10 Min. 5 Globuli (bis zu 3 × wiederholen), sonst 2 × 5 Globuli
Zerschlagenheitsgefühl; alles tut weh nach Überanstrengung	Besser durch Liegen; schlimmer durch Berührung und Bewegung	Arnica D6	Akut stündlich 5 Globuli; bei Besserung 3 × 5 Globuli
Ziehende, reißende Schmerzen; steif und unbeweglich; große Ruhelosigkeit mit Bewegungsdrang	Anfangs schmerzt Bewegung sehr, dann bessert sie; Wärme tut gut	Rhus toxicodendron D12	Akut alle 2 Std. 5 Globuli; bei Besserung 3 × 5 Globuli
Geringste Bewegung schmerzt unerträglich, gereizt	Besserung durch Druck auf schmerzende Stelle	Bryonia D12	Akut stündlich 5 Globuli, bei Besserung 3 × 5 Globuli

53.8 Homöopathie (Komplexmittel)

Präparate	Dosierung/Tag
Pflügerplex® Cuprum 145 H Tropfen	Akut: stdl. 5 Tropfen (max. 6 × tgl.) Chronisch: 1- bis 3-mal tgl. 5 Tropfen

53.9 Anthroposophische Medizin

53.9.1 Innere Therapie (oral)

Mittel	Anwendung/Tag	Hinweise
Magnesium phosphoricum comp., Globuli velati (Wala)	Kdr. von 2–6 J. 1- bis 3-mal tgl. bis 2-stündlich 3–5 Globuli velati, Erw. und Kdr. ab 6 J. 1- bis 3-mal tgl. bis 2-stündlich 5–10 Globuli velati	Bei krampfartigen Beschwerden
Magnesium phosphoricum acidum D6, Dilution (Weleda)	3-bis 5-mal 15 Tr. in Wasser	Bei krampfartigen Beschwerden Bei Verspannungsschmerzen
Arnica e planta tota D6, Globuli velati (Wala)	bis 3-mal 10 Globuli velati. Die Behandlung erfolgt so lange, bis die Schmerzen nachlassen.	Basismittel zur Regeneration der Muskeln
Arnica, Planta tota D6, flüssige Verdünnung (Weleda)	bis 3-mal tgl. 5–10 Tr., im akuten Stadium alle 2 Std. 5 Tr. mit Wasser verdünnt einnehmen	

53.9.2 Äußere Therapie

Mittel	Anwendung/Tag	Hinweise
Aconit Schmerzöl, ölige Einreibung (Wala)	bis 3-mal tgl. an den schmerzhaften Stellen einreiben	Es wird in leicht kreisenden Bewegungen aufgetragen. Die eingeriebene Stelle sollte anschließend warm gehalten werden.

Mittel	Anwendung/Tag	Hinweise
Primula Muskelnähröl, ölige Einreibung (Wala)	bis 3-mal tgl. sparsam einreiben	Bei Muskelkater und Muskelschwäche, z. B. nach langer Ruhigstellung
Arnica comp./Cuprum, Ölige Einreibung (Weleda)	Morgens und abends die betroffenen Körperpartien mit jeweils 3–5 Tr. körperwarmem Öl einreiben und danach mit einem Wolltuch umhüllen	Bei schmerzhaften Verspannungen der Muskulatur, Muskelverhärtungen mit Druckschmerzhaftigkeit (Myogelosen)
JohannisÖl Kompresse (Wachswerk)	Wärmende Wachs-Öl-Wickel zum Auflegen	Schmerzlindernd
Lavendelöl 10 %, ölige Einreibung (Weleda)	bis 3-mal tgl. sehr sparsam auftragen. Als Nacken-Wickel auf ein heiß-feuchtes Tuch auftropfen (3–5 Tr.) und auf den Nacken legen. Anwendungsdauer 5–10 Min.	
Arnika Massageöl (Weleda)	bis 2-mal tgl. einmassieren	

53.10 Biochemie/Schüßler-Salze

Mineralstoffe (Nummer)	Dosierung/Tag	
2	12–20	
5	10	
7	12	
Muskelkater	6	12
	7	7–10
	9	12
	10	12
	12	5–7
Vor Anstrengung	3	12

53.11 Spagyrik

Mischung bei Muskelkrämpfen, Spagyrik nach Spagyro Naturheilmittel (Menge für 50 ml)	
Citrullus colocynthis D4	15 ml
Mandragora D2	5 ml
Verbena off. Ø	5 ml
Cuprum sulf. D3	5 ml
Filipendula ulmaria Ø	10 ml
Nr. 2 Calcium phos. spag. D6	5 ml
Nr. 7 Magnesium phos. spag. D6	5 ml

Dosierung:
Akut: Alle 10 Min. 2 Sprühstöße in den Mund
Chronisch: 5 × 3 Sprühstöße in den Mund

Mittel	Dosierung
Phönix® Plumbum spag.	3-bis 4-mal 20 Tr.

Mischung bei Muskelschmerzen, Muskelkater, Spagyrik nach Zimpel/Staufen-Pharma (Menge für 50 ml)	
Propolis D2	5 ml
Arnica D2	10 ml
Dioscorea D2	10 ml
Stellaria media Ø	10 ml
Nr. 6 Kalium sulf. spag. D6	5 ml
Nr. 7 Magnesium phos. D6	5 ml
Nr. 9 Natrium phos. spag. D6	5 ml

Dosierung:
Akut: Alle 10 Min. 2 Sprühstöße in den Mund
Chronisch: 5 × 3 Sprühstöße in den Mund

Mittel	Dosierung
Areutid spag. Peka N Tropfen	3 × 20 Tr.
Phönix® Hydrargyrum spag.	3-bis 4-mal 20 Tr.

53.12 Bach-Blüten

Bei wiederkehrenden Beschwerden sollte der bestehende seelisch-geistige Zustand erfasst werden. Aus bis zu sieben verschiedenen Blüten-Essenzen wird die geeignete Bach-Blüten-Mischung zusammengestellt. Verwenden Sie hierzu die Kurzcharakterisierung der 38 klassischen Bach-Blüten unter ▸Kap. 1.10.4; Arzneimittelauswahl und die Hinweise zur Herstellung einer Behandlungslösung unter ▸Kap. 1.10.3.

53.13 Zusatzhinweise

- Ernährung gesund und magnesiumreich gestalten. Gute Magnesiumlieferanten sind z. B. Vollkornprodukte, Vollkornhaferflocken, Naturreis, Sojaprodukte, Spinat, Bohnen, Cashewnüsse und Mineralwässer mit hohem Magnesiumgehalt.
- Beim Krampf den krampfenden Muskel dehnen und die Dehnung etwas halten.
- Regelmäßige Bewegung und Muskeltraining.
- Heiße, durchblutungsfördernde Bäder, Saunabesuch.
- Sanfte Massage und Dehnung der betroffenen Muskulatur.
- Bewegung ohne große Beanspruchung.
- Belastung bei sportlichen Aktivitäten dem individuellen Trainingszustand anpassen. Langsam steigern.
- Vor Belastung die Muskulatur aufwärmen, nach Belastung sanfte Dehnungsübungen ausführen.
- Gesunde, mineralstoffreiche Ernährung mit viel Gemüse, Obst und Vollkornprodukten.
- Manche Medikamente können Muskelschmerzen auslösen, bitte abklären.

54 Narbenbehandlung

54.1 Grenzen der Selbstmedikation

Narben, die sich entzünden oder massiv wuchern (Keloidbildung), müssen ärztlich untersucht werden. Eventuell ist die chirurgische Intervention notwendig.

54.2 Allopathie

Frische Narben benötigen wie frische Wunden „Wundruhe“ (Vermeidung physikalischer Reize), daher frühestens 2–3 Wochen nach einer Operation mit der lokalen Therapie beginnen (nach Abschluss der Wundheilung). Orale Unterstützung mit Vitamin C (Kollagenbildung), Zink (Wundheilung, Immunsystem), hochwertiger eiweißfokussierter Ernährung (Gewebsneubildung) ist sofort hilfreich. Die lokale Behandlung älterer Narben muss lang andauernd (mind. zwei Monate) erfolgen.

54.2.1 Lokale Therapie

Präparate	Wirkstoffe	Wirkstoffgruppe
Bepanthen® Lösung	Dexpanthenol	Vitamin, Adjuvans bei Läsionen
Bepanthen® Wund- u. Heilsalbe, Panthenol Heumann Creme	Dexpanthenol	Vitamin, Adjuvans bei Läsionen
Dermatix® Ultra Gel	Silicone, Siliciumdioxid-hydrat	Okklusionsprinzip
Elicina Creme	Sekret der chilenischen Schnecke *Helix aspersa* Muller	
Hansaplast Narben Reduktion, Pflaster	–	Okklusionsprinzip

54.3 Phytotherapie

54.3.1 Lokale Therapie

Präparate	Inhaltsstoffe	Dosierung/Tag	Hinweise
Contractubex® Gel	Zwiebelextrakte, Heparin, Allantoin	Mehrmals tgl. vorsichtig einmassieren	Ggf. Salbenverband über Nacht
Tinkturen aus Wassernabelkraut, Teeabkochungen	Wassernabelkraut (Hydrocotylidis herba)	Mehrmals tgl. als Umschläge	Regulierend auf Fibroblastenaktivität

54.4 Aromatherapie

Ätherische Öle können die Durchblutung der Haut anregen und zudem die Wundheilung fördern.

Präparate	Inhaltsstoffe	Dosierung/Tag	Hinweise
Narben Pflege Öl Bergland®	Immortellenöl, Lavendelöl, in Hagebuttenkernöl	Mehrmals tgl. vorsichtig einmassieren	Cave: Allergien
Eigenrezepturen	Lavendelöl, Teebaumöl, Sandelholzöl zu 3–5 % ätherisches Öl in Hagebuttenkernöl, Arganöl oder Jojobawachs	Mehrmals tgl. einmassieren	Cave: Allergien

54.5 Mikrobiom

Keine Angabe.

54.6 Nahrungsergänzungsmittel

Mikronährstoff	Dosierung	Präparat	Hinweise
Zink	10–15 mg/Tag	Zinkorotat-POS®	Unterstützt Heilung
Vitamin E	2 × tgl. einreiben	Niendorfs Narbenöl	Unterstützt Heilung

54.7 Homöopathie (Einzelmittel)

Die Narbenpflege bezieht sich hier auf die frische Wundheilung, um eine saubere Narbenbildung zu fördern.

Arzneiweisende Symptome	Zusatzhinweise	Passende Arznei mit Potenz	Dosierung/Tag
Schnittwunden	Fördert die komplikationslose Abheilung der Wunde	Staphisagria D6	3 × 5 Globuli 3–7 Tage lang nach dem Eingriff oder der Verletzung
Alle Verletzungen, Risswunden	Fördert Granulation, sekundäre Wundheilung	Calendula D6	Akut alle 2 Std., bei Besserung 3 × 5 Globuli

54.8 Homöopathie (Komplexmittel)

Präparate	Dosierung/Tag
Lymphdiaral® DS Salbe (Pascoe)	bis 3-mal tgl. 2–3 cm Salbenstrang auf die Narbe auftragen und einmassieren

54.9 Anthroposophische Medizin

54.9.1 Äußere Therapie

Mittel	Anwendung/Tag	Hinweise
Narben Gel (Wala)	bis 2-mal tgl. auf die abgeheilte Wunde auftragen	Zur Nachbehandlung frisch abgeheilter Wunden und verhärteter Narben Das Gel einreiben, bis die Haut es aufgenommen hat.
Calendula Wundsalbe (Weleda) oder Calcea Wund- und Heilcreme (Wala)	Mehrmals tgl. auftragen mit beginnender Schorfbildung	Regt die Wundheilung in allen Phasen an.

54.10 Biochemie/Schüßler-Salze

Differenzierung	Mineralstoffe (Nummer)	Dosierung/Tag
	1	10
	9	7
	11	5
Zusätzlich	Äußere Anwendung als Creme	

54.11 Spagyrik

Keine Angabe.

54.12 Bach-Blüten

Blüte	Seelische Haltung	Dosierung/Tag	Hinweis
Rescue-Remedy-Creme		bis 3-mal tgl. auf das Narbengewebe einmassieren	

54.13 Zusatzhinweise

- Regelmäßige Pflege mit Massage der betroffenen Partie.
- Behandlung mit Silikonfolie und Gel.
- Operation, Abschleifen oder Bestrahlen von Narben ist möglich, falls die Narbe sehr stört.
- Kryotherapie, Drucktherapie und Laserbehandlungen können unschöne Narben ebenfalls verbessern.

55 Nasenbluten

55.1 Grenzen der Selbstmedikation

Wiederholt auftretendes Nasenbluten massives Nasenbluten nach Verletzungen oder starke, lange Blutungen müssen ärztlich abgeklärt werden. Dies gilt besonders für Patienten, die orale Antikoagulanzien einnehmen. Ein Arztbesuch ist notwendig, wenn die Blutung nach 20 Min. nicht gestoppt ist.

55.2 Allopathie

Zu Nasenbluten kommt es, wenn die feinen Gefäße der stark durchbluteten Nasenschleimhaut verletzt werden. Meist ist dies auf harmlose Ursachen (Nasebohren beim Kind) zurückzuführen. In der Schwangerschaft kommt es ohne fassbaren Grund zum Nasenbluten, da die Nasenschleimhaut stärker durchblutet wird, ebenso beim Bluthochdruckpatienten und beim Patienten unter Antikoagulanzien-Therapie.

55.2.1 Lokale Therapie

Präparate	Wirkstoffe	Wirkstoffgruppe
Stryphnasal® N Nasenstifte	Basisches Bismutgallat, Tannin	Adstringens

55.3 Phytotherapie

Keine Angabe.

55.4 Aromatherapie

Keine Angabe.

55.5 Mikrobiom

Keine Angabe.

55.6 Nahrungsergänzungsmittel

Keine Angabe.

55.7 Homöopathie (Einzelmittel)

Arzneiweisende Symptome	Zusatzhinweise	Passende Arznei mit Potenz	Dosierung/Tag
Hellrotes, kräftiges Blut	Folge von Anstrengung oder Verletzung	Arnica D6	Akut alle 5 Min. 5 Globuli bis zur Besserung
Hellrotes Blut; Nasenbluten bei Infekten; schwallartiges Bluten, ohne erkennbaren Anlass	Blasse, blutarme Patienten, die zu Infekten neigen	Phosphorus D30	Akut alle 10 Min. 5 Globuli bis zur Besserung; bei häufigerem Auftreten: 2 × 5 Globuli für 3 Wochen
Dunkles Blut	Neigung zu venösen Stauungen; Krampfadern, Hämorrhoiden	Hamamelis D6	Akut alle 5 Min. 5 Globuli bis zur Besserung; bei häufigerem Auftreten: 3 × 5 Globuli für 3 Wochen

55.8 Homöopathie (Komplexmittel)

Präparate	Dosierung/Tag
Trillium S 58 Tropfen (Nestmann)	Bei akuter Blutung 40 Tropfen einnehmen, dann halbstündlich 15 Tropfen

55.9 Anthroposophische Medizin

55.9.1 Innere Therapie (oral)

Mittel	Anwendung/Tag	Hinweise
Tormentilla comp., Globuli velati (Wala)	3-mal tgl. 5–10 Globuli velati	
Marmor D6/Stibium D6 aa Mischung aus Verreibungen (Weleda)	2-bis 5-mal tgl. eine Msp. Pulver einnehmen	Behandlung während der Blutung bis zum vollständigen Abklingen

55.10 Biochemie/Schüßler-Salze

Mineralstoffe (Nummer)	Dosierung/Tag
2	12
3	12
8	7

55.11 Spagyrik

Mischung bei Nasenbluten, Spagyrik nach Spagyro Naturheilmittel (Menge für 50 ml)	
Arnica D2	15 ml
Belladonna D2	5 ml
Nr. 2 Calcium phos. spag. D6	15 ml
Nr. 3 Ferrum phos. spag. D6	5 ml
Nr. 8 Natrium chlor. spag. D6	10 ml

Dosierung:
Akut: Alle 10 Min. 2 Sprühstöße in den Mund

55.12 Bach-Blüten

Bei wiederkehrendem Nasenbluten und ärztlicher Abklärung der Ursachen sollte der bestehende seelisch-geistige Zustand erfasst werden. Aus bis zu sieben verschiedenen Blüten-Essenzen wird die geeignete Bach-Blüten-Mischung zusammengestellt. Verwenden Sie hierzu die Kurzcharakterisierung der 38 klassischen Bach-Blüten unter ▶Kap. 1.10.4; Arzneimittelauswahl und die Hinweise zur Herstellung einer Behandlungslösung unter ▶Kap. 1.10.3.

55.13 Zusatzhinweise

- In aufrechter Lage den Kopf leicht nach vorn beugen, die Nasenflügel zur Nasenscheidewand drücken und 5–10 Min. gedrückt halten. Danach nicht die Nase schnäuzen oder hochziehen.
- Kalten Waschlappen oder Kühlkompresse in den Nacken legen.
- Nase mit Verbandwatte tamponieren, im Notfall auch mit sauberen Papiertaschentüchern.
- Nasebohren und heftiges Schnäuzen vermeiden.
- Vorbeugend bei Schnupfen eine pflegendes Nasenöl oder eine entsprechende Nasensalbe verwenden.

56 Nasennebenhöhlenentzündung

56.1 Grenzen der Selbstmedikation

Nasennebenhöhlenentzündung mit Fieber und eitrigem Sekret muss ärztlich abgeklärt werden (evtl. bakterielle Superinfektion).

56.2 Allopathie

56.2.1 Lokale Therapie

Präparate	Wirkstoffe	Wirkstoffgruppe
Nasivin® ohne Konservierungsstoffe	Oxymetazolinhydrochlorid	Rhinologikum, Dekongestivum, Sympathomimetikum

56.3 Phytotherapie

Ziel der phytotherapeutischen Behandlung von Nasennebenhöhlenentzündungen ist es, die Entzündungshemmung und dadurch Abschwellung ödematös verdickter Schleimhäute, die Sekretverflüssigung, die antivirale und/oder antibakterielle Wirksamkeit und die immunstimulierenden Effekte mancher Phytopharmaka zu nutzen, um frühzeitig zu intervenieren, damit aus einer banalen Rhinitis die Entwicklung zur Rhinosinusitis, sogar bakteriell superinfiziert, vermieden werden kann.

56.3.1 Orale und lokale Therapie

Präparate	Inhaltsstoffe	Dosierung/ Tag	Hinweise
Bromelain-POS®	Aus Ananasstrunk (Bromelain 100 FIP)	> 12 J.: 2 × 1 vor dem Essen	Vor dem Essen, mit viel Wasser. KI: gleichzeitige Gabe von Gerinnungshemmern oder Antithrombosemitteln, nicht bei Koagulopathien, schweren Leber- oder Nierenschäden, nicht unter 12 J.
GeloMyrtol® forte	Myrtol	6–12 J.: 1–3 x 1 Kps. > 12 J.: 3–4 x 1 Kps.	
Nasulind® pflanzliche Nasenpflegesalbe	Pfefferminzöl, Thymianöl	3- bis 4-mal eine erbsengroße Menge tief in jedes Nasenloch	Durch leichtes Massieren von außen verteilen, nicht bei Sgl. u. Klkdr.
Phlogenzym® mono	Bromelain 800 FIP	3 × 2 vor dem Essen	Stoßtherapie bis zu 12 Stk., Cave: Hämophilie- u. Antithrombosemittel
Sinupret® Saft	Pulver von: Eisenkraut, Enzianwurzel, Gartensauerampferkraut, Holunderblüten, Schlüsselblumenblüten mit Kelch	> 12 J./Erw: 3 × 7,0 ml 6–11 J.: 3 × 3,5 ml 2–6 J.: 3 × 2,1 ml	

Präparate	Inhaltsstoffe	Dosierung/ Tag	Hinweise
Sinupret®/ forte Drg./Tr.	Pulver von: Eisenkraut, Enzianwurzel, Gartensauerampferkraut, Holunderblüten, Schlüsselblumenblüten mit Kelch	Erw: 3 × 2 Drg./bzw. 50 Tr. Schulkdr: 3 × 2 Drg/25 Tr. 2–6 J.: 3 × 15 Tr.	Vor dem Essen mit viel Fl., „Waschmaschine für die Nebenhöhlen", kontrolliert sicher für Schwangere, retrospektive Studien
Soledum® junior Kps.,	Cineol (100 mg)	2–12J.: 3 x 1 Kps.	
Soledum® Kps., forte Kps.	Cineol (200 mg)	> 12 J./Erw: 2–4 x 1 Kps.	
Wobenzym® Tbl.	Bromelain, Trypsin, Rutosid-3-Wasser	3 × 2 bis 30 Stk. oder mehr 1–½ Std. vor dem Essen	Erstverschlimmerung b. chron. Erkrankungen als Zeichen der Anregung des Heilungsprozesses mgl., mit der gleichen Dosis weitermachen! Cave: Blutgerinnungsstörungen, strenge Indikationsstellung bei Schwangeren

N

56.4 Aromatherapie

Das Inhalieren ätherischer Öle über eine Wasserdampfinhalation wirkt sekretolytisch, sekretomotorisch, antiviral und bakterienhemmend sowie antientzündlich. Besonders geeignet sind hier Öle der Latschenkiefer, Fichtennadeln oder Tanne. Auch Eucalyptus- und Thymianöl bieten sich an. Dies darf keinesfalls bei Säuglingen und Kleinkindern angewendet werden, denn die Gefahr eines Laryngospasmus oder Glottiskrampfes („Kratschmer-Reflex“) muss ausgeschlossen werden. Ebenso sollte die Anwendung eines Engelwurz- oder Thymian-Myrte-Balsams bei Kindern unter 3 Jahren nicht an der Nase oder den Nasenflügeln erfolgen. Ein Auftragen auf den Rücken ist möglich (transdermale Resorption und Verteilung an den Wirkort der Atemwegsschleimhäute über das Blut als Eliminationsweg).

56.5 Mikrobiom

Siehe Erkältung/Schnupfen (▶ Kap. 21 und 73).

56.6 Nahrungsergänzungsmittel

Mikronährstoff	Dosierung	Präparat	Hinweise
Bromelain	2 × 500 FIP/Tag 1 Std. vor oder 2 Std. nach dem Essen	Hysan® Bromelaintabletten	Wirkt entzündungshemmend, abschwellend, Sekret kann abfließen
Vitamin C	1.000–6.000 mg/Tag	Cetebe®	Unterstützt das Immunsystem
Zink	5–20 mg/Tag	Zinkletten Verla® Lutschtabletten	Bindet Rhinoviren; unterstützt das Immunsystem
Selen	100–200 µg/Tag	Cefasel®	Immunmodulierend
Vitamin D	1.000–4.000 I. E./Tag	Köhler, Vigantolvit®, Dekristolvit®	Unterstützt das Immunsystem
Vitamin-B-Komplex	1 × 1/Tag	Pure encapsulations®	Unterstützt das Immunsystem
Beta-Glucan	100–250 mg/Tag	Pure encapsulations®	Unterstützt das Immunsystem
Kombination Beta-Glucan-Vitamine-Mineralien	1- bis 2-mal 1/Tag	Unizink® Immun plus, immunLoges®	Unterstützt das Immunsystem

56.7 Homöopathie (Einzelmittel)

Arzneiweisende Symptome	Zusatzhinweise	Passende Arznei mit Potenz	Dosierung/Tag
Zähes Sekret, das den Rachen hinunterläuft, übler Geschmack im Mund	Schmerzen zwischen den Augen, in den Augenhöhlen und in der Stirn	Cinnabaris D6	5 × 5 Globuli
Dicke, gelbliche Absonderungen; Neigung zu chronischen Beschwerden	Schmerzen an Wange und Stirn; schlimmer durch Kälte und Berührung; besser durch Wärme und Inhalieren	Hepar sulfuris D12	3 × 5 Globuli
Sehr zäher, gelbgrüner Schleim; Folge von Fließschnupfen	Schmerzpunkte an Wange, Stirn und Nasenwurzel; schlimmer morgens; besser durch Wärme und Inhalation	Kalium bichromicum D6	5 × 5 Globuli

56.8 Homöopathie (Komplexmittel)

Präparate	Dosierung/Tag
Sinusitis Hevert® SL Tabletten	Akut: halbstdl. 2 Tbl. Chronisch: 4 × tgl. 2 Tbl.
Cinnabsin® Tabletten (DHU)	Akut: stdl. 1 Tbl. (max. 6 mal tgl.) Chronisch: 1- bis 3-mal tgl. 1 Tbl.
Cefasinu® Tabletten (Cefak)	Max. 2 Tbl. tgl. nicht länger als 1 Woche einnehmen
Sinuselect® N Tropfen (Dreluso)	Akut: stdl. 5 Tropfen (max. 6 × tgl.) Chronisch: 1 × tg . 5 Tropfen

N

Präparate	Dosierung/Tag
Sinfrontal® Tabletten (Dr. Gustav Klein)	Akut: stdl. 1 Tbl. (max. 12 × tgl.) Chronisch: 1- bis 3-mal tgl. 1 Tbl.
Sinuvowen® Tropfen (Weber&Weber)	Akut: stdl. 5 Tropfen (max. 6 mal tgl.) Chronisch: 1- bis 3-mal tgl. 5 Tropfen
Euphorbium comp. Nasentropfen SN (Heel)	bis 5-mal tgl. 1–2 Sprühstöße in jedes Nasenloch
Arum Nasentropfen S 220 (Nestmann)	bis 6-mal tgl. 1 Sprühstoß in jedes Nasenloch

56.9 Anthroposophische Medizin

Die kombinierte Anwendung innerer und äußerer Therapie ist wirksam und wichtig.

56.9.1 Innere Therapie (oral)

Mittel	Anwendung/Tag	Hinweise
Myristica sebifera comp., Globuli velati (Wala)	bis 3-mal tgl. 5–10 Globuli velati	Bei Sinusitis, besonders bei eitrigen Formen
Agropyron, Globuli velati (Wala)	bis 4-mal tgl. 5–15 Globuli velati; akut bis zweistündl.	Normalisierung übermäßiger Schleimbildung
Sinudoron®, Mischung (Weleda)	Kdr. ab 6 J. und Erw.: 3 × tgl. 10–15 Tr. mit Wasser verdünnt einnehmen. Sgl. und Kleinkdr. bis 6 J.: 3 × tgl. 5–10 Tr.	Sinusitis auch in Verbindung mit Fieber Zur Nachbehandlung und Regeneration der Nasenschleimhaut

56.9.2 Äußere Therapie

Mittel	Anwendung/Tag	Hinweise
Schnupfencreme (Weleda) oder Nasenbalsam (Wala)	Mehrmals tgl. in der Nase anwenden	Nasensalbe
Ansteigendes Fußbad	Abends ein Fußbad	Man füllt eine Wanne mit angenehm warmem Wasser (33 °C) bis Mitte der Waden und gießt dann langsam heißes Wasser nach. Die Badetemperatur langsam ansteigen lassen. max. 40 bis 41 °C. Die Füße 10 bis 15 Min. im warmen Wasser lassen. Danach abtrocknen, warme Socken anziehen. 15 bis 30 Min. nachruhen

56.10 Biochemie/Schüßler-Salze

Mineralstoffe (Nummer)	Dosierung/Tag
3	12
4	7
6	7
8	12
10	12
12	7

56.11 Spagyrik

Mischung bei Nasennebenhöhlenentzündung, Spagyrik nach Spagyro Naturheilmittel (Menge für 50 ml)	
Belladonna D3	9 ml
Hydrargyrum bichloratum D4	16 ml
Salvia D2	8 ml
Cistus incanus D2	9 ml
Tropaeolum majus D2	8 ml

Dosierung:
Akut: Alle 10 Min. 2 Sprühstöße in den Mund
Chronisch: 3 × 3 Sprühstöße in den Mund

Mittel	Dosierung
Ricura® spag. Peka N Tropfen	3 × 20 Tr.
Phönix® Antitox Tropfen (neuer Name: Urtica-Arsenicum spag.)	3 × 20 Tr.

56.12 Bach-Blüten

Hier sollte, besonders bei wiederkehrenden Beschwerden, der bestehende seelisch-geistige Zustand erfasst werden. Aus bis zu sieben verschiedenen Blüten-Essenzen wird die geeignete Bach-Blüten-Mischung zusammengestellt. Verwenden Sie hierzu die Kurzcharakterisierung der 38 klassischen Bach-Blüten unter ▶Kap. 1.10.4; Arzneimittelauswahl und die Hinweise zur Herstellung einer Behandlungslösung unter ▶Kap. 1.10.3.

56.13 Zusatzhinweise

- Morgens und abends eine Nasenspülung mit 0,9%iger Kochsalzlösung durchführen.
- Mindestens zwei Liter täglich trinken.
- Inhalieren über heißem Wasserdampf.
- Rotlicht.
- Für hohe Luftfeuchtigkeit sorgen.
- Für stets warme Füße sorgen.

57 Nervosität, Unruhe, Stress

57.1 Grenzen der Selbstmedikation

Beschwerden mit unbekannter Ursache, die schon länger als zwei Wochen bestehen, müssen vor der Selbstmedikation abgeklärt werden, außerdem Burn-out, Depressionen, Stress in Verbindung mit starken Schmerzen.

57.2 Allopathie

Keine Angabe.

57.3 Phytotherapie

57.3.1 Orale Therapie (Monopräparate)

Präparate	Inhaltsstoffe	Dosierung/Tag	Hinweise
Baldrian Dispert® Tag z. Beruhigung	Baldrian-Trockenextrakt	bis 4-mal 1	
Baldrian Dispert® 45 mg	Baldrian-Trockenextrakt	bis 3-mal 1–3	
Klosterfrau Melissengeist	Melissenzubereitung	1–2 Messbecher (5–10 ml)	Cave: 79 % Alkohol! Häufig missbräuchlich verwendet!
Kytta-Sedativum® Drg.	Baldrianwurzel, Hopfenzapfen, Passionsblumenkraut	Ab 3 J.: 1- bis 2-mal 1, > 12 J.: 5-mal 1	
Sidroga® Melissenblättertee	Melissenblätter	1–3 Fbe. pro 150 ml Wasser, heiß brühen, 10–15 Min. ziehen lassen, mehrmals tgl.	

N

57.3.2 Orale Therapie (Kombinationspräparate)

Präparate	Inhaltsstoffe	Dosierung/Tag	Hinweise
Baldrian Dispert® Nacht zum Einschlafen	Baldrian-, Hopfen-Trockenextrakte	1 × ½–1 vor dem Schlafengehen	
H&S® Schlaf- u. Nerventee	Baldrianwurzel, Melissenblätter, Hopfenzapfen, Rosmarinblätter	3 × tgl.	
Sedariston® Konzentrat Kps.	Johanniskraut-, Baldrianwurzeltrockenextrakte	2 × 1	
Sedariston® Tropfen für die Nacht	Baldrianwurzeltinktur, Melissenfluidextrakt	3 × 42 Tr. (1,5 ml)	Vierte Dosis zur Nacht möglich
Sedariston® Tropfen plus	Extrakte aus Baldrian, Johanniskraut, Melisse	> 12 J.: 3 × 20 Tr. 6–12 J.: 3 × 7–10 Tr.	Zur Langzeittherapie geeignet
Sidroga® Schlaf- u. Nerven Tee	Baldrianwurzel, Hopfenzapfen, Passionsblumenkraut, Pfefferminzblätter, Rosmarinblätter	1–2 Fbe. mit 150 ml siedendem Wasser übergießen, 10–15 Min. ziehen lassen, 2- bis 3-mal tgl. und vor dem Schlafengehen	

57.3.3 Tee-Tipp

Tee bei Nervosität oder Unruhe (Menge für 100 g)	
Baldrianwurzel	40,0 g
Pomeranzenschale	10,0 g
Hopfenzapfen	20,0 g
Melissenblätter	15,0 g
Pfefferminzblätter	15,0 g

Zubereitung: 1 EL Tee mit 150 ml siedendem Wasser übergießen, 10–15 Min. bedeckt ziehen lassen, abseihen.
Dosierung: 2- bis 3-mal tgl. und vor dem Schlafengehen.

57.4 Aromatherapie

Gegen Nervosität und Unruhe helfen ätherische Öle in der Duftlampe/im Diffusor sehr gut (jeweils 5 Tropfen), aber auch Aromatherapiemassagen mit fetten Trägerölen, in die man 1–3 % der Öle einarbeitet. Gut geeignet sind Lavendelöl, Melissenöl, indisches Melissenöl, Bergamottöl, Orangenöl, Orangenblütenöl, Rosenöl oder auch Benzoeöl.

57.5 Mikrobiom

In der Darmflora werden kleine kurzkettige Fettsäuren und andere Ausgangsstoffe für die Neurotransmittersynthese im Gehirn gebildet. Die sogenannte Darm-Hirn-Achse scheint sowohl für das Wohlbefinden (Quality of Life) wie auch die Stimmungslage mitverantwortlich zu sein. Im Darm gebildetes Serotonin kann die Blut-Hirn-Schranke aber nicht überwinden. Lactobacillusbetonte Präparate als Probiotika und Präbiotika sind denkbar zur Unterstützung der normalen Darmbesiedlung als metabolische Fabrik. Aber auch *Coprococcus-* und *Faecalibacterium-*Stämme sind in klinischen Studien mit der Stimmungslage korreliert worden. Niedrige Mengen von *Ruminococcus*-Stämmen sind ebenfalls mit einer erhöhten Depressionsneigung assoziiert. Chronischer Stress reduziert zudem die *Ruminococcus*-Besiedlung. Die weitere Forschung wird zeigen, ob es sogenannte Psychobiotika gibt. Man weiß zumindest,

dass *Lactobacillus-* und *Bifidobacterium*-Stämme GABA, Dopamin und Acetylcholin bilden.
Indirekt ausgelobt für eine Anwendung im psychischen Bereich ist z. B. OMNi-BiOTiC® SR 9 Beutel (*Lactobacillus casei W 56, Lactobacillus acidophilus W 22, Lactobacillus paracasei W 20, Bifidobacterium lactis W 51, Lactobacillus salivarius W 24, Lactococcus lactis W 19, Bifidobacterium lactis W 52, Lactobacillus plantarum W 62, Bifidobacterium bifidum W 23*).
Eine echte indikationsbezogene Auslobung lässt meist der rechtliche Status der Probiotika nicht zu.

57.6 Nahrungsergänzungsmittel

Mikronährstoff	Dosierung	Präparat	Hinweise
Magnesium	400–600 mg/Tag, je nach Verträglichkeit für 3 Monate, dann 400 mg auf Dauer	Magnesium Verla®	Kann bei hoher Dosierung Durchfall verursachen, dann reduzieren
Vitamin-B-Komplex	1 × 1 Tbl./Tag	MetaCare® B-Complex MensSana B12 lingua	Reduziert Belastung durch Stresshormone
Vitamin C	1.000 mg/Tag	Cetebe®	Reduziert Belastung durch Stresshormone
Coenzym Q10	100–300 mg/Tag	QuinoMit Q10®	Steigert Energiestoffwechsel
5-Hydroxytryptophan	100–400 mg/Tag	5-HTP aminoplus®	Fördert Bildung von Serotonin bei Mangel an B_6 und Magnesium

Mikronährstoff	Dosierung	Präparat	Hinweise
Kombination mit 5-HTP	2 × 1/Tag	MetaCare® Griffonia Plus (mit Rhodiola rosea)	Verbessert Stimmungslage
Zink	15–30 mg/Tag	Zinkorotat-POS®	Cofaktor von Enzymen
Kombination Vitamine, Mineralien, Aminosäuren	2 × 1/Tag	Anti-Stress Pure encapsulations®	Gezielte Nährstoffkombination

57.7 Homöopathie (Einzelmittel)

Arzneiweisende Symptome	Zusatzhinweise	Passende Arznei mit Potenz	Dosierung/Tag
Innere Unruhe mit Erschöpfung und Schwäche; Sorge um Gesundheit; ängstlich	Besser durch Wärme und Gesellschaft	Arsenicum album D12	3 × 5 Globuli
Stress, Nervosität, Schlafstörungen	Folge von Überlastung	Passiflora D6	3 × 5 Globuli
Vor einem besonderen Ereignis (Prüfung); Versagensängste; wirkt immer wie gehetzt und in Eile	Begleitet von nervösen Magen-Darm-Beschwerden	Argentum nitricum D12	3 × 5 Globuli
Viele Gedanken kreisen im Kopf; Folge von Streit oder Vorfreude	Schlaflos und überdreht	Coffea D12	3 × 5 Globuli

57.8 Homöopathie (Komplexmittel)

Präparate	Dosierung/Tag
Nervoregin® H Tabletten (Pflüger)	3 × tgl. 1 Tbl.
Calmvalera® Hevert Tropfen	Anfangs: 3 × tgl. 40 Tropfen, später: 3 × tgl. 20 Tropfen
DystoLoges® S Tabletten	3 × tgl. 1 Tbl.
Echtronerval® Tropfen (Weber&Weber)	1- bis 3-mal tgl. 5 Tropfen
Neurexan® Tabletten (Heel)	1- bis 3-mal tgl. 1 Tbl.
Infinerval® Tropfen (Infirmarius)	1- bis 3-mal tgl. 5 Tropfen

57.9 Anthroposophische Medizin

57.9.1 Innere Therapie (oral)

Mittel	Anwendung/Tag	
Calmedoron®, Streukügelchen (Weleda)	Erw. und Kdr. ab 6 J. erhalten als Einzeldosis 15 Streukügelchen, Klkdr. von 1–5 J. 10 Streukügelchen, Sgl. im 1. Lebensjahr 5 Streukügelchen. Bei Nervosität wird die entsprechende Menge Streukügelchen 1-mal tgl. eingenommen	Bei Nervosität, Unruhe und Schlafproblemen
Neurodoron® Tbl. (Weleda)	3-bis 4-mal tgl. 1 Tbl.	Bei Stress und nervöser Erschöpfung
Aurum/Apis regina comp., Globuli velati (Wala)	3-mal 5–10 Globuli velati	Bei nervösen Erschöpfungszuständen
Bryophyllum 50 %, Pulver (Weleda)	3-mal tgl. 2 Msp. des Pulvers einnehmen	Beruhigend und angstlösend, auch bei seelischen Ausnahmezuständen

57.9.2 Äußere Therapie

Mittel	Anwendung/Tag	Hinweise
Lavendelöl 10 %, ölige Einreibung (Weleda)	bis 3-mal tgl. 3–5 Tr. Öl in die Haut einreiben	Entspannend
Solum Öl, ölige Einreibung (Wala)	bis 2-mal tgl. den Oberkörper einreiben und anschließend warm halten	Stärkt die Abgrenzungsfähigkeit
SchlafschönWickel Lavendel oder SchlafschönWickel Rose (Wachswerk)	Wachs-Öl-Wickel abends erwärmt auf den Brustkorb legen	Entspannend, harmonisierend

57.10 Biochemie/Schüßler-Salze

Mineralstoffe (Nummer)	Dosierung/Tag
2	10
5	7
7	12
Akut zusätzlich: 14	5–7

57.11 Spagyrik

Mischung bei Nervosität oder Unruhe, Spagyrik nach Spagyro Naturheilmittel (Menge für 50 ml)	
Hypericum D2	10 ml
Melissa D2	10 ml
Piper meth. D2	10 ml
Mandragora D2	10 ml
Angelica archangelica	10 ml

N

Dosierung:
Akut: Alle 10 Min. 2 Sprühstöße in den Mund
Chronisch: 3 × 3 Sprühstöße in den Mund

Mittel	Dosierung
Solunat Nr. 5 Cordiak	1 × 5 Tr. morgens
Solunat Nr. 14 Polypathik	2 × 10 Tr. vormittags und nach dem Mittagessen
Solunat Nr. 3 Cerebretik	3 × 10 Tr. vormittags, abends, vor dem Schlafen
P-sta spag. Peka Tropfen	3 × 20 Tr.
Phönix® Zincum spag.	3- bis 4-mal 20 Tr.
Phönix® Argentum spag.	3- bis 4-mal 20 Tr.

57.12 Bach-Blüten

Blüte	Seelische Haltung	Dosierung/Tag	Hinweis
Impatiens	Schnelle, hektische Persönlichkeit, sehr ungeduldig	Passende Blüten-Essenzen wählen, maximal sieben verschiedene Bei akuten Zuständen: 1–2 Tr. der Blüten-Essenzen unverdünnt direkt auf die Zunge träufeln, evtl. alle 10 Min.	
Cherry Plum	Steht ständig unter Strom, innere Unruhe		
Mimulus	Angst vor einem konkreten Ereignis		

Blüte	Seelische Haltung	Dosierung/Tag	Hinweis
Aspen	Vage Ängste	Für die mittelfristige, intensive Behandlung: Morgens je 2 Tr. in ein großes Glas mit Wasser mischen. In kleinen Schlucken über den Tag verteilt einnehmen, auch mehrere Gläser am selben Tag.	
Oak	Arbeitet bis zur totalen Erschöpfung, erkennt eigene Grenzen nicht		
White Chestnut	Gedankenkarussell, Gedanken lassen nicht zur Ruhe kommen	Für längerfristige Anwendung werden die gewählten Essenzen in eine Behandlungslösung eingearbeitet. Davon tgl. 3- bis 4-mal 5 Tr. einnehmen (▶Kap. 1.10.3).	
Red Chestnut	Zu viele Sorgen um nahestehende Menschen, vergisst sich selbst darüber		
Hornbeam	Geistige und nervliche Überarbeitung		
Elm	Überfordert durch hohe Verantwortung		

57.13 Zusatzhinweise

- Genügend Schlaf und Ruhepausen.
- Entspannungstechniken erlernen, autogenes Training, progressive Muskelentspannung, Selbsthypnose, Tai-Chi, Qigong, Therapeutische Eurythmie, Yoga, Atembeobachtung, Meditation.
- Ausdauersportarten regelmäßig ausüben.
- Psychotherapeutische Unterstützung.

58 Neurodermitis

58.1 Grenzen der Selbstmedikation

Die Diagnose Neurodermitis sollte erst vom Arzt gestellt sein, bevor eine unterstützende Selbstmedikation erfolgt. Neurodermitis ist das Erscheinungsbild der Haut bei Disposition des Patienten im atopischen Formenkreis (allergischer Heuschnupfen, Asthma, Neurodermitis und andere autoimmune Erkrankungen). Der Arzt muss eine Diagnoseabsicherung erstellen und ist immer dann hinzuzuziehen, wenn eine Selbstmedikation die Exazerbation nach Einwirken diverser Triggerfaktoren (z. B. Pollen, Allergene, Stress, Wolle, Wärme, Schwitzen, Arzneimittel, Nahrungsmittel) nicht zur Ruhe bringt (Juckreizstillung, Entzündungshemmung) und verschreibungspflichtige Dermatika (Cortison in höherer Konzentration, Antibiotika bei bakterieller Sekundärinfektion oder Immuntherapeutika für den autoimmunogenen Ansatz der Neurodermitis wie Tacrolimus oder Sirolimus) verordnet werden müssen.
Zur Hautpflege eignen sich Zubereitungen mit ungesättigten Fettsäuren (z. B. Omega-6-Fettsäuren aus Borretsch, Nachtkerze oder Johannisbeerkernen). Die Einnahme von Nachtkerzenöl-Kapseln ist wirkungslos. Zur Befeuchtung sind harnstoffhaltige Dermatika geeignet sowie mikrosilberhaltige Dermatika, um die Fehlbesiedlung mit *Staphylococcus aureus* als Trigger von Neurodermitis-Schüben zu reduzieren.
Kosmetische Ölbäder mit Sojaöl, Mandelöl oder Nachtkerzenöl sind im Rahmen eines Therapiekonzepts 1- bis 2-mal wöchentlich anzuraten.

58.2 Allopathie

Auch die Begleittherapie/Basistherapie der nicht befallenen Stellen ist sinnvoll und sollte nicht vergessen werden.

58.2.1 Lokale Therapie

Präparate	Wirkstoffe	Wirkstoffgruppe
Basodexan® Fettcreme 10 %, 100 mg/g Salbe, Softcreme, Elacutan® Creme, Fettcreme, Linola® Urea Creme, Nubral® 10 % Ceme Urea acis® 12 % Creme Widmer® Carbamid 12 % Urea Creme	Harnstoff	Befeuchter für Intervallphase
Ebenol® 0,25 %/0,5 % Creme, Ebenol® 0,5 % Pumplösung FeniHydrocort® 0,25 %/0,5 % Creme Soventol® HydroCort 0,5 % Creme, Spray 0,5 % Hydrocutan® 0,5 %/0,25 %/0,1 % Creme Systral® Hydrocort 0,5 % Creme	Hydrocortison	Corticoid
Soventol® Hydrocortisonacetat 0,25 %/0,5 % Creme	Hydrocortisonacetat	Corticoid
Tannosynt® Lotio	Phenolsulfonsäure-Phenol-Urea-Formaldehyd-Kondensat, Natriumsalz	Synthetischer Gerbstoff
Linola® Fett Creme	Ungesättigte Fettsäuren	Lipid
Optiderm® Fettcreme/Creme/Lotio	Harnstoff, Macrogollaurylether	Befeuchter, Antipruriginosum
Decoderm® Basiscreme	Fette	Pflegestoffe

N

58.3 Phytotherapie

Für die Anwendung in der schubfreien Phase, der subakuten und subchronischen sowie chronischen Phase der Neurodermitis stehen sinnvolle Phytopharmaka zur Verfügung, die meist auch Nachtkerzenöl oder andere Omega-6-Fettsäuren enthaltende Extrakte enthalten, um den Mangel an diesen Fettsäuren in der Bilayer-Membran der Zelle auszugleichen (bis zu 70 % der Neurodermitiker weisen einen Enzymdefekt auf, der die Umwandlung der Arachidonsäure in die Omega-6-Fettsäuren reduziert).

58.3.1 Orale Therapie

Präparate	Inhaltsstoffe	Dosierung/Tag	Hinweise
Eigenrezeptur: Weihrauch-Kapseln mit 280 mg Extrakt mit > 80 % Boswelliasäuren	Boswelliasäuren	Ab 12 Jahren: 3 × 1 Kps.	Leukotriensynthese-Hemmer bei allen autoimmunen Erkrankungen probatorisch KI: Schwangere und Stillende

58.3.2 Lokale Therapie

Präparate	Inhaltsstoffe	Dosierung/Tag	Hinweise
Cefabene® Salbe	Trockenextrakt aus Bittersüßstängel (*Dulcamarae stipes*)	bis 5-mal tgl. auftragen	Nebeneffekt: gut schweißhemmend
Linola® Gamma Creme	Nachtkerzensamenöl	2-bis 3-mal tgl. auftragen	Kosmetikum

58.4 Aromatherapie

Da eine Fehlbesiedlung des Ökosystems Haut mit *Staphylococcus aureus* Neurodermitis-Schübe triggern kann, ist es wichtig, das Milieu der Haut mit saurer pH-5-stabilisierender Pflege zu stabilisieren und mit ätherischen Ölen keimhemmend einzuwirken. So können in Basispflegen sehr gut 1–3 % ätherische Öle mit keimhemmender Wirkung, wie z. B. Korianderöl, Salbeiöl, Teebaumöl, Thymianöl, zusammen mit wundheilungsfördernden ätherischen Ölen, wie z. B. Rosenöl und Lavendelöl (individuelle Allergien und Unverträglichkeiten sind hier zu beachten!), eingearbeitet werden (Prüfprotokoll der Creme als Rezepturgrundlage muss aus rechtlichen Aspekten vorhanden sein). Oder man arbeitet die genannten ätherischen Öle in fette Trägeröle der Aromatherapie, wie z. B. Mandelöl, Nachtkerzensamenöl oder das Wachs Jojobaöl, ein (am besten geeignet durch den Gehalt an Omega-6-Fettsäuren). Diese Zubereitungen können zweimal täglich dünn auf die betroffenen Stellen aufgetragen werden.

58.5 Mikrobiom

Da Neurodermitis wie Psoriasis zu den autoimmunen genetisch bedingten Erkrankungen gehört und diese durch die regulatorischen Prozesse an der Darmschleimhaut (z. B. T-Helferzellen, T-regulierende Zellen) getriggert werden, empfiehlt sich bei allen autoimmunen Erkrankungen eine mikrobiotische Begleitbehandlung. Da die genetische Determinante besteht, ist von einer Dauertherapie auszugehen.
Ebenso kann die orale Mikrobiomtherapie idealerweise von einer lokalen begleitet werden.

58.5.1 Lokale Therapie

Präparate	Wirkstoffe	Dosierung
AktivaDerm® ND Hautkur mit aktiven Probiotika, Pulver	*Lactobacillus gasseri, L. johnsonii, L. paracasei, L. plantarum, L. rhamnosus, L. reuteri* *Bifidobacterium lactis, B. longu,* *Streptococcus thermophiles* Inulin	Probiotikum Teilbad: 1 Btl. auf 2 l, betroffene Stellen 10 Min. baden oder als Auflage mit getränkten Lappen

N

Präparate	Wirkstoffe	Dosierung
Ibiotics med mikrobiotische Intensivcreme Akutpflege Mikrobiotische Hauttinktur für behaarte Stellen Mikrobiotische Hautlotion Nupure probaderm Mikrobiotische Intensivcreme	Lactobacillus-Extrakt-Filtrat	
Symbio® Dermal Emulsion Symbio® Dermal® Schaum	*E.coli/Enterococcus Ferment* Lysat	Mehrmals tgl. auftragen und leicht einmassieren

58.5.2 Orale Therapie

Präparate	Inhaltsstoffe	Dosierung/ Tag	Hinweise
Innovall® ATOP Sticks	*Lactobacillus paracasei GMNL-133* *Lactobacillus fermentum GM-090*	Ab 1 Jahr: 1 × tgl.	Reduziert Cortisonverbrauch, bei allen atopischen Erkrankungen, auch Asthma
Colibiogen® Inj./Kinder Lösung/oral	Lysierte *Escherichia coli* (zellfreies Lysat)	1- bis 3-mal tgl. 5 ml (1 TL) ½ Std. vor den MZ	Keine lebenden vermehrungsfähigen Keime enthalten! Unterstützung der Darmflora, zur Rehabilitation nach Antibiotikatherapie, vor/während/nach Chemo-/Strahlentherapie, bei Divertikeln, Allergien, Heuschnupfen, Polymorpher Lichtdermatose, Ekzem, Neurodermitis, arthritischen Erkrankungen, Reizdarmsyndrom

Präparate	Inhaltsstoffe	Dosierung/ Tag	Hinweise
OMNi-BiOTiC® Panda Pulver	*Lactococcus lactis W 58, Bifidobacterium lactis W 52, Bifidobacterium bifidum W 23*	für Babys: in Muttermilch oder abgekochtes Wasser geben und mit spez. Pipette in Mund träufeln	In der Schwangerschaft und im 1. Lebensjahr des Kindes Gegen immunologische Dysbalance von TH1- und TH2-Helferzellen
Nupure probaskin Kapseln	*Bifidobacterium breve, Bifidobacterium lactis, Lactobacillus gasseri, L. plantarum, L. rhamnosus, L. paracasei, Topinamburpulver, Pflanzenextrakte*, Vitamine	Je 1 braune und 1 weiße Kps. tgl.	
Nupure probaflor junior Pulver	*Bifidobacterium infantis, B. lactis, B. longum, Lactobacillus acidophilus, L. reuteri, L.helveticus*	Ab dem 3. LJ.: 1 TL tgl. in Wasser vor dem Essen	

N

58.6 Nahrungsergänzungsmittel

Mikronährstoff	Dosierung	Präparat	Hinweise
Zink	10–15 mg/Tag	Zinkorotat-POS®	Fördert Heilung
Gamma-Linolen-säure	1.000–2.500 mg/Tag	Nachtkerzenöl Pure encapsulations®	Entzündungs-hemmend
Selen	100–200 µg/Tag	Cefasel®	Immunmodulie-rend
Omega-3-Fett-säuren	1–3 g/Tag	EnzOmega®	Entzündungs-hemmend
Vitamin E	200–800 I. E.	Optovit® fortissimum	Entzündungs-hemmend
Vitamin A	2.500–25.000 I. E./Tag	Vitamin A Pure encapsulations®	Entzündungs-hemmend

58.7 Homöopathie (Einzelmittel)

Äußerlich empfiehlt sich die zusätzliche Anwendung einer cardiospermumhaltigen Salbe (trockene Ekzeme) oder Creme (nässende Ekzeme), z. B. Halicar®.

Arznei-weisende Symptome	Zusatzhinweise	Passende Arznei mit Potenz	Dosierung/Tag
Allergische, entzündliche Hautausschläge; starker Juckreiz	Allgemein bewährtes Mittel	Cardiospermum D3	Akut 5 × 5 Globuli, dann 3 × 5 Globuli
Trockene, rissige Haut u./o. klebrige, feuchte, gelbe Absonderungen; starker Juckreiz	Krustenbildung durch Kratzen, schlimmer durch Wärme und Waschen	Graphites D12	2 × 5 Globuli

Arzneiweisende Symptome	Zusatzhinweise	Passende Arznei mit Potenz	Dosierung/Tag
Raue, trockene Haut, blutige Schrunden; Ausschlag an Nase, Mund, Augen, Hände stark juckend	Schlimmer durch Kälte, besser durch Wärme	Petroleum rectificatum D12	2 × 5 Globuli
Wunde, stark juckende Ausschläge in Gelenkbeugen; Kopfhautrand, Ohren; scharfes Sekret	Verschlossene Patienten; Folge von Kummer; auffallend besser oder auch schlechter am Meer	Natrium chloratum D12	2 × 5 Globuli
Schuppiger, trockener, brennender Ausschlag, starker Juckreiz	Schlimmer durch Wärme und Waschen; evtl. leichte Erstverschlimmerung möglich (▶ Kap. 1.2)	Sulfur D12	2 × 5 Globuli

58.8 Homöopathie (Komplexmittel)

Präparate	Dosierung/Tag
Kattwiderm Tabletten (Kattwiga)	1–3 × tgl. 1 Tbl.
Steiroderm® Tropfen (Steierl)	Akut: 5–10 Tropfen stdl. (max. 12 mal tgl.) Chronisch: 1–3 × 5–10 Tropfen
Ekzevowen® oral	Akut: 5 Tropfen stdl. (max. 6 × tgl.) Chronisch: 1–3 × 5 Tropfen
Ekzevowen® derma Creme	1- bis 3-mal auf die betroffene Stelle auftragen

N

58.9 Anthroposophische Medizin

Die genannten Präparate sind als Begleitbehandlung zu verstehen. Eine konstitutionelle Behandlung ist immer erforderlich. Das feuchte und nässende Ekzem sollte zuerst mit feuchten Umschlägen z.B. mit verdünnter Quercus-Essenz oder Stiefmütterchentee abgetupft werden. Nach dem Abtrocknen kann eine Salbe oder Creme aufgetragen werden. Die Stabilisierung der Leberfunktion ist sehr wichtig und sollte als Basistherapie zur äußeren Anwendung dazu empfohlen werden.

58.9.1 Innere Therapie (oral)

Mittel	Anwendung/Tag	Hinweise
Calcium Quercus, Globuli velati (Wala)	Erw. und Kdr. ab 6 J. 1- bis 3-mal tgl. 5–10 Globuli velati, Kdr. bis 6 J. 1- bis 3-mal tgl. 3–5 Globuli velati	Bei chronischen Ekzemen Einnahme über 3 Monate. Wirkt stabilisierend auf das gesamte Hautorgan
Hepatodoron®, Tabletten (Weleda)	Die Tbl. werden je 1- bis 3-mal tgl. gut zerkaut vor dem Essen eingenommen. Sgl. u. Klkdr. erhalten die Tbl. in zerdrückter Form. Einzeldosis: Erw. u. Kdr. ab 12 J.: je 1–2 Tbl. Diese Dosis kann bei Bedarf auch auf das Doppelte gesteigert werden. Insbesondere bei der einmaligen Gabe am Abend hat sich eine Dosierung von 3–5 Tbl. bewährt. Kdr. von 6 bis 12 J.: je 1 Tbl. Sgl. und Klkdr. bis 6 J.: je ½ Tbl.	Anregung der Lebertätigkeit bei chronischen Ekzemen. **Basistherapeutikum.** Es ist eine langzeitige, regelmäßige, mindestens abendliche Einnahme erforderlich. Die Tbl. sollten trotz ihres intensiven krautigen Geschmacks gründlich zerkaut und geschmeckt werden.
Argentum/Quarz, Globuli velati (Wala)	3-mal 5–10 Globuli velati	Bei zur Infektion neigender Haut

58.9.2 Äußere Therapie

Mittel	Anwendung/Tag	Hinweise
Quercus-Essenz (Wala)	**Umschläge:** ein EL Quercus-Essenz auf ca. ¼ l abgekochtes Wasser geben und für Umschläge verwenden **Bäder:** 2 bis 3 EL Quercus-Essenz auf ein Vollbad geben. Für Teilbäder entsprechend weniger verwenden	Beim trockenen und nässenden Ekzem Tinktur zum äußerlichen Gebrauch Anwendung vor Gebrauch einer Salbe beim nässenden Ekzem
Dermatodoron® Salbe (Weleda)	bis 2-mal tgl. an den betroffenen Stellen auf die Haut auftragen	Bei akuten und chronischen Ekzemen
Silicea colloidalis comp. Hautgel (Wala)	Mehrmals tgl. dünn auftragen und antrocknen lassen	Bei feuchtem Ekzem Nach dem Auftragen bleibt eine dünne weiße Haut zurück. Diese nicht entfernen.
Rosatum Heilsalbe (Wala)	bis 3-mal tgl. an den betroffenen Stellen auf die Haut auftragen	Bei trockenem Ekzem
Intensiv Creme Mittagsblume (Dr. Hauschka Med)	Ein- oder mehrmals tgl. auf die betroffenen Hautpartien auftragen	Therapiebegleitende Pflege, beruhigend, feuchtigkeitsspendend

58.10 Biochemie/Schüßler-Salze

Differenzierung	Mineralstoffe (Nummer)	Dosierung/Tag
	2	7
	4	7
	6	3
	8	12
	9	12–15
	10	20
	12	10
	24	7
Akut zusätzlich	13	5
Bei Juckreiz zusätzlich	7	12
	(auch als „heiße Sieben“)	

58.11 Spagyrik

Mischung bei Neurodermitis, Spagyrik nach Spagyro Naturheilmittel (Menge für 50 ml)	
Betula alba D2	10 ml
Tropaeolum majus D2	5 ml
Viola tricolor D2	10 ml
Urtica urens D2	5 ml
Artemisia annua D2	5 ml
Cardiospermum D2	10 ml
Cannabis sativa D2	5 ml

Dosierung:
Chronisch: 3 × 3 Sprühstöße in den Mund

Mittel	Dosierung
Solunat Nr. 16 Renalin	1 × 10 Tr. morgens
Solunat Nr. 6 Dyscrasin	3 × 3 Tr.
Solunat Nr. 9 Lymphatik	2 × 15 Tr. morgens u. abends
Solunat Nr. 8 Hepatik	2 × 15 Tr. morgens u. abends
Cutro® spag. Peka Tropfen	3 × 20 Tr.
Phönix® Urtica-Arsenicum spag.	3- bis 4-mal 20 Tr.

58.12 Bach-Blüten

Hier sollte, besonders bei wiederkehrenden Beschwerden, der bestehende seelisch-geistige Zustand erfasst werden. Aus bis zu sieben verschiedenen Blüten-Essenzen wird die geeignete Bach-Blüten-Mischung zusammengestellt. Verwenden Sie hierzu die Kurzcharakterisierung der 38 klassischen Bach-Blüten unter ▶Kap. 1.10.4; Arzneimittelauswahl und die Hinweise zur Herstellung einer Behandlungslösung unter ▶Kap. 1.10.3. Generell ist Crab Apple bei Hauterkrankungen jeglicher Art bewährt und kann in jeder Mischung ergänzt werden.

58.13 Zusatzhinweise

- Milde Reinigung der Haut mit pH-neutralen Syndets. Nicht täglich duschen, nur kurz und wenig heißes Wasser verwenden, um die Haut nicht zusätzlich auszutrocknen. Baden möglichst selten und nur mit stark rückfettenden, reizarmen Badezusätzen.
- Basispflege der Haut mit genügend fettreichen Pflegeprodukten. Verträglichkeit individuell testen. Harnstoffhaltige Pflegeprodukte halten viel Feuchtigkeit in der Haut.
- Im akuten Schub können entzündete und juckende Stellen durch kühlende Kompressen oder Wickel etwas beruhigt werden. Auch ein kühlendes Bad hilft. Hier müssen meist weniger fettreiche Pflegeprodukte verwendet werden, auch keine harnstoffhaltigen Externa anwenden, sie reizen die entzündete Haut.

- Fingernägel kurz schneiden und Ränder glatt feilen, damit die Haut nicht so leicht verletzt wird.
- Auf Allergien testen lassen, um die entsprechenden Allergene meiden zu können (Hausstaubmilbenkot, Pollen, Haustiere usw.).
- Individuelle Auslöser herausfinden, in Nahrung, Genussmitteln, Lebenssituationen. Bei Nahrungsmitteln ist besonders an Milcheiweiß, Nüsse, Schweinefleisch, Fisch, Erbsen, Möhren, Sellerie, Linsen, Äpfel, Zitrusfrüchte und Erdbeeren zu denken.
- Lichttherapie mit UV-A-Strahlung.
- Geeignete Kleidung wählen, lockere Textilien aus Baumwolle, Seide, feinem Leinen oder Mikrofasern sind am besten geeignet. Neue Kleidung vor dem ersten Tragen immer zuerst waschen, Etiketten heraustrennen.
- Vorsicht mit Kosmetik, Parfümstoffen und Weichspüler.
- Stress kann einen Entzündungsschub auslösen. Daher am besten Entspannungstechniken erlernen, um den Umgang mit Stress zu erleichtern.
- Psychotherapeutische Unterstützung.
- Ist ein Elternteil Atopiker, sollte das Baby mindestens ein halbes Jahr gestillt werden, um das Atopie-Risiko zu verringern.
- Aufenthalte im Hochgebirge oder am Meer (Reizklima) bringen meist Erleichterung bei stärkeren Beschwerden.

59 Ohrenschmerzen, Mittelohrentzündung

59.1 Grenzen der Selbstmedikation

Chronische Beschwerden oder massive, akute Beschwerden mit Fieber und/oder Nackensteifigkeit und Erbrechen müssen ärztlich abgeklärt werden. Dies gilt auch bei Beschwerden in Zusammenhang mit Einschränkung des Hörvermögens. Bei Säuglingen und Kleinkindern muss eine ärztliche Abklärung erfolgen, denn die Gefahr einer Meningitis ist durch die anatomischen Gegebenheiten bei einer bakteriell bedingten Otitis media gegeben. Ebenfalls müssen Patienten mit bestehenden schwerwiegenden Grunderkrankungen oder bei Verdacht auf Verletzungen des Ohrs zum Arzt geschickt werden.

59.2 Allopathie

Eine Selbstmedikation kann ergänzend gut erfolgen, um eine raschere Genesung oder ggf. eine Rezidivprophylaxe zu gewährleisten (v. a. Phytotherapie und Homöopathie sowie Anthroposophie leisten hier gute Dienste). Bei Ohrenschmerzen sollte auch daran gedacht werden, den Ohrengang von übermäßigem Ohrenschmalz zu reinigen (Ohrenpfropfen), um Bakterien und Pilzen übermäßigen Nährboden zu entziehen und assoziierte Hörverminderung zu beseitigen (Arzt). Der Patient soll aufgeklärt werden, dass Ohrentropfen nur die Symptome bekämpfen, nicht aber die Ursache. Keine Ohrentropfen bei verletztem Trommelfell! Ohrentropfen sind in der Selbstmedikation aufgrund der meist vorherrschenden Unkenntnis der Krankheitssituation im und am Ohr eher abzulehnen.

59.2.1 Lokale Therapie

Präparate	Wirkstoffe	Wirkstoffgruppe
Otalgan® Otr.	Phenazon, Procainhydrochlorid	Analgetikum, Lokalanästhetikum
PlasmaLiquid Ohrentropfen-Gel	Natriumhypochlorit	Keimhemmend Kosmetikum
GeloBacin® Ohrentropfen	Glycerol, Butandiol, Dexpanthenol, Citronensäure, Wasser, Kaliummonohydrogenphosphat	Austrocknendes Mittel, entzündungshemmend
Otodolor® direkt Ohrentropfen Cerulysin Ohrenspray	Glycerol	Austrocknendes Mittel Kosmetikum
Otowaxol®/sine, Otowaxol® Kombipackung mit Ohrenspritze Otitex® Ohrentropfen	Docusat-Natrium, Ethanol 96 %, Glycerol 85 %	Detergens, Desinfiziens, austrocknendes Mittel
Audispray Ultra Spray Audispray® Adult Ohrenspray Audispray® Junior Ohrenspray Audispray®	Docusat-Natrium, Ethyldiglycol	Tenside
Cerustop® Spray Ohrenöl	Mandelöl, Paraffinöl, Triglyceride	Spreitende Fette
Alvita® Ohrreinigerspray	Steriles Meerwasser isoton, verdünnt mit NaCl	Reinigende Flüssigkeit Kosmetikum
Normison Ohrenspray Normison Ohrentropfen Dolphiner™ Ohrenspray	Isopropylalkohol, Essigsäure, Dexpanthenol, Wasser	Desinfizienz, Pflegemittel, abschwellend

59.3 Phytotherapie

Die Anwendung von pflegenden Ölen kann hilfreich sein zum Lösen von Ohrenschmalz und zur Pflege des äußeren Gehörgangs.

Präparate	Wirkstoffe	Wirkstoffgruppe
Voskolix Ohrenspray	Olivenöl	Fettes Öl Kosmetikum
Otosan® Ohrenspray	Extrakte aus Aloe vera, Malve, Kamille, Ringelblume, Zitrone, Teebaumöl	Pflanzenextrakte, Kosmetikum

59.4 Aromatherapie

Eine Anwendung von Mischungen aus ätherischen Ölen sollte hier aufgrund der Unkenntnis der vorhandenen Situation bzw. Integrität des Trommelfelles eher unterbleiben.

59.5 Mikrobiom

Da auch die Haut des Ohrs in das Funktionssystem der Darm-Haut-Schleimhaut-Achse mit ihren immunologischen Vernetzungen gehört, kann bei wiederkehrenden Infektionen des äußeren Gehörgangs an eine Mikrobiomtherapie über die orale Gabe von *Lactobacillus*-Multistrain-Präparaten nachgedacht werden (z. B. UK 10 Darmflora Kapseln und andere).

59.6 Nahrungsergänzungsmittel

Mikronährstoff	Dosierung	Präparat	Hinweise
Bromelain	2 × 1 Bromelain/Tag 1 Std. vor oder 2 Std.nach dem Essen	Bromelain-POS®	Entzündungshemmend

0

59.7 Homöopathie (Einzelmittel)

Arzneiweisende Symptome	Zusatzhinweise	Passende Arznei mit Potenz	Dosierung/Tag
Plötzliche, heftige Schmerzen, trockene, heiße Haut, unruhig, ängstlich	Folge von kaltem trockenem Wind; schlimmer nachts; Wärme verschlechtert	Aconitum D6	Akut alle 15 Min. 5 Globuli, bei Besserung Abstände verlängern
Stechender Schmerz, Schwellung und Rötung von Gehörgang und Ohrmuschel, oft rechtsseitig, Fieber	Druck auf den Ohren, Schwerhörigkeit; kein Durst, schlimmer durch Wärme, Berührung und Schlucken	Apis mellifica D12	Akut stündlich 5 Globuli, bei Besserung 3 × 5 Globuli
Heftige, klopfende, pulsierende Schmerzen, rotes Ohr/Gesicht, kalte Extremitäten	Weite Pupillen; Fieber; schlimmer durch Berührung, Geräusche; will Ruhe und Wärme; hohes Fieber	Belladonna D12	Akut alle 15 Min. 5 Globuli, bei Besserung Abstände verlängern
Schmerzempfindlich, einseitige Wangenröte	Kindermittel; will getragen werden, leicht reizbar; schlimmer durch kalte Luft	Chamomilla D30	3 × 5 Globuli
Langsam beginnende Beschwerden, leicht pochende Schmerzen	Unsymptomatische Anfangsbeschwerden	Ferrum phosphoricum D12	3 × 5 Globuli
Drückende Schmerzen in Intervallen; folgt auf Schnupfen	Weinerlich, will Zuwendung; schlimmer in der Wärme; besser an der frischen Luft	Pulsatilla D6	5 × 5 Globuli

59.8 Homöopathie (Komplexmittel)

Präparate	Dosierung/Tag
Otovowen® Tropfen (Weber&Weber)	Akut: 12–15 Tropfen stdl. (max. 12 × tgl.) Chronisch: 1- bis 3-mal 12–15 Tropfen
Otofren® Tabletten (Pflüger)	Akut: 1 Tbl. stdl. (max. 12 × tgl.) Chronisch: 1- bis 3-mal tgl. 1 Tbl.
Otimed® Tropfen (Steierl)	Akut: 5–10 Tropfen stdl. (max. 12 × tgl.) Chronisch: 1- bis 3-mal 5–10 Tropfen

59.9 Anthroposophische Medizin

59.9.1 Innere Therapie (oral)

Mittel	Anwendung/Tag	Hinweise
Apis/Levisticum II, Globuli velati (Wala)	Im akuten Stadium werden im stündlichen Wechsel mit Silicea comp. 5–10 Globuli velati eingenommen.	Einnahme im stündlichen Wechsel
Silicea comp., Globuli velati (Wala)	Im akuten Stadium werden im stündlichen Wechsel mit Apis/Levisticum II 5–10 Globuli velati eingenommen.	Einnahme im stündlichen Wechsel Nach der akuten Phase die Einnahme zur Rekonvaleszenz 2-mal tgl. 5–10 Globuli velati weiterführen

0

59.9.2 Äußere Therapie

Mittel	Anwendung/Tag	Hinweise
Ohrsäckchen/Zwiebelwickel	Bei Schmerzen auf das Ohr legen	Zwiebel klein hacken und in einen tg-Fingerling füllen. Auf Körperwärme in Plastikbeutel erwärmen und anschließend ohne Plastikbeutel auf das Ohr legen. Mit Wolle oder Schal abdecken und 20 Min. wirken lassen
Aconit Ohrentropfen (Wala)	bis 5-mal tgl. 1 Tr. körperwarmes Öl in das Ohr einträufeln	Bei stechenden Ohrenschmerzen Nicht unmittelbar vor dem Besuch beim Arzt anwenden
Otidoron® OT (Weleda) oder Levisticum OT (Wala)	bis 3-mal tgl. 1–4 (Sgl. nur 1–2) körperwarme Tropfen in den Gehörgang eintropfen	Regt die Durchlüftung an Bei Mittelohrentzündung

59.10 Biochemie/Schüßler-Salze

Differenzierung	Mineralstoffe (Nummer)	Dosierung/Tag
Leicht, stechend	3	20
Mit hohem Fieber	3	12–20
	5	12
	10	12
	12	5–7
Stark schmerzend	3	20–30
	12	10

59.11 Spagyrik

Mischung bei Ohrenschmerzen, Spagyrik nach Spagyro Naturheilmittel (Menge für 50 ml)	
Belladonna D3	10 ml
Nr. 3 Ferrum phos. spag. D6	10 ml
Phytolacca D2	10 ml
Bolus alba D3	5 ml
Chamomilla D2	5 ml
Artemisia annua D2	10 ml

Dosierung:
Akut: Bis zu halbstdl. 1 Sprühstoß in den Mund
Chronisch: 3 × 3 Sprühstöße in den Mund

Mittel	Dosierung
Infragil spag. Peka N Tropfen	3 × 20 Tr.

59.12 Bach-Blüten

Bei wiederholtem Auftreten oder länger anhaltenden Beschwerden sollte hier der bestehende seelisch-geistige Zustand erfasst werden. Aus bis zu sieben verschiedenen Blüten-Essenzen wird die geeignete Bach-Blüten-Mischung zusammengestellt. Verwenden Sie hierzu die Kurzcharakterisierung der 38 klassischen Bach-Blüten unter ▸Kap. 1.10.4; Arzneimittelauswahl und die Hinweise zur Herstellung einer Behandlungslösung unter ▸Kap. 1.10.3.

O

59.13 Zusatzhinweise

- Ursache der Ohrenschmerzen herausfinden und entsprechend behandeln: Ist die Ohrmuschel oder der äußere Gehörgang entzündet oder verletzt? Handelt es sich um eine Mittelohrentzündung, oder ist der Druckausgleich zwischen Mittelohr und Außenwelt gestört? Ist der Gehörgang durch einen Ohrenschmalzpfropf verschlossen?
- Ohrenschmalzpfropfen können ausgespült werden.
- Auf eine gut belüftete Nasenatmung achten.
- Bei Problemen mit dem Druckausgleich durch enge Eustachische Röhre kann ein Nasenballon Besserung (Otovent®, Otobar®) bringen.
- Zwiebelsäckchen wirken schmerzlindernd und entzündungshemmend: Eine Zwiebel fein hacken und ohne Fett kurz in der Pfanne andünsten. Die heißen Zwiebelwürfelchen in ein dünnes Baumwolltuch einschlagen und für 30 bis 60 Minuten auf das Ohr legen (Temperatur vorher testen). Mit Mütze oder Stirnband befestigen.
- Ist die Entzündung nicht sehr stark ausgeprägt, können auch andere warme Anwendungen wie Rotlicht oder warme Gel-Kompressen Erleichterung bringen.
- Auf warme Füße achten (ggf. Fußbad).

60 Osteoporose

60.1 Grenzen der Selbstmedikation

Osteoporose muss ärztlich diagnostiziert sein. Unterstützende Selbstmedikation kann dann, nach Rücksprache mit dem behandelnden Arzt, erfolgen. Besteht eine diagnostisch gesicherte Osteoporose (postmenopausale Frau, medikationsbedingt: orale Cortison-Asthma- oder Rheumamedikation, Nierenkranker, Tumorpatient usw.), muss die Behandlung unter ärztlicher Verantwortung erfolgen mit Bisphosphonaten, Strontiumranelat usw. Eine Begleitmedikation mit Calcium und Vitamin D sollte obligat sein unter Beachtung der pharmakokinetischen Interaktionsmöglichkeiten der Bisphophonate mit mehrwertigen Ionen (Calcium, Mineralwasser usw.). Eine Prävention der Osteoporose muss immer dann erfolgen, wenn Risikofaktoren vorhanden sind (z. B. Untergewicht, Therapie mit PPI [Gabe organischer Calciumverbindungen wie Calciumgluconat für Resorption wichtig], Lactoseintoleranz, Schilddrüsenerkrankungen).

60.2 Allopathie

Osteoporose-Prophylaxe kann als Domäne der Selbstmedikation gesehen werden. Moderate Bewegung ist anzuraten! Ein Lebensstilmanagement bzgl. Nichtrauchens ist durchzuführen. Bei positiver Familienanamnese (Osteoporose-Erkrankung naher Angehöriger) ist eine präventive ärztliche Abklärung der Knochendichte anzuraten, ebenfalls bei Sonderkostformen, die arm an Milch und Milchprodukten sind (Lactoseintoleranz). Auf eine Vitamin-D-Supplementierung ist zu achten (besonders ab circa September bis April, wenn durch die dann tief stehende Sonne weniger Vorstufe von Vitamin D aus Cholesterin in der Haut für die spätere Endmontage in den Nieren gebildet wird (idealerweise nach vorheriger Bestimmung des Vitamin-D-Blutspiegels).

60.2.1 Orale Therapie

Präparate	Wirkstoffe	Wirkstoffgruppe
Calcium Sandoz® forte 500 mg Bta.	Calcium-D-Gluconat-lactat-gemisch, Calciumcarbonat	Mineralstoff
Calcium Sandoz® D Osteo 600 mg/400 mg, intens 1.200 mg/800 mg KTA, Calcimagon® D3 500 mg/400 I.E Calcigen® D/Citro 600 mg/400 I. E. KTA und Generika Calcimagon® D3 uno 1.000 mg/800 I. E. Calcium D_3 acis® 1.000 mg/800 I. E. BTA Ossofortin® forte 600 mg/400 I. E. BTA und Generika Calcium D_3 Stada® 600 mg/400 I. E. KTA Calcilac® 500 mg/400 I. E. KTA Calcium D_3-ratiopharm®500 mg/440 I. E. KTA Calcivit D® 600 mg/400 I. E. KTA	Calciumcarbonat, Vitamin D_3 (Colecalciferol)	Mineralstoff, hormonartiger Stoff, Vitamin Cave: schlechte Resorption unter PPI
Frubiase® Calcium 350 mg/500 mg Trinkampullen	Calciumsalz der D-Gluconsäure, Calciumdilactat	Mineralstoff
Calcium Verla® 600 FTA Calcium 500 mg Hexal® BTA Calcium 1000 mg Hexal® BTA Calcium 1000 dura® BTA	Calicumcarbonat	Mineralstoff

60.3 Phytotherapie

60.3.1 Orale Therapie

Extrakte aus dem Traubensilberkerzenwurzelstock zeigen positive Effekte auf das Knochenwachstum (Enzmaktivität alkalische Phosphatase und Osteocalcin).

Präparate	Inhaltsstoffe	Dosierung/ Tag	Hinweise
Klimadynon® FTA Remifemin® FTA	Trockenextrakt aus Traubensilberkerzenwurzelstock	2 × 1	Studien zeigen pos. Effekt auf Osteocalcin bei Frauen

60.4 Aromatherapie

Keine Angabe.

60.5 Mikrobiom

Keine Angabe.

60.6 Nahrungsergänzungsmittel

Hier sind viele Nährstoffe wichtig und sollten bei Mangel dringend ergänzt werden, um das Fortschreiten der Erkrankung zu verhindern.

Mikronährstoff	Dosierung	Präparat	Hinweise
Magnesium	400–600 mg/Tag, je nach Verträglichkeit für 3 Monate, dann 400 mg auf Dauer	Magnesium Verla®	Verbessert die Knochendichte
Vitamin-B-Komplex	1 × 1 Tbl./Tag	Vitamin B Komplex Forte Hevert®	Wirkt gegen Homocystein, das Osteoklasten aktiviert und damit den Knochenaufbau stört

0

Mikro-nährstoff	Dosierung	Präparat	Hinweise
Vitamin B_{12}	100–1.000 µg/Tag	Ankermann®	Wirkt gegen Homocystein, das Osteoklasten aktiviert und damit den Knochenaufbau stört
Folsäure	0,4–1,0 mg/Tag	Folsäure Pure encapsulations®	Wirkt gegen Homocystein, das Osteoklasten aktiviert und damit den Knochenaufbau stört
Vitamin C	500–2.000 mg/Tag	Cetebe®	Erhält Stabilität von Bindegewebe und Knochen
Vitamin D	2.000–5.000 µg/Tag	Köhler, Hevert®	Fördert die Aufnahme von Calcium aus dem Darm und stellt dem Knochen Calcium zur Verfügung; es unterstützt die Wirkung der Bisphosphonattherapie; **Cave!** Ist nicht geeignet für Nierenkranke, da die Ausscheidung behindert werden könnte bzw Nierensteine gebildet werden könnten
Vitamin K	80–400 µg/Tag	Vitamin K2 Hevert®	K2 hilft dabei, Calcium in die Knochen einzulagern
Calcium	1.000–2.000 i.E/Tag auch bei Therapie mit Bisphosphonaten unter Blutkontrolle	Calcium Verla®	Erhöht die Knochendichte; Calcium nur bei Mangel ergänzen; immer in Verbindung mit Vitamin D3 und K2

Mikro-nährstoff	Dosierung	Präparat	Hinweise
Vitamin D, K und Calcium	2 × 1/Tag zur Behandlung 1 × 1 zur Prophylaxe	Vigantolvit®, Vitamin D3 K2 Hevert®	
Mangan	5–15 mg/Tag	Mangan Pure encapsulations®	Wichtig für Knorpel und Knochen
Kupfer	1–3 mg/Tag	Kupfer Pure encapsulations®	Enzymbestandteil; moduliert Osteoblasten
Kalium			Entsäuert, dadurch Verminderung des Knochenabbaus
Zink	10–30 mg/Tag	Zinkorotat-POS®	Fördert Bildung der Osteoblasten, damit mehr Knochenmasse
Kombination vieler Nährstoffe	1 × 1 Btl./Tag	Orthomol Osteo, proSan® Osteo	Zur Prophylaxe und begleitend zur Therapie

60.7 Homöopathie (Einzelmittel)

Keine Angabe.

60.8 Homöopathie (Komplexmittel)

Präparate	Dosierung/Tag
Ranocalcin® Tabletten (Pflüger)	1- bis 3-mal tgl. 1 Tbl.
Kacinokatt® S Tabletten (Kattwiga)	1- bis 3-mal tgl. 1 Tbl.
Calcoheel® Tabletten	1- bis 3-mal tgl. 1 Tbl.
Ost.heel® Tabletten	1- bis 3-mal tgl. 1 Tbl.
Osteoplex® Tropfen (Steierl)	1- bis 3-mal tgl. 5–10 Tropfen

60.9 Anthroposophische Medizin

Die genannten Präparate sind als Begleitbehandlung im Sinne einer ganzheitlichen Behandlung der Osteoporose zu verstehen.

60.9.1 Innere Therapie (oral)

Mittel	Anwendung/Tag	Hinweise
Aufbaukalk 1 im Wechsel mit **Aufbaukalk 2**, Pulver (Weleda)	Morgens eine Msp. Aufbaukalk 1 und abends eine Msp. Aufbaukalk 2	Eine Msp. entspricht einer einmaligen Schüttung. Anregung des Kalkprozesses in den Wechseljahren
Agaricus comp./Phosphorus, Mischung (Weleda)	bis 3-mal tgl. 5–10 Tr. mit Wasser verdünnt einnehmen	Begleitend bei Osteoporose, auch bei schmerzhaften Formen bis 4-mal jährl. als Kur mit 3 × 15 Tr.
Equisetum arvense silicea cultum D2, Dilution (Weleda)	bis 3-mal tgl. 10–15 Tr.	Unterstützung der gestaltbildenden Kräfte im Knochensystem

60.10 Biochemie/Schüßler-Salze

Mineralstoffe (Nummer)	Dosierung/Tag
1	7
2	20
3	7
5	7
7	12
8	12
9	12–15

Mineralstoffe (Nummer)	Dosierung/Tag
11	5–7
15	5–7
17	3–5
21	7
22	7

60.11 Spagyrik

Mischung bei Osteoporose, Spagyrik nach Spagyro Naturheilmittel (Menge für 50 ml)	
Rheum rhaponticum D2	10 ml
Chelidonium D2	10 ml
Agnus castus D2	10 ml
Equisetum D2	10 ml
Dioscorea D2	10 ml

Dosierung:
Chronisch: 3 × 3 Sprühstöße in den Mund

60.12 Bach-Blüten

Hier sollte der bestehende seelisch-geistige Zustand erfasst werden. Aus bis zu sieben verschiedenen Blüten-Essenzen wird die geeignete Bach-Blüten-Mischung zusammengestellt. Verwenden Sie hierzu die Kurzcharakterisierung der 38 klassischen Bach-Blüten unter ▸Kap. 1.10.4; Arzneimittelauswahl und die Hinweise zur Herstellung einer Behandlungslösung unter ▸Kap. 1.10.3.

0

60.13 Zusatzhinweise

- Regelmäßige Belastung des Bewegungsapparates hemmt den Knochenabbau und regt den Aufbau stabiler Strukturen im Knochen an. Hier ist Krafttraining sehr wirkungsvoll, auch Wandern, Nordic Walking und Joggen sind hilfreich.
- Calciumreiche Ernährung mit Milchprodukten, Tofu, Brokkoli, Grünkohl, Lauch, Fenchel, Mandeln.
- Calciumreiches Mineralwasser trinken.
- Phosphatreiche Lebensmittel sind Calcium-Räuber, daher Wurst, Schmelzkäse und Cola möglichst meiden. Auch Kaffee und Alkohol wirken sich negativ auf die Calciumaufnahme aus.
- Lebensmittel mit viel Vitamin D in den Speiseplan aufnehmen. Das sind z. B. Fisch, Spinat, Pilze, Bierhefe.
- Auch im Winter regelmäßig etwas Sonne an die Haut lassen, das regt die körpereigene Vitamin-D-Produktion an.

61 Pilzerkrankungen der Haut, Fußpilz

61.1 Grenzen der Selbstmedikation

Das erstmalige Auftreten sollte ärztlich abgeklärt werden, insbesondere um andere Hauterkrankungen wie Neurodermitis oder Schuppenflechte ausschließen zu können. Dies gilt auch für wiederholtes Auftreten, da eine Immunschwäche oder eine andere Grunderkrankung vorliegen könnte (z. B. Diabetes mellitus oder Immunerkrankungen). Ebenfalls muss bei Verschlechterung des Hautzustands unter Selbstmedikation der Arzt hinzugezogen werden.

61.2 Allopathie

61.2.1 Lokale Therapie

Präparate	Wirkstoffe	Wirkstoffgruppe
Loceryl® Creme	Amorolfin	Morpholin-Derivat
Antifungol® Hexal® Creme, Canesten® Creme Imazol® 10 mg/g Paste Clotrimazol-1 %-Generika-Cremes Fungizid-ratiopharm® 1 % Creme, Pumpspray 1 % Cloderm® Creme, Puder Clotrigalen® Creme Mykohaug® C Creme Generika	Clotrimazol	Imidazol-Antimykotikum
Multilind® Heilsalbe mit Nystatin Nystaderm® Creme Biofanal® Salbe	Nystatin	Polyen-Antimykotikum gegen Candida
Mykoderm® Heilsalbe	Nystatin, Zinkoxid	Polyen-Antimykotikum, Mineralstoffverbindung

P

Präparate	Wirkstoffe	Wirkstoffgruppe
Canesten® Extra 10 mg/g Creme/Spray Bifon® 10 mg/g Creme Generika	Bifonazol	Imidazol-Antimykotikum
Daktarin® Creme, Micotar® 20 mg/g Creme/Lösung	Miconazolnitrat	Imidazol-Antimykotikum
InfectoSoor® Zinksalbe	Miconazolnitrat, Zinkoxid	Imidazol-Antimykotikum Mineralstoffverbindung
Selergo® 1 % Creme, Lösung Batrafen® Creme	Ciclopirox	Wirkweise nicht vollständig geklärt
Mykosert® bei Haut-und Fußpilz Creme, Spray	Sertraconazol	Imidazol-Antimykotikum
Imazol® Creme plus	Clotrimazol, Hexamidindiisetionat	Imidazol-Antimykotikum, Antiseptikum
Micotar® 20 mg/g und 200 mg/g Paste Generika	Miconazolnitrat, Zinkoxid	Imidazol-Antimykotikum, Heilungsförderer
Lamisil® Creme/Spray/Once Lsg. Terbinafin Stada® Creme	Terbinafinhydrochlorid	Allylamin-Derivat
Nizoral® 2 % Creme, Terzolin® 2 % Creme/Lösung	Ketoconazol	Imidazol-Antimykotikum
Epi-Pevaryl® P. v. Pulver	Econazol	Imidazol-Antimykotikum
Exoderil® Gel 10 mg	Naftifin-Hydrochlorid	Allylamin

61.3 Phytotherapie

Die Phytotherapie kann allenfalls unterstützend und ggf. zur Heilungsunterstützung und Rezidivprävention eingesetzt werden.

61.3.1 Lokale Therapie

Präparate	Inhaltsstoffe	Dosierung/Tag	Hinweise
Retterspitz® Vitamin Gelee	Thymol (Hauptbestandteil von Thymianöl) mit keimwidriger, antimykotischer und juckreizstillender Wirkung	Mehrmals tgl. befallene Hautstellen mit wenig Salbe bedecken	Der Allopathie unterlegen

61.4 Aromatherapie

Besonders wirksam, v. a. gegen den *Candida*-Pilz, stellt sich Korianderöl dar, das man z. B. in einer Konzentration von 1–3 % in geeignete Grundlagen (z. B. 1 % Korianderöl in Pasta Zinci mollis bei Windelekzem) 3 × tgl. anwenden kann. Grundsätzlich stellen sich aber alle ätherischen Öle durch die kleinen lyophilen Terpenmoleküle als antimykotisch dar, bei bester Resistenzlage. Individuelle Unverträglichkeiten und Allergien sind immer zu bedenken. Bei Schwangeren sollte von einer Anwendung abgesehen werden. Bei Kleinkindern unter 30 Monaten ist zu beachten, dass keine Anwendung im Nase-Mund-Bereich erfolgen darf und auch eine Verbringung der ätherischen Öle durch Verschmieren dorthin vermieden werden muss.

61.5 Mikrobiom

Eine unterstützende orale Gabe von *Lactobacillus*-Multistrain-Präparaten zur Unterstützung der Immunitätslage der Haut kann in Betracht gezogen werden.

61.6 Nahrungsergänzungsmittel

Ziel ist es, die Immunabwehr zu stärken, damit der Körper die Infektion besser eindämmen kann. Es geht also um eine unterstützende Wirkung, auch für die Wundheilung. Bei vielen Menschen ist aufgrund von Fehlernährung mit zu vielen tierischen Produkten, Alkohol, Nikotin und Stress der Säure-Basen-Haushalt gestört. Die Übersäuerung im Stoff-

P

wechsel wirkt sich auch auf die Haut aus. Das saure Milieu schafft ideale Bedingungen für Pilze. Diese Hypothese wird von erfahrenen Therapeuten beobachtet. Daraus resultiert der Versuch, über Entsäuerung dem Pilz die Grundlage zu entziehen.

Mikronährstoff	Dosierung	Präparat	Hinweise
Magnesium	400 mg/Tag	Magnesium Verla®	Entsäuert und schafft damit schlechte Voraussetzungen für Pilze
Zink	5–15 mg/Tag	Zinkorotat-POS®	Stimuliert Immunsystem und Hautstoffwechsel; entsäuert und schafft damit schlechte Voraussetzungen für Pilze
Calcium	200–500 mg/Tag	Calcium Sandoz®	Entsäuert und schafft damit schlechte Voraussetzungen für Pilze
Kalium		Pure encapsulations®	Entsäuert und schafft damit schlechte Voraussetzungen für Pilze

Mikronährstoff	Dosierung	Präparat	Hinweise
Vitamin C	500–1.000 mg/Tag	Cetebe®	Stärkt die Hautbarriere; stimuliert die Immunabwehr
Vitamin D	1.000–2.000 µg/Tag	Köhler, Hevert®	Fördert Hautbildung, Wundheilung, stimuliert Immunsystem
Kombination für den Säure-Base-Haushalt	2 Kapseln/Tag	Basenpulver Verla®	Entsäuert
Beta-Glucan		Beta-Glucan® Zein Pharma	Stimuliert Immunsystem

61.7 Homöopathie (Einzelmittel)

Die vorgestellten Mittel können nur ergänzend eingesetzt werden, in Kombination mit allopathischen Mitteln. Häufigere Beschwerden müssen durch einen homöopathischen Therapeuten konstitutionell behandelt werden.

Arzneiweisende Symptome	Zusatzhinweise	Passende Arznei mit Potenz	Dosierung/Tag
Weißes, klebriges Sekret, Neigung zu Soor und Aphthen	Unterstützend bei Candida-Infektionen	Borax D6	3 × 5 Globuli
Schlecht heilende, rissige Haut	Unterstützend bei Mykosen der Haut	Silicea D12	2 × 5 Globuli

61.8 Homöopathie (Komplexmittel)

Präparate	Dosierung/Tag	Hinweise
Kattwiderm® Tabletten (Kattwiga)	1- bis 3-mal tgl. 1 Tbl.	
Hepar Hevert® Lebertropfen	1- bis 3-mal tgl. 5–10 Tropfen	Die unterstützende 3–10-wöchige Ausleitungstherapie von Leber, Nieren und Lymphsystem kann zeitgleich erfolgen. Viel trinken, keine Genussgifte wie Kaffee, Nikotin oder Alkohol während dieser Zeit.
Solidago Hevert® Complex Tropfen	1- bis 3-mal tgl. 5 Tropfen	
Lymphaden Hevert® Complex Tropfen	3 × tgl. 5–10 Tropfen	

61.9 Anthroposophische Medizin

61.9.1 Innere Therapie (oral)

Mittel	Anwendung/Tag	Hinweise
Gentiana Magen, Globuli velati (Wala)	3-mal 5–10 Globuli velati v. d. E.	Bitterstoffe stärken das Mikrobiom
Amara-Tropfen (Weleda)	3-mal 10–15 Tr. in Wasser verdünnt einnehmen	Bitterstoffe stärken das Mikrobiom

61.9.2 Äußere Therapie

Mittel	Anwendung/Tag	Hinweise
Silicea colloidalis comp., Hautgel (Wala)	Mehrmals tgl. auf die Haut auftragen. Über Nacht abdecken	Bei Fußpilz morgens Silicea colloidalis comp. Hautgel und abends Kupfer Salbe rot (Wala) auf den gesamten Fuß auftragen

Mittel	Anwendung/Tag	Hinweise
Lavendelöl 10 %, ölige Einreibung (Weleda)	bis 3-mal tgl. 3–5 Tr. Öl in die Haut einreiben	Auf die trockene Haut auftragen. Anwendung über einen längeren Zeitraum erforderlich
Rosmarin Salbe 10 % (Weleda)	2-mal tgl. lokal auftragen	Bei Mykosen Auf die trockene Haut auftragen. Anwendung über einen längeren Zeitraum erforderlich

61.10 Biochemie/Schüßler-Salze

Differenzierung	Mineralstoffe (Nummer)	Dosierung/Tag
Fußpilz, Hautpilz	1	7
	5	12
	6	5
	8	7
	9	12
	10	7
Vaginalmykose	5	12
	6	7–10
	8	7
	9	7
	10	12

P

61.11 Spagyrik

Mischung bei Pilzerkrankungen der Haut, Spagyrik nach Spagyro Naturheilmittel (Menge für 50 ml)	
Artemisia annua D2	10 ml
Urtica urens D2	5 ml
Propolis D3	10 ml
Nr. 5 Kalium phos. spag D6	5 ml
Nr. 6 Kalium sulf. spag. D6	5 ml
Nr. 8 Natrium chlor. spag. D6	5 ml
Nr. 9 Natrium phos. spag. D6	5 ml
Nr. 10 Natrium sulf. spag. D6	5 ml

Dosierung:
Akut: 5 × 3 Sprühstöße stündlich in den Mund
Chronisch: 3 × 3 Sprühstöße in den Mund

Mittel	Dosierung
Solunat Nr. 16 Renalin	1 × 10 Tr. morgens
Solunat Nr. 3 Azinat	2 × 15 Tr. morgens u. abends
Solunat Nr. 9 Lymphatik	2 × 15 Tr. morgens u. abends
Solunat Nr. 6 Dyscrasin	2 × 7 Tr. morgens u. abends

61.12 Bach-Blüten

Hier sollte, besonders bei wiederkehrenden Beschwerden, der bestehende seelisch-geistige Zustand erfasst werden. Aus bis zu sieben verschiedenen Blüten-Essenzen wird die geeignete Bach-Blüten-Mischung zusammengestellt. Verwenden Sie hierzu die Kurzcharakterisierung der 38 klassischen Bach-Blüten unter ▸Kap. 1.10.4; Arzneimittelauswahl und die Hinweise zur Herstellung einer Behandlungslösung unter ▸Kap. 1.10.3.

61.13 Zusatzhinweise

- Milde Reinigung der betroffenen Hautareale. Pilz lässt sich nicht wegwaschen, daher nicht häufiger duschen oder baden, denn Feuchtigkeit unterstützt das Gedeihen des Pilzes.
- Viel Luft an die pilzbefallene Haut lassen.
- Nach dem Duschen oder Waschen die Hautstelle gut abtrocknen, eventuell trocken föhnen.
- Kleidung und Handtücher täglich wechseln. Bei mindestens 60 °C mit haushaltsüblichen Waschmitteln waschen.
- Schuhe immer wechseln, damit sie gut austrocknen können.
- Möglichst häufig offene oder zumindest luftdurchlässige Schuhe tragen, Turnschuhe meiden, da das feuchte Klima Pilzwachstum fördert.
- Schuhe mit pilztötenden Mitteln desinfizieren.
- Baumwollsocken tragen und täglich wechseln, diese bei mindestens 60 °C mit haushaltsüblichem Waschmittel waschen.
- Badeschuhe in Gemeinschaftseinrichtungen verwenden.
- Immunsystem durch genügend Schlaf und Ruhepausen, gesunde Ernährung und viel Bewegung an der frischen Luft stärken.

Bei Nagelpilz:

- Regelmäßige Nagelpflege, dabei das Nagelbett massieren und Verletzungen des Nagelhäutchens unbedingt vermeiden.
- Für die befallenen Nägel Einmalfeilen benutzen und nicht für die gesunden Nägel mitbenutzen.
- Auf Tätigkeiten, welche die Nägel sehr aufweichen, möglichst verzichten, ebenso starke mechanische Belastung des Nagelbettes meiden.
- Für gut durchblutete Hände und Füße sorgen.
- Nur gut sitzendes Schuhwerk tragen, das genügend Raum für die Zehen lässt und möglichst atmungsaktiv ist.

62 Potenzstörungen

Eine erektile Dysfunktion kann ein Hinweis auf eine beginnende Gefäßerkrankung sein. Der Besuch beim Arzt ist außerdem angezeigt bei hohem Blutdruck, metabolischem Syndrom, Diabetes mellitus, Übergewicht, Atherosklerose und Herz-Kreislauf-Erkrankungen allgemein, eingeschränkter Leber- und Nierenfunktion, Ulkuskrankheit, Glaukom und affektiven Störungen. Auch die gleichzeitige Anwendung von ZNS-wirksamen Arzneimitteln ist zu beachten.
Potenzstörungen stellen sich zu circa 90 % als kardiovaskulär bedingt oder nutritiv-/übergewichtsbedingt (Aromatase-Wirksamkeit des viszeralen Bauchfettes mit Umwandlung von Testosteron in Estrogen) dar, der Restanteil ist dann meist psychisch bedingt (Stress etc.).

62.1 Grenzen der Selbstmedikation

Vor der Selbstmedikation sollte eine kardiovaskuläre Untersuchung bzgl. Herzrhythmusstörungen und einer generellen Arterioskleroseituation (Gesamtcholesterin, LDL, HDL, TG, Pulsdruck, Diastole etc.) durchgeführt und die zugrunde liegende Grunderkrankung nach den herrschenden Leitlinien optimal therapiert werden.
Etwaige Betablocker in der Medikationsliste sind nach Studienlage meist nicht für Potenzstörungen verantwortlich.
Bei der Gabe von zusätzlichen Präparaten ist immer auf eine Wechselwirkung applizierter Selbstmedikationspräparate mit der verordneten Medikation nach Leitlinie zu achten.
Bei kardiovaskulären Grunderkrankungen sind allopathische und phytotherapeutische Präparate der Kapitel Herzerkrankungen (▸ Kap. 36) und Durchblutung (▸ Kap. 15 und 16) als Add-on in Betracht zu ziehen.
Sollte keine kardiovaskuläre Grunderkrankung bestehen, sind Arzneimittel der Kapitel Nervosität/Unruhe (▸ Kap. 57) oder Burn-out (▸ Kap. 13) zur Unterstützung in Betracht zu ziehen.

62.2 Allopathie

Siehe Kapitel Herzerkrankungen (▶Kap. 36) und Durchblutung (▶Kap. 15 und 16), Nervosität/Unruhe (▶Kap. 57) und Burn-out (▶Kap. 13).

62.3 Phytotherapie

Siehe Kapitel Herzerkrankungen (▶Kap. 36) und Durchblutung (▶Kap. 15 und 16), Nervosität/Unruhe (▶Kap. 57) und Burn-out (▶Kap. 13).

62.4 Aromatherapie

Erotisierende bzw. aphrodisierende ätherische Öle für die Duftlampe (5 Tr.) oder Aromamassageöle (1–3 % in fetten Trägerölen, auch als Mischung) sind Ylang-Ylang, Patschuli, Geranie, Rose, Muskatellersalbei, Jasmin oder Ingwer.
Individuelle Unverträglichkeiten, Vorlieben und Allergien sind zu beachten. Jasminöl wirkt schlaffördernd.

62.5 Mikrobiom

Keine Angabe.

62.6 Nahrungsergänzungsmittel

Wenn Durchblutungsstörungen die Ursache sind, wirkt L-Arginin in Verbindung mit Antioxidanzien positiv.

Mikronährstoff	Dosierung	Präparat	Hinweise
Magnesium	400–600 mg/Tag, je nach Verträglichkeit für 3 Monate, dann 400 mg auf Dauer	Magnesium Verla®	Kann bei hoher Dosierung Durchfall verursachen, dann reduzieren
Zink	15–40 mg/Tag	Zinkorotat-POS®	Antioxidans
L-Arginin	3 × 2–3 g/Tag	Pure encapsulations®	Fördert die Durchblutung der Schwellkörper und damit die Erektion
L-Citrullin			Vorstufe von L-Arginin, verlängert die Verweildauer von L-Arginin im Blut, dadurch verbesserter Blutspiegel
Pycnogenol	100–300 mg/Tag	Gall Pharma	Antioxidans
Vitamin B_{12}	100–1.000 µg/Tag	Ankermann®	Antioxidans
Vitamin C	500–2.000 mg/Tag	Cetebe®	Antioxidans
Vitamin E	200–1.000 I. E./Tag	Optovit® fortissimum	Antioxidans
Selen	100–300 µg/Tag	Cefasel®	Antioxidans
Kombination	2 × 2/Tag für 2 Wochen, dann 1 × 1/Tag	TensioLoges®	Aminosäuren + Mineralien
Omega-3-Fettsäuren	10–3 g/Tag	EnzOmega®	Durchblutungsfördernd
Kombination	2 × 2 Kapseln/Tag	Euviril complex N	L-Arginin, Coenzym Q10, Vitamin-B-Komplex

62.7 Homöopathie (Einzelmittel)

Arzneiweisende Symptome	Zusatzhinweise	Passende Arznei mit Potenz	Dosierung/Tag
Erschöpfung, Gleichgültigkeit	Auch bei Kummer, Stress, Leistungsdruck	Acidum phosphoricum D12	3 × 5 Globuli
Vorzeitiges Altern, schwindende Potenz	Haarausfall	Selenium D12	3 × 5 Globuli
Erektionsstörungen	Frigidität, mangelnde Libido	Damiana D4	2 × 1 Tbl.

62.8 Homöopathie (Komplexmittel)

Präparate	Dosierung/Tag
Viragil® Tropfen (Steierl)	1- bis 3-mal tgl. 5–10 Tropfen
Cefagil® Tropfen/Tabletten (Cefak)	1- bis 3-mal tgl. 5–10 Tropfen 1- bis 3-mal tgl. 1 Tbl.
Yohimbin Vitalcomplex Tropfen (Hevert)	1- bis 3-mal tgl. 5 Tropfen
Deseo® Tropfen (Pharma SGP)	1- bis 3-mal tgl. 5 Tropfen

62.9 Anthroposophische Medizin

Keine Angabe.

62.10 Biochemie/Schüßler-Salze

Mineralstoffe (Nummer)	Dosierung/Tag
3	7
5	12
7	10
9	12
11	5

62.11 Spagyrik

Mischung bei Potenzstörungen, Spagyrik nach Spagyro Naturheilmittel (Menge für 50 ml)	
Granatum D2	7 ml
Piper meth. D2	8 ml
Agnus castus D2	7 ml
Yohimbe D2	7 ml
Euspongia off. Ø	7 ml
Gelsemium D4	7 ml
Mandragora D2	7 ml

Dosierung:
Akut: 5 × 3 Sprühstöße stündlich in den Mund
Chronisch: 5 × 3 Sprühstöße in den Mund

62.12 Bach-Blüten

Keine Angabe.

62.13 Zusatzhinweise

Keine Angabe.

63 Prämenstruelles Syndrom

63.1 Grenzen der Selbstmedikation

Beschwerden mit massivem seelischem Bezug und großem Leidensdruck oder sehr starken Schmerzen sollten ärztlich abgeklärt werden. Ähnliche Symptome können auch bei Schilddrüsenerkrankungen auftreten.

63.2 Allopathie

Symptomatische Behandlung von Begleitsymptomen siehe jeweils dort. Bei starken Periodenblutungen ist an eine Eisensubstitution nach Messung der Blutspiegel zu denken (Hb).

63.3 Phytotherapie

Das Prämenstruelle Syndrom geht einher mit Symptomen wie Brustspannen, Blähbauch, „Genervtsein" und Regeltempoanomalien und starker sowie langer Periodenblutung. Zudem zeigen sich bei den betroffenen Frauen periodisch auftretende Hautunreinheiten, v. a. im perioralen Bereich durch unphysiologisch hohe Testosteronspiegel. Auch eine reduzierte Fertilität durch den erniedrigten Progesteronspiegel ist Zeichen der hormonellen Dysbalance, die nicht symptomatisch, sondern kausal durch dopaminerge Wirkung auch von Phytopharmaka ausgeglichen werden kann. Eine Abklärung der Schilddrüsenfunktion ist anzuraten, da eine Hypothyreose (TSH >2,5µU/l) PMS-Symptome durch Senkung des Dopaminspiegels verursachen und verschlimmern kann.

P

63.3.1 Orale Therapie

Präparate	Inhaltsstoffe	Dosierung/Tag	Hinweise
Agnucaston® 20 mg, Agnolyt® Madaus Kps., Tinktur aus Keuschlammfrüchten	Mönchspfefferfrüchte-Trockenextrakt	Alle 24 Std. 1 × 1 oder 40 Tr. 15 Min. vor dem Essen mit 1 Glas Wasser	Nicht in Schwangerschaft, Stillzeit, Mammakarz., herabgesetzte Milchbildung b. Stillenden mgl., Anwendungsdauer 3–6 Monate. Agnucaston®: Spezialextrakt mit besonderer Trocknungsmethode: Erhalt empfindlicher Diterpene mit dopaminerger Wirkung
KadeZyklus bei Krämpfen während der Menstruation 250 mg FTA	Schafgarbenkraut-Trockenextrakt	Ab 12 Jahren 2- bis 3-mal 1	
Styptysat® plus Drg	Hirtentäschelkraut-Trockenextrakt Vitamin K_1	2- bis 3-mal 2	Hämostyptikum bei leicht verlängerten und verstärkten Regelblutungen (Menorrhagie, Metrorrhagie) NEM
KadeZyklus bei starken Blutungen während der Menstruation 400 mg FTA	Hirtentäschelkraut-Trockenextrakt	3 × 1	3–5 Tage vor der erwarteten Menstruation beginnen Wenn Menstruation länger als 7 Tage, muss Arzt aufgesucht werden Traditionelles Arzneimittel

63.4 Aromatherapie

Ätherische Öle können psychische Affektionen in den Tagen vor den Tagen beeinflussen (z. B. Bergamotte, Orangenöl, Lavendel) oder gegen Krämpfe der glatten Uterusmuskulatur als Ölzubereitung 1–3 % in einem fetten Trägeröl (z. B. Anis, Fenchel, Kümmel, Muskatellersalbei in Mandelöl oder Jojobaöl) dreimal täglich massierend im Gebärmutterbereich äußerlich eingerieben werden. Eine kausale Therapie ist somit nicht möglich.

63.5 Mikrobiom

Keine Angabe.

63.6 Nahrungsergänzungsmittel

Mikronährstoff	Dosierung	Präparat	Hinweise
Magnesium	200–400 mg/Tag	Magnesium Verla®	Wirkt muskelentspannend; gut in Kombination mit B_6 und B_2
Vitamin B_6	100–300 mg/Tag 10 Tage vor bis zur Menstruation	Hevert®	Reguliert Hormontätigkeit; gut auch in Kombination mit Magnesium und Vitamin B_2; mindert Ödeme; verbessert depressive Verstimmung; Cave: Nicht auf Dauer durchnehmen, kann kumulieren, Nervenschädigung

P

Mikronährstoff	Dosierung	Präparat	Hinweise
Vitamin-B-Komplex B_1, B_2, B_6, B_{12}, Folsäure	1 × 1/Tag	Vitamin B Lichtenstein kombi, Doppelherz ® aktiv	Verbessert Brustempfindlichkeit, Depression, Ödeme, Unterleibsschmerzen
Vitamin D	1.000–2,000 I. E./Tag	Hevert®, Pure encapsulations®, Köhler	Vermindert Spannungsgefühl in den Brüsten
Gamma-Linolensäure	500–2.500 mg/Tag	Pure encapsulations®	Bei Spannung und Schmerzen in den Brüsten
Omega-3-Fettsäuren	1–3 g/Tag	EnzOmega®	Bei Unterleibskrämpfen, Brustempfindlichkeit, Depression
L-Tryptophan	1–3 g/Tag nüchtern	aminoplus® Tryptophan	Mindert Depressionen, Spannungszustände, Ödeme, Essattacken; in Kombination mit B_6, Magnesium und Gamma-Linolensäure
Calcium	500–1.200 mg/Tag	Sandoz®	
Zink	10–20 mg/Tag	Zinkorotat-POS®	Bei Hautunreinheiten und Akne
Kombination Vitamine, Mineralstoffe, Phytopharmaka	1 Kapsel und 1 Sachet/Tag	MensSana Isoflavon	Wirksam gegen PMS

63.7 Homöopathie (Einzelmittel)

Arzneiweisende Symptome	Zusatzhinweise	Passende Arznei mit Potenz	Dosierung/Tag
Träge, erschöpft, abgearbeitet; schwitzt leicht und viel, korpulent	Schmerzende Brüste; schlimmer durch Anstrengung	Calcium carbonicum D12	3 × 5 Globuli
Verzweifelt, ängstlich	Nervöse Verstimmung	Agnus castus D12	3 × 5 Globuli
Starke Unterleibskrämpfe; Kreuzschmerzen; Kopfschmerzen; gereizt, geschwätzig, streitsüchtig	Besser mit Einsetzen der Regel, schlimmer durch beengende Kleidung	Lachesis D12	3 × 5 Globuli
Krampfartige Unterleibsschmerzen; Schmerzen im Rücken und in den Brüsten; nervös, gereizt, viel Stress	Schlimmer morgens, besser durch Wärme und Ruhe	Nux vomica D6	3 × 5 Globuli
Herabdrängende Unterleibsschmerzen; überfordert und gereizt, aber auch depressiv und weinerlich	Spannende Brüste, Kopfschmerzen; Abneigung gegen Beruf, Familie und Sex; besser durch Bewegung	Sepia D12	3 × 5 Globuli

63.8 Homöopathie (Komplexmittel)

Präparate	Dosierung/Tag
Mastodynon® Tabletten/Tropfen (Bionorica)	2 × tgl. 1 Tbl. 2 × tgl. 30 Tropfen
Pascofemin® Tabletten (Pascoe)	1- bis 3-mal tgl. 1 Tbl.
Agnus Hevert® femin Tropfen	Akut: stdl. 5–10 Tropfen (max. 12 × tgl.) Chronisch: 1- bis 3-mal tgl. 5–10 Tropfen

63.9 Anthroposophische Medizin

63.9.1 Innere Therapie (oral)

Mittel	Anwendung/Tag	Hinweise
Menodoron® Tropfen (Weleda)	2-bis 3-mal 15–30 Tr. über 2–3 Monate	Zur Regulierung des Zyklus allgemein
Bryophyllum comp., Globuli velati (Wala)	bis 3-mal tgl. 10 Globuli velati	Bei **Verstimmungszuständen** innerhalb des PMS
Melissa/Phosphorus comp. Dilut. (Weleda)	Morgens 15 Tr. in Wasser verdünnt einnehmen	Stabilisiert die 2. Zyklushälfte

63.9.2 Äußere Therapie

Mittel	Anwendung/Tag	Hinweise
Weleda Lavendel Entspannungsbad	Abends einige Spritzer in das Waschwasser geben oder als Voll- bzw. Teilbad anwenden Nach dem Bad 30 Min. Nachruhe einhalten!	Zur Beruhigung und Entspannung

Mittel	Anwendung/Tag	Hinweise
BauchWickel Schafgarbe (Wachswerk)	Wachs-Öl-Auflage auf den Unterbauch oder die Leberregion auflegen. Mit Wollvlies bedecken und mit Kirschkernkissen warm halten.	Entlastend und entkrampfend

63.10 Biochemie/Schüßler-Salze

Mineralstoffe (Nummer)	Dosierung/Tag
2	7
3	7
4	7
5	7
7	12
21	7

63.11 Spagyrik

Mischung bei Prämenstruellem Syndrom, Spagyrik nach Spagyro Naturheilmittel (Menge für 50 ml)	
Phytolacca D2	9 ml
Dioscorea D2	9 ml
Piper meth. D2	8 ml
Citrullus colocynthis D4	8 ml
Angelica archangelica D2	8 ml
Agnus castus D2	8 ml

Dosierung:
Chronisch: 3 × 3 Sprühstöße in den Mund

Mittel	Dosierung
Solunat Nr. 16 Renalin	2 × 7 Tr. morgen u. mittags
Solunat Nr. 10 Matrigen I	2 × 7 Tr. morgens u. abends
Solunat Nr. 4 Cerebretik	1 × 15 Tr. abends
Phönix® Cimicifuga spag.	3- bis 4-mal 20 Tr.

63.12 Bach-Blüten

Hier sollte der bestehende seelisch-geistige Zustand erfasst werden. Aus bis zu sieben verschiedenen Blüten-Essenzen wird die geeignete Bach-Blüten-Mischung zusammengestellt. Verwenden Sie hierzu die Kurzcharakterisierung der 38 klassischen Bach-Blüten unter ▶ Kap. 1.10.4; Arzneimittelauswahl und die Hinweise zur Herstellung einer Behandlungslösung unter ▶ Kap. 1.10.3.

63.13 Zusatzhinweise

- Regelmäßige körperliche Aktivität.
- Gesunde Ernährung mit erhöhtem Anteil an ungesättigten Fettsäuren, Calcium, Vitamin D und den B-Vitaminen.
- Akupunktur.
- Psychotherapeutische Unterstützung bei starken psychischen Beeinträchtigungen.

64 Prostatabeschwerden

64.1 Grenzen der Selbstmedikation

Prostatabeschwerden müssen immer zunächst ärztlich abgeklärt werden, um schwerwiegende Erkrankungen ausschließen zu können. Ab dem 45. Lebensjahr sollte der Mann regelmäßig die Möglichkeit der Vorsorgeuntersuchungen der Prostata (frühzeitige Detektion von Tumorerkrankung) nutzen (GKV-Leistung). Die alleinige Ermittlung von PSA-Werten (auch als diskutabler Schnelltest verfügbar) ist nicht aussagekräftig, da z. B. Fahrradfahren durch die mechanische Reizung des Prostatagewebes zu einer Erhöhung des prostataspezifischen Antigens führt. Sollte der Patient bereits eine Therapie mit α-Blockern wie z. B. Tamsulosin oder Alfuzosin anwenden, ist eine Komplettempfehlung mit wachstumsprogressionshemmender Phytotherapie sinnvoll und anzuraten.

64.2 Allopathie

Keine Angabe.

64.3 Phytotherapie

Eine Selbstmedikation ist unterstützend bei einer benignen Prostatahyperplasie möglich. Mit Phytopharmaka kann bei BPH bei verschiedenen Stadien nach Vahlensieck oder Alken meist eine Verbesserung der Symptomatik (antikongestiv, antiphlogistisch) erreicht werden, ohne aber die Vergrößerung der Prostata selbst zu beheben. Regelmäßige ärztliche Kontrollen (Tastbefund, PSA-Werte als Verlaufskontrolle) müssen erfolgen, v. a. bei Blut im Urin oder bei akutem Harnverhalt.

64.3.1 Orale Therapie

Präparate	Inhaltsstoffe	Dosierung/Tag	Hinweise
Apoprostat® forte 65 mg Kps. Harzol® Kps.	Phytosterol	2 × 1	Nicht bei nachgewiesener Hypersitosterolämie
Pollstimol® Kps.	Extraktgemisch aus Gräserpollen (Roggen, Timothy-gras, Mais)	2 × 2 bis 3 × 2	Zu den MZ mit etwas Fl., Verbesserung der Beschwerden, behebt Vergrößerung der Prostata nicht, regelmäßige ärztliche Kontrolle, selten allergische Reaktionen, leichte Magen-Darm-Beschwerden
Granufink® Prosta plus Sabal Kps.	Kürbissamen-Pulver, Kürbissamenöl, Sägepalmenfrucht-Extrakt	15 Min. vor dem Essen 2- bis 3-mal tgl. 1 Kps. mit ½ Glas Wasser	Kurmäßig über längere Zeit
Granu Fink® Prosta forte 500 mg Kps.	Kürbissamen-Dickextrakt	1 × 1 vor dem Essen	Zur Langzeitanwendung geeignet, regelmäßige Arztkontrollen einhalten
Prostamed® Urtica	Brennnesselwurzel-Trockenextrakt	3 × 1 nach dem Essen	Bei Beschwerden beim Wasserlassen bei gutartiger Prostatavergrößerung Stadium I–II n. Alken, II–III n. Vahlensieck

Präparate	Inhaltsstoffe	Dosierung/Tag	Hinweise
Prostagutt® uno Prostess® uno Prosta Urgenin® Uno Madaus Kps. Sabalvit® uno Kps. Eviprostat®-S sabal serrulatum 320 uno Kps. Strogen® uno Kps. Horphagen® uno Kps.	Sägepalmen-früchte-Dickex-trakt	Uno/320 mg: alle 24 Std. zum oder kurz nach dem Essen	Bei Langzeitthera-pie in regelmäßigen Abständen Arztkon-trolle
Natuprosta® uno Kps. UTK®uno FTA	Brennnessel-wurzel-Trocken-extrakt	1 × 1	Langfristige Anwen-dung möglich, Arzt-kontrollen
Prostagutt duo® 160/120 Kps.	Sägepalmen-früchte-Dickex-trakt	2 × 1 Kps.	Bei Langzeitthera-pie in regelmäßigen Abständen Arztkon-trolle
Prostamed® KTA	entöltes Kürbis-samenpulver	Ab 18 Jahren: 3 × 2–4 KTA	Bei Blasenentlee-rungsbeschwerden, bei Prostatavergrö-ßerung Stadium I–II, Reizblase, Rest-harnbildung
Prosturol® Zäpfchen	Kürbiskerne, Indischer Was-sernabel, Weih-rauch, Stroh-blume austral., Teebaum, Hyal-uronsäure etc.		Gegen Entzündun-gen, Prostatitis, BPH, Medizinpro-dukt

64.4 Aromatherapie

Keine Angabe.

P

64.5 Mikrobiom

Keine Angabe.

64.6 Nahrungsergänzungsmittel

Mikronährstoff	Dosierung	Präparat	Hinweise
Magnesium	400–600 mg/Tag, je nach Verträglichkeit für 3 Monate, dann 400 mg auf Dauer	Magnesium Verla®	Kann bei hoher Dosierung Durchfall verursachen, dann reduzieren
Selen			Antioxidans
Vitamin D			Antioxidans
Vitamin E			Antioxidans
Lycopin			Antioxidans
Rotkleeextrakt			Wirkt Prostatavergrößerung entgegen
Kombination aus u.a. Kürbiskern- und Granatapfelextrakt sowie Zink, Selen und L-Histidin	1 × 1/Tag	Prostavital®	
Vitamin B_6			Regulierung des Hormonhaushalts
Zink			Regulierung des Hormonhaushalts
Kürbiskerne	2 × 1/Tag	Granu Fink® Prosta forte	Wirken Wachstumsfaktoren entgegen; regulieren Blasenfunktion

Mikronährstoff	Dosierung	Präparat	Hinweise
Kieselsäure			Entzündungs-hemmend
Sägepalme	1 × 1/Tag	Prosta Urgenin® Uno	Wirkt gegen Wachstum des Prostatagewebes, hemmt Östrogenbildung aus Testosteron
Brennnessel-Extrakt			Harntreibend, entzündungs-hemmend, schmerzlindernd
Kombination: Vitamine C, D, E, Mineralstoff Zink, Spurenelement Selen, Pflanzenextrakte	Akut morgens 1, abends vor dem Schlafengehen 1; bei Besserung 1 × 1 Kapsel/Tag	Brennnessel-Kürbiskern Mens-Sana	Vermindert häufigen Harndrang, senkt PSA, IPSS und L-Wert
Kombination Phytotherapeutika, Zink, Selen, Vitamin E	1 × 1/Tag	Prosta Komplex forte	
Kombination Sägepalme + Brennnessel	2 × 1/Tag	Prostagutt® duo	Reduziert häufigen Harndrang

64.7 Homöopathie (Einzelmittel)

Arzneiweisende Symptome	Zusatzhinweise	Passende Arznei mit Potenz	Dosierung/Tag
Schwieriges Urinieren mit Unterbrechung; harte, vergrößerte Hoden	Folge von unterdrücktem sexuellem Verlangen	Conium D6	3 × 5 Globuli
Dauernder, heftiger Harndrang, aber Urin nur tropfenweise	Völlegefühl nach Entleerung; pulsierende Schmerzen; schlimmer nachts	Digitalis D12	2 × 5 Globuli
Plötzlicher, eiliger Harndrang, unfertiges Entleeren	Folge von Stress; krampfartige Schmerzen; schlimmer morgens	Nux vomica D12	2 × 5 Globuli
Ständiger nächtlicher Harndrang; schmerzhafte Erektion	Stechende Schmerzen; schlimmer nach Sex	Sabal D3	3 × 5 Globuli
Häufiger Harndrang ohne vollständige Entleerung, Gefühl eines Tropfens Urin in der Harnröhre	Folge von OP, Katheter, Blasenspiegelung, seelischen Verletzungen	Staphisagria D12	2 × 5 Globuli

64.8 Homöopathie (Komplexmittel)

Präparate	Dosierung/Tag
Saburgen® Tropfen (Weber&Weber)	Akut: stdl. 5–10 Tropfen (max. 12 × tgl.) Chronisch: 1- bis 3-mal tgl. 5–10 Tropfen
Prostacalman® Tropfen (Pharma SGP)	Akut: stdl. 5 Tropfen (max. 6 × tgl.) Chronisch: 1- bis 3-mal tgl. 5 Tropfen
Protitis® comp. Tropfen (Pflüger)	Akut: stdl. 5 Tropfen (max. 6 × tgl.) Chronisch: 1- bis 3-mal tgl. 5 Tropfen

64.9 Anthroposophische Medizin

64.9.1 Innere Therapie (oral)

Mittel	Anwendung/Tag	Hinweise
Berberis/Prostata comp., Globuli velati (Wala)	3-mal tgl. 10–15 Globuli velati	Begleitbehandlung bei Vergrößerung der Prostata. Nur Linderung der Beschwerden, ohne die Prostatavergrößerung zu beheben.

64.9.2 Äußere Therapie

Mittel	Anwendung/Tag	Hinweise
Majorana/Melissa, Zäpfchen (Weleda)	Abends ein Zäpfchen in den Mastdarm einführen	Begleitbehandlung bei Prostatitis (bakterielle Entzündung der Prostata)

64.10 Biochemie/Schüßler-Salze

Mineralstoffe (Nummer)	Dosierung/Tag
2	12
4	7
10	7
15	3–5
21	7

64.11 Spagyrik

Mischung bei Prostatabeschwerden, Spagyrik nach Spagyro Naturheilmittel (Menge für 50 ml)	
Paeonia D2	5 ml
Cardiospermum D2	5 ml
Digitalis purpurea D4	5 ml
Cuprum sulf. D3	5 ml
Equisetum D2	5 ml
Nr. 1 Calcium fluor. spag. D6	5 ml
Nr. 7 Magnesium phos. spag. D6	5 ml
Artemisia annua D2	5 ml
Piper meth. D2	5 ml
Thuja D2	5 ml

Dosierung:
Chronisch: 3 × 3 Sprühstöße in den Mund

64.12 Bach-Blüten

Hier sollte der bestehende seelisch-geistige Zustand erfasst werden. Aus bis zu sieben verschiedenen Blüten-Essenzen wird die geeignete Bach-

Blüten-Mischung zusammengestellt. Verwenden Sie hierzu die Kurzcharakterisierung der 38 klassischen Bach-Blüten unter ▶ Kap. 1.10.4; Arzneimittelauswahl und die Hinweise zur Herstellung einer Behandlungslösung unter ▶ Kap. 1.10.3.

64.13 Zusatzhinweise

- Ursache abklären lassen. Handelt es sich um eine gutartige Prostatavergrößerung (benigne Prostatahyperplasie), eine Prostataentzündung (Prostatitis), eine Blasenentzündung (Zystitis) oder einen Prostatatumor?
- Bei gutartiger Prostatavergrößerung auf ausreichende Flüssigkeitsaufnahme achten (mind. 2 l tgl.) und regelmäßig die Blase entleeren.
- Ernährung scheint eine Rolle bei der Entwicklung der Prostatavergrößerung zu spielen. Mittelmeerkost mit viel Gemüse, Salat, Olivenöl als Hauptfettlieferant, Fisch und Rotwein gilt als geeignet zur Risikoreduktion.

65 Psoriasis, Schuppenflechte

65.1 Grenzen der Selbstmedikation

Das Erstauftreten von Stellen von Psoriasis-Plaques sollte zur sicheren Diagnosestellung dem Hautarzt vorgestellt werden. Großflächige, auch den Körperstamm betreffende Areale sollten ebenfalls durch den Arzt behandelt werden, neben der Basisversorgung der nicht betroffenen Haut durch harnstoffhaltige (dadurch keratolytische und befeuchtende sowie juckreizstillende) Externa. Der Arzt sollte ebenfalls auf Manifestationen in den Gelenken (Psoriasis arthropathica) achten sowie die Medikation des Patienten hinsichtlich eine Psoriasisexazerbation begünstigende Arzneistoffe (Betablocker!) abchecken und ggf. eine Therapieumstellung auf eine andere Stoffgruppe veranlassen.

65.2 Allopathie

65.2.1 Lokale Therapie

Beispiele für Kosmetika

Präparate	Wirkstoffe	Wirkstoffgruppe
Basodexan® Fettcreme, Salbe/Softcreme, Elacutan® Creme/Fettcreme, Hyanit® Urea 10 % Salbe, Linola® Urea Creme	Harnstoff	Befeuchter für Intervallphase
Eucerin® 10 % UreaRepair Plus Lotion	Harnstoff	Befeuchter für Intervallphase Kosmetikum
Optiderm® Fettcreme/Creme/Lotio	Harnstoff, Macrogollaurylether	Befeuchter, Antipruriginosum Kosmetikum

65.3 Phytotherapie

Aufgrund der Problematik der Zulassung sind geeignete Pflanzen als Homöopathika (Verwendung der Urtinktur, z. B. Mahonia in Rubisan®) positioniert!

65.4 Aromatherapie

Keine Angabe.

65.5 Mikrobiom

Da die Psoriasis wie die Neurodermitis zum autoimmunen Formenkreis gehört, ist die Anwendung von Probiotika zur Regulation der autoimmunen Balance zwischen den T-Zell-Populationen und zur Produktion antientzündlicher Metabolite durch die probiotischen Keime ein durchaus sinnvoller Baustein in der Modulation der Ausprägung der genetischen Disposition der Psoriasis vulgaris, als auch der Psoriasis arthropathica.

Präparat	Zusammensetzung	Anwendung/Hinweise
Nupure probariasis Mikrobiotische Hauttinkur	*Lactobacillus*-Extrakt	2 × tgl. morgens und abends auf die betroffenen Hautstellen
Ibiotics med mikrobiotische Intensivcreme Nupure probaderm Mikrobiotische Intensivcreme	*Lactobacillus*-Extrakt-Filtrat	
Orale Lactobacillus-Multistrain-Präparate ohne spezielle Auslobung		

65.6 Nahrungsergänzungsmittel

Antioxidanzien und Omega-3-Fettsäuren verbessern die Krankheitssymptome.

Mikronährstoff	Dosierung	Präparat	Hinweise
Omega-3-Fettsäuren	2,5–6 g/Tag	EnzOmega® EPA/DHA essentials Pure encapsulations®	Mildert Entzündungen, Schwächt Symptome ab
Gamma-Linolensäure	1.500 mg/Tag	Pure encapsulations®	Mildert Entzündungen, reduziert Juckreiz
Vitamin A + D_3	A 1.300 I. E. D 1.000 I. E. 1 × 1/Tag	Vitamin A +D_3 mse	Hautvitamine
Vitamin C	500–3.000 mg/Tag	Cetebe®, Vitamin C mse matrix	Antioxidans
Vitamin E	50–1.200 I. E./Tag	Optovit, Pure encapsulations®	Antioxidans
Folsäure	0,4–1 mg/Tag	ratiopharm, Pure encapsulations®	Antioxidans
Coenzym Q10	3 × 6 Hübe	QuinoMit Q10®	Antioxidans
Calcium	500–1.200 mg/Tag	Verla®	Antioxidans
Selen	100–300 µg/Tag	Cefasel®	Antioxidans

65.7 Homöopathie (Einzelmittel)

Die Psoriasis eignet sich nicht zur homöopathischen Selbstmedikation, sie sollte durch einen homöopathischen Therapeuten konstitutionell behandelt werden.

Äußerlich zur Unterstützung empfiehlt sich die zusätzliche Anwendung einer *Mahonia-aquifolium*-haltigen Salbe (zwischen den akuten Schüben) oder Creme (zur Behandlung von leichter bis mittelschwerer Schuppenflechte), z. B. Rubisan®. Bei sehr trockenen, rissigen und schrundigen Ausschlägen hat sich eine graphiteshaltige Salbe (Graphites-Salbe) bewährt.

65.8 Homöopathie (Komplexmittel)

Präparate	Dosierung/Tag
Kattwiderm® Tbl. (Kattwiga)	Akut: stdl. 1 Tbl. (max. 12 × tgl.) Chronisch: 1- bis 3-mal tgl. 1 Tbl.
Dermi-Cyl® L Tropfen (Pharma Liebermann)	Akut: stdl. 5 Tropfen (max. 6 × tgl.) Chronisch: 1- bis 3-mal tgl. 5 Tropfen
Infiderm® Tropfen (Infirmarius)	Akut: stdl. 5 Tropfen (max. 6 × tgl.) Chronisch: 1- bis 3-mal tgl. 5 Tropfen

65.9 Anthroposophische Medizin

Die empfohlenen Präparate sind als Begleittherapie zu verstehen.

65.9.1 Innere Therapie (oral)

Mittel	Anwendung/Tag	Hinweise
Chelidonium Kapseln (Wala)	Abends 2 Kps. regelmäßig nach der MZ	Zur Regulierung der Gallefunktion und zur Normalisierung des Hautfetts

65.9.2 Äußere Therapie

Mittel	Anwendung/Tag	Hinweise
Intensiv Creme Mittagsblume (Dr. Hauschka Med)	Ein- oder mehrmals tgl. auf die betroffenen Hautpartien auftragen	Zur partiellen Pflege sehr trockener, schuppiger Haut, beruhigend, feuchtigkeitsspendend

65.10 Biochemie/Schüßler-Salze

Mineralstoffe (Nummer)	Dosierung/Tag
1	12
6	7–10
7	12
8	12
9	12
10	12
12	7–10

65.11 Spagyrik

Mischung bei Psoriasis, Schuppenflechte, Spagyrik nach Spagyro Naturheilmittel (Menge für 50 ml)	
Solidago D2	10 ml
Taraxacum D2	10 ml
Viola tricolor D2	10 ml
Vinca minor D2	10 ml
Rhus tox. D4	10 ml

Dosierung:
Chronisch: 3- bis 5-mal 3 Sprühstöße in den Mund

Mittel	Dosierung
Cutro spag. Peka Tropfen	3 × 20 Tr.
Phönix® Entgiftungstherapie	

65.12 Bach-Blüten

Hier sollte der bestehende seelisch-geistige Zustand erfasst werden. Aus bis zu sieben verschiedenen Blüten-Essenzen wird die geeignete Bach-Blüten-Mischung zusammengestellt. Verwenden Sie hierzu die Kurzcharakterisierung der 38 klassischen Bach-Blüten unter ▶ Kap. 1.10.4; Arzneimittelauswahl und die Hinweise zur Herstellung einer Behandlungslösung unter ▶ Kap. 1.10.3.

65.13 Zusatzhinweise

- Hautpflege mit fettenden Produkten.
- Beim Duschen und Baden rückfettende Reinigungsprodukte verwenden.
- Eventuell vorhandenes Übergewicht abbauen.
- Alkoholkonsum minimieren.
- Eine gesunde, abwechslungsreiche vollwertige Ernährung hat einen positiven Einfluss auf die Erkrankung.
- Arachidonsäurereiche Nahrungsmittel können die Symptome verschlechtern: Wurst, fettreiche Fleischsorten, Sahne, Butter, Eier.
- Kaffee, Konservierungs- und Farbstoffe und scharfe Gewürze können die entzündlichen Beschwerden verschlechtern.
- Stress wirkt sich ungünstig auf den Hautzustand aus, daher Entspannungstechniken erlernen.
- Bei starker psychischer Belastung durch die Erkrankung psychotherapeutische Unterstützung suchen und mit Selbsthilfegruppen Kontakt aufnehmen.

66 Raucherentwöhnung

66.1 Grenzen der Selbstmedikation

Patienten mit Grunderkrankungen wie z. B. Herzproblemen oder Diabetes sollten bei der Raucherentwöhnung ärztlich begleitet werden. Die Raucherentwöhnung bei Schwangeren und Stillenden (Nicotin geht in die Muttermilch über) sollte wegen veränderter Stoffwechselparameter (Cytochrom-Aktivitäten) mit dem Arzt besprochen werden. Zudem ist Nicotin selbst mit einem fetotoxischen Potenzial behaftet (Abwägung, Nebenstrom- u. Rauchinhaltsstoffe). Auch bei der Einnahme von Arzneimitteln, deren Metabolismus stark cytochromabhängig ist, muss u. U. eine Dosisanpassung durch den Arzt erfolgen.

66.2 Allopathie

Eine Medikation mit Rauchentwöhnungsmitteln kann die Erfolgsrate der Abstinenz stark erhöhen! Bei starken Rauchern kann die Kombination von Kaugummi plus Pflaster vonnöten sein.

Präparate	Wirkstoffe	Wirkstoffgruppe
Kaugummis: Nicorette® 2/4 mg classic/freshfruit/freshmint/mint, Nicotinell® fruit/mint 2/4 mg	Nicotin-Polyacrilin	Alkaloid, Ersatzstoff
Lutschtabletten: Nicotinell® 1/2 mg mint	Nicotin-Polyacrilin	Alkaloid, Ersatzstoff
Pflaster: Nicorette® 8,3/16,6/24,9 mg, Nicotinell® 17,5/35/52,5 mg 24 Std	Nicotin-Polyacrilin	Alkaloid, Ersatzstoff

66.3 Phytotherapie

Keine Angabe.

66.4 Aromatherapie

Ätherische Öle können die mit Entwöhnungsverfahren allgemein einhergehende Unruhe und Nervosität etwas abmildern, wenn man folgende ätherische Öle je nach Vorliebe mit 5 Tropfen in die Duftlampe oder den Diffusor gibt (einzeln oder Mischungen zu 3–5 Ölen mit einer Komposition aus Kopf-, Herz- und Basisnoten): Helichrysumöl, Schwarzer Pfeffer, Majoran, Zitrone, Limette, Grapefruit, Orange, Nelke, Geranie, Römische Kamille, Ylang-Ylang. Zum Training des vorher eingeschränkten Geruchssinns beim Raucher tragen die ätherischen Öle zudem bei.

66.5 Mikrobiom

Die Mikrobiomtherapie beim entwöhnungswilligen Raucher kann dazu dienen, die ungewollte und oft befürchtete Gewichtszunahme nach dem Rauchstopp zu vermeiden. Das Mikrobiom bestimmt direkt die Kalorienausbeute aus der aufgenommenen Nahrung. Und so verändert sich das Mikrobiom beim Rauchen so, dass weniger Kalorien aus der Nahrung aufgenommen werden. Dies führt beim Rauchstopp zur Gewichtszunahme.
Auch hier können Lactobacillus-Multistrain-Präparate angedacht werden. Als Beispiele:

Präparate	Inhaltsstoffe	Hinweise
Nupure probaslim Sachets	Galactomannan *Lactobacillus plantarum IMC510* *L. gasseri LG050* *Lactobacillus acidophilus LA1*	Quellstoff Galactomannan zusätzlich sättigend, präbiotisch
OMNi-BiOTiC® metabolic Beutel	*Lactobacillus salivarius W57* *L. casei W56* *Enterococcus faecium W54* *L. acidophilus W22* *L. rhamnosus W74* *L..lactis W58* *L. plantarum W62*	1 × tgl. 1 Btl.

R

66.6 Nahrungsergänzungsmittel

Mikronährstoff	Dosierung	Präparat	Hinweise
Vitamin C	500–1.000 mg/ Tag	Cetebe®	Erhöhter Bedarf beim Rauchstop, Zellschutz
Omega-3-Fett-säuren	1–2 g/Tag	EnzOmega®	Verbessert Fließ-fähigkeit des Blutes
Folsäure	0,4–1 g/Tag	ratiopharm®	Zellschutz

66.7 Homöopathie (Einzelmittel)

Die beiden Arzneien können auch in Kombination eingesetzt werden: Nux vomica als Basismittel und Tabacum bei Bedarf.

Arzneiweisende Symptome	Zusatzhinweise	Passende Arznei mit Potenz	Dosierung/Tag
Nervös, gereizt, Bedürfnis nach Aufputschmitteln	Unterstützend zur Entgiftung	Nux vomica D6	5 × 5 Globuli
Reduziert Verlan-gen, beruhigt bei Reizbarkeit und Ruhelosigkeit, Schlaflosigkeit und Depression	Zusätzlich even-tuell Tabacum C30	Plantago Urtink-tur	3 × 5 Tropfen
Bedürfnis nach Nicotin, Schweiß-ausbrüche, Übel-keit	Zur Linderung der Entzugssymp-tome, frische Luft bes-sert	Tabacum C30	Akut 5 Globuli lutschen (bis zu 12-mal pro Tag)

66.8 Homöopathie (Komplexmittel)

Präparate	Dosierung/Tag
Ausleitungsset Steierl (Gastroplex®, Hepaplex®, Nephroplex®, Humoval®) Tropfen	3 × tgl. 5 Tropfen
Neurexan® Tabletten (Heel)	3 × tgl. 1 Tbl.

66.9 Anthroposophische Medizin

Begleittherapie mit Wirkung auf den Verdauungstrakt. Ausleittherapie und Entgiftung.

66.9.1 Innere Therapie (oral)

Mittel	Anwendung/Tag	Hinweise
Robinia comp., Globuli velati (Wala)	3-mal tgl. 10–15 Globuli velati	Regulierende Wirkung auf den Atmungsprozess und Stärkung des Magens
Aurum comp., Globuli velati (Wala)	3-mal tgl. 10 Globuli velati	Seelisches Gleichgewicht in der Entwöhnungsphase
Veratrum comp., Globuli velati (Wala)	3-mal tgl. 10 Globuli velati	Bei psychovegetativen Symptomen wie Schweißausbrüchen und Zittern
Hepatodoron® Tbl. (Weleda)	Morgens 2 und abends 4 Tbl. kauen	Zur Anregung der Entgiftung über die Leber

R

66.10 Biochemie/Schüßler-Salze

Mineralstoffe (Nummer)	Dosierung/Tag
7	20
10	12

66.11 Spagyrik

Mischung bei Raucherentwöhnung, Spagyrik nach Spagyro Naturheilmittel (Menge für 50 ml)	
Juniperus D2	10 ml
Nux vomica D4	5 ml
Piper meth. D2	10 ml
Okoubaka D4	5 ml
Solidago virg. D2	5 ml
Nicotiana tabacum Ø	5 ml
Lobelia inflata Ø	5 ml
Robinia pseudoacacia Ø	5 ml

Dosierung:
Chronisch: 5 × 3 Sprühstöße in den Mund

66.12 Bach-Blüten

Hier sollte der bestehende seelisch-geistige Zustand erfasst werden. Aus bis zu sieben verschiedenen Blüten-Essenzen wird die geeignete Bach-Blüten-Mischung zusammengestellt. Verwenden Sie hierzu die Kurzcharakterisierung der 38 klassischen Bach-Blüten unter ▸ Kap. 1.10.4; Arzneimittelauswahl und die Hinweise zur Herstellung einer Behandlungslösung unter ▸ Kap. 1.10.3.

66.13 Zusatzhinweise

- Als Unterstützung an einem Raucherentwöhnungsprogramm teilnehmen.
- Ersatzgewohnheiten einführen wie Zahnpflegekaugummis.
- Raucher- bzw. Nichtraucher-Tagebuch führen, um das eigene Suchtverhalten zu erkennen und aktiv Gegenmaßnahmen ergreifen zu können.
- Situationen, die besonders zum Rauchen nötigen, meiden.
- Entspannungsmethoden erlernen, um mit Stress besser umgehen zu lernen: autogenes Training, Atembeobachtung, Meditation, Yoga.
- Sich zur Motivation mit den negativen Folgen des Rauchens auf die Gesundheit und den Geldbeutel intensiv beschäftigen.
- Eine Liste alternativer Belohnungen und Genüsse erstellen (möglichst gesunde Alternativen).
- Sich ganz bewusst mit der Ernährung beschäftigen, eventuelle Zwischenmahlzeiten kalorienarm gestalten.
- Mehr Bewegung im Alltag integrieren.
- Psychologische Unterstützung.
- Hypnose, Akupunktur.

67 Reisekrankheit

67.1 Grenzen der Selbstmedikation

Bei allen Beschwerden, die auch nach Beendigung der Reise noch weiterbestehen, sollte der Arzt konsultiert werden, um andere Ursachen für Schwindel, Übelkeit und Erbrechen abzuklären. Bei bekannten Beschwerden vor langen Seereisen kann der Arzt Reisepflaster (Scopoderm TTS) verordnen.

67.2 Allopathie

Präparate	Wirkstoffe	Wirkstoffgruppe
Emesan® Tabletten	Diphenhydraminhydrochlorid	H_1-Antihistaminikum
Reisetabletten-ratiopharm®/Stada®, Superpep® Reisekaudr. 20 mg Vomex® A Drg., Saft, Supp. 70 mg, 40 mg Vomacur® Supp. 70 mg, 40 mg Reisegold® Tabs gg. Reiseübelkeit Reisefit Hennig® 50 mg Tab. Generika	Dimenhydrinat	H_1-Antihistaminikum

67.3 Phytotherapie

Präparate	Inhaltsstoffe	Dosierung/Tag	Hinweise
ZinghaBon Ingwerbonbons	Ingwerwurzelstock	Verzehrempfehlung: mehrmals tgl. lutschen	Lebensmittel
Zintona® Kps.	Ingwerwurzelstock	3 × 1	

67.4 Aromatherapie

Erfahrungsgemäß ist das Riechen an Pfefferminzöl, Ingweröl oder Fenchelöl mit einem leicht antiemetischen Effekt verknüpft.

67.5 Mikrobiom

Keine Angabe.

67.6 Nahrungsergänzungsmittel

Eine ursächliche Bekämpfung der Reiseübelkeit mit Nahrungsergänzungsmitteln ist nicht möglich.

67.7 Homöopathie (Einzelmittel)

Arzneiweisende Symptome	Zusatzhinweise	Passende Arznei mit Potenz	Dosierung/Tag
Übelkeit, Erbrechen, Schwindel, Zittern der Glieder	Schlimmer beim Aufrichten, durch Essensgerüche, trotzdem Appetit; besser durch Ruhe, Liegen oder frische Luft	Cocculus D6	Akut alle 15–30 Min. 5 Globuli; bei Besserung die Abstände verlängern
Übelkeit, Schwindel, Schwäche, kalter Schweiß, Leeregefühl im Magen	Übelkeit besser durch Essen und ständiges Kauen	Petroleum D12	Akut alle 15–30 Min. 5 Globuli; bei Besserung die Abstände verlängern
Massive Übelkeit (sterbensübel!), kalter Schweiß, Frösteln, Blässe	Schlimmer durch Druck am Bauch, Tabakrauch; besser durch Entblößen des Bauches	Tabacum D6	Akut alle 15–30 Min. 5 Globuli; bei Besserung die Abstände verlängern

67.8 Homöopathie (Komplexmittel)

Präparate	Dosierung/Tag	Hinweise
Vertigopas® Tropfen (Pascoe)	½ Std. vor Reiseantritt 10–15 Tropfen, dann stdl. 10 Tropfen	Bei Schwindel
Vertigoheel® Tabletten (Heel)	Stdl. 1 Tbl. (max. 12 × tgl.)	
Cocculus Pentarkan® S Tabletten (DHU)	Stdl. 1 Tbl. (max. 6 × tgl.)	Bei Erbrechen und Übelkeit
Vomistop® Tabletten (Pflüger)	Stdl. 1 Tbl. (max. 6 × tgl.)	

67.9 Anthroposophische Medizin

67.9.1 Innere Therapie (oral)

Mittel	Anwendung/Tag	Hinweise
Nausyn®, Tabletten (Weleda)	Erw. und Kdr. ab 6 J.: 2–3 Tage vor der Reise beginnend 3-mal tgl. 1 Tbl.; während der Reise alle 2–3 Std. 1 Tbl.; Klkdr. von 1–5 J.: 2–3 Tage vor der Reise beginnend 2-mal tgl. 1 Tbl.; während der Reise alle 4 Std. 1 Tbl.	Tbl. mit etwas Wasser einnehmen oder im Mund zerfallen lassen

Mittel	Anwendung/Tag	Hinweise
Aurum Valeriana, Globuli velati (Wala)	Sgl. und Kdr. bis 6 J.: 1- bis 3-mal tgl. 3–5 Globuli velati Erw. und Kdr. ab 6 J.: 1- bis 3-mal tgl. 5–10 Globuli velati	Bei Reiselabilität, Unruhe und (Flug)Angst Bei Schwindel Zur Prophylaxe der Reisekrankheit und Jetlag ab Reiseantritt 1- bis 2-stdl. je 5 Globuli velati unter der Zunge zergehen lassen. Bei Flugangst am Vortag 3-mal 10 und am Flugtag bis zu ½-stdl. 10, ggf. am Tag nach dem Flug 3-mal 10
Solum, Globuli velati (Wala)	bis 3-mal tgl. 5–10 Globuli velati	Bei Langstreckenflügen in andere Klimazonen Zur Prophylaxe eines Jetlags ab Reiseantritt 1- bis 2-stdl. je 5 Globuli velati
Gentiana Magen, Globuli velati (Wala)	Akut 5–10 Globuli velati Sgl. u. Kdr. bis 6 J.: 1- bis 3-mal 3–5 Globuli velati	Bitterstoffe regulieren die Übelkeit Für Kinder ab dem Säuglingsalter geeignet

67.9.2 Äußere Therapie

Mittel	Anwendung/Tag	Hinweise
Aurum comp., Salbe (Wala) Aurum/Lavandula comp., Creme (Weleda)	Vor und bei Bedarf nach der Reise auf die Herzregion auftragen	Beruhigt und stärkt das Herz, besonders bei längeren Reisen

67.10 Biochemie/Schüßler-Salze

Differenzierung	Mineralstoffe (Nummer)	Dosierung/Tag
Allgemein und Vorbereitung	5	12
	9	12
Akut	3	12

67.11 Spagyrik

Mischung bei Reisekrankheit, Spagyrik nach Spagyro Naturheilmittel (Menge für 50 ml)	
China D2	10 ml
Anamirta cocculus Ø	10 ml
Rhus tox. D2	5 ml
Nicotiana tabacum Ø	10 ml
Urginea maritima D4	5 ml
Piper meth. D2	10 ml

Dosierung:
Vorbeugend: 3 × 3 Sprühstöße in den Mund

67.12 Bach-Blüten

Hier sollte der bestehende seelisch-geistige Zustand erfasst werden. Aus bis zu sieben verschiedenen Blüten-Essenzen wird die geeignete Bach-Blüten-Mischung zusammengestellt. Verwenden Sie hierzu die Kurzcharakterisierung der 38 klassischen Bach-Blüten unter ▸Kap. 1.10.4; Arzneimittelauswahl und die Hinweise zur Herstellung einer Behandlungslösung unter ▸Kap. 1.10.3.

67.13 Zusatzhinweise

- Nicht mit dem Rücken zur Fahrtrichtung sitzen.
- Beim Fahren nicht lesen oder handarbeiten, sondern durch das Fenster nach draußen schauen und einen Punkt in der Ferne fixieren.
- Im Auto auf dem Beifahrersitz sitzen und nach vorn auf die Straße schauen oder selbst fahren; im Bus weit vorne sitzen, im Flugzeug in der Nähe der Tragflächen sitzen und nicht zum Seitenfenster hinausschauen, auf See an Deck aufhalten und mit dem Blick einen festen Punkt am Horizont suchen.
- Für genügend frische Luft sorgen.
- Den Magen durch leichte Zwischenmahlzeiten beschäftigt halten.
- Kaugummis oder Gummibärchen kauen.
- Das Thema Reiseübelkeit nicht zum Gesprächsthema machen.
- Für Kinder sind oft lange Fahrten in der Nacht besser geeignet als tagsüber.
- Plastiktüten und Feuchttücher bereithalten.
- Regelmäßiges Üben von Entspannungstechniken und Suggestivmethoden.

68 Reizdarmsyndrom

68.1 Grenzen der Selbstmedikation

Die Diagnose Reizdarmsyndrom sollte zunächst vom Arzt gestellt sein, bevor eine unterstützende Selbstmedikation infrage kommt. Andere organische Ursachen müssen ausgeschlossen sein. Häufig verbirgt sich hinter einer Verstopfung, wechselnd mit Durchfällen, Blähungen und Schmerzen im Bauchraum ein Reizdarmsyndrom. Dies ist differenzialdiagnostisch von Nahrungsmittelallergien, Zöliakie, Kohlenhydratmalassimilations-Störungen, Lactoseintoleranz usw. zu unterscheiden.

68.2 Allopathie

Der Patient sollte auf aromastoff-, zusatzstoff-, konservierungsmittelarme Nahrung, die möglichst frisch und naturbelassen sein sollte, in der Ernährungsberatung hingewiesen werden. In neuerer Zeit wurden in der Darmschleimhaut „Riechrezeptoren" (gleiche anatomische Struktur wie in der Nasenschleimhaut) entdeckt, die in ursächlichen Zusammenhang mit dem Reizdarmsyndrom bei Überstimulation durch künstliche Stoffe gebracht werden. Ein interessanter Ansatz, der probatorisch umgesetzt werden kann.

Präparate	Wirkstoffe	Wirkstoffgruppe
Buscopan® Drg.	Butylscopolaminiumbromid	Spasmolytikum

68.3 Phytotherapie

Phytopharmaka, die bereits genannt wurden unter den Punkten Blähungen, Völlegefühl, Magenschmerzen, Verstopfung oder Durchfall, können add-on notwendig sein, um Einzelsymptome des Beschwerdebildes beim Reizdarmsyndrom zu lindern.

68.3.1 Orale Therapie

Präparate	Inhaltsstoffe	Dosierung/Tag	Hinweise
Mucofalk® Pulver Apfel, Orange	Indische Flohsamenschalen	Ab 12 Jahren 2–6 Btl. pro Tag	Viel trinken, Resorptionshemmung anderer Arzneistoffe
Buscomint® bei Reizdarm Kps.	Pfefferminzöl	Ab 40 kg: 3 × 1	Erst ab 40 kg KG anwendbar Cave: Leber- und Galleerkrankungen
Carmenthin® bei Verdauungsstörungen Kps.	Pfefferminzöl, Kümmelöl	Ab 12 Jahren 2 × 1 Kps.	KI: Überempfindlichkeit gegen die Inhaltsstoffe, stark verminderte Magensaftproduktion, Leberschäden, Gallensteinleiden, Gallenwegsentzündungen, Gallenwegserkrankungen
Iberogast®classic Tr.	Auszüge aus *Iberis amara* (frische Ganzpflanze), Angelikawurzel, Kamillenblüten, Kümmel, Mariendistelfrüchten, Melissenblättern, Pfefferminzblättern, Schöllkraut, Süßholzwurzel	> 12 J: 3 × tgl. 20 Tr., 6–12 J: 15 Tr., 3–5 J.: 10 Tr.	Vor oder zum Essen, bei Reizmagen, Reizdarm, funktionellen u. motilitätsbedingten Magen-Darm-Erkrankungen, Magen- und Darm-Spasmen, Gastritis Nicht in Schwangerschaft oder Stillzeit, nicht bei Lebererkrankungen Nur kurzfristig

Präparate	Inhaltsstoffe	Dosierung/Tag	Hinweise
Iberogast® Advance Tropfen	Schleifenblumen-Fluidextrakt, Kamillenblüten-Fluidextrakt, Kümmel-Fluidextrakt, Melissenblätter-Fluidextrakt, Pfefferminzblätter-Fluidextrakt, Süßholz-Fluidextrakt	Ab 12 Jahren 3 × 20 Tropfen	
Gastrovegetalin® 225 mg Kps.	Melissenblätter-Trockenextrakt	Ab 12 Jahren 2 × 2 Kps.	
Sidroga® Lavendel Tee Btl. Diverse Darmheiltees	Lavendelblüten	Ab 12 Jahren: 2- bis 3-mal 1	

68.3.2 Tee-Tipp

Tee bei Reizdarmsyndrom (Menge für 100 g)	
Baldrianwurzel	25,0 g
Kümmel	25,0 g
Pfefferminzblätter	25,0 g
Kamillenblüten	25,0 g

Zubereitung: 1 EL pro Tasse Tee (150 ml Wasser), 10 Min. ziehen lassen. Dosierung: 3- bis 5-mal tgl. trinken.

68.4 Aromatherapie

Ätherische Öle wirken immer calciumantagonistisch an der glatten Muskulatur. Daher eignen sie sich als Einreibungen im Bauchbereich, um beim Reizdarmsyndrom Krämpfe und Blähungen zu lindern. Rezepturen mit 1–3 % ätherischen Ölen aus dem Gewürzbereich in fetten Trägerölen eignen sich hier besonders gut (z. B. Anis, Fenchel, Kümmel, Majoran, Koriander, Pfefferminze, Melisse). Man kann mehrere Tropfen dieser Mischungen mehrmals täglich einreiben.

68.5 Mikrobiom

Das Reizdarmsyndrom ist eine Domäne der Mikrobiomtherapie, ist sehr gut in hochwertigen Studien untersucht und hat Einzug in ärztliche Leitlinien gefunden. Es erfolgen u. a. eine Entzündungshemmung, eine Entkrampfung und eine immunologische Modulation der Situation. Einige Beispiele sind in der Tabelle (nicht abschließend) genannt.

Präparate	Inhaltsstoffe	Dosierung/Tag	Hinweise
Colibiogen® Inj./ Kinder Lösung/ oral	Lysierte *Escherichia coli*	1- bis 3-mal tgl. 5 ml (1 TL), ½ Std vor den MZ	Unterstützung der Darmflora, zur Rehabilitation nach Antibiotikatherapie, vor, während und nach Chemo-/Strahlentherapie, bei Divertikeln, Allergien, Heuschnupfen, Polymorpher Lichtdermatose, Ekzem, Neurodermitis, arthritischen Erkrankungen, Reizdarmsyndrom

R

Präparate	Inhaltsstoffe	Dosierung/Tag	Hinweise
Innovall® Microbiotic RDS Kps.	*Lactobacillus plantarum 299 v*	Ab 3 Jahren 1 × tgl.	
Kijimea® Reizdarm Kps.	Bifidobacterium bifidum HI-MIM Bb75	1 × 3 Kps. tgl.	
Kijimea® Reizdarm Pro Kps.	Hitzeinaktiviertes Bifidobacterium bifidum HI-MIMBb75	1 × tgl. 2 Kps.	Keine lebenden Kulturen
OMNi-BiOTiC® 6 Pul.	*Bifidobacterium animalis W53, Lactobacillus acidophilus W55, L. salivarius W57, Enterococcus faecium W54, Lactococcus lactis W58, Lactobacillus casei W56*	1- bis 2-mal tgl. 1 ML	
Alflorex® Inbiotys Kps.	Bifidobacterium longum 35624®	1 × 1 tgl.	
Symbioflor® 2 Tr.	*E.coli*-Autolysat mit Zellen	Beginnend 3 × 10 Tropfen, dann 3 × 20 Tropfen	Arzneimittel
Darm-Care® Biotic Reizdarm Salus Btl.	*Lactobacillus reuteri Lactobacillus acidophilus*	1 × tgl. 1 Sachet in 150 ml kaltes Wasser	
Darm pro RDS® Kps.	*Saccharomyces cerevisiae CNCMI-3856*	2- bis 4-mal 1 tgl.	

68.6 Nahrungsergänzungsmittel

Oft kommt es zu einem Nährstoffmangel bei Reizdarm durch schlechte Aufnahme von Nährstoffen bzw. Durchfall. Hier ist die Ergänzung von Vitaminen, Mineralstoffen und Spurenelementen immer sinnvoll. Im Besonderen sind die nachfolgend aufgeführten Stoffe von Bedeutung, am besten in Kombination mit Probiotika.

Mikronährstoff	Dosierung	Präparat	Hinweise
L-Glutamin + Biotin + Fenchelsamenextrakt	2 × 1–2 Kps./Tag	MetaCare® L-Glutamin	Energiesubstrat der Darmschleimhaut, Antioxidans
Lecithin, L-Glutamin, Vitamin B_6, B_{12}, Zink	3 × 2 Kps./Tag	MetaCare® Colon Lecithin	Unterstützt Darmbarriere
Vitamin D	1.000–2.000 I. E./Tag	Köhler	Reduziert Symptome Beeinflusst die Zusammenstzung der Darmbakterien
Vitamin-B-Komplex	1 × 1 Tbl./Tag	Lichtenstein®	Hilft, Stress besser zu verkraften Beeinflusst die Zusammenstzung der Darmbakterien
Vitamin C	1–3 g/Tag	Vitamin C mse matrix	Antioxidans
Calcium		Sandoz®	Für Reizweiterleitung Beeinflusst die Zusammenstzung der Darmbakterien

R

Mikronährstoff	Dosierung	Präparat	Hinweise
Magnesium	100–200 mg/Tag	Magnesium Verla®	Dosierung erproben, kann Durchfall begünstigen; beeinflusst die Zusammenstzung der Darmbakterien
Eisen			Beeinflusst die Zusammensetzung der Darmbakterien
Zink	10–30 mg/Tag	Zinkorotat-POS®	Antioxidans; fördert die Wiederherstellung einer gesunden Darmschleimhaut
Zeolith	3 × 3 Kps./Tag	Panaceo	Zur Entgiftung Cave: Mindestens 2 Std. Abstand halten zu anderen Arzneimitteln!

68.7 Homöopathie (Einzelmittel)

Arzneiweisende Symptome	Zusatzhinweise	Passende Arznei mit Potenz	Dosierung/Tag
Nervöser Durchfall; viele Ängste und Vorahnungen, Blähungen	Folge von bevorstehenden Ereignissen (Prüfung); schlimmer durch Süßigkeiten	Argentum nitricum D12	Akut alle 15–30 Min. 5 Globuli; bei Besserung die Abstände verlängern

Arzneiweisende Symptome	Zusatzhinweise	Passende Arznei mit Potenz	Dosierung/Tag
Lebensmittelunverträglichkeiten	Gastroenteritis	Okoubaka D3	Akut alle 30 Min. 5 Globuli; bei Besserung 3 × 5 Globuli
Unerträgliche krampfartige Schmerzen; gereizte Stimmung	Folge von Ärger, Streit, Kaffee, Nikotin; schlimmer durch Druck und Berührung, besser durch Wärme	Chamomilla D6	Akut alle 15–30 Min. 5 Globuli; bei Besserung die Abstände verlängern
Krampfartige Schmerzen mit Bedürfnis nach Zusammenkrümmen; ärgerlich, gereizt	Folge von Ärger, Streit; besser durch Wärme und Druck	Colocynthis D6	Akut alle 15–30 Min. 5 Globuli; bei Besserung die Abstände verlängern
Sodbrennen; Trommelbauch; kann nichts Enges am Bauch ertragen, reizbar, cholerisch und rechthaberisch	Folge von bevorstehenden Ereignissen; schlimmer durch Druck und Enge, am Nachmittag; besser durch Süßigkeiten	Lycopodium D6	Akut alle 15–30 Min. 5 Globuli; bei Besserung die Abstände verlängern
Krämpfe und Kopfschmerzen; Verstopfung; Würgen, ohne zu erbrechen; sehr gestresst	Folge von Stress, Ärger, Kaffee, Nikotin; schlimmer am Morgen, besser durch Ruhe	Nux vomica D6	Akut alle 15–30 Min. 5 Globuli; bei Besserung die Abstände verlängern

68.8 Homöopathie (Komplexmittel)

Präparate	Dosierung/Tag	Hinweise
Jalapa comp. Tropfen (Pflüger)	1- bis 3-mal tgl. 5 Tropfen	Bei leichten Durchfällen
Spascupreel® Tabletten (Heel)	1- bis 3-mal tgl. 1 Tbl.	Bei krampfartigen Beschwerden
Flatulini® Globuli (Heel)	1- bis 3-mal tgl. 5 Globuli	Bei Völlegefühl und Blähungen
Neurexan® Tabletten (Heel)	1- bis 3-mal tgl. 1 Tbl.	Linderung nervöser Symptome

68.9 Anthroposophische Medizin

Begleittherapie

68.9.1 Innere Therapie (oral)

Mittel	Anwendung/Tag	Hinweise
Digestodoron®, Tabletten/Dilution (Weleda)	Tbl.: Erw. und Jgl. nehmen 1- bis 3-mal tgl. 2–4 Tbl. ein. Schulkdr. von 6 bis 11 J. 1- bis 3-mal tgl. 1–2 Tbl. Klkdr. von 2–5 J. erhalten 1- bis 3-mal tgl. 1 Tbl.; Sgl. und Klkdr. unter 2 J. bekommen 1- bis 3-mal tgl. ½ Tbl. Dilution: Erw. und Kdr. ab 6 J. nehmen 1- bis 3-mal tgl. 10–15 Tr. ein. Klkdr. von 1 bis 5 J.: 1- bis 3-mal tgl. 5 Tr. Sgl. im ersten Lebensjahr erhalten 1- bis 3-mal tgl. 3–5 Tr.	Basistherapie zur kurmäßigen Anwendung über 3 Monate zur Harmonisierung der Darmfunktion Die Tbl. werden ca. eine Viertelstunde vor den MZ mit etwas Wasser eingenommen. Kdr. bis zu 5 J. erhalten die Tbl. zerstoßen oder in Wasser oder Tee aufgelöst. Die Tr. werden ca. eine Viertelstunde vor den MZ mit Wasser verdünnt eingenommen.

Mittel	Anwendung/Tag	Hinweise
Aquilinum comp., Globuli velati (Wala)	Vor der MZ 5–10 Globuli velati unter der Zunge zergehen lassen	Basistherapie zur kurmäßigen Anwendung über 3 Monate zur Harmonisierung der Darmfunktion
Chamomilla Cupro culta, Radix Rh D3, wässrige Verdünnung (Weleda)	Erw. u. Kdr. ab 12 J. 1- bis 3-mal 10–15 Tr., Kdr. von 6–11 J. 1- bis 3-mal 5–10 Tr. vor den MZ und bei Bedarf für mindestens 4 Wochen	Bei abdominalen Krämpfen alkoholfrei; nach dem Öffnen im Kühlschrank aufbewahren und zügig verbrauchen.

68.9.2 Äußere Therapie

Mittel	Anwendung/Tag	Hinweise
Melissenöl, Ölige Einreibung (Wala)	Bis zu 2-mal tgl. mit warmen Händen den Bauch und Unterleib im Uhrzeigersinn einreiben	Anschließend warm halten. Melissenöl wirkt entkrampfend.
Cuprum/Nicotiana Ungt. (Wala)	bis 2-mal tgl. den Bauch einreiben	Ggf. auch als Salbenauflage über Nacht Entkrampfend

68.10 Biochemie/Schüßler-Salze

Mineralstoffe (Nummer)	Dosierung/Tag
2	12
3	7
8	7
10	7

R

68.11 Spagyrik

Mischung bei Reizdarmsyndrom, Spagyrik nach Spagyro Naturheilmittel (Menge für 50 ml)	
Mandragora D2	10 ml
Chamomilla D2	5 ml
Nux vomica D4	10 ml
Hydrastis D4	10 ml
Piper meth. D2	15 ml

Dosierung:
Akut: stdl. 3 Sprühstöße in den Mund
Chronisch: 3 × 3 Sprühstöße in den Mund

Mittel	Dosierung
Phönix® Zincum spag.	bis 4-mal 20 Tr.

68.12 Bach-Blüten

Hier sollte der bestehende seelisch-geistige Zustand erfasst werden. Aus bis zu sieben verschiedenen Blüten-Essenzen wird die geeignete Bach-Blüten-Mischung zusammengestellt. Verwenden Sie hierzu die Kurzcharakterisierung der 38 klassischen Bach-Blüten unter ▶ Kap. 1.10.4; Arzneimittelauswahl und die Hinweise zur Herstellung einer Behandlungslösung unter ▶ Kap. 1.10.3.

68.13 Zusatzhinweise

- Ursachen wie Lactose-, Fructose- oder Gluten-Unverträglichkeit ausschließen.
- Manche Lebensmittel können Auslöser sein. Besonders die Reaktion auf fettes und frittiertes Essen, kohlensäurehaltige Getränke, Schokolade, Coffein, Kohlgemüse und Bohnen beobachten und individuell darauf reagieren.
- Glutamat und der Süßstoff Aspartam können Reizdarmsymptome auslösen.
- Ballaststoffreiche Ernährung, besonders lösliche Ballaststoffe in Früchten, Gemüse und Vollkornprodukten sind hilfreich, wenn Verstopfung im Vordergrund steht.
- Entspannungstechniken erlernen, besonders wenn Durchfall als Symptom dominiert.
- Akupunktur.
- Atembeobachtung und Atemlenkung auf die Bewegung der Bauchdecke im Atemrhythmus. Die Ausatmung betonen und verlangsamen.
- Mehr Ruhe in den Tagesablauf bringen.
- Vollwertige, gesunde Ernährung. Lieber fünf kleinere als drei große Mahlzeiten am Tag zu sich nehmen.
- Fastenkuren wie die Mayr-Kur, Schrothkur oder Kur nach Dr. Buchinger.
- Colon-Hydro-Therapie kann Erleichterung bringen.

69 Rheuma

69.1 Grenzen der Selbstmedikation

Gelenkbeschwerden, die erstmalig auftreten, sollten immer ärztlich abgeklärt werden, um neben der Diagnose Rheuma auch alle anderen differenzialdiagnostischen Möglichkeiten (z. B. Psoriasis, Lyme-Borreliose, Morbus Bechterew) abklären zu lassen. Eine Diagnosestellung durch den Arzt ist zudem sinnvoll, um in immunbedingte und nicht immunbedingte Rheumaformen zu differenzieren, was unterschiedliche Interventionen nach sich zieht (Fibromyalgie, rheumatisches Fieber, chronische Polyarthritis, Autoimmunrheuma). Bei sich verschlimmernden Beschwerden ist ebenfalls der Arztbesuch anzuraten.

69.2 Allopathie

69.2.1 Orale Therapie

Präparate	Wirkstoffe	Wirkstoffgruppe
Aktren® forte Kps. Ibuprofen-Generika Versch. Darreichungsformen	Ibuprofen	Analgetikum, Antipyretikum, Antiphlogistikum
Naproxen-Generika	Naproxen-Natrium	Analgetikum (Antipyretikum), Antiphlogistikum
Aspirin® 0,5/direkt/Effect/ Migräne, Acetylsalicylsäure-Generika	Acetylsalicylsäure	Analgetikum, Antipyretikum, Antiphlogistikum
ben-u-ron® Kps./Saft/ Tbl./1000 Kps. Paracetamol-Generika, versch. Darreichungsformen	Paracetamol	Analgetikum, Antipyretikum (Antiphlogistikum)

Präparate	Wirkstoffe	Wirkstoffgruppe
Dolormin® Schmerztabletten/extra Fta., Ibu-ratiopharm® Lysinat Schmerztabletten 500 Generika	Ibuprofen, DL-Lysinsalz	Analgetikum, Antipyretikum, Antiphlogistikum
Voltaren® Dolo 25 mg Tabletten Diclofenac-Generika	Diclofenac	Analgetikum (Antipyretikum), Antiphlogistikum

Das Präparat ben-u-ron® und Paracetamol-Generika können in den Wirkstärken 75 mg, 125 mg, 250 mg, 500 mg und 1.000 mg auch als Suppositorium körpergewichtsabhängig eingesetzt werden.

69.2.2 Lokale Therapie

Präparate	Wirkstoffe	Wirkstoffgruppe
Camphoderm® N Emulsion, Rheunervol® M Creme	Racemischer Campher	Hyperämisierendes Mittel
Doc® Ibuprofen Schmerzgel, Ibutop® Schmerzcreme, Schmerzgel Nurofen® 24 h Schmerzpflaster 200 mg	Ibuprofen	NSAR
Elacur®M hot Creme	Propylnicotinat	Hyperämisierendes Mittel Kosmetikum
Finalgon® Wärmecreme duo	Nonivamid, Nicoboxil	Hyperämisierendes Mittel
Franzbranntwein Aktiv Gel Latschenkiefer Klosterfrau	D-Campher, Latschenkiefernöl	Pflanzliches Antiphlogistikum, hyperämisierend

R

Präparate	Wirkstoffe	Wirkstoffgruppe
Gothaplast Capsi-med® Wärmepflaster, Hansaplast® med ABC Wärme-Pflaster sensitiv	Nonivamid	Hyperämisierendes Mittel
Kytta® Wärmebalsam	Beinwellwurzel-Fluid-extrakt, Methylnicotinat	Antiphlog. Phyto-Extrakt, hyperämisierendes Mittel
Mobilat® DuoAktiv Schmerz-gel	Chondroitinpolysulfat aus Rindertracheen, Salicylsäure	Analgetikum
Rheubalmin® Bad	Methylsalicylat, Campher, Isobornylacetat	Analgetikum, hyperämisierendes Mittel
Voltaren® Schmerzgel, Diclac® Schmerzgel Diclofenac-ratiopharm® Schmerzpflaster 140 mg u. weitere Generika Diclofenac-Generika-Gele	Diclofenac	NSAR (Analgetikum, Antirheumatikum)

69.3 Phytotherapie

Pflanzliche Arzneimittel bei Rheuma sollen Entzündungen hemmen, Schmerzen stillen oder immunologische Prozesse positiv beeinflussen. Sie können durchaus begleitend zu einer allopathischen bzw. verschreibungspflichtigen Grundmedikation gegeben werden, auch mit der Intention, die oft schlecht magenverträgliche Therapie mit Arzneistoffen wie Diclofenac, Ibuprofen oder Naproxen zu reduzieren (Absprache mit dem Arzt!). Zudem muss bei NSAR immer die durch COX-Enzymhemmung erhöhte kardiovaskuläre Risikosituation in Betracht gezogen werden.

Topische Naturstoff-Zubereitungen sollten immer dahingehend geprüft werden, ob eine Resorption und damit ein Wirkeffekt überhaupt möglich ist (ätherische Öle: ja, Harpagosid-Glykoside der Teufelskralle: nein). Aus diesem Grund werden Teufelskrallenwurzel-Cremes hier nicht namentlich erwähnt.

69.3.1 Orale Therapie

Präparate	Inhaltsstoffe	Dosierung/Tag	Hinweise
Birkenblätter-Tee versch. Anbieter Brennnesselblätter-Tee versch. Anbieter Schachtelhalmkraut-Tee versch. Anbieter	Birkenblätter Brennnesselblätter Schachtelhalmkraut	3- bis 5-mal tgl. eine Tasse	Verstärkte Ausscheidung von Entzündungsstoffen, ggf. Zytokinhemmung
Weihrauch-Kapseln; Individualrezeptur 280 mg Boswellia serrata Extrakt > 80 % Boswelliasäuren	Weihrauch-Extrakt > 8 % Boswelliasäuren	3 × 1	Leukotriensynthesehemmer Nicht in Schwangerschaft
Phytodolor® Tinktur	Standard. alkohol. Auszüge aus Zitterpappelrinde- u. blätter, Echtem Goldrutenkraut, Eschenrinde	3- bis 4-mal 20–30 Tr.	Bei starken Schmerzen mehrmals tgl. 40 Tr. in Flüssigkeit, äußerlich als feuchte Kompresse mehrmals tgl. auf die betroffene Stelle

R

Präparate	Inhaltsstoffe	Dosierung/Tag	Hinweise
Rheuma-Hek® 268 mg Kps. Rheuma-Hek® forte 600 mg Kps. Hox alpha® Kapseln 145 mg Natulind® 600 mg Kps.	Brennnesselblätter-Trockenextrakt	2 × 2 nach den MZ mit Flüssigkeit	Antidyskratikum: ausleitend, antiphlogistisch, Anwendungsdauer prinzipiell nicht begrenzt
Rivoltan® Teufelskralle 480 mg Kps., Sogoon® 480 mg Kps. Jucurba® forte 480 mg Kps. Teufelskrallenwurzel-Generika (z. B. ratiopharm) 480 mg Teufelskralle Madaus Kps. Harpavit Kps. 600 mg Doloteffin® Tab. 400 mg Arthrotabs® 300 mg Tab.	Teufelskrallenwurzel-Trockenextrakt	Alle 12 Std. vor dem Essen Mind. 4–6 Wochen, wirkt in 1–3 Wochen	Adjuvans bei Rheumatherapie, Cave: Magen-Darm-Ulzera. Bei Gelenkschwellung und -rötung: Arzt.

69.3.2 Lokale Therapie

Präparate	Inhaltsstoffe	Dosierung/Tag	Hinweise
Doc® Arnika 21,5 % Salbe Profelan® arnika, Salbe nach Dr. Müller-Wohlfahrt Kneipp Arnika Salbe S Klosterfrau Arnika Schmerz-Salbe Arnika Salbe 10 % Weleda	Tinktur aus Arnikablüten	2- bis 3-mal tgl. auf die zu behandelnde Stelle	Auftragen und einmassieren
Dolo-Cyl® Öl Muskel- u. Pflegeöl DoloCyl® Balsam	Öliger Auszug aus Arnikablüten, Eucalyptusöl, Johanniskrautöl, Wacholderöl, Lavendelöl, Latschenkiefernöl, Rosmarinöl	Mehrmals tgl. einmassieren	Kosmetikum
hot Thermo dura® C Creme	Cayennepfeffer-Dickextrakt	> 12 J.: 3 × 2 cm Salbenstrang auf das schmerzende Areal	Bei zu starker Reaktion: mit Öl, nicht mit Wasser abwaschen, sonst Verstärkung! Therapiepause 14 Tage, Sonne und Schwitzen meiden. Cave: Sauna!
Kytta® Schmerzsalbe Kytta® Geruchsneutral Creme	Beinwellwurzel-Fluidextrakt	> 12 J.: 2- bis 4-mal tgl. 4–18 cm Salbenstrang auftragen und einmassieren	Auch als Salbenverband: 10–20 g; nicht auf verletzte Haut!

R

Präparate	Inhaltsstoffe	Dosierung/Tag	Hinweise
Kytta® Wärmebalsam	Beinwellwurzel-Fluidextrakt, Methylnicotinat	2- bis 4-mal tgl. 2–4 cm Salbenstrang einreiben	Cave: Schleimhautkontakt
Sogoon® Schmerzcreme	Pfefferminzöl, Eukalyptusöl, Rosmarinöl	Ab 12 Jahren 3- bis 5-mal tgl. ausreichende Menge auftragen	Nicht bei Überempfindlichkeit gegen die Inhaltsstoffe, Atemwegserkrankungen, die mit einer ausgeprägten Überempfindlichkeit der Atemwege einhergehen, Asthma bronchiale, Keuchhusten, Pseudokrupp, geschädigter Haut (z. B. Verbrennungen, Verletzungen, Haut- und Kinderkrankheiten mit Ausschlag)

69.3.3 Tee-Tipp

Tee bei Rheuma (Menge für 100 g)	
Weidenrinde	30,0 g
Mädesüßkraut	20,0 g
Süßholzwurzel	25,0 g
Birkenblätter	25,0 g

Zubereitung: 2 TL auf 150 ml siedendes Wasser, 5 Min. köcheln lassen, 10 Min. ziehen lassen, abseihen.
Dosierung: 3 × 1 Tasse tgl.

69.4 Aromatherapie

Vor allem in kosmetischen Zubereitungen als Fertigprodukte finden sich ätherische Öle als entzündungshemmende, durchblutungsfördernde und schmerzstillende Komponenten.
Diese werden oft als Pferdesalbe/-gel bezeichnet (z. B. PferdeMedicSalbe, Pferdebalsam), da ursprünglich in der Veterinärmedizin diese Zubereitungen bei orthopädisch bedingten Schmerzen beim Pferd erfolgreich angewandt wurden und noch werden.
Geeignete ätherische Öle können aber auch zu circa 3 % pro Öl in der Apothekenrezeptur in fette Trägeröle eingearbeitet werden (auch fettes Arnikaöl!). Geeignet hierzu sind z. B. Rosmarinöl, Ingweröl, Weihrauchöl, Eukalyptusöl, Bergamottöl, Basilikumöl, Lavendelöl, Pfefferminzöl, Kamillenöl, Wintergrünöl.

69.5 Mikrobiom

Da Rheuma eine Erkrankung des autoimmunen Formenkreises ist, ist auch hier eine Modulation der T-Helferzell-Population durch Erhöhung der T-regulierenden Zellen und Th1-Zellen und Senkung der entzündungsauslösenden oder -fördernden T-Helferzellen (z. B. TH 2, TH 22, TH 17) sinnvoll. Grundsätzlich sind hier Lactobacillus-Stämme in hoher Artenzahl und Menge empfehlenswert (u. a. Effekt: Reduktion des TNF-α durch *Lactobacillus casei*, *Lactobacillus rhamnosus* und *Lactobacillus reuteri*). Kalkulatorisch wäre an Innovall® ATOP zu denken, das bei den autoimmunen Erkrankungen Asthma und Neurodermitis positioniert ist. Da aber auch andere Keime positive Effekte bewirken, sind weitere Forschungen diesbezüglich nötig.

R

69.6 Nahrungsergänzungsmittel

Mikronährstoff	Dosierung	Präparat	Hinweise
Omega-3-Fettsäuren	2,5–6 g/Tag	EPA/DHA essentials Pure encapsulations®	Entzündungshemmend kann den Bedarf an und die Nebenwirkungen von Antirheumatika verringern
Folsäure	0,5–1 mg/Tag	Pure encapsulations®	Antioxidans
Vitamin C	1.000–3.000 g/Tag	Vitamin C mse matrix	Antientzündlich
Vitamin D	1.000–4.000 I. E./Tag	Köhler	Zur Vorbeugung gegen Osteoporose
Vitamin E	100–500 I. E./Tag	Optovit® fortissimum	Antientzündlich; kann den Bedarf an und die Nebenwirkungen von Antirheumatika verringern
Vitamin K	60–200 µg/Tag	Hevert®	Zur Vorbeugung gegen Osteoporose
Coenzym Q10	5–10 mg/Tag	QuinoMit Q10®	Antioxidans
Selen	100–300 µg/Tag	Cefasel®	Antinflammatorisch, Cofaktor von Enzymen
Calcium	600–1.200 mg/Tag	Verla®	Zur Vorbeugung gegen Osteoporose

Mikronährstoff	Dosierung	Präparat	Hinweise
Kupfer	1,5–3 mg/Tag	Pure encapsulations®	Cofaktor von Enzymen
Zink	15–30 mg/Tag	Zink Verla®	Antioxidans, Cofaktor von Enzymen
Mangan	5–15 mg/Tag	Pure encapsulations®	Cofaktor von Enzymen
Bromelain	2 × 2 Dragees/Tag	Bromelain-POS®	Entzündungshemmend, abschwellend
Kombination von Vitaminen, Mineralien, Enzymen, Spurenelementen, Bioflavonoiden	Morgens 3, abends 4 Tbl. nüchtern einnehmen	Innovazym®	Bewährt in der Therapie rheumatischer Erkrankungen
Mineralstoffkombination für den Säure-Basen-Haushalt	1 × 1 Btl./Tag in Wasser	Innova Balance®	Entsäuerung ist bei Rheuma hilfreich
Weihrauchextrakt + Vitamin C	2 × 1 Kapsel/Tag	MetaCare® Weihrauch	Schmerzstillend, entzündungshemmend
Curcumin	500–1000mg/Tag	Curcuma Pure, Curcumin Loges	Entzündungshemmend, schmerzlindernd

69.7 Homöopathie (Einzelmittel)

Arzneiweisende Symptome	Zusatzhinweise	Passende Arznei mit Potenz	Dosierung/Tag
Stechende Schmerzen, Gelenke rot und geschwollen	Schlimmer durch jede Bewegung; besser durch Ruhe, Druck und Kälte	Bryonia D6	Akut stündlich 5 Globuli, sonst 3 × 5 Globuli
Reißende Schmerzen, von unten nach oben ziehend, kreuzweise auftretend, rechte Schulter, linkes Knie	Ständiges Frieren und Kältegefühl, aber Wärme verschlechtert, nachts schlimmer	Ledum D6	Akut stündlich 5 Globuli, sonst 3 × 5 Globuli
Ziehende, reißende Schmerzen	Schlimmer bei Wetterveränderungen, bei nasskaltem, stürmischem Wetter, Bewegung bessert sofort	Rhododendron D6	Akut stündlich 5 Globuli, sonst 3 × 5 Globuli
Reißende Schmerzen in Gelenken, Muskeln, Bändern; Steifigkeit	Schlimmer bei anfänglicher Bewegung, nach Überanstrengung und Kälte; besser bei fortgesetzter Bewegung und Wärme	Rhus toxicodendron D12	Akut stündlich 5 Globuli, sonst 3 × 5 Globuli

69.8 Homöopathie (Komplexmittel)

Präparate	Dosierung/Tag
Rheuma-Heel® Tabletten	3 × tgl. 1 Tbl.
Zeel® Tabletten (Heel)	3 × tgl. 1 Tbl.
Rheumakatt Tropfen (Kattwiga)	1- bis 3-mal tgl. 5 Tropfen
Rheuma-Hevert® N Tropfen	4 × tgl. 20 Tropfen
arthroLoges® comp. Tropfen (Loges)	1- bis 3-mal tgl. 5 Tropfen
DHU Rhus comp. Gel N	1- bis 2-mal tgl. dünn auftragen

69.9 Anthroposophische Medizin

Bei rheumatischen Beschwerden durch Wetterfühligkeit ▶ Kap. 96.

69.9.1 Innere Therapie (oral)

Mittel	Anwendung/Tag	Hinweise
Nierentonikum, Sirup (Wala)	2-bis 3-mal tgl. 1 TL Sirup, unverdünnt oder mit wenig Wasser verdünnt, einnehmen. Empfehlenswert ist die kurweise Anwendung zweimal jährlich im Frühjahr und Herbst.	Zur Anregung der Nierenfunktion, um die Ausscheidung von Stoffwechselabbauprodukten zu fördern
Betula/Mandragora comp., Globuli velati (Wala)	2-bis 4-mal tgl. 10–15 Globuli velati	Bei Arthritis mit akuten Gelenkbeschwerden
Cartilago/Mandragora comp., Globuli velati (Wala)	Kdr. bis 6 J.: 1- bis 3-mal tgl. 3–5 Globuli velati. Erw. und Kdr. ab 6 J.: 1- bis 3-mal tgl. 5–10 Globuli velati	Bei Arthrose im entzündlichen Stadium

69.9.2 Äußere Therapie

Mittel	Anwendung/Tag	Hinweise
Birken Rheumaöl mit/ohne Arnika, ölige Einreibung (Wala)	Das Öl 1- bis 2-mal tgl. an den betroffenen Gelenken und Muskelpartien einreiben	Bei rheumatischen Beschwerden zur Anregung des Gelenkstoffwechsels
Cartilago comp., Salbe (Wala)	bis 2-mal tgl. auf die betroffenen Gelenke einreiben Zur Intensivierung der Wirkung als Salbenauflage anwenden	Bei degenerativen Gelenkerkrankungen und auch bei chronisch entzündlichen Beschwerden zur Anregung der Regeneration

69.10 Biochemie/Schüßler-Salze

Mineralstoffe (Nummer)	Dosierung/Tag
3	12
8	12
9	20–30
11	12
12	12
17	7
21	7

69.11 Spagyrik

Mischung bei Rheuma, Spagyrik nach Spagyro Naturheilmittel (Menge für 50 ml)	
Cardiospermum D2	12 ml
Mandragora D2	12 ml
Phytolacca D2	6 ml
Propolis D3	5 ml
Cistus D2	5 ml
Cannabis sativa D2	5 ml
Betula alba D2	5 ml

Dosierung:
Akut: Stdl. 3 Sprühstöße in den Mund
Chronisch: 3 × 3 Sprühstöße in den Mund

Mittel	Dosierung
Solunat Nr. 16 Renalin	2 × 10 Tr. morgens u. abends
Solunat Nr. 18 Splenetik	2 × 15 Tr. morgens u. abends
Solunat Nr. 8 Hepatik	2 × 10 Tr. morgens u. abends
Flamyar® spag. Peka N Tropfen	3 × 20 Tr.
Flamyar® spag. Peka N Salbe	3 × tgl.
Areutid spag. Peka N Tropfen	3 × 20 Tr.
Phönix® Stellaria spag.	3- bis 4-mal 20 Tr.
Phönix® Entgiftungskur	

69.12 Bach-Blüten

Hier sollte der bestehende seelisch-geistige Zustand erfasst werden. Aus bis zu sieben verschiedenen Blüten-Essenzen wird die geeignete Bach-Blüten-Mischung zusammengestellt. Verwenden Sie hierzu die Kurzcha-

R

rakterisierung der 38 klassischen Bach-Blüten unter ▶Kap. 1.10.4; Arzneimittelauswahl und die Hinweise zur Herstellung einer Behandlungslösung unter ▶Kap. 1.10.3.

69.13 Zusatzhinweise

- Genaue Art der rheumatischen Erkrankung vom Arzt bestimmen lassen.
- Einseitige Belastungen des Bewegungsapparates möglichst meiden.
- Weiterhin in Bewegung bleiben, allerdings Bewegung mit wenig Belastung wählen wie Wassergymnastik, spezielle Angebote für Rheumatiker usw.
- Wärmeanwendungen können Schmerzen in den Gelenken lindern; bei starken, akuten Entzündungen helfen kühlende Anwendungen.
- Hilfsmittel helfen Rheumatikern bei der Alltagsbewältigung (z. B. Schraubdeckelöffner, spezielles Essgeschirr und Besteck).
- Akupunktur und Kuraufenthalte im Radon-Heilstollen können hilfreich sein.

70 Rückenschmerzen, Ischias-/Nackenschmerzen

70.1 Grenzen der Selbstmedikation

Chronische Rücken- und Nackenschmerzen bzw. akute Beschwerden mit auffallenden Begleitsymptomen, wie z. B. Taubheitsgefühl, Kribbeln, starke Kopfschmerzen, Fieber, Erbrechen, Bewegungseinschränkung mit Nackensteifigkeit (Verdacht auf Meningitis), müssen ärztlich abgeklärt werden. Gleichfalls bedarf spontan abgehender Urin bei speziellen Formen von Rückenschmerzen (akute Ischias-Symptomatik) der sofortigen Behandlung. Eine ärztliche Behandlung erscheint auch erforderlich beim sehr schmerzhaften Muskelhartspann, der meist nur durch die Gabe von verschreibungspflichtigen Muskelrelaxanzien und NSAR zu lockern ist.

70.2 Allopathie

70.2.1 Orale Therapie

Präparate Rückenschmerzen	Wirkstoffe	Wirkstoffgruppe
Dolormin® GS mit Naproxen und Generika	Naproxen-Natrium	Analgetikum (Antipyretikum), Antiphlogistikum
Aktren®/forte und Generika	Ibuprofen	Analgetikum, Antipyretikum, Antiphlogistikum
Aspirin® 0,5/direkt/Effect/ Migräne	Acetylsalicylsäure	Analgetikum, Antipyretikum, Antiphlogistikum
ben-u-ron® Kps./Saft/ Tbl./1000 Kps. und Generika	Paracetamol	Analgetikum, Antipyretikum
Dolormin® Schmerztabletten/extra Fta. und Generika	Ibuprofen, DL-Lysinsalz	Analgetikum, Antipyretikum, Antiphlogistikum
Voltaren® Dolo 25 mg Tbl. und Generika	Diclofenac	Analgetikum (Antipyretikum), Antiphlogistikum

R

Das Präparat ben-u-ron® und die Paracetamol-Generika können in den Wirkstärken 75 mg, 125 mg, 250 mg, 500 mg und 1.000 mg auch als Suppositorium eingesetzt werden.

Präparate Ischiasschmerzen	Wirkstoffe	Wirkstoffgruppe
Milneuron® NA Kps., Milgamma® NA Kps., Milgamma® 300 Fta., Milgamma® 100 Fta., Neuro STADA uno Tbl.	Pyridoxinhydrochlorid, Benfotiamin	Vitamine
neuro-B forte biomo® Drg.	Thiaminhydrochlorid, Pyridoxinhydrochlorid	B-Vitamine
Neurobion® N forte Generika	Thiamindisulfid, Pyridoxinhydrochlorid	B-Vitamine

70.2.2 Lokale Therapie

Präparate Rückenschmerzen	Wirkstoffe	Wirkstoffgruppe
Dolgit® Creme, Ibutop® Gel	Ibuprofen	NSAR (Analgetikum, Antirheumatikum)
Dolo-Arthrosenex® N Gel, Dolo-Arthrosenex® M Salbe	Hydroxyethylsalicylat	Analgetikum, Antirheumatikum
Voltaren® Schmerzgel, Generika	Diclofenac	NSAR (Analgetikum, Antirheumatikum)

Präparate Nackenschmerzen	Wirkstoffe	Wirkstoffgruppe
Dolgit® Creme, Ibutop® Gel	Ibuprofen	NSAR (Analgetikum, Antirheumatikum)
Dolo-Arthrosenex® N Gel	Hydroxyethylsalicylat	Analgetikum, Antirheumatikum
POS®	Ketoprofen	NSAR (Analgetikum, Antirheumatikum)
Elacur® M hot Creme	Propylnicotinat	Hyperämisierendes Mittel
Finalgon® Wärmecreme	Nonivamid, Nicoboxil	Hyperämisierendes Mittel
Kytta® Schmerzsalbe	Beinwellwurzel-Fluidextrakt, Methylnicotinat	Pflanzl. Antiphlogistikum, hyperämisierend
Voltaren® Schmerzgel, Diclac® Schmerzgel,	Diclofenac	NSAR (Analgetikum, Antirheumatikum)

Präparate Ischiasschmerzen	Wirkstoffe	Wirkstoffgruppe
Camphoderm® N Emulsion, Rheunervol® M Creme,	Racemischer Campher	Hyperämisierendes Mittel
Dolgit® Creme	Ibuprofen	NSAR (Analgetikum, Antirheumatikum)
Dolo-Arthrosenex® N Gel	Hydroxyethylsalicylat	Analgetikum, Antirheumatikum
Rheubalmin® Bad	Methylsalicylat, Campher, Isobornylacetat	Analgetikum, hyperämisierende Mittel
Voltaren® Schmerzgel, Voltaren® Schmerzpflaster	Diclofenac	NSAR (Analgetikum, Antirheumatikum)

70.3 Phytotherapie

Der Einsatz von schmerzstillenden sowie entzündungshemmenden pflanzlichen Zubereitungen kann die Dosierung von allopathischen bzw. verschreibungspflichtigen NSAR verringern helfen. Eine Langzeitanwendung ist möglich.

70.3.1 Orale Therapie

Präparate	Inhaltsstoffe	Dosierung/Tag	Hinweise
Rheuma-Hek® Kps., Hox alpha® Kps.	Brennnesselblätter-Trockenextrakt	2 × 2 nach den MZ mit Fl.	Antidyskratikum: ausleitend, antiphlogistisch, Anwendungsdauer nicht begrenzt
Jucurba® forte 480, Sogoon® Fta.	Teufelskrallenwurzel-Trockenextrakt	Alle 12 Std. vor dem Essen	Mind. 4–6 Wochen, wirkt in 1–3 Wochen, Adjuvans bei chem. Rheumatherapie, Cave: Magen-Darm-Ulzera. Bei Gelenkschwellung und -rötung: Arzt
Phytodolor® Tinktur	Standard. alkohol. Auszüge aus Zitterpappelrinde u. -blätter, Echtem Goldrutenkraut, Eschenrinde	3- bis 4-mal 20–30 Tr.	Bei starken Schmerzen mehrmals tgl. 40 Tr. in Fl., äußerlich als feuchte Kompresse mehrmals tgl. auf die betroffene Stelle

70.3.2 Lokale Therapie

Präparate Rückenschmerzen	Inhaltsstoffe	Dosierung/Tag	Hinweise
hot Thermo dura® C Creme	Cayennepfeffer-Dickextrakt	3 × tgl. 2 cm Salbenstrang einreiben	Cave: nicht ins Auge bringen Nicht unter 12 Jahren, nicht in Schwangerschaft und Stillzeit
Doc® Arnika Salbe Profelan® arnica Salbe nach Dr. Müller-Wohlfahrt und weitere Arnika-Cremes (Kneipp®, Klosterfrau® etc.)	Tinktur aus Arnikablüten	2- bis 3-mal tgl. auf die zu behandelnde Stelle	Auftragen und einmassieren

Präparate Nackenschmerzen	Inhaltsstoffe	Dosierung/Tag	Hinweise
Doc® Arnika Salbe	Tinktur aus Arnikablüten	2- bis 3-mal × tgl. auf die zu behandelnde Stelle	Auftragen und einmassieren
Dolo-Cyl® Öl Muskel- u. Pflegeöl	Öliger Auszug aus Arnikablüten, Eucalyptusöl, Johanniskrautöl, Wacholderöl, Lavendelöl, Latschenkiefernöl, Rosmarinöl	Mehrmals tgl. einmassieren	

R

Präparate Rückenschmerzen	Inhaltsstoffe	Dosierung/Tag	Hinweise
Fangotherm® Wärmepackung	Eifelfango-Substanz		Auch b. Erkrankungen des Magen-Darm-Trakts, des Urogenitaltrakts, postakuten Verletzungen am Bewegungsapparat, Neuralgien
Kneipp Arnika Salbe S	Öliger Auszug aus Arnikablüten	Mehrmals tgl.	Leichte Streichmassage. Auf akut entzündeten Stellen: nur messerrückendicker Salbenumschlag, keine Massage
Kytta®Wärme Balsam	Beinwellwurzel-Fluidextrakt, Methylnicotinat	> 12 J.: 2- bis 4-mal tgl. 4–18 cm Salbenstrang auftragen und einmassieren	Auch als Salbenverband: 10–20 g; nicht auf verletzte Haut!

Präparate Ischiasschmerzen	Inhaltsstoffe	Dosierung/Tag	Hinweise
Doc® Arnika Salbe	Tinktur aus Arnikablüten	2- bis 3-mal tgl. auf die zu behandelnde Stelle	Auftragen und einmassieren
Fangotherm® Wärmepackung	Eifelfango-Substanz	Peloid	
Polio-elan® Salbe	Latschenkiefernöl, Rosmarinöl	2- bis 3-mal tgl. einen Salbenstrang von 1–3 cm Länge leicht einmassieren	

70.4 Aromatherapie

▶ Kap. 69, Rheuma

70.5 Mikrobiom

Keine Angabe.

70.6 Nahrungsergänzungsmittel

Mikronährstoff	Dosierung	Präparat	Hinweise
Magnesium	200–400 mg/Tag	Magnesium Verla®	Entsäuert, krampflösend,
Calcium	500 mg/Tag	Sandoz®	Entsäuert
Zink	10 mg/Tag	Zink Verla®	Entsäuert
Kombination zum Entsäuern	1 × 1 Btl./Tag in Wasser 3 × 2 Tbl./Tag	Innova Balance® Syxyl Basosyx® Classic	Entsäuert
Omega-3-Fettsäuren	1–3 g/Tag	EPA/DHA essentials Pure encapsulations®	Entzündungshemmend, schmerzlindernd
Vitamin-B-Komplex	1 × 1 Tablette/Tag	Hevert®	Mindert Nervenschmerzen
Vitamin D_3	1.000–2.000 I. E./Tag	Hevert®	Hemmt Wirkung von Schmerzbotenstoffen
Methylsulfonylmethan (MSM)	1.500–6.000 mg/Tag		Entzündungshemmend, Antioxidans, schmerzlindernd
Resveratrol	100–200 mg/Tag		Entzündungshemmend, schmerzlindernd

70.7 Homöopathie (Einzelmittel)

Arzneiweisende Symptome	Zusatzhinweise	Passende Arznei mit Potenz	Dosierung/Tag
Dumpfe, ständige Schmerzen im Kreuzbein/in der Hüftgegend	Folge von zu viel Stehen; häufig zusammen mit venöser Belastung	Aesculus D6	5 × 5 Globuli
Stechende Schmerzen, ärgerlich und gereizt	Schlimmer durch jede Bewegung; besser durch Ruhe, Druck und Kälte	Bryonia D6	5 × 5 Globuli
Schmerzhafte Verspannung im Rücken-, Nacken-, Schulterbereich; überarbeitet und gestresst	Folge von Stress, sitzender Tätigkeit; schlimmer am Morgen; besser durch Wärme	Nux vomica D6	5 × 5 Globuli
Reißende Schmerzen; Steifigkeit; Ruhelosigkeit, Bewegungsdrang	Schlimmer bei anfänglicher Bewegung, nach Überanstrengung und Kälte; sofort besser bei fortgesetzter Bewegung und Wärme	Rhus toxicodendron D12	5 × 5 Globuli
Steifer Nacken, dumpfer Hinterkopfschmerz; schwach, ausgelaugt, zittrig	Folge von Leistungsdruck, seelischer Anspannung	Gelsemium D6	3 × 5 Globuli
Steifer Nacken, Schulterverspannung; überempfindlich, gereizt	Folge von kaltem Luftzug; Stress, Termindruck	Nux vomica D6	3 × 5 Globuli

Arzneiweisende Symptome	Zusatzhinweise	Passende Arznei mit Potenz	Dosierung/Tag
Morgensteifigkeit; fortgesetzte Bewegung bessert; reißende Schmerzen	Folge von nasskaltem Wetter; körperlicher Überanstrengung	Rhus toxicodendron D12	3 × 5 Globuli
Schmerz, der zu Schulter und Arm zieht; nervös und niedergeschlagen	Folge von hormonellen Veränderungen (Wechseljahre)	Cimicifuga D6	3 × 5 Globuli
Akuter, plötzlicher Ischias-Schmerz; Taubheitsgefühl, Kribbeln; Angst vor jeder Bewegung, da diese unerträglich schmerzt	Verursacht durch Kälte, Feuchtigkeit, Zugluft, Aufregung, Ärger	Aconitum D30	Einmalgabe 5 Globuli
Einschießender Nervenschmerz, der zum Abbiegen, Anziehen oder Krümmen des Beines zwingt	Schraubstockartiger Schmerz; schlimmer durch Kälte und Ärger; besser durch Druck und Wärme	Colocynthis D6	Akut stündlich 5 Globuli, bei Besserung 3- bis 5-mal 5 Globuli
Schmerzen nach akuter Überanstrengung oder Zerrung	Zerschlagenheitsgefühl; schlimmer durch Berührung und Bewegung	Arnica D6	Akut stündlich 5 Globuli, bei Besserung 3- bis 5-mal 5 Globuli
Schneidende Schmerzen bis in die Zehen; leichtes Taubheitsgefühl mit Krämpfen	Schlimmer durch Bewegung und nasskaltes Wetter; besser durch Wärme, Anziehen des Beines	Gnaphalium D6	3 × 5 Globuli

R

70.8 Homöopathie (Komplexmittel)

Präparate Rückenschmerzen	Dosierung/Tag	Hinweise
Ranocalcin® Tabletten (Pflüger)	3 × tgl. 1 Tbl.	Unterstützung von Bindegewebe, Sehnen und Bändern
Zeel® Salbe (Heel)	3 × tgl. einreiben	
Rheumaselect Tropfen (Dreluso)	3- bis 4-mal tgl. 10–20 Tropfen	
Sponwiga® N Tropfen (Kattwiga)	1- bis 3-mal tgl. 5 Tropfen	
neuroLoges® Tropfen (Loges)	1- bis 3-mal tgl. 5 Tropfen	Bei Nervenschmerzen
Steirocartil® Tropfen (Steierl)	1- bis 3-mal tgl. 5–10 Tropfen	Bei degenerativen Wirbelsäulenerkrankungen
Diluplex® Tropfen (Steierl)	1- bis 3-mal tgl. 5 Tropfen	Bei Nervenschmerzen

Präparate Nackenschmerzen	Dosierung/Tag	Hinweise
Dorisol® Tabletten (Pharma SGP)	Akut: stdl. 1 Tbl. (max. 6 × tgl.) Chronisch: 1- bis 3-mal tgl. 1 Tbl.	
Ranocalcin® Tabletten (Pflüger)	3 × tgl. 1 Tbl.	
Traumeel® Salbe (Heel)	3 × tgl. einreiben	
Rheumaselect Tropfen (Dreluso)	3- bis 4-mal tgl. 10–20 Tropfen	

Präparate Ischias-schmerzen	Dosierung/Tag	Hinweise
Synergon 89 Rhododendron Tr. (Kattwiga)	3 × tgl. 10 Tr.	Mittel können kombiniert werden
Synergon 100 Gelsemium N Tr. (Kattwiga)	3 × tgl. 10 Tr.	

70.9 Anthroposophische Medizin

70.9.1 Innere Therapie (oral)

Mittel Nacken- und Rückenschmerzen	Anwendung/Tag	Hinweise
Magnesium phosphoricum comp., Globuli velati (Wala)	Kdr. ab 6 J. und Erw. 1- bis 3-mal tgl. bis 2-stündlich 5–10 Globuli velati	Bei Nacken- und Rückenschmerzen durch Muskelverspannung
Magnesium phosphoricum acidum D6, Dilution (Weleda)	bis 5-mal 15 Tr. in Wasser	Bei Rückenschmerzen durch Muskelverspannung
Disci comp. cum Stanno, Globuli velati (Wala)	3-mal 10 Globuli velati	Zur Stärkung der Wirbelsäule

Mittel Ischiasschmerzen	Anwendung/Tag	Hinweise
Disci comp. cum Argento, Globuli velati (Wala)	3-mal 10 Globuli velati	Bei Ischialgie und akut entzündlichen Arthritiden und Neuritiden

R

70.9.2 Äußere Therapie

Mittel Rückenschmerzen	Anwendung/Tag	Hinweise
Disci/Pulsatilla comp. cum Stanno, Supp. (Wala)	Akut 2-mal tgl., anschließend 3-mal wöchentl.	Wurzelreizsyndrom, Hexenschuss
Aconit Schmerzöl, ölige Einreibung (Wala)	bis 3-mal tgl. an den schmerzhaften Stellen einreiben	Bei schmerzhaften Verspannungen und Rücken- bzw. Nackenschmerzen Es wird in leicht kreisenden Bewegungen aufgetragen. Die eingeriebene Stelle sollte anschließend warm gehalten werden.
Lavendelöl 10 %, ölige Einreibung (Weleda)	bis 3-mal tgl. sehr sparsam auftragen Oder als Nackenauflage	Als Nackenauflage auf ein heißfeuchtes Tuch auftropfen (3–5 Tr.) und auf den Nacken legen. Mit einem trockenen Tuch abdecken Anwendungsdauer: 5–10 Min.; anschließend warm halten.

Mittel Nackenschmerzen	Anwendung/Tag	Hinweise
Lavendelöl 10 %, ölige Einreibung (Weleda)	2-bis 3-mal tgl. sehr sparsam auftragen	Als Nacken-Wickel auf ein heißfeuchtes Tuch auftropfen (3–5 Tr.) und auf den Nacken legen. Anwendungsdauer 5–10 Min.

Mittel Ischiasschmerzen	Anwendung/Tag	Hinweise
Aconit Schmerzöl, ölige Einreibung (Wala)	bis 3-mal tgl. an den schmerzhaften Stellen einreiben	Es wird in leicht kreisenden Bewegungen aufgetragen. Die eingeriebene Stelle sollte anschließend warm gehalten werden.

70.10 Biochemie/Schüßler-Salze

Mineralstoffe (Nummer)	Dosierung/Tag
2	12
3	12
7	10
9	12
11	5

Differenzierung	Mineralstoffe (Nummer)	Dosierung/Tag
Nackenschmerzen	2	12–20
	7	7
	9	12
Ischiasbeschwerden	7 9 11	12 12 12

70.11 Spagyrik

Mischung bei Rückenschmerzen, Spagyrik nach Spagyro Naturheilmittel (Menge für 50 ml)	
Hypericum D2	10 ml
Piper meth. D2	10 ml
Propolis D3	10 ml
Cannabis sativa D2	10 ml
Arnica D2	5 ml
Stellaria media Ø	5 ml

Dosierung:
Akut: Alle 10 Min. 2 Sprühstöße in den Mund
Chronisch: 3 × 3 Sprühstöße in den Mund

Mittel	Dosierung
Phönix® Stellaria spag.	3- bis 4-mal 20 Tr.
Phönix® Juv 110 Tropfen	3- bis 4-mal 20 Tr.

Mischung bei Nackenschmerzen, Spagyrik nach Spagyro Naturheilmittel (Menge für 50 ml)	
Hypericum D2	5 ml
Piper meth. D2	5 ml
Propolis D3	5 ml
Cannabis sativa D2	5 ml
Arnica D2	5 ml
Bryonia D2	5 ml

Mischung bei Nackenschmerzen, Spagyrik nach Spagyro Naturheilmittel (Menge für 50 ml)	
Gelsemium D4	5 ml
Nr. 2 Calcium phos. spag. D6	5 ml
Nr. 5 Kalium phos. spag. D6	5 ml
Nr. 7 Magnesium phos. spag. D6	5 ml

Dosierung:
Akut: Alle 10 Min. 2 Sprühstöße in den Mund
Chronisch: 3 × 3 Sprühstöße in den Mund

Mittel	Dosierung
Areutid spag. Peka N Tropfen	3 × 20 Tr.
Phönix® Argentum spag.	3- bis 4-mal 20 Tr.
Phönix® Juv 110 Tropfen	3- bis 4-mal 20 Tr.

70.12 Bach-Blüten

Hier sollte bei wiederkehrenden Beschwerden der bestehende seelisch-geistige Zustand erfasst werden. Aus bis zu sieben verschiedenen Blüten-Essenzen wird die geeignete Bach-Blüten-Mischung zusammengestellt. Verwenden Sie hierzu die Kurzcharakterisierung der 38 klassischen Bach-Blüten unter ▶Kap. 1.10.4; Arzneimittelauswahl und die Hinweise zur Herstellung einer Behandlungslösung unter ▶Kap. 1.10.3.

R

70.13 Zusatzhinweise

- Heiße Bäder, Fangopackungen, Wärmepflaster und Rotlicht helfen, Verspannungen zu lösen und so die Rückenschmerzen zu beseitigen.
- Haltungsanalyse und Haltungsverbesserung, um Rückfälle zu vermeiden.
- Stärkung der Bauch- und Rückenmuskulatur durch Rückengymnastik, gezieltes Krafttraining.
- Rückengesundes Liegen, Sitzen, Stehen und Bewegen lernen. Richtiges Heben und Tragen von Lasten.
- Vermeiden kalter Zugluft. Ausreichend warme Kleidung tragen.
- Weiterhin in Bewegung bleiben, Bettruhe lässt nur die Haltemuskulatur erschlaffen.
- Entspannungstechniken wie progressive Muskelentspannung, autogenes Training oder Yoga erlernen.
- Wärmeanwendungen wie heiße Kompressen oder Wickel, Saunabesuch.
- Nackenbereich warm halten durch Schals, Rollkragen.
- Haltungs- und Bewegungsmuster untersuchen. Verspannungen durch falsche Haltung vermeiden. Kräftigung der Nackenmuskulatur durch geeignetes Rückentraining. Lockerungsübungen für Schultern und Nacken in den Tagesablauf einbauen.
- Arbeitsplatz, besonders die Sitzmöglichkeit, ergonomisch gestalten.
- Massagen, osteopathische oder chiropraktische Behandlung, Akupunktur.
- Den unteren Rücken gut warm halten durch geeignete warme Kleidung, lange Unterhemden oder Angora-Unterwäsche.
- Im Anfangsstadium können auch kalte Anwendungen Besserung bringen.
- Rückenschulkurs besuchen, Physiotherapie.
- Dehnungsübungen für den Musculus piriformis durchführen, nach Dr. Helmut Aigelsreiter.

71 Schlafstörungen

71.1 Grenzen der Selbstmedikation

Schlafstörungen, die schon länger andauern und nicht auf eine Behandlung ansprechen, sollten ärztlich abgeklärt werden. Dies gilt ebenso für Beschwerden mit psychischen Begleitsymptomen oder organischen Beschwerden, wie z. B. Atemnot, Herzbeschwerden, Juckreiz als Ursache für die Schlafstörungen. Die Behandlung einer etwaigen Grunderkrankung durch den Arzt darf nicht unterlassen werden (z. B. Schlafapnoesyndrom, Bluthochdruck, Depression, Diabetes). Besonders zu beachten ist, dass keine Schlafmittel an Menschen über 65 Jahre abgegeben werden, die Stoffe enthalten, die auf der Priscus-Liste genannt sind (z. B. Diphenhydramin), da sie die anticholinerge Last erhöhen.

71.2 Allopathie

Bei der Behandlung mit allopathischen Mitteln sind die Kontraindikationen der Arzneimittel aus der Gruppe der Antihistaminika (grauer Star, Prostatahyperplasie, Schwangerschaft/Stillzeit) und die Gefahr des suizidalen Missbrauchspotenzials zu beachten! Möglichst keine Langzeittherapie mit allopathischen Mitteln. Bei Baldriantinktur-Präparaten häufen sich Meldungen über die missbräuchliche Anwendung unter Jugendlichen („Kick"? = keine Abgabe an Jugendliche) sowie über die missbräuchliche Anwendung der Lösungen aufgrund des Alkoholgehalts („Ersatzgetränk" bei Alkoholikern).

71.2.1 Orale Therapie

Präparate	Wirkstoffe	Wirkstoffgruppe
Betadorm® D Tbl., Halbmond® Tbl. Dormutil® N Tab. Vivinox® Sleep Schlafdragees Vivinox® Sleep Schlaftabletten stark Tab Dorm Schlaftabletten Hevert® Dorm Tab. Hemodorm 50 mg Tab Generika-Anbieter	Diphenhydramin-hydrochlorid	H_1-Antihistaminikum
Hoggar® Night Tbl. Schlafsterne® 30 mg Tab. Schlaf Tabs-ratiopharm® 25 mg Valocordin®-Doxylamin Tropfen	Doxylaminsuccinat	H_1-Antihistaminikum

71.3 Phytotherapie

71.3.1 Orale Therapie

Präparate	Inhaltsstoffe	Dosierung/Tag	Hinweise
Euvegal® Balance 500 mg FTA Luvased® Mono FTA Baldriparan® stark für die Nacht Baldrivit ® 600 mg FTA	Baldrianwurzel-Trockenextrakt	Ab 12 Jahren 1 × 1 vor dem Schlafengehen	
Alluna® Schlaf FTA	Methanol. Baldrian-Trockenextrakt, Hopfenzapfen-Trockenextrakt	Ab 12 Jahren: 1 × 1–2 Tab.	Wirkprinzip im Adenosinsystem, sehr empfehlenswert!

Präparate	Inhaltsstoffe	Dosierung/Tag	Hinweise
Abtei Nachtruhe Baldrian Schlafdragees, Tropfen	Baldrian-, Hopfen-Trockenextrakte	Zur Nacht 1–2	
Lioran® centra FTA Pascoflair® Night FTA	Passionsblumen-Trockenextrakt	Ab 12 Jahren: 1 × 1–2	Passionsblumenextrakt ab 425 mg müde machend, darunter entspannend
Calmalaif® Tab	Baldrianwurzel-Trockenextrakt, Passionsblumen-Trockenextrakt, Schwarznesselkraut-Trockenextrakt, Weißdornblätter-mit Blüten-Trockenextrakt	Ab 12 Jahren zum Abendessen 1 und vor dem Schlafengehen 1 Tab.	
Ardeysedon® Nacht	Baldrian-, Hopfen-Trockenextrakte	> 12 Jahre: 1- bis 3-mal 1	
Baldrian-Dispert® Nacht zum Einschlafen	Baldrian-, Hopfen-Trockenextrakte	1 × ½–1 vor dem Schlafengehen	
Sedanest® Tee	Baldrian, Hopfen, Passionsblume, Pfefferminze	2- bis 3-mal tgl. 1 EL auf 150 ml heißes Wasser	
Euvegal® 320/160 mg Tbl.	Trockenextrakte aus Baldrian und Melisse	Ab 12 J.: 1-mal tgl. vor dem Schlafengehen	
H&S® Schlaf- u. Nerventee	Baldrianwurzel, Melissenblätter, Hopfenzapfen, Rosmarinblätter	3 × tgl.	

Präparate	Inhaltsstoffe	Dosierung/Tag	Hinweise
Kytta-Sedativum® Drg.	Trockenextrakte aus Baldrianwurzelstock, Hopfenzapfen, Passionsblumenkraut	> 3 J.: 1- bis 2-mal 1, > 12 J.: bis 3 × 1. Zum Schlafen: > 12 J./Erw: 1–2 abends	
Sedariston® Tropfen für die Nacht	Baldrianwurzeltinktur, Melissenfluidextrakt	3 × 42 Tr. (1,5 ml)	Vierte Dosis zur Nacht möglich
SEDinfant® gastro Lsg.	Dickextrakt aus Melissenblättern	3 × 2–3 ml Lsg. tgl.	Sehr gut für Kdr. geeignet!
Sidroga® Melissenblättertee	Melissenblätter	1–3 Fbe. pro 150 ml Wasser, heiß brühen, 10–15 Min. ziehen lassen, mehrmals tgl.	
Sidroga® Schlaf- u. Nerven Tee	Baldrianwurzel, Hopfenzapfen, Passionsblumenkraut, Pfefferminzblätter, Rosmarinblätter	1–2 Fbe. mit 150 ml siedendem Wasser übergießen, 10–15 Min. ziehen lassen, 2- bis 3-mal tgl. und vor dem Schlafengehen	
Schlaf- und Nerventees versch. Hersteller	Kombinationen	Abends 1 Tasse vor dem Schlafengehen	

71.3.2 Tee-Tipp

Tee bei Schlafstörungen (Menge für 100 g)	
Lavendelblüten	30,0 g
Melissenblätter	30,0 g
Passionsblumenkraut	20,0 g
Baldrianwurzel	20,0 g

Zubereitung: 2 TL pro Tasse, 150 ml siedendes Wasser, 10 Min. zugedeckt ziehen lassen, abseihen
Dosierung: 1–2 Tassen abends ½ Std. vor dem Schlafengehen

71.4 Aromatherapie

Besonders ätherisches Jasminöl (meist 2 % in fettem Trägeröl, da das reine Öl hochpreisig ist) kann zur Schlafförderung angewendet werden (Duftlampe, Diffusor, auf Taschentuch neben dem Kopfkissen). In einer Vergleichsstudie konnte es die gleichen Effekte erzielen wie Lorazepam 1 mg als Benzodiazepin. Um Ängste des Tages zu mildern und in den Schlaf zu gleiten, bietet sich Lavendelöl an. Daneben wird folgenden ätherischen Ölen eine schlaffördernde Wirkung zugeschrieben: Rose, Zedernholz, Vetiver, Weihrauch.

71.5 Mikrobiom

In Studien zeigten sich Hinweise, dass eine hohe Diversität des Mikrobioms mit einer erhöhten Schlafeffizienz einhergeht. Es sind die Firmicutes und Bacteroidetes, die positive Effekte zeigen. Corynebakterien sind eher mit negativen Effekten auf den Schlaf assoziiert. Man vermutet eine erhöhte Produktion von Glutamat, das ein anregender Neurotransmitter ist.

Firmicutes und Bacteroidetes produzieren Butyrat und Acetat, die die Expression zirkadianer Gene regulieren. Der Non-REM-Schlaf wird durch Lipopolysaccharide aus dem Metabolom der Darmbakterien gefördert.

Da es bisher kein Probiotikum mit der Auslobung „Schlaf" auf dem Markt gibt, empfiehlt sich ein Lactobacillus-Multistrain-Präparat wie UK®10 Darmflora oder OMNi-BiOTiC® 10 probatorisch.

71.6 Nahrungsergänzungsmittel

Mikronährstoff	Dosierung	Präparat	Hinweise
Magnesium	400–600 mg/Tag, je nach Verträglichkeit für 3 Monate, dann 400 mg auf Dauer, am besten abends	Magnesium Verla®	Wirkt muskelentspannend
Zink	10–20 mg/Tag	Zinkorotat-POS®	Verbessert Schlafqualität
Selen	100–200 µg/Tag	Cefasel®	Hilft bei Restless Legs
Kupfer	1–3 mg/Tag	Pure encapsulations®	Erhöhter Adrenalinspiegel
Vitamin B_1	20–100 mg/Tag		Nervenvitamin
Vitamin B_3	100–500 mg/Tag		Verbessert die Schlafqualität
Vitamin B_5	500–1.000 mg/Tag		Beeinflusst Schlafrhythmus
Vitamin B_6	10–50 mg/Tag		Reguliert Blutzuckerspiegel
Vitamin C	500–1.000 mg/Tag	Cetebe®	Erforderlich für die Bildung von Serotonin
Vitamin B_{12}	100–1.000 Mikrogramm/Tag	Ankermann®	Beeinflusst Melatoninsekretion

Mikronährstoff	Dosierung	Präparat	Hinweise
Folsäure	0,5–2 mg/Tag	ratiopharm®	Bei Depressionen, Ängsten
L-Tryptophan	100–400 mg/Tag vor dem Schlafengehen		Vorstufe von Melatonin
Vitamin B-Komplex	1 × 1/Tag	Pure encapsulations®	

71.7 Homöopathie (Einzelmittel)

Arzneiweisende Symptome	Zusatzhinweise	Passende Arznei mit Potenz	Dosierung/ Tag
Akute Schlafprobleme, plötzliche Angst und Unruhe, Albträume, Herzklopfen; wälzt sich hin und her	Folge von Trauma, verbunden mit Schock und Angst; häufig nach Operationen	Aconitum D30	1 × 10 Globuli abends vor dem Schlafengehen
Gedankenflut, überwacher Geist, überdreht, ruhelos, kann nicht abschalten	Folge von Erregung, Schreck, Genussmittelmissbrauch (Tabak, Kaffee)	Coffea D12	2 × 5 Globuli
Unruhiger, schlechter Schlaf, ängstlich, verzweifelt, nervös, überdreht, depressiv, Frauenmittel	Folge von quälenden, depressiven Gedanken, Schweißausbrüche in Wechseljahren	Cimicifuga D12	2 × 5 Globuli
Tagsüber müde, nachts schlaflos; starke Stimmungsschwankungen, Kloßgefühl im Hals	Folge von Kummer Enttäuschung, seufzt, leidet still vor sich hin	Ignatia D12	2 × 5 Globuli

S

Arzneiweisende Symptome	Zusatzhinweise	Passende Arznei mit Potenz	Dosierung/Tag
Erwachen zwischen 3 und 4 Uhr; Gedanken kreisen um den Beruf, kann nicht abschalten	Folge von Stress, Überarbeitung, zu viel Kaffee, Alkohol, Rauchen	Nux vomica D12	2 × 5 Globuli
Nervöse Schlafstörungen	Folge von Erschöpfung, Überanstrengung	Passiflora D2	1 × 5 Globuli vor dem Schlafengehen
Nervöse Erschöpfung, keine vegetative Ursache	Auch bei Folge erschöpfender Krankheit	Avena sativa D2	1 × 5 Globuli vor dem Schlafengehen
Schwache, nervöse Menschen	Auch bei Zähneknirschen oder unruhigen Beinen	Zincum valerianicum D4	1 × 5 Globuli abends vor dem Schlafengehen

Ergänzung :Bei länger anhaltender Schlaflosigkeit kann man auch eine Mischung aus Passiflora D2, Avena sativa D2 und Zincum valerianum D4 Tropfen herstellen. Man gibt dann abends vor dem Schlafen 20 Tropfen ab 20 Uhr stündlich.

71.8 Homöopathie (Komplexmittel)

Präparate	Dosierung/Tag
Sedakatt® Tbl. (Kattwiga)	Vor dem Schlafengehen 1 Tbl.
Nervoregin® H Tabletten (Pflüger)	Vor dem Schlafengehen 1 Tbl.
Calmvalera® Hevert Tropfen	Vor dem Schlafengehen 5 Tropfen
dystoLoges® S Tabletten	Vor dem Schlafengehen 1 Tbl.
Echtronerval® Tropfen (Weber&Weber)	Vor dem Schlafengehen 5 Tropfen
Neurexan® Tabletten (Heel)	Vor dem Schlafengehen 1 Tbl.
Infinerval® Tropfen (Infirmarius)	Vor dem Schlafengehen 5 Tropfen

71.9 Anthroposophische Medizin

71.9.1 Innere Therapie (oral)

Mittel	Anwendung/Tag	Hinweise
Calmedoron®, Streukügelchen (Weleda)	Erw. und Kdr. ab 6 J. als Einzeldosis 15 Globuli, Klkdr. von 1–5 J. 10 Globuli, Sgl. im 1. Lebensjahr 5 Globuli Bei Nervosität wird die entsprechende Menge Globuli 1-mal tgl. eingenommen.	Bei Unruhe und Nervosität und damit verbundener Schlafstörung
Passiflora comp., Globuli velati (Wala)	Zur Schlafförderung abends je nach Alter 5–20 Globuli velati	Bei Einschlafstörungen im Zusammenhang mit Herzklopfen und innerer Unruhe
Avena comp., Globuli velati (Wala)	Erw. und Kdr. über 6 J.: 10–30 Globuli velati (bei Kdr. bis 12 J. bis 20 Globuli velati) ½ Std. vor dem Schlafengehen. Sgl. und Klkdr. 5–10 Globuli velati ½ Std. vor dem Schlafengehen	Bei Nervosität und Reizbarkeit und damit verbundener Schlafstörung

71.9.2 Äußere Therapie

Mittel	Anwendung/Tag	Hinweise
Solum Öl, ölige Einreibung (Wala)	Vor dem Schlafengehen den Oberkörper einreiben	Wirkt schützend und stärkend
Lavendelöl 10 %, ölige Einreibung (Weleda)	bis 3-mal tgl. 3–5 Tr. Öl in die Haut einreiben	Lavendel entspannt und beruhigt
SchlafschönWickel Lavendel oder SchlafschönWickel Rose (Wachswerk)	Wachs-Öl-Auflage auf den Brustraum auflegen und mit Wollvlies bedecken. Mit einem erwärmten Kirschkernkissen bedecken.	Entspannend und lösend

S

71.10 Biochemie/Schüßler-Salze

Mineralstoffe (Nummer)	Dosierung/Tag
2	12
7	12
14	7

71.11 Spagyrik

Mischung bei Schlafstörungen, Spagyrik nach Spagyro Naturheilmittel (Menge für 50 ml)	
Piper meth. D2	10 ml
Humulus lupulus D2	10 ml
Hypericum D2	10 ml
Avena sativa D2	10 ml
Coffea D2	10 ml

Dosierung:
Akut: Alle 10 Min. 2 Sprühstöße in den Mund
Chronisch: 3 × 3 Sprühstöße in den Mund

Mittel	Dosierung
Solunat Nr. 5 Cordiak	1 × 5 Tr. morgens
Solunat Nr. 14 Polypathik	2 × 10 Tr. vormittags u. nach Mittagessen
Solunat Nr. 4 Cerebretik	3× 10 Tr. vormittags, abends, vor dem Schlafen
P-sta spag. Peka Tropfen	3 × 20 Tr.

71.12 Bach-Blüten

Blüte	Seelische Haltung	Dosierung/Tag	Hinweis
White Chestnut	Sorgenvolle Gedanken lassen sich nicht abschalten.	Passende Blüten-Essenzen wählen, maximal sieben verschiedene. Bei akuten Zuständen: 1–2 Tr. der Blüten-Essenzen unverdünnt direkt auf die Zunge träufeln, evtl. alle 10 Min. Für die mittelfristige, intensive Behandlung: Morgens je 2 Tr. in ein großes Glas mit Wasser mischen. In kleinen Schlucken über den Tag verteilt einnehmen, auch mehrere Gläser am selben Tag. Für längerfristige Anwendung werden die gewählten Essenzen in eine Behandlungslösung eingearbeitet. Davon tgl. 3- bis 4-mal 5 Tr. einnehmen(▶Kap. 1.10.3).	
Impatiens	Nervosität, kann nicht abschalten, getrieben		
Cherry Plum	Innere Anspannung		
Mimulus	Konkret fassbare Ängste vor Ereignissen, wie Prüfung, Finanzamt		
Pine	Schuldgefühle stören den Schlaf; setzt sich selbst unter Druck		
Red Chestnut	Sorge um Familienangehörige lassen nicht zur Ruhe kommen.		
Rock Rose	Angst und Panik		
Aspen	Diffuse, unbegründete Ängste verhindern das Schlafen, Albträume wecken auf.		
Sweet Chestnut	Schweres seelisches Leid		

Blüte	Seelische Haltung	Dosierung/Tag	Hinweis
Gorse	Tiefe Verzweiflung		
Star of Bethlehem	Nach schockierender Nachricht oder Erlebnis		
Honeysuckle	Schlimme Vergangenheit verfolgt		

71.13 Zusatzhinweise

- Möglichst regelmäßigen Schlaf-wach-Rhythmus einhalten.
- Die benötigte Schlafdauer ist individuell sehr unterschiedlich. Kinder, Jugendliche und junge Erwachsene benötigen mehr Schlaf als Menschen ab 30 Jahren.
- Kurze Mittagsschläfchen tun gut und machen wieder frisch. Es wird allerdings dann weniger Schlaf in der Nacht benötigt.
- Auf eine gute Matratze, angenehmes Bettzeug und ruhigen, gut temperierten Raum achten.
- Keine koffeinhaltigen Getränke am späten Nachmittag und abends.
- Ein leichtes Abendessen vor 18 Uhr einnehmen. Alkohol möglichst meiden
- Abendlichen Medienkonsum minimieren, insbesondere zu spannende Inhalte. Entspannende Tätigkeiten am Abend, wie kurze Spaziergänge, leichte Lektüre, ein Gute-Nacht-Ritual mit Tee und Tagebucheinträgen pflegen.
- Bei Durchschlafstörungen aufstehen, etwas trinken, eventuell den Schlafplatz wechseln.
- Entspannungstechniken erlernen, um von der Gedankenfülle des Alltags abschalten zu können. Autogenes Training, progressive Muskelentspannung, Meditation und Yoga sind geeignete Beispiele.
- Biofeedback-Therapie.

72 Schmerzen

72.1 Grenzen der Selbstmedikation

Schmerzen ohne erkennbare Ursache und lang anhaltende Schmerzen müssen ärztlich abgeklärt werden. Ebenso ist eine Chronifizierung von Schmerzen („Schmerzgedächtnis") zu vermeiden durch nicht adäquate Schmerzbehandlung mit zu schwachen, freiverkäuflichen Schmerzmitteln. Das Stufenschema der Schmerztherapie nach WHO, auch unter Hinzuziehung von Schmerztherapeuten, muss hier beachtet werden.

72.2 Allopathie

Eine zu lang dauernde und zu häufige Selbstmedikation mit erhöhter Gefahr der Entstehung von Leberschäden (Paracetamol) oder Nieren- bis hin zu Herzschäden (NSAR) ist zu vermeiden. Bei Paracetamol muss die Dosisobergrenze der Einzeldosis und Tagesdosis altersabhängig genau beachtet werden.

72.2.1 Orale Therapie

Präparate	Wirkstoffe	Wirkstoffgruppe
Aspirin® 0,5/direkt/Effect/ Migräne, ASS-ratiopharm® 500 Tab. und weitere Generika	Acetylsalicylsäure	Analgetikum, Antipyretikum, Antiphlogistikum
Azur® Tbl., Octadon® P Tbl. Vivimed® mit Coffein gegen Kopfschmerzen Tbl. Copyrkal® Tbl.	Paracetamol, Coffein	Antipyretikum, Analgetikum, zentrales Stimulans, Verstärker der analgetischen Wirkung

S

Präparate	Wirkstoffe	Wirkstoffgruppe
Aktren® forte, Ibudolor® 200/400 Fta., Ibuflam® akut 400 Fta. Proff® Schmerzkapseln 400 mg Nurofen® 400 mg Kaps., Schmelztabletten 200 mg, Nurofen® Immedia Kps. 200 mg Ibuprofen-Generika, Tab., Saft (z. B. Ibuflam®), Lsg.	Ibuprofen	Analgetikum, Antipyretikum, Antiphlogistikum
Thomapyrin®, Thomapyrin® classic intensiv Neuralgin® gegen Kopfschmerzen Tab.	ASS, Paracetamol, Coffein	NSAR, Antipyretikum, Analgetikum, zentrales Stimulans, Verstärker der analgetischen Wirkung
Aspirin® plus C Bta. Togal® Kopfschmerz Brause mit Vitamin C	Acetylsalicylsäure, Ascorbinsäure	Analgetikum, Antipyretikum, Antiphlogistikum, Vitamin
ben-u-ron® Kps./Saft/Tbl./1000 Kps. Vivimed® N gegen Kopfschmerz und Fieber Tab. Paracetamol-ratiopharm® Tab., Lsg., Supp., und andere Generika	Paracetamol	Analgetikum, Antipyretikum
Grippostad® Heißgetränk	Paracetamol, Ascorbinsäure	Analgetikum/Antipyretikum, Vitamin
Dolormin® für Frauen bei Menstruationsbeschwerden, Dolormin® GS mit Naproxen Generika	Naproxen-Natrium	Analgetikum (Antipyretikum), Antiphlogistikum

Präparate	Wirkstoffe	Wirkstoffgruppe
Dolormin® Schmerztabletten/extra Fta., Ibu-ratiopharm® Lysinat Schmerztabletten 500 Generika	Ibuprofen, DL-Lysinsalz	Analgetikum, Antipyretikum, Antiphlogistikum
Thomapyrin® Tension Duo 400 mg/100 mg Tab	Ibuprofen, Coffein	Analgetikum, Antipyretikum, Antiphlogistikum Verstärker
Voltaren® dolo 25 mg FTA Voltaren® dolo Liquid 25 mg Kps.	Diclofenac	Analgetikum, Antipyretikum, Antiphlogistikum
Fibrex® 300 mg/200 mg Tbl. Thomapyrin® intensiv Tab. Thomapyrin® classic Tab. ratiopyrin® Tab.	Acetylsalicylsäure, Paracetamol (Coffein)	Analgetikum, Antipyretikum, Antiphlogistikum
Eudorlin® Tab.	Acetylsalicylsäure, Coffein	Analgetikum, Stimulans und Verstärker
Togal® Kopfschmerz-Brause	Acetylsalicylsäure, Vitamin C, Coffein	Analgetikum, Vitamin, Stimulans und Verstärker
Duoval 500/150 mg Tbl., Synofen 500/200 mg Tbl.	Kombination aus Paracetamol und Ibuprofen	Ab 2023

72.3 Phytotherapie

Phytotherapeutika stellen keine Akutmedikation bei Schmerzen dar, können aber durchaus als gut verträgliche Basismedikation bei länger dauernden Schmerzformen angesehen werden.

72.3.1 Orale Therapie

Siehe auch alle pflanzlichen Präparate ▶ Kap. 69, Rheuma

Präparate	Inhaltsstoffe	Dosierung/Tag	Hinweise
Apotheken-Rezeptur: Weihrauch-Extrakt Kapseln 280 mg	Boswellia Serrata Extrakt mit > 80 % Boswelliasäuren	3 × 1 tgl.	Leukotriensynthesehemmer bei allen autoimmunen Entzündungen Spezialeinsatz: Gliom 3 × 1.200 mg (zusätzlich Cathepsin-Hemmung als Antitumoreffekt plus Ödemhemmung)
Petadolex® Kps.	Spissumextrakt aus Pestwurz-Wurzeln	Bis zu 3 × 1	Zulassung in Deutschland 2009 erloschen; über Internationale Apotheken erhältlich

72.4 Aromatherapie

Ätherisches Pfefferminzöl in 10 %iger Lösung (z. B. Euminz® oder Eigenrezeptur) konnte in Studien eine äquipotente Schmerzstillung bei Kopfschmerzen wie circa 1.000 mg Paracetamol erreichen. Bei Muskel- und Gelenkschmerzen haben sich Zubereitungen aus Eukalyptusöl, Ingweröl, Lavendelöl, Schafgarbenöl, Vetiveröl, Latschenkiefernöl, Fichtennadelöl oder Rosmarinöl bewährt; oft in Kombination in Topika, sogenannten Pferdesalben oder in Eigenrezepturen circa 1–3 % in einem fetten Trägeröl, z. B. Mandelöl oder Jojobaöl.

72.5 Mikrobiom

Keine Angabe.

72.6 Nahrungsergänzungsmittel

Mikronährstoff	Dosierung	Präparat	Hinweise
Magnesium	400–600 mg/Tag, je nach Verträglichkeit für 3 Monate, dann 400 mg auf Dauer	Magnesium Verla®	Muskelentspannend Kann bei hoher Dosierung Durchfall verursachen, dann reduzieren
Vitamin-B-Komplex	1 × 1/Tag	B-Complex Plus Pure encapsulations®	Nervenvitamine
Vitamin C	500–1.000 mg/Tag	Cetebe®	Schmerzlindernd, entzündungshemmend
Vitamin D	1.000–2.p000 I. E./Tag	Köhler	Senkt entzündungsfördernde Stoffe
Vitamin E	500 I. E./Tag	Optovit® fortissimum	Entzündungshemmend, Antioxidans
Omega-3-Fettsäuren	1–3 g/Tag	EnzOmega®	Entzündungshemmend
Resveratrol	150 mg/Tag	Resveratrol extra Pure encapsulations®	Entzündungshemmend, Antioxidans
Bromelain	2 × 2/Tag	Bromelain-POS®	Entzündungshemmend, abschwellend

72.7 Homöopathie (Einzelmittel)

Die homöopathischen Mittel, die bei Schmerzen angezeigt sind, findet man in den differenzierten „Schmerz-Kapiteln“ (▸Kap. 27, Gelenkschmerz, ▸Kap. 33, Halsbeschwerden, ▸Kap. 44, Kopfschmerz, ▸Kap. 48, Magenschmerz, ▸Kap. 53, Muskelschmerz, ▸Kap. 70, Rückenschmerzen, ▸Kap. 100, Zahnschmerzen).

72.8 Homöopathie (Komplexmittel)

Präparate	Dosierung/Tag	Hinweise
neuroLoges® Tropfen	3 × tgl. 5 Tropfen	Bei Nervenschmerzen
Rephalgin® N Tabletten (Repha)	Stdl. 1 Tbl. (max. 6 × tgl.)	Bei Kopfschmerzen
Gastricumeel® Tabletten (Heel)	3 × tgl. 1 Tbl.	Bei Magenschmerzen und Sodbrennen
Spascupreel® Tabletten (Heel)	3 × tgl. 1 Tbl.	Bei krampfartigen Schmerzen
Tonsipret® Tabletten (Bionorica)	Stdl. 1 Tbl. (max. 12 × tgl.)	Bei Halsschmerzen

72.9 Anthroposophische Medizin

72.9.1 Innere Therapie (oral)

Mittel	Anwendung/Tag	Hinweise
Melissa Cupro culta Rh D3, Dilut. (Weleda)	3-mal tgl. 20 Tr. in Wasser	Krampfartige Schmerzen Alkoholfrei. Nach Anbruch im Kühlschrank lagern und zügig aufbrauchen
Rhus toxicodendron comp., Globuli velati (Wala)	Erw. u. Kdr. ab 6 J. 3- bis 6-mal 5–10 Globuli velati	Neuralgische Schmerzen Muskelschmerzen
Aconitum comp., Globuli velati (Wala)	Erw. akut alle 2 Std. 10 Globuli velati. Anschließend 4-mal 10 Globuli velati	Nervenschmerzen bei Gürtelrose und Wurzelreizsyndrom

72.9.2 Äußere Therapie

Mittel	Anwendung/Tag	Hinweise
Melissenöl, Ölige Einreibung (Wala) oder Oxalis folium Salbe 30 % (Weleda)	Baucheinreibungen tagsüber und zur Nacht	Bei krampfartigen Bauchschmerzen
Aconit Schmerzöl, ölige Einreibung (Wala)	Schmerzende Region 2- bis 3-mal tgl. einreiben	Helle, neuralgiforme (Nerven-)Schmerzen
Arnika Salbe 30 % (Weleda) oder Arnika Salbe (Wala) oder Arnika Essenz (Wala/Weleda)	2-bis 3-mal tgl. als Salbe einreiben oder verdünnte Essenz als Kompresse auflegen	Bei Schmerzen durch stumpfe Verletzungen
Arnika Massage-Öl (Weleda)	Abends einreiben	Wachstumsschmerzen im Kindesalter

72.10 Biochemie/Schüßler-Salze

Mineralstoffe (Nummer)	Dosierung/Tag
3	12–20

72.11 Spagyrik

Mischung bei Schmerzen, Spagyrik nach Spagyro Naturheilmittel (Menge für 50 ml)	
Cannabis sativa D2	20 ml
Iris versicolor D2	10 ml
Stellaria media Ø	10 ml
Chamomilla D2	10 ml

Dosierung:
Akut: Alle 10 Min. 2 Sprühstöße in den Mund
Chronisch: 3 × 3 Sprühstöße in den Mund

Mittel	Dosierung
ADOL spag. Peka N Tropfen	Bis 6 × 5 Tr.
Phönix® Antimon spag.	bis 4-mal tgl. 30 Tropfen

72.12 Bach-Blüten

Bei wiederkehrenden Schmerzen sollte der bestehende seelisch-geistige Zustand erfasst werden. Aus bis zu sieben verschiedenen Blüten-Essenzen wird die geeignete Bach-Blüten-Mischung zusammengestellt. Verwenden Sie hierzu die Kurzcharakterisierung der 38 klassischen Bach-Blüten unter ▶ Kap. 1.10.4; Arzneimittelauswahl und die Hinweise zur Herstellung einer Behandlungslösung unter ▶ Kap. 1.10.3.

Blüte	Seelische Haltung	Dosierung/Tag	Hinweis
Rescue-Remedy-Tropfen	Plötzlich auftretende Schmerzen	2–4 Tr. direkt auf die Zunge, das kann bis zu viertelstündlich wiederholt werden.	

72.13 Zusatzhinweise

- Auslöser muss gesucht werden, verschiedene Schmerzursachen verlangen unterschiedliche Behandlungsweisen.
- Krankengymnastik und Ergotherapie.
- Wärme- oder Kälteanwendungen, Massagen.
- Psychologische Schmerzbewältigung.
- Entspannungsmethoden erlernen.
- Biofeedback-Therapie.
- Ablenkung vom Schmerz suchen.

73 Schnupfen

73.1 Grenzen der Selbstmedikation

Bei chronischen Beschwerden oder akuten Beschwerden mit Begleitsymptomen wie Fieber, starken Kopfschmerzen, geschwollenen Lymphknoten und bakteriellen Superinfektionen ist der Arztbesuch anzuraten (▶ Kap. 40).

73.2 Allopathie

Die Anwendung von abschwellenden Nasentropfen mit Sympathomimetika darf nicht länger als 7–10 Tage erfolgen, max. 2- bis 3-mal tgl., um eine Austrocknung der Nasenschleimhaut und ein Rebound-Phänomen des reflektorischen Wiederanschwellens der Schleimhäute (Zustand des „Privinismus“ mit Schädigung der Schleimhautfunktion) zu vermeiden (Nasenspray-Abusus). Ebenso sollten konservierungsmittelfreie Zubereitungen präferiert werden, um eine Beeinträchtigung der Flimmerhaarfunktion (Selbstreinigungsmechanismus) zu vermeiden und der Allergieentstehung vorzubeugen. Kontraindikationen bestimmter Patientengruppen (Hypertoniker, Schwangere usw.) müssen streng beachtet werden. Die Dosierung der Zubereitungen muss exakt altersgerecht erfolgen! Die Aufbrauchfristen nach Anbruch sind zu beachten.

73.2.1 Orale Therapie

Präparate	Wirkstoffe	Wirkstoffgruppe
Boxagrippal® forte Erkältungstabletten 400 mg/60 mg Tab Boxagrippal® Erkältungstabletten 200 mg/30 mg Boxagrippal® Erkältungssaft	Ibuprofen, Pseudoephedrinhydrochlorid	Antipyretikum/Antiphlogistikum/Analgetikum, Sympathomimetikum
Aspirin® Complex Granulat Grippostad® Complex 500 mg/30 mg Granulat	Acetylsalicylsäure, Pseudoephedrinhydrochlorid	Analgetikum, Antiphlogistikum, Antipyretikum Sympathomimetikum
Grippostad® C Tab. Grippostad® C Stickpack	Paracetamol Chlorphenaminhydrogenmaleat, Vitamin C, Coffein	Analgetikum/Antipyretikum, abschwellend, Vitamin
Rhinopront® Kombi	Triprolidinhydrochlorid, Pseudoephedrinhydrochlorid	Sympathomimetikum
OlyGrippal® Tab. Tag & Nacht	Paracetamol, Pseudoephedrinhydrochlorid	Analgetikum/Antipyretikum Sympathomimetikum
GeloProsed® Pulver Doregrippin® Tab.	Paracetamol, Phenylephedrinhydrochlorid	Analgetikum/Antipyretikum Sympathomimetikum
Sinolpan® forte 200 mg Kps. Soledum® Kps, Soledum® forte Kps. Soledum® addicur Kps.	Cineol	Terpen; antientzündlich, antiviral, sekretolytisch und -motorisch

73.2.2 Lokale Therapie

Präparate	Wirkstoffe	Wirkstoff-gruppe
Emser® Nasensalbe sensitiv/ Nasenspray/Nasentropfen/Emser Salz Pulver/Sole Inhalat, Minera-sol® mineralische Nasensalbe	Natürliches Emser Salz	Befeuchtendes Mittel, Adjuvans bei Schnupfen
Nasenspray-ratiopharm® Panthe-nol, Nasic®-Cur Spray, Otriven®, Siozwo ® SANSpray	Dexpanthenol	Vitamin
Nasic® f. Kdr., Nasic®, Nasivin® 0,05 %/f. Erw. u. Schulkdr./sanft 0,01 % Babys/f. Erw. u. Schulkdr./ KlKdr., Olynth® 0,05 %/0,05 % OK/0,1 %/0,1 % OK/0,025 %/0,5 %	Xylometazolinhydro-chlorid Bei Nasic®: plus Dex-panthenol Bei Nasivin® Zink: plus Zink	α-Sympathomi-metikum
Olynth® salin Dosierspray, Trop-fen, Tetrisal® E Dosierspray	Isotonische Kochsalzlö-sung	Salze zur Befeuchtung
Rhinodoron® Nasenspray	Kaliumchlorid, Natrium-chlorid, Aloe-vera-Ge	Salze, befeuch-tend, befeuch-tender Natur-stoff
Rhinomer 1 soft/2 medium, Rhi-nomer® Spray	Steriles isotonisches Meerwasser	Salze zur Befeuchtung
Rhinospray®	Tramazolinhydrochlorid, Rhinospray® plus enthält zusätzlich ätherische Öle	α-Sympathomi-metikum
Rhinex® Naphazolin Nasenspray	Naphazolinnitrat	α-Sympathomi-metikum

S

Präparate	Wirkstoffe	Wirkstoff-gruppe
Siozwo® Nasenspülung	Sterile isotonische Ringerlösung, Natriumchlorid, Kaliumchlorid, Calciumchlorid, Aqua ad injectabilia	Salze zur Befeuchtung
Wick Erste Abwehr Mikro-Gel Spray	Wasser, Hydroxypropylmethylcellulose, Bernsteinsäure, Pyroglutaminsäure	Filmbildner, Befeuchter
Wick Inhalierstift	Levomenthol, rac. Campher	Mucolytikum, Sekretolytikum

73.3 Phytotherapie

Auch bei sogenanntem banalem Schnupfen muss rasch eine Begleitmedikation in Form von Phytotherapeutika zu Schnupfensprays als Therapiekonzept gegeben werden, um durch Wirkqualitäten wie Entzündungshemmung, antivirale und z. T. antibakterielle Wirkung, Anregung der mukoziliären Clearance als Selbstreinigungsmechanismus der Atemwegsschleimhaut und sekretolytische Wirkung eine rasche Genesung und eine Verhinderung der bakteriellen Superinfektion und eines „Etagenwechsels" einer Erkältungskrankheit wie Schnupfen in die Bronchien zu bewirken.

73.3.1 Orale Therapie

Präparate	Inhaltsstoffe	Dosierung/Tag	Hinweise
Sinupret® Saft	Pulver von: Eisenkraut, Enzianwurzel, Gartensauerampferkraut, Holunderblüten, Schlüsselblumenblüten mit Kelch	> 12 J./Erw: 3 × 7,0 ml 6–11 J.: 3 × 3,5 ml 2–6 J.: 3 × 2,1 ml	
Sinupret®/ forte Drg./Tr.	Pulver von: Eisenkraut, Enzianwurzel, Gartensauerampferkraut, Holunderblüten, Schlüsselblumenblüten mit Kelch	Erw.: 3 × 2 Drg. bzw. 50 Tr. Schulkdr.: 3 × 2 Drg. bzw. 25 Tr. 2–6 J.: 3 × 15 Tr.	Aus grundsätzlichen Erwägungen zum Wirkmechanismus von Saponinen: vor dem Essen mit viel Flüssigkeit, „Waschmaschine für die Nebenhöhlen"
Sinupret® extract Drg.	Enzianwurzel-Trockenextrakt, Primelblüten-Trockenextrakt, Sauerampferkraut-Trockenextrakt, Holunderblüten-Trockenextrakt, Eisenkraut-Trockenextrakt	Ab 12 Jahren: 3 × 1 Tab.	
Angocin® Antiinfekt Tab	Kapuzinerkressenkraut-Pulver, Meerrettichwurzel-Pulver	Ab 6 Jahren: 3- bis 4-mal 2–4 Tab. Ab 12 Jahren: 3- bis 5-mal 4–5 Tab	Beachte Vitamin-K-Gehalt: Interaktion VKA Einnahme: im Abstand von 3 Std. nach der MZ
GeloMyrtol® forte Kps.	Eukalyptusöl-Destillat, Apfelsinenschalenöl-Destillat, Myrtenöl-Destillat, Zitronenöl-Destillat	6–12 J.: 1–3 x 1 Kps. > 12 J.: 3–4 x 1 Kps.	KI: Überempfindlichkeit gegen die Inhaltsstoffe, entzündliche Magen-Darm-Erkrankungen, Gallenwegsentzündungen

73.3.2 Lokale Therapie

Präparate	Inhaltsstoffe	Dosierung/Tag	Hinweise
Gelositin® Nasenpflege Pumpspray	Raffiniertes Sesamöl, Cetiol® CC, Orangenöl, Citronenöl, Antioxidanziengemisch nat. Ursprungs	Mehrmals 1–2 Sprühstöße	Pflanzl. Öl, Befeuchter
Nasulind® pflanzliche Nasenpflege	Pfefferminzöl, Thymianöl	3- bis 4-mal eine erbsengroße Menge tief in jedes Nasenloch	Durch leichtes Massieren von außen verteilen. Nicht bei Sgl. u. Klkdrn.
Wick VapoRub Erkältungssalbe	Levomenthol, Campher, Terpentinöl, Eucalyptusöl, Zedernholzöl, Thymol	Kdr. von 2–5 Jahren: 2- bis 3-mal tgl. 0,5–1 TL einreiben 6–12 Jahre: 2- bis 4-mal tgl. 1–2 TL einreiben Über 12 Jahre: 2- bis 4-mal tgl. 2–3 TL einreiben Ab 6 Jahren: zum Inhalieren (mehrmals tgl. ausreichende Menge)	Nicht unter 2 Jahren Nicht bei Überempfindlichkeit gegen die Inhaltsstoffe, Asthma bronchiale, Bronchien, die überempfindlich reagieren, z. B. auf verschiedene Stoffe, Kälte etc., geschädigter Haut (z. B. Verbrennungen, Verletzungen, Haut- und Kinderkrankheiten mit Ausschlag)

Präparate	Inhaltsstoffe	Dosierung/Tag	Hinweise
Pinimenthol® Erkältungs-salbe	Eukalyptusöl, Kiefernnadelöl, Levomenthol	Ab 12 Jahren zum Einreiben: 2- bis 4-mal 2–3 cm Salbenstrang einreiben Zum Inhalieren mit Wasserdampf ab 12 Jahren: 1- bis 3-mal tgl. 5 cm Salbenstrang in heißes Wasser	Nicht bei: Überempfindlichkeit gegen die Inhaltsstoffe, Lungenentzündung, Keuchhusten, Pseudokrupp, Bronchien, die überempfindlich reagieren, z. B. auf verschiedene Stoffe, Kälte etc., Asthma bronchiale, geschädigter Haut (z. B. Verbrennungen, Verletzungen, Haut- und Kinderkrankheiten mit Ausschlag)

73.3.3 Tee-Tipp

Tee bei Schnupfen (Menge für 100 g)	
Anisfrüchte	10,0 g
Kamillenblüten	45,0 g
Thymiankraut	45,0 g

Zubereitung: 2 TL auf 2 l siedendes Wasser, zugedeckt 5 Min. ziehen lassen, mit angenehmer Temperatur inhalieren
Dosierung: 2 × tgl. inhalieren, danach zugedeckt ruhen

73.4 Aromatherapie

Ätherische Öle aus Angelikawurzel, Majoran und Thymian eignen sich besonders für die Anwendung bei Schnupfen, auch dem sogenannten Stockschnupfen zur Verflüssigung zähen Sekrets in der Nase/den Nebenhöhlen. Es stehen auf dem Markt Fertigpräparate als Kosmetika zur Verfügung (z. B. Engelwurzbalsam Casida® oder Resana). Auch kann man

den Engelwurzbalsam der Bahnhof-Apotheke Kempten nutzen oder den Balsam in der Apothekenrezeptur individuell selbst herstellen (je 1–3 % in Lanolin-Olivenölgemisch)
Ebenso kann der Thymian-Myrte-Balsam angewendet werden, von der Bahnhof-Apotheke in Kempten, von Resana oder Casida oder aus der Individualrezeptur der Vor-Ort-Apotheke. Der Balsam enthält z. B. Thymianöl, Myrtenöl und Niaouliöl in einer fetten Salbengrundlage.
In der Duftlampe angewendet werden können 5 Tropfen eines der folgenden Öle: Pfefferminz-, Lorbeer-, Eukalyptus-, Teebaum- oder Thymianöl.

73.5 Mikrobiom

Da die Darmschleimhaut direkt mit allen Schleimhäuten der Atemwege strukturell und funktionell, aber auch immunologisch verbunden ist, ist auch bei Schnupfen – als meist viralem Infekt der oberen Atemwege – zur Steigerung der immunologischen Abwehr und zur Regulation des Entzündungsgeschehens an eine Mikrobiomtherapie über die Einnahme probiotischer Präparate zu denken. Eine Tabelle mit Vergleichen der Zusammensetzung von Probiotika kann abgerufen werden unter https://www.chronische-heilung.de/probiotika-vergleich/#.
Probatorisch kann immer mit Lactobacillus-Multistrain-Präparaten gearbeitet werden, wie UK 10 Darmflora Kps. oder OMNi-BiOTiC® 10 Pulver.

Präparate	Inhaltsstoffe	Dosierung/Tag	Hinweise
Symbioflor® 1 Tropfen	*Enterococcus faecalis* 15–45 Mio. Keime	Ab 18 Jahren: 3 × 30 Tropfen	Im Mund behalten und vor dem Schlucken damit gurgeln Arzneimittel-Status

73.6 Nahrungsergänzungsmittel

Mikronährstoff	Dosierung	Präparat	Hinweise
Magnesium	400–600 mg/Tag, je nach Verträglichkeit für 3 Monate, dann 400 mg auf Dauer	Magnesium Verla®	Kann bei hoher Dosierung Durchfall verursachen, dann reduzieren
Bromelain	2 × 2/Tag; ½ Std. vor dem Essen	Hysan®	Entzündungshemmend, abschwellend
Zink	10–15 mg/Tag	Zinkletten® Lutschtabletten	Bindet Rhinoviren
Vitamin C	500–1.000 mg/Tag	Cetebe®	Antioxidans
Vitamin D	1.000–2.000 I. E./Tag	Köhler	Antioxidans

73.7 Homöopathie (Einzelmittel)

Arzneiweisende Symptome	Zusatzhinweise	Passende Arznei mit Potenz	Dosierung/Tag
Fließschnupfen mit Niesreiz, wund machendes Nasensekret	Schlimmer im warmen Zimmer, besser an der frischen Luft	Allium cepa D6	Akut stündlich 5 Globuli, bei Besserung Abstände verlängern
Brennendes, wässriges Sekret, Frieren und Frösteln, Augen gerötet, Nase verstopft	Schlimmer in der Kälte und im Freien, besser im warmen Zimmer	Arsenicum album D12	Akut stündlich 5 Globuli, bei Besserung Abstände verlängern
Stockschnupfen im Wechsel mit Fließschnupfen, dickes, schleimiges Sekret, Augen, Hals und Rachen trocken	Leichte Kopfschmerzen; schlimmer im warmen, trockenen Zimmer, besser im Freien	Luffa D6	Akut stündlich 5 Globuli, bei Besserung Abstände verlängern
Nase nachts verstopft, am Morgen verstärktes Fließen mit Jucken und Kratzen, drückende Kopfschmerzen, empfindlicher Magen	Sehr kälteempfindlich, trotzdem schlimmer in warmen Räumen Auslöser: Überarbeitung, Schlafmangel, Verkühlung	Nux vomica D6	Akut stündlich 5 Globuli, bei Besserung Abstände verlängern
Dicke, gelbliche Absonderungen; Nase mal rechts verstopft, dann links	Schlimmer in warmen Räumen, besser an der frischen Luft; jammert, Trost bessert; kein Durst	Pulsatilla D6	Akut stündlich 5 Globuli, bei Besserung Abstände verlängern
Zäher gelb grüner Schleim, Folge von Fließschnupfen	Schmerzen an Wangen, Stirn und Nasenwurzel	Kalium bichromicum D6	5 × 5 Globuli

73.8 Homöopathie (Komplexmittel)

Präparate	Dosierung/Tag	Hinweise
Sinupas® N Tropfen (Pascoe)	Akut: stdl. 5 Tropfen (max. 6 × tgl.) Chronisch: 1 × tgl. 5 Tropfen	
Sinusitis Hevert® SL Tabletten	Akut: halbstdl. 2 Tbl. Chronisch: 4 × tgl. 2 Tbl.	
Cinnabsin® Tabletten (DHU)	Akut: stdl. 1 Tbl. (max. 6 × tgl.) Chronisch: 1- bis 3-mal tgl. 1 Tbl.	Kann allergische Reaktionen auslösen
Cefasinu® Tabletten (Cefak)	Max. 2 Tbl. tgl. nicht länger als 1 Woche einnehmen	Wegen des enthaltenen Quecksilbers nicht bei Schwangeren, Stillenden und Kindern unter 12 Jahren
Sinuselect® N Tropfen (Dreluso)	Akut: stdl. 5 Tropfen (max. 6 mal tgl.) Chronisch: 1 × tgl. 5 Tropfen	Nicht länger als 1 Woche einnehmen
Naso-Heel® SNT Tropfen	Akut: stdl. 5–10 Tropfen (max. 12 × tgl.) Chronisch: 1- bis 3-mal tgl. 5–10 Tropfen	
Euphorbium compositum®-Heel Nasenspray	3- bis 5-mal tgl. 1–2 Sprühstöße in jedes Nasenloch sprühen	
Arum Nasentropfen S 220 (Nestmann)	3- bis 6-mal tgl. 1 Sprühstoß in jedes Nasenloch	

S

73.9 Anthroposophische Medizin

73.9.1 Innere Therapie (oral)

Mittel	Anwendung/Tag	Hinweise
Agropyron, Globuli velati (Wala)	Erw. im Akutfall alle 2 Std. 10–15 Globuli velati. Kdr. 5–10 Globuli velati. Sgl. etwa alle 2 Std. 3 Globuli velati. Zur Weiterbehandlung reicht die Einnahme 3-mal tgl.	Schnupfen und Sinusitis
Infludoron®, Streukügelchen (Weleda)	Erw. und Jgl. ab 12 J.: alle 1 bis 2 Std. 15 Globuli. Kdr. von 6–11 J.: alle 1 bis 2 Std. 8–10 Globuli. Kdr. von 1–5 J.: 3- bis 4-mal tgl. 5–10 Globuli. Sgl. im ersten Lebensjahr: 3- bis 4-mal tgl. 3–5 Globuli	Bei grippalem Infekt mit Schnupfen

73.9.2 Äußere Therapie

Mittel	Anwendung/Tag	Hinweise
Nasenbalsam für Kinder (Wala)	Mehrmals tgl., insbesondere abends, auf einem Watteträger in und um die Nasenlöcher auftragen	Bei Sgl. und Klkdrn. nur im Bereich des Naseneingangs und auf die Nasenflügel auftragen. Vor der Anwendung immer die Nase putzen
Nasenbalsam (Wala) oder Schnupfencreme (Weleda)	Mehrmals tgl., insbesondere abends, auf einem Watteträger in und um die Nasenlöcher auftragen	Für Erwachsene Enthält ätherische Öle
Kupfer Salbe rot (Wala) oder Cuprum metallicum praeparatum 0,4 % Salbe (Weleda)	Die Füße 2-mal tgl. mit der Salbe einreiben	Zur Durchwärmung der Füße. Durch warme Füße wird die Nasenschleimhaut besser durchblutet.

Mittel	Anwendung/Tag	Hinweise
Rhinodoron® Nasenspray (Weleda)	Erw. und Kdr. ab 6 J. geben 2- bis 6-mal tgl. 1–2 Sprühstöße in jedes Nasenloch, Sgl. und Klkdr. bis zu 6 J.: 2- bis 6-mal tgl. einen Sprühstoß	Zur Pflege und Befeuchtung der Nasenschleimhaut, bei Krustenbildung
Ansteigendes Fußbad	Abends ein Fußbad. Die Füße 10–15 Min. im warmen Wasser lassen. Danach abtrocknen, warme Socken anziehen und 15–30 Min. nachruhen	Man füllt eine Wanne mit angenehm warmem Wasser (33 °C) bis Mitte der Waden und gießt dann langsam heißes Wasser nach. Die Badetemperatur langsam ansteigen lassen. max. 40 bis 41 °C.

73.10 Biochemie/Schüßler-Salze

Differenzierung	Mineralstoffe (Nummer)	Dosierung/Tag
Fließschnupfen	4	7
	8	12
Stockschnupfen	4	12
	12	10
Wässrig	8	12
Grünlich-gelblich	10	12
Dick gelb-eitrig	9	12
	11	7
	12	7

S

73.11 Spagyrik

Mischung bei Schnupfen, Spagyrik nach Zimpel/Staufen-Pharma (Menge für 50 ml)	
Allium cepa D2	7 ml
Nux vomica D4	7 ml
Artemisia annua D2	7 ml
Hydrargyrum bichloratum D6	8 ml
Urginea maritima D4	7 ml
Vincetoxicum D2	7 ml
Propolis D2	7 ml

Dosierung:
Akut: Alle 10 Min. 2 Sprühstöße in den Mund
Chronisch: 3 × 3 Sprühstöße in den Mund

Mittel	Dosierung
Ricura® spag. Peka N Tropfen	3 × 20 Tr.
Phönix® Kaolinum spag.	3- bis 4-mal 20 Tr.

73.12 Bach-Blüten

Hier sollte bei häufig wiederkehrenden Beschwerden der bestehende seelisch-geistige Zustand erfasst werden. Aus bis zu sieben verschiedenen Blüten-Essenzen wird die geeignete Bach-Blüten-Mischung zusammengestellt. Verwenden Sie hierzu die Kurzcharakterisierung der 38 klassischen Bach-Blüten unter ▶Kap. 1.10.4; Arzneimittelauswahl und die Hinweise zur Herstellung einer Behandlungslösung unter ▶Kap. 1.10.3.

73.13 Zusatzhinweise

- Tägliche Nasenspülungen mit 0,9%iger Kochsalz-Lösung.
- Rauch meiden und auf Rauchen verzichten.
- Sich warm halten, besonders auf warme Hände und Füße achten.
- Wärme anwenden in Form von ansteigenden, heißen Fußbädern, Vollbädern oder Rotlicht.
- Wasserdampfinhalation über heißem Wasser.
- Hautschutz der Nasenflügel und Oberlippe mit Fettsalbe oder Zinkpaste.
- Genügend schlafen und ausreichend Flüssigkeit zuführen.

74 Schuppen (Kopfhaut, Haut)

74.1 Grenzen der Selbstmedikation

Kopfschuppenbildung in Zusammenhang mit Hautausschlägen an anderen Körperstellen kann auch eine andere Hauterkrankung wie z. B. Psoriasis sein. Dies sollte ärztlich abgeklärt werden, genau wie Kopfschuppenbildung begleitet von verstärktem Haarausfall. Atypische Schuppungen der Kopfhaut, wie kleine Läsionen auf einer Glatze, oder blutende Läsionen müssen dem Arzt vorgestellt werden, um tumoröse Hautveränderungen frühzeitig zu detektieren. Zusammenhängende Schuppenbeläge, die u. U. squamatös erweicht und bakteriell oder mykotisch besiedelt sind, gehören in die Hand des Arztes.

74.2 Allopathie

74.2.1 Lokale Therapie

Präparate	Wirkstoffe	Wirkstoffgruppe
Ichthoderm® 2 % Creme	Natriumbituminosulfonat (Ichthyol)	Antiseptikum
Terzolin® Lösung Ketozolin® 2 % Shampoo	Ketoconazol	Antimykotikum
Lygal® Kopfsalbe N, Psorimed® Lösung, Squamasol® Gel/Lösung	Salicylsäure	Keratolytikum
Selsun® Suspension	Selendisulfid	Spurenelement

74.3 Phytotherapie

Keine Angabe.

74.4 Aromatherapie

Sollten Schuppen auf der Haut oder Kopfhaut durch Pilze bedingt sein, ist eine Creme oder Shampoo-Rezeptur mit 1–3 % eines ätherischen Öles vorstellbar. V. a. Korianderöl, Thymianöl, Salbeiöl, Lavendelöl und Teebaumöl sind hier sehr gut antimykotisch einsetzbar.

74.5 Mikrobiom

Der Hautstoffwechsel und Erkrankungen der Haut können ursächlich mit der Art und Güte der Darmbesiedlung zusammenhängen. Probatorisch sind *Lactobacillus*-Multistrain-Präparate wie UK 10 Darmflora Kps. oder OMNi-BiOTiC® 10 Pulver denkbar oder Indikationspräparate wie Innovall® ATOP mit Nachweis der Wirksamkeit bei z. B. Neurodermitis. Lokal können Tinkturen aus *Lactobacillus*-Extrakten aufgetragen werden, die immunologische Effekte auf den Hautstoffwechsel ausüben können.

Präparate	Inhaltsstoffe
Nupure probariasis Tinktur	*Lactobacillus*-Extrakt
Ibiotics med Tinktur	*Lactobacillus*-Extrakt
Symbio® Dermal Creme	inaktivierte *E.coli*- und *Enterococcus faecalis*-Keime

74.6 Nahrungsergänzungsmittel

Mikronährstoff	Dosierung	Präparat	Hinweise
Vitamin A + D_3	A: 1.300 I. E. D: 1.000 I. E. 1 × 1/Tag	Vitamin A + D_3 mse	Hautvitamine
Vitamin C	500–1.000 mg/Tag	Cetebe®	Bei übermäßiger Verhornung
Vitamin E	500 I. E.	Optovit® fortissimum	Bindet Feuchtigkeit in der Haut
Biotin/Folsäure/B-Vitamine	1 ×1/Tag	Lichtenstein Kombi	Keratinisierung und Kollagenbildung in der Haut, bindet Feuchtigkeit
Gamma-Linolensäure	1.500 mg/Tag	Pure encapsulations®	Mildert Juckreiz und Entzündungen
Omega-3-Fettsäuren	1–3 g/Tag	EPA/DHA essentials Pure encapsulations®	Mildert Entzündungen

74.7 Homöopathie (Einzelmittel)

Arzneiweisende Symptome	Zusatzhinweise	Passende Arznei mit Potenz	Dosierung/Tag
Juckende, stark schuppende Kopfhaut; brennt nach dem Kratzen; kreisrunder Haarausfall	Schlimmer durch Wärme, besser durch Kälte Schuppen auf dunklem Grund	Arsenicum album D12	2 × 5 Globuli
Starker Juckreiz	Kratzt sich beim Aufwachen Schuppen auf hellem Grund	Calcium carbonicum D12	2 × 5 Globuli
Trockene, rissige Haut u./o. klebrige, feuchte, gelbe Absonderungen; starker Juckreiz	Krustenbildung durch Kratzen, schlimmer durch Wärme und Waschen	Graphites D12	2 × 5 Globuli
Schuppige, trockene, brennende Kopfhaut, starker Juckreiz	Schlimmer durch Wärme und Waschen; evtl. leichte Erstverschlimmerung möglich (► Kap. 1.2)	Sulfur D12	2 × 5 Globuli
Brennen und Juckreiz, Haarausfall	Größere Schuppen	Thuja D12	2 × 5 Globuli

74.8 Homöopathie (Komplexmittel)

Präparate	Dosierung/Tag
Hautfunktionstabletten N Cosmochema®	1- bis 3-mal tgl. 1 Tbl.

74.9 Anthroposophische Medizin

Keine Angabe.

74.10 Biochemie/Schüßler-Salze

Mineralstoffe (Nummer)	Dosierung/Tag
1	7
8	12

Unterstützende Anwendung als Haarwasser: Die benötigten Tabletten in Wasser auflösen. Eine Viertelstunde vor dem Waschen einmassieren oder als Haarpackung längere Zeit einwirken lassen.

74.11 Spagyrik

Keine Angabe.

74.12 Bach-Blüten

Hier sollte der bestehende seelisch-geistige Zustand erfasst werden. Aus bis zu sieben verschiedenen Blüten-Essenzen wird die geeignete Bach-Blüten-Mischung zusammengestellt. Verwenden Sie hierzu die Kurzcharakterisierung der 38 klassischen Bach-Blüten unter ▶Kap. 1.10.4; Arzneimittelauswahl und die Hinweise zur Herstellung einer Behandlungslösung unter ▶Kap. 1.10.3.

74.13 Zusatzhinweise

- Ursache der Kopfschuppen abklären (Pilzbefall, seborrhoisches Ekzem, trockene Kopfhaut, Schuppenflechte, Neurodermitis, Kontaktallergie) und entsprechend behandeln.
- Nur 2- bis 3-mal pro Woche die Haare mit einem besonders milden Shampoo waschen, nicht jeden Tag.
- Haare nicht zu heiß föhnen.

75 Schwangerschaft und Stillzeit

75.1 Grenzen der Selbstmedikation

Bei Schwangerschaftserbrechen mit starker Beeinträchtigung der Lebensqualität, Gewichtsverlust oder massivem Flüssigkeitsverlust ist der Frauenarzt aufzusuchen. Übelkeit und Erbrechen im letzten Trimenon können auf eine Gestose hinweisen und müssen unbedingt ärztlich behandelt werden. Bei einer Brustentzündung (Mastitis) mit Fieber muss der Frauenarzt hinzugezogen werden. Depressive Verstimmungen nach der Geburt sollten mit der Hebamme oder dem Frauenarzt besprochen werden.

75.2 Allopathie

Von Selbstmedikation mit Allopathika sollte bei starken Beschwerden eher abgeraten werden, B-Vitamine können versucht werden.

75.3 Phytotherapie

75.3.1 Orale Therapie

Präparate	Inhaltsstoffe	Dosierung/Tag	Hinweise
ZinghaBon Ingwerbonbons	Ingwer	Verzehrsempfehlung: mehrmals tgl. lutschen	Lebensmittel

75.3.2 Tee-Tipp

Tee bei Schwangerschaftserbrechen (Menge für 100 g)	
Kamillenblüten	30,0 g
Melissenblätter	30,0 g
Pfefferminzblätter	30,0 g
Ingwerwurzel	10,0 g

Zubereitung: 1 gehäufter TL mit 150 ml siedendem Wasser übergießen, 10 Min. ziehen lassen
Dosierung: 5 Tassen tgl. trinken

75.4 Aromatherapie

Die Anwendung der Verdampfung oder Verteilung von ätherischen Ölen in der Luft und damit eine Psycho-Aromatherapie ohne stoffliche Belastung des Körpers bietet sich vor allem in der Schwangerschaft als ungefährliche Methode zur Beeinflussung der Übelkeit an.
Es eignen sich folgende ätherische Öle (5 Tropfen in die wassergefüllte Schale einer Duftlampe oder auf das Vlies eines Diffusors): Lavendelöl, Ingweröl, Kamillenöl, Pfefferminzöl, Zitronenöl, Fenchelöl.

75.5 Mikrobiom

Besonders in Schwangerschaft und Stillzeit ist auf eine Vermeidung einer Dysbiose im mütterlichen Darm (Antibiotikaeinnahme? Gesunde Ernährung mit ballaststoffhaltiger Nahrung und vergorenen Milchprodukten) zu achten.
Liegen eine atopische Diathese (z. B. Heuschnupfen, allergisches Asthma, Neurodermitis) oder Erkrankungen aus dem autoimmunen Formenkreis (z. B. Rheuma, Hashimoto-Thyreoiditis) vor, so sollte in der Schwangerschaft ein *Lactobacillus*-Multistrain-Präparat zur immunologischen Modulation und epigenetischen Beeinflussung appliziert werden.
OMNi-BiOTiC® panda Pulver positioniert sich zur immunologischen Balancierung der T-Helferzellen mit *Lactobacillus lactis W58, Bifidobacterium bifidum W 23* und *Bifidobacterium lactis W52.*
Beachtet werden müssen allerdings Studienergebnisse aus dem Jahr 2021, wonach die Gabe von Probiotika (aber ohne Unterscheidung, welche Probiotika gegeben wurden) zu vermehrten Fällen von Präeklampsie und hypertensiven Störungen geführt hat. Blutdruckmessungen sollten daher regelmäßig durchgeführt werden.

75.6 Nahrungsergänzungsmittel

Gesunde Ernährung sollte schon im Vorfeld der Planung einer Schwangerschaft großgeschrieben werden, um einem Mangel an Nährstoffen vorzubeugen. In der Schwangerschaft und genauso in der Stillzeit sind, bedingt durch den erhöhten Bedarf des Kindes, Nahrungsergänzungsmittel notwendig. Hierzu gibt es Kombinationspräparate, die speziell für die Bedürfnisse in dieser Zeit entwickelt wurden. Hier wird der tägliche Mehrbedarf aufgeführt, der individuell auch durch die Ernährung zu steuern ist. Der Bedarf sollte in jedem Fall gedeckt werden. Eisen wird regelmäßig vom Arzt geprüft und bei Bedarf verordnet.

Mikronährstoff	Dosierung	Hinweise
Magnesium	300–600 mg/Tag	
Folsäure	0,4–1 mg/Tag	Senkt Risiko für Neuralrohrdefekte
Jod	100–200 µg/Tag	Schilddrüsenfunktion
Omega-3-Fettsäuren	1–3 g/Tag	Fördert Sehfunktion und Entwicklung des Gehirns
Vitamin A	2.000–5.000 I. E./Tag	
Vitamin B_1	2–5 mg/Tag	
Vitamin B_2	2–5 mg/Tag	
Niacinamid	20–50 mg/Tag	
Pantothensäure	10–30 mg/Tag	
Vitamin B_6	5–10 mg/Tag	
Vitamin B_{12}	3,5–20 µg/Tag	
Vitamin C	500–1.000 mg/Tag	
Vitamin D	1.000–2.000 I. E./Tag	
Vitamin E	100–200 mg/Tag	
Vitamin K_1	75–150 µg/Tag; 150 µg/Tag	
Zink	15–25 mg/Tag	
Calcium	100–1.500 mg/Tag	
Eisen	Nach Bedarf	
Chrom	60–100 Mikrogramm/Tag	

Mikronährstoff	Dosierung	Hinweise
Selen	70–200 µg/Tag	
L-Carnitin	0,2–1 g/Tag	
Femibion, Orthomol Natal, Elevit	Kombinationspräparate für die Schwangerschaft	

75.7 Homöopathie (Einzelmittel)

Arzneiweisende Symptome	Zusatzhinweise	Passende Arznei mit Potenz	Dosierung/Tag
Geruchsempfindlich, Abneigung gegen Essen; Übelkeit durch den Geruch von Speisen	Schlimmer nachts und bei Bewegung; besser in der Ruhe und Wärme	Colchicum D12	Akut alle 15–30 Min. 5 Globuli, bei Besserung Abstände verlängern
Ständige Übelkeit mit Würgen; Erbrechen ohne Erleichterung	Schlimmer durch Essen und Bewegung; besser in der Ruhe	Ipecacuanha D6	Akut alle 15–30 Min. 5 Globuli, bei Besserung Abstände verlängern
Man möchte erbrechen, kann aber nicht; Aufstoßen; krampfige Schmerzen; gereizt	Schlimmer am Morgen, nach Kaffee, nach Essen; besser am Abend	Nux vomica D6	Akut alle 15–30 Min. 5 Globuli, bei Besserung Abstände verlängern
Übelkeit gleich morgens, hält den ganzen Tag an; geruchsempfindlich; gereizt, spitzzüngig, depressiv, weinerlich	Schlimmer beim Anblick von Speisen; Verlangen nach Saurem; besser durch Essen und Ablenkung	Sepia D12	Akut alle 15–30 Min. 5 Globuli, bei Besserung Abstände verlängern
Hilfreich beim Abstillen	–	Phytolacca D1	3 × 5 Globuli

75.8 Homöopathie (Komplexmittel)

Präparate	Dosierung/Tag	Hinweise
Gastricumeel® Tabletten (Heel)	3 × tgl. 1 Tbl.	Bei Sodbrennen
Vomistop® Tabletten (Pflüger)	3- bis 6-mal tgl. 1 Tbl.	Bei Übelkeit und Erbrechen
Venokatt Tabletten (Kattwiga)	1- bis 3-mal tgl. 1 Tbl.	Bei venösen Stauungen

75.9 Anthroposophische Medizin

75.9.1 Innere Therapie (oral)

Mittel	Anwendung/Tag	Hinweise
Gentiana Magen, Globuli velati (Wala)	3-mal tgl. 5–10 Globuli velati 15–30 Min. vor den MZ	Bei Schwangerschaftserbrechen Bitterstoffe regulieren Motilität und Sekretion
Apis Belladonna cum Mercurio, Globuli velati (Wala)	5 Globuli velati stdl. Arzt, wenn nach 24 Std. keine Besserung eintritt	Linderung von Rötung und Schwellung bei Milchstau und Mastitis ohne Fieber
Neurodoron® Tbl. (Weleda)	3-bis 4-mal tgl. 1 Tbl.	Erschöpfung, Unruhe und depressive Verstimmung nach der Geburt im Wochenbett

75.9.2 Äußere Therapie

Mittel	Anwendung/Tag	Hinweise
Mercurialis Salbe (Wala)	2-mal tgl. auf die Brust auftragen. Brustwarze aussparen.	Linderung von Rötung und Schwellung bei Milchstau und Mastitis
Rosatum Heilsalbe (Wala)	Hauchdünn nach dem Stillen auftragen	Wunde und empfindliche Brustwarzen durch das Stillen
Heilsalbe (Weleda)	Hauchdünn nach dem Stillen auftragen	Leichte Rhagaden und Entzündungen an den Brustwarzen

75.10 Biochemie/Schüßler-Salze

Mineralstoffe (Nummer)	Dosierung/Tag
2	7
5	7
8	10

75.11 Spagyrik

Mischung bei Schwangerschaftserbrechen, Spagyrik nach Spagyro Naturheilmittel (Menge für 50 ml)	
Gelsemium D4	10 ml
Nux vomica D4	10 ml
Piper methysticum D2	10 ml
Cimicifuga D3	10 ml
Mandragora D2	10 ml

Dosierung:
Akut: Alle 15 Min. 2 Sprühstöße in den Mund
Chronisch: 3 × tgl. 3 Sprühstöße in den Mund

S

Mittel	Dosierung
Solunat Nr. 2 Aquavit	2- bis 3-mal 10 Tr.
Solunat Nr. 8 Hepatik	2 × 10 Tr. morgens u. abends n. d. Essen
Phönix® Zincum spag.	3- bis 4-mal 20 Tr.

75.12 Bach-Blüten

Hier sollte der bestehende seelisch-geistige Zustand erfasst werden. Aus bis zu sieben verschiedenen Blüten-Essenzen wird die geeignete Bach-Blüten-Mischung zusammengestellt. Verwenden Sie hierzu die Kurzcharakterisierung der 38 klassischen Bach-Blüten unter ▶Kap. 1.10.4; Arzneimittelauswahl und die Hinweise zur Herstellung einer Behandlungslösung unter ▶Kap. 1.10.3.

75.13 Zusatzhinweise

- Nahrungsaufnahme auf mehrere kleine Mahlzeiten aufteilen, lieber fünf kleinere als drei größere.
- Stark gewürzte Lebensmittel oder solche mit intensivem Geruch sollten gemieden werden.
- Leicht verdauliche Kost, eher fettarm und proteinreich.
- Morgens schon im Bett ein wenig Zwieback, Brot oder Brezel essen.
- Auf kohlensäure- und coffeinhaltige Getränke verzichten, ebenso auf sehr saure und säurehaltige Obstsäfte.
- Akupunktur, Akupressur.
- In kleinen Portionen über den Tag verteilt mindestens zwei Liter Flüssigkeit zu sich nehmen.
- Bei Milchstau die Brust leer trinken lassen. Ist das nicht erfolgt, die restliche Milch mit der Hand ausstreichen.
- Quarkwickel lindern Brustschmerzen bei Milchstau. (Anleitung siehe www.pflege-vademecum.de)

76 Schwindel

76.1 Grenzen der Selbstmedikation

Lang anhaltende (< 1 h) Schwindelattacken oder Schwindel, der begleitet ist von auffallenden Symptomen, wie z. B. Sehstörungen, Lähmungserscheinungen, Hörverlust, starken Kopfschmerzen, müssen dringend ärztlich abgeklärt werden. Die Ursache des Schwindels muss abgeklärt werden (Durchblutungsstörung im Sinne von Arteriosklerose, Innenohrbeschwerden, Tinnitus, Gleichgewichtsorgan, Kachexie beim alten Menschen, fehlende Muskelmasse usw.). Generell muss Schwindel bei Senioren wegen der erhöhten Sturzgefahr in ärztlicher Behandlung therapiert werden.

76.2 Allopathie

Präparate	Wirkstoffe	Wirkstoffgruppe
Emesan® Tabletten	Diphenhydramin-hydrochlorid	H_1-Antihistaminikum
Vertigo-Vomex® SR retard, Vomacur® 40/70 Supp./Tbl., Vomex® A Sirup/40 Kinder-Supp./150 Supp./A Retardkps.	Dimenhydrinat	H_1-Antihistaminikum

76.3 Phytotherapie

76.3.1 Orale Therapie

Präparate	Inhaltsstoffe	Dosierung/Tag
Gingium® 120, Tebonin® intens 120 Tab.	Ginkgo-biloba-Blätter-Trockenextrakt 120 mg	1- bis 2-mal 1
Tebonin® forte Tab.	Ginkgo-biloba-Blätter-Trockenextrakt 40 mg	3 × ½–2
Tebonin® spezial 80, Gingium® 80 Tab.	Ginkgo-biloba-Blätter-Trockenextrakt 80 mg	2- bis 3-mal 1

Präparate	Inhaltsstoffe	Dosierung/Tag
Tebonin® Konzent 240 Tab.	Ginkgo-biloba-Blätter-Trockenextrakt 240 mg	1 × 1
Zintona® Kps.	Ingwerwurzelstock-Pulver	Ab 6 Jahren: 2 × 2 Kps.
Korodin® Tropfen	Weißdornbeeren-Fluid-extrakt, Campher	Erw.: 3 × 10 Tropfen

76.4 Aromatherapie

Da ätherische Öle über das 5 cm große Riechepithel am Nasendach elektrische Impulse in das Kreislauf- und Atemzentrum senden, können Schwindel, aber auch Übelkeit und Reisekrankheit durch das Verdampfen ätherischer Öle in der Duftlampe oder per Diffusor im Raum verteilt abgemildert werden.
Es eignen sich hier u. a. Lavendelöl, Rosmarinöl, Salbeiöl, Pfefferminzöl, Kamillenöl, Basilikumöl und das Öl der Rosengeranie.

76.5 Mikrobiom

Keine Angabe.

76.6 Nahrungsergänzungsmittel

Mikronährstoff	Dosierung	Präparat	Hinweise
Magnesium	400 mg/Tag	Magnesium Verla®	Steigert Energie-stoffwechsel
Coenzym Q10	50–100 mg/Tag	CoQ10 Pure encapsulations®	Steigert Energie-stoffwechsel
Vitamin-B-Komplex	1 × 1/Tag	B-Complex Pure encapsulations®	Nervenvitamine
Vitamin B_{12}	100–1.000 µg/Tag	Vitamin B_{12} Pure encapsulations®	Sollte im Blut kontrolliert werden

76.7 Homöopathie (Einzelmittel)

Arzneiweisende Symptome	Zusatzhinweise	Passende Arznei mit Potenz	Dosierung/Tag
Schwindel bei geringster Bewegung; Kopf- und Nackenschmerzen; leichte Ohrgeräusche	Folge von Schlafmangel, Jetlag, Schichtarbeit; besser beim Hinlegen	Cocculus D6	Akut alle 15 Min. 5 Globuli, bei Besserung Abstände verlängern
Drehschwindel beim Drehen des Kopfes, auch im Liegen; Gliederzittern, unsicherer Gang, Gefühl der Schwäche	Bewährt bei alten, geschwächten Menschen	Conium D6	Akut alle 15 Min. 5 Globuli, bei Besserung Abstände verlängern
Schwindel mit leichten Sehstörungen; Schläfrigkeit und Schwäche, Apathie	Folge vonAufregung; besser durch Ablenkung und Harnabgang	Gelsemium D6	Akut alle 15 Min. 5 Globuli, bei Besserung Abstände verlängern
Kreislaufschwäche und Kältegefühl; unsicherer Gang mit Zittern	Folge von niedrigem Blutdruck; schlimmer beim Aufrichten; besser beim Hinsetzen, Hinlegen	Veratrum album D6	Akut alle 15 Min. 5 Globuli, bei Besserung Abstände verlängern

76.8 Homöopathie (Komplexmittel)

Präparate	Dosierung/Tag	Hinweise
Vertigoheel® Tabletten (Heel)	Akut: stdl. 1 Tbl. (max. 12 × tgl.) Chronisch: 3 × tgl. 1 Tbl.	
Vertigopas® Tropfen (Pascoe)	Akut: stdl. 5–10 Tropfen (max. 12 × tgl.) Chronisch: 3 × tgl. 5–10 Tropfen	
Vertigo Hennig® Tabletten	3 × tgl. 1 Tbl.	Bei altersbedingtem Schwindel aufgrund von Gefäßverkalkungen
Vertigo Hevert® SL Tabletten	3 × tgl. 1 Tbl. Bei anfallsartigem Schwindel alle 10 Min. 1 Tbl.	
Taumea® Tabletten (Pharma SGP)	Akut: stdl. 1 Tbl. (max. 6 × tgl.) Chronisch: 3 × tgl. 1 Tbl.	

76.9 Anthroposophische Medizin

76.9.1 Innere Therapie (oral)

Mittel	Anwendung/Tag	Hinweise
Balsamischer Melissengeist, Dilut. (Weleda)	In akuten Fällen 10–20 Tr. auf Zucker oder mit Wasser verdünnt einnehmen, ggf. auch bis zu 5-mal tgl.	Besonders als Akutmittel geeignet Schwindel durch niedrigen Blutdruck
Aurum Valeriana, Globuli velati (Wala)	Sgl. und Kdr. bis 6 J.: 1- bis 3-mal tgl. 3–5 Globuli velati Erw. und Kdr. ab 6 J.: 1- bis 3-mal tgl. 5–10 Globuli velati	Schwindel, auch im Zusammenhang mit Reisen
Cerebellum comp., Globuli velati (Wala)	bis 3-mal bis 2-stdl. 5–10 Globuli velati	Schwindel im Alter

76.10 Biochemie/Schüßler-Salze

Mineralstoffe (Nummer)	Dosierung/Tag
5	12

76.11 Spagyrik

Mischung bei Schwindel, Spagyrik nach Spagyro Naturheilmittel (Menge für 50 ml)	
Anamirta cocculus Ø	10 ml
Plumbum aceticum D4	10 ml
Gelsemium D4	5 ml
Ginkgo D2	10 ml
Dryopteris filix-mas D4	10 ml
Viscum album D2	5 ml

Dosierung:
Akut: Alle 10 Min. 2 Sprühstöße in den Mund
Chronisch: 3 × 3 Sprühstöße in den Mund

76.12 Bach-Blüten

Hier sollte der bestehende seelisch-geistige Zustand erfasst werden. Aus bis zu sieben verschiedenen Blüten-Essenzen wird die geeignete Bach-Blüten-Mischung zusammengestellt. Verwenden Sie hierzu die Kurzcharakterisierung der 38 klassischen Bach-Blüten unter ▶Kap. 1.10.4; Arzneimittelauswahl und die Hinweise zur Herstellung einer Behandlungslösung unter ▶Kap. 1.10.3.

76.13 Zusatzhinweise

- Ursache des Schwindels untersuchen und entsprechend behandeln lassen.
- Genügend Flüssigkeit aufnehmen, mindestens 2–3 l am Tag.
- Akupunktur und Akupressur.
- Haltungsanalyse und eventuelle Übungen zu Verbesserung der Wirbelsäulen-Aufrichtung, besonders im Halswirbelsäulen-Bereich.
- Bei Lagerungsschwindel kann Training auf dem Drehstuhl oder Kippbrett Besserung bringen.
- Yoga mit Gleichgewichtsübungen im Stehen kann auch von älteren Menschen gelernt werden.

77 Schwitzen, übermäßiges

77.1 Grenzen der Selbstmedikation

Schwitzen mit auffallenden Begleitsymptomen wie z. B. Herzrasen, Gewichtsabnahme, Fieber oder seelischen Verstimmungen muss ärztlich abgeklärt werden.

77.2 Allopathie

77.2.1 Lokale Therapie

Präparate	Wirkstoffe	Wirkstoff-gruppe
Antihydral® Salbe	Methenamin	Antihydrotikum
Tannolact® Creme/Fettcreme/Lotio/Badezusatz, Tannosynt® Creme/Lotio/Flüssig	Phenol-Methanal-Harnstoff-Polykondensat, sulfoniert	Künstlicher Gerbstoff
Ichtho-Bad®	Ammoniumbituminosulfonat	Antiphlogistikum

77.3 Phytotherapie

77.3.1 Orale Therapie

Präparate	Inhaltsstoffe	Dosierung/Tag	Hinweise
Salbeiblätter; lose oder Filterbeutel versch. Hersteller oder DAB-Ware abgefüllt		3–5 Tassen tgl.	Nicht länger als 4 Wochen, nicht bei Schwangeren, Stillenden, nicht bei Leberkranken (Thujon)
Salvysat® Bürger Tropfen, plus Bürger Filmtbl.	Trockenextrakt aus Salbeiblättern	3 × 1 Tbl. oder 3 × 40–60 Tr.	Auch zum Gurgeln bei Entzündungen im Mund- u. Rachenraum

Präparate	Inhaltsstoffe	Dosierung/Tag	Hinweise
Salbei Curarina® Tropfen	Salbeiblätter-Fluidextrakt	Ab 12 Jahren: 3 × 50 Tropfen	Nicht in Schwangerschaft und Stillzeit (Thujon!)
Sweatosan® FTA	Trockenextrakt aus Salbeiblättern	Bei Tagesschweiß: 3 × 1–2 Tbl. b. nervös bedingtem Nachtschweiß: abends 1–4 Tbl.	Traditionelles Arzneimittel

77.4 Aromatherapie

Keine Angabe.

77.5 Mikrobiom

Keine Angabe.

77.6 Nahrungsergänzungsmittel

Übermäßige Schweißbildung kann zum Verlust wichtiger Nährstoffe führen, die dann zu ergänzen sind. Das könnte auch bei intensivem Sport erforderlich sein. Eine ursächliche Behandlung mit Nährstoffen gegen Schwitzen ist nicht bekannt.
Hier gibt es Kombinationspräparate.

Mikronährstoff	Dosierung	Präparat	Hinweise
Magnesium	400–600 mg/Tag, je nach Verträglichkeit für 3 Monate, dann 400 mg auf Dauer	Magnesium Verla®	Kann bei hoher Dosierung Durchfall verursachen, dann reduzieren
Kalium	150–300 mg/Tag		
Calcium	100–300 mg/Tag		

Mikronährstoff	Dosierung	Präparat	Hinweise
Zink	10–15 mg/Tag		
Selen	50–80 µg/Tag		
Eisen	2–4 mg/Tag		
Kupfer	0,5–1 mg/Tag		

77.7 Homöopathie (Einzelmittel)

Arzneiweisende Symptome	Zusatzhinweise	Passende Arznei mit Potenz	Dosierung/ Tag
Säuerlich riechender Schweiß; Schwitzen am Hinterkopf nachts, sonst nur an wenigen Stellen, an Kopf, Brust, oder Händen; an Füßen feuchter, kalter Schweiß	Abneigung gegen Milch; Erkältungsneigung; träge, langsam; Schwitzen bei geringster Anstrengung	Calcium carbonicum D12	2 × 5 Globuli
Schwitzen direkt nach dem Einschlafen; anhänglich, weinerlich	Folge von hormoneller Umstellung; schlimmer in der Wärme; besser in kühlen Räumen	Pulsatilla D12	2 × 5 Globuli
Übel riechender Schweiß; brennende Hand- und Fußsohlen	Folge von hormoneller Umstellung oder Nebenwirkung von Medikamenten; schlimmer in der Bettwärme	Sulfur D12	2 × 5 Globuli
Kalter Schweiß; kalte, blasse Haut	Folge von Erbrechen/Durchfall oder niedrigem Blutdruck; besser durch Hinlegen, Hinsetzen	Veratrum album D6	Akut alle 30 Min. 5 Globuli, bei Besserung Abstände verlängern

77.8 Homöopathie (Komplexmittel)

Präparate	Dosierung/Tag
Jaborandi Pentarkan® S Tropfen (DHU)	Akut: stdl. 5 Tropfen (max. 6 × tgl.) Chronisch: 3 × tgl. 5 Tropfen

77.9 Anthroposophische Medizin

77.9.1 Innere Therapie (oral)

Mittel	Anwendung/Tag	Hinweise
Sambucus comp., Globuli velati (Wala)	bis 3-mal tgl. bis zweistündlich 5–10 Globuli velati	Bei übermäßigem Schwitzen im Klimakterium
Cimicifuga comp., Dilution (Weleda)	bis 3-mal tgl. 10–20 Tr. mit Wasser verdünnt vor den MZ einnehmen	Bei übermäßigem Schwitzen im Klimakterium Das Präparat sollte über mehrere Monate angewendet werden.

77.9.2 Äußere Therapie

Mittel	Anwendung/Tag	Hinweise
Seidenpuder (Dr. Hauschka)	Auf die gereinigte und trockene Haut auftragen	Pflegt und trocknet die Haut bei stärkerem Schwitzen. Geeignet zur Körperpflege, wo „Haut auf Haut" reibt.

77.10 Biochemie/Schüßler-Salze

Differenzierung	Mineralstoffe (Nummer)	Dosierung/Tag
Allgemein	8	12
An Händen und Füßen	9	12
	11	7
Am Kopf	2	12
	22	7
Sauer riechend	9	12
	11	7
	22	7
	23	7
Plötzliche Schweißausbrüche	2	12
	13	5
	15	7

77.11 Spagyrik

Mischung bei übermäßigem Schwitzen, Spagyrik nach Spagyro Naturheilmittel (Menge für 50 ml)	
Rheum rhaponticum D2	10 ml
Salvia D2	10 ml
China D2	10 ml
Pilocarpus jaborandi Ø	10 ml
Imperatoria D2	10 ml

Dosierung:
Akut: Alle 10 Min. 2 Sprühstöße in den Mund
Chronisch: 3 × 3 Sprühstöße in den Mund

Mittel	Dosierung
Phönix® Urtica-Arsenicum spag.	3- bis 4-mal 20 Tr.

77.12 Bach-Blüten

Hier sollte der bestehende seelisch-geistige Zustand erfasst werden. Aus bis zu sieben verschiedenen Blüten-Essenzen wird die geeignete Bach-Blüten-Mischung zusammengestellt. Verwenden Sie hierzu die Kurzcharakterisierung der 38 klassischen Bach-Blüten unter ▶Kap. 1.10.4; Arzneimittelauswahl und die Hinweise zur Herstellung einer Behandlungslösung unter ▶Kap. 1.10.3.

77.13 Zusatzhinweise

- Entspannungsmethoden erlernen, wie autogenes Training, Selbsthypnose, progressive Muskelentspannung, Atembeobachtung, Yoga etc.
- Feuchtigkeitsdurchlässige Kleidung tragen, dünne Baumwollstoffe direkt auf der Haut, Kunstfasern meiden.
- Ausreichende Körperhygiene, besonders gründliche Reinigung der Achselhöhlen, Füße und des Intimbereichs. Dazu milde pH-neutrale Reinigungsprodukte verwenden.
- Unterhosen, Unterhemden und Socken täglich wechseln.
- Gut wirksame Antitranspirants lokal auftragen.
- Scharf gewürzte Speisen und Alkohol meiden.
- Regelmäßige Saunabesuche und kalt-warme Wechselduschen.
- Psychotherapeutische Unterstützung suchen.

78 Sehnenscheidenentzündung

78.1 Grenzen der Selbstmedikation

Länger andauernde Beschwerden (<2 Wochen) und Beschwerden mit starken Schmerzen und massiven Bewegungseinschränkungen müssen ärztlich abgeklärt werden. Eine frühzeitige Abklärung durch den Arzt ist notwendig, um eine Chronifizierung der Schmerzen zu vermeiden.

78.2 Allopathie

Neben der antiphlogistischen Wirkung von Externa und Oralia muss auf eine Ruhigstellung des Armes gedrungen, d. h. zu Epicondylitis-Spangen oder -Bandagen beraten werden.

78.2.1 Lokale Therapie

Präparate	Wirkstoffe	Wirkstoffgruppe
Camphoderm® N Emulsion, Rheunervol® M Creme	Racemischer Campher	Hyperämisierendes Mittel
Dolobene® Cool Gel	Isopropanol, Mateblätter-Extr., Levomenthol, D-Campher	Abschwellend, antiseptisch
Enelbin® Paste	Zinkoxid, Salicylsäure, Aluminiumsilikate	Abschwellend, antiseptisch, Analgetikum
Mobilat® DuoAktiv Schmerzgel	Chondroitinpolysulfat, Salicylsäure	Mucopolysaccharidpolyschwefelsäureeste, NSAR
Reparil® N Gel Madaus	Aescin, Diethylammoniumsalicylat	Antiödematosum, Antiphlogistikum
Alle schmerzhemmenden Topika bei Rheuma und Schmerzen		

78.3 Phytotherapie

78.3.1 Orale Therapie

Präparate	Inhaltsstoffe	Dosierung/Tag	Hinweise
Bromelain-POS® Tab Bromelaintabletten hysan®	Bromelain aus Ananasstrunk (Ananasstamm-Bromelaine)	3 × 2, nach Besserung 3 × 1, max. 6/Tag, ½ Std. vor dem Essen mit viel Wasser	Gegen Schwellungen Cave: Interaktion mit Antithrombotika und Antikoagulanzien
Wobenzym®	Bromelain, Papain, Rutosid	½–1 Std. vor dem Essen mit viel Fl., bis zu 30 Drg. pro Tag bei der Stoßtherapie	Stoßtherapie auf drei Einzeldosen verteilt bei akuten Entzündungen, Interaktion mit Antikoagulanzien und Antithrombotika

78.3.2 Lokale Therapie

Präparate	Inhaltsstoffe	Dosierung/Tag	Hinweise
Doc® Arnika Salbe Profelan® Arnika Salbe nach Dr. Müller-Wohlfahrt	Tinktur aus Arnikablüten	2- bis 3-mal tgl. auf die zu behandelnde Stelle	Auftragen und einmassieren
Kytta® Salbe	Beinwellwurzel-Fluidextrakt	> 12 J.: 2- bis 4-mal tgl. 4–18 cm Salbenstrang auftragen und einmassieren	Auch als Salbenverband: 10–20 g; nicht auf verletzte Haut!

78.4 Aromatherapie

▸ Kap. 72, Schmerzen

78.5 Mikrobiom

▸ Kap. 72, Schmerzen

78.6 Nahrungsergänzungsmittel

Mikronährstoff	Dosierung	Präparat	Hinweise
Magnesium	400 mg/Tag	Magnesium Verla®	Entsäuert
Calcium	200–500 mg/Tag	Calcium Verla®	Entsäuert
Zink	5–10 mg/Tag	Zinkorotat-POS®	Entsäuert
Kombination Magnesium, Calcium, Zink + Spirulina, Spargel	3 × 2/Tag	Syxyl Basosyx® Classic	Entsäuert
Kalium			
Bromelain	2 × 2 Dragees/Tag	Bromelain-POS®	Entzündungshemmend, abschwellend
Vitamin-B-Komplex	1 × 1 Kapsel/Tag	B-Complex Pure encapsulations®	Nervenvitamine

78.7 Homöopathie (Einzelmittel)

Arzneiweisende Symptome	Zusatzhinweise	Passende Arznei mit Potenz	Dosierung/Tag
Wundheitsgefühl, jede Bewegung schmerzt; Gefühl der Prellung/Verrenkung	Folge von Überanstrengung oder Sturz; schlimmer durch Berührung, Kälte, Druck; besser durch Ruhe	Arnica D6	Akut stündlich 5 Globuli; bei Besserung Abstände verlängern
Akute Entzündung, stechende, heftige Schmerzen, evtl. geschwollen	Schlimmer durch kleinste Bewegung und Wärme; besser durch Ruhe, Druck, Kälte	Bryonia D6	Akut stündlich 5 Globuli; bei Besserung Abstände verlängern
Überlastung der Sehne durch Schreiben oder Sport (z. B. Tennisarm)	Leichte Bewegung bessert	Ruta D6	3 × 5 Globuli
Akut auftretende, reißende Schmerzen, Gelenksteifigkeit; Ruhelosigkeit	Bewegung zu Beginn schmerzhaft, später dadurch Besserung	Rhus toxicodendron D12	Akut stündlich 5 Globuli; bei Besserung Abstände verlängern

78.8 Homöopathie (Komplexmittel)

Präparate	Dosierung/Tag
Gelsemium comp. Hevert® Tropfen	Akut: stdl. 5–10 Tropfen (max. 12 × tgl.) Chronisch: 3 × tgl. 5–10 Tropfen
Ledum-Komplex-Hanosan Tabletten	Akut: stdl. 1 Tbl. (max. 12 × tgl.) Chronisch: 3 × tgl. 1 Tbl.
Traumeel® Salbe (Heel)	3 × tgl. einmassieren

78.9 Anthroposophische Medizin

78.9.1 Innere Therapie (oral)

Mittel	Anwendung/Tag	Hinweise
Tendo/Allium cepa comp., Globuli velati (Wala)	Erw. und Kdr. ab 2 J. nehmen 2-mal tgl. 3–5 Globuli velati.	Einnahme auch begleitend bei allopathischer Therapie (z. B. Schmerzmittel)

78.9.2 Äußere Therapie

Mittel	Anwendung/Tag	Hinweise
Arnika Salbe (Wala)	bis 2-mal tgl. einreiben oder als Salbenverband anwenden	Enthält Beinwell
Arnica/Symphytum comp., Salbe (Weleda)	bis 3-mal tgl. einreiben oder als Salbenverband anwenden	
Aconit Schmerzöl, ölige Einreibung (Wala)	bis 3-mal tgl. an den schmerzhaften Stellen einreiben	Es wird in leicht kreisenden Bewegungen aufgetragen.

78.10 Biochemie/Schüßler-Salze

Mineralstoffe (Nummer)	Dosierung/Tag
3	12–20
8	7–10
9	10
11	5–7

S

78.11 Spagyrik

Mischung bei Sehnenscheidenentzündung, Spagyrik nach Spagyro Naturheilmittel (Menge für 50 ml)	
Filipendula ulmaria Ø	10 ml
Bryonia D2	15 ml
Cardiospermum D2	5 ml
Arnica D2	15 ml
Propolis D3	5 ml

Dosierung:
Akut: Alle 10 Min. 2 Sprühstöße in den Mund
Chronisch: 3- bis 8-mal 3 Sprühstöße in den Mund

Mittel	Dosierung
Flamyar® spag. Peka N Salbe	
Flamyar® spag. Peka N Tropfen	3 × 20 Tr.

78.12 Bach-Blüten

Hier sollte bei wiederkehrenden Beschwerden der bestehende seelisch-geistige Zustand erfasst werden. Aus bis zu sieben verschiedenen Blüten-Essenzen wird die geeignete Bach-Blüten-Mischung zusammengestellt. Verwenden Sie hierzu die Kurzcharakterisierung der 38 klassischen Bach-Blüten unter ▸Kap. 1.10.4; Arzneimittelauswahl und die Hinweise zur Herstellung einer Behandlungslösung unter ▸Kap. 1.10.3.

78.13 Zusatzhinweise

- Entlastung der betroffenen Sehnen durch Ruhigstellen und Stützen mit Bandagen und Verbänden.
- Kühlen mit kalten Gel-Kompressen.
- Belastung der betroffenen Sehnen reduzieren durch neue Bewegungsmuster, veränderte Körperhaltung, andere Tätigkeiten und ergonomische Gestaltung des Arbeitsplatzes.
- Körperbewusstsein verbessern durch Yoga, Feldenkrais, Tai-Chi etc.

79 Sodbrennen

79.1 Grenzen der Selbstmedikation

Chronisches Sodbrennen sollte ärztlich abgeklärt werden, um eine Grunderkrankung wie z. B. Refluxösophagitis oder Geschwüre ausschließen zu können. Wenn durch freiverkäufliche Arzneimittel und bei Einhaltung diätetischer Maßnahmen keine Besserung erfolgt, die Beschwerden also persistieren oder Blutungen sowie starke Schmerzen auftreten, ist die ärztliche Abklärung vonnöten.

79.2 Allopathie

79.2.1 Orale Therapie

Präparate	Wirkstoffe	Wirkstoffgruppe
Bullrich Salz®	Natriumhydrogencarbonat	Antacidum, anorganische Base
Gaviscon® Advance Susp.	Natriumalginat, Kaliumhydrogencarbonat	Antacidum
Gelusil® Lac	Aluminium-Magnesium-Silikat (1:2:3)	Antacidum, anorganische Base
Kompensan® Tbl.	Carbaldrat	Antacidum, anorganische Base
Luvos® Heilerde magenfein Pulver, Luvos® Heilerde Kapseln, Heilerde 1 fein	Heilerde	Bindungsprinzip
Maaloxan® 25 mval Liquid Maaloxan® 25 mval KTA	Magnesiumhydroxid, Algeldrat	Antacidum
Pantoprazol-Generika	Pantoprazol	Protonenpumpenblocker
Omeprazol-Generika	Omeprazol	Protonenpumpenblocker

Präparate	Wirkstoffe	Wirkstoffgruppe
Rennie® KTA, Rennie® fresh KTA	Calciumcarbonat, Magnesiumcarbonat	Antacida
Riopan® Magen Gel, Tab., Tab. mint	Magaldrat	Schichtgitterant-acidum
Talcid® KTA, Liquid, Talidat® Kaupastillen, Megalac®Almasilat Btl., Suspension, Hydrotalcit-ratiopharm® KTA	Hydrotalcit	Schichtgitterant-acidum
Gaviscon dual KTA, Suspension Gaviscon Liquid 500 mg/267 mg/160 mg im Beutel	Natriumalginat, Natriumhydrogencarbonat, Calciumcarbonat	Gelbildner, Antacida
Refluthin® Kautabletten	Calciumcarbonat, Magnesiumcarbonat, Feigenkaktus-Extrakt	Antacida, Gelbildner Medizinprodukt

79.3 Phytotherapie

Präparate	Inhaltsstoffe	Dosierung/Tag	Hinweise
Iberogast® classic tropfen	Schleifenblumen-Fluidextrakt, Angelikawurzel-Fluidextrakt, Kamillenblüten-Fluidextrakt, Kümmel-Fluidextrakt, Mariendistelfrüchte-Fluidextrakt, Melissenblätter-Fluidextrakt, Pfefferminzblätter-Fluidextrakt, Schöllkraut-Fluidextrakt, Süßholz-Fluidextrakt	Kdr. 3–5 Jahre: 3 × tgl. 10 Tropfen 6–12 Jahre: 3 × tgl. 15 Tropfen Ab 12 Jahre: 3 × tgl. 20 Tropfen	Nicht bei Überempfindlichkeit, nicht bei Lebererkrankungen, nicht in Schwangerschaft oder Stillzeit
Gastrovegetalin® Tropfen	Melissenblätter-Fluidextrakt	Ab 12 Jahren: 3 × 6 ml	V. a. bei nervöser Ursache!

79.3.1 Tee-Tipp

Tee bei Sodbrennen (Menge für 100 g)	
Kamillenblüten	40,0 g
Süßholzwurzel	30,0 g
Malvenblätter	10,0 g
Ringelblumenblüten	20,0 g

Zubereitung: 2 TL Tee auf 150 ml siedendes Wasser, 10 Min. zugedeckt ziehen lassen, abseihen
Dosierung: 3- bis 5-mal tgl. 1 Tasse schlückchenweise trinken

79.4 Aromatherapie

Keine Angabe.

79.5 Mikrobiom

Da auch die Funktionalität der Magengesundheit vom Mikrobiom abhängen (z. B. Säurebildung, Motilität) durch Steuerung des enterischen Nervensystems, das vom Mikrobiom des Gastrointestinaltrakts beeinflusst wird, ist es folgerichtig, auch bei Erkrankungen des Magens, nicht nur bei Erkrankungen des Darms, an eine Mikrobiomtherapie mit probiotischen Präparaten zu denken. Ebenso ist nach einer Eradikationstherapie der *Helicobacter pylori*-Infektion an eine Re-Besiedlung des Magens mit Mikrobiomkeimen zu denken.
Es können *Lactobacillus*-Multistrain-Präparate versucht werden, wie UK 10 Darmflora oder OMNi-BiOTiC® 10 Pulver.

79.6 Nahrungsergänzungsmittel

Eine zu hohe Säurelast, die der Organismus nicht mehr ausgleichen kann, führt unter anderen Beschwerden auch zu Sodbrennen. Hier kann man mit basischen Mineralien entgegenwirken. Die Umstellung der Ernährung auf weniger tierisches Eiweiß, weniger Zucker und Weißmehl sowie der Verzicht auf Alkohol und Nikotin tragen wesentlich dazu bei, die Beschwerden zu verringern.

Mikronährstoff	Dosierung	Präparat	Hinweise
Magnesium	200–400 mg/Tag	Magnesium Verla®	Entsäuert
Calcium	200–600 mg/Tag	Calcium Verla®	Entsäuert
Zink	10–15 mg/Tag	Zinkorotat-POS®	Entsäuert
Kombination Magnesium, Calcium, Zink + Spirulina + Spargel		Syxyl Basosyx® Classic	Entsäuert
Heilerde	2 × 1–2 Meßlöffel in Wasser einrühren, trinken	Luvos® Heilerde	Bindet Säure

79.7 Homöopathie (Einzelmittel)

Arzneiweisende Symptome	Zusatzhinweise	Passende Arznei mit Potenz	Dosierung/Tag
Sodbrennen mit Aufstoßen; brennender Schmerz hinter dem Brustbein und bis zum Mund, brennende Zunge	Großer Durst; schlimmer nach dem Essen; besser während des Essens	Capsicum D6	Akut alle 15 Min. 5 Globuli bis zur Besserung
Sodbrennen mit starkem Speichelfluss, evtl. Erbrechen; heftiges Brennen, Gastritis	Schlimmer abends, nachts, in der Ruhe; besser durch Bewegung und Ablenkung	Iris versicolor D6	Akut alle 15 Min. 5 Globuli bis zur Besserung

Arzneiweisende Symptome	Zusatzhinweise	Passende Arznei mit Potenz	Dosierung/Tag
Sodbrennen mit krampfartigen Schmerzen; Aufstoßen 1–2 Std. nach dem Essen	Folge von reichlichem Essen, Kaffee, Stress, Alkohol; schlimmer morgens; besser am Abend	Nux vomica D6	Akut alle 15 Min. 5 Globuli bis zur Besserung
Zu viel Säure, saures Aufstoßen und auch Erbrechen, Brennen in der Speiseröhre	Schlimmer durch Essen und nachts Blähungskoliken	Robinia pseudoacacia D6	Akut alle 15 Min 5 Globuli bis zur Besserung

79.8 Homöopathie (Komplexmittel)

Präparate	Dosierung/Tag
Gastritis Hevert® Complex Tabletten	1- bis 3-mal tgl. 1 Tbl.
Bismutum Pentarkan® Tabletten	Akut: stdl. 1 Tbl. (max. 6 × tgl.) Chronisch: 3 × tgl. 1 Tbl.
Gastricumeel® Tabletten (Heel)	Akut: stdl. 1 Tbl. (max. 12 × tgl.) Chronisch: 3 × tgl. 1 Tbl.
Payagastron® Tropfen (Weber&Weber)	Akut: stdl. 5–10 Tropfen (max. 12 × tgl.) Chronisch: 3 × tgl. 5–10 Tropfen

79.9 Anthroposophische Medizin

Diätetische Maßnahmen sollten immer zusätzlich beachtet werden.

79.9.1 Innere Therapie (oral)

Mittel	Anwendung/Tag	Hinweise
Robinia comp., Globuli velati (Wala)	3-mal tgl. 10–15 Globuli velati	Unterstützt die Regeneration der Magenschleimhaut

S

Mittel	Anwendung/Tag	Hinweise
Bolus alba comp. Pulver (Wala)	1 TL Pulver in einer Tasse Wasser verrühren und zwischen den MZ bis zu einmal stündlich einen Schluck trinken	Vor jeder Einnahme kurz umrühren, da sich ein Bodensatz bildet
Amara-Tropfen (Weleda)	Erw. und Jgl. ab 12 J. erhalten als Einzeldosis 10–15 Tr., Kdr. von 6–11 J. 5–8 Tr., Klkdr. von 1–5 J. 3–5 Tr.	Zur Regulierung von Sekretion und Motilität Die Tr. werden am besten mit Wasser verdünnt nach dem Essen eingenommen. Bei häufigem Auftreten kurmäßige Anwendung über ca. 3 Monate

79.10 Biochemie/Schüßler-Salze

Mineralstoffe (Nummer)	Dosierung/Tag
8	12–20
9	12–20

79.11 Spagyrik

Mischung bei Sodbrennen, Spagyrik nach Spagyro Naturheilmittel (Menge für 50 ml)	
Absinthium D2	5 ml
Chamomilla D2	10 ml
Bolus alba D3	10 ml
Nux vomica D4	10 ml
Angelica archangelica D2	10 ml
Piper meth. D2	5 ml

Dosierung:
Akut: Alle 10 Min. 2 Sprühstöße in den Mund
Chronisch: 3- bis 8-mal 3 Sprühstöße in den Mund

Mittel	Dosierung
Nux vomica S Phcp®	Akut: 6 × tgl. 5 Globuli, chronisch: 3 × tgl. 5 Globuli

79.12 Bach-Blüten

Hier sollte der bestehende seelisch-geistige Zustand erfasst werden. Aus bis zu sieben verschiedenen Blüten-Essenzen wird die geeignete Bach-Blüten-Mischung zusammengestellt. Verwenden Sie hierzu die Kurzcharakterisierung der 38 klassischen Bach-Blüten unter ▶ Kap. 1.10.4; Arzneimittelauswahl und die Hinweise zur Herstellung einer Behandlungslösung unter ▶ Kap. 1.10.3.

79.13 Zusatzhinweise

- Keil unter die Matratze legen, damit Oberkörper und Kopf etwas erhöht liegen.
- Alkoholkonsum einschränken und auf kohlensäurehaltige Getränke verzichten.
- Fette und gebratene Speisen meiden, ebenso stark und scharf gewürztes Essen.
- Lieber fünf kleine Mahlzeiten einnehmen als drei große.
- Auf Kaffee und saure Fruchtsäfte verzichten.
- Rauchverzicht; Rauchen begünstigt Sodbrennen.
- Keine einschnürende und beengende Kleidung tragen.
- Stress begünstigt Sodbrennen (Stress behandeln ▶ Kap. 57).

80 Sonnenallergie

80.1 Grenzen der Selbstmedikation

Bei sehr starken Beschwerden oder einer generalisierten allergischen Reaktion, die nicht nur die typischen Bereiche bei einer Sonnenallergie wie z. B. Dekolleté, Oberarme, Brust, Rücken betrifft, sollte ärztlicher Rat eingeholt werden. Durch den starken Juckreiz aufgekratzte, sekundärinfizierte Hautareale müssen ärztlich behandelt werden.

80.2 Allopathie

80.2.1 Lokale Therapie

Präparate	Wirkstoffe	Wirkstoffgruppe
Ebenol® 0,25 %/0,5 % Creme, FeniHydrocort 0,25 %, 0,5 % Creme, Spray 0,5 %	Hydrocortison	Corticoid
Soventol® HydroCortisonAcetat Creme	Hydrocortisonacetat	Corticoid

80.3 Phytotherapie

80.3.1 Orale Therapie

Keine Empfehlung

80.4 Aromatherapie

Keine Empfehlung

80.5 Mikrobiom

Die Hautgesundheit kann probatorisch mit Innovall® ATOP Pulver verbessert werden, das bei Atopien der Haut rational eingesetzt werden kann, wozu die allergische Reaktion der Sonnenallergie/polymorphe Lichtdermatose im weitesten Sinn zu zählen ist.

80.6 Nahrungsergänzungsmittel

Mikronährstoff	Dosierung	Präparat	Hinweise
Calcium	500–1.500 mg/Tag Schon einige Tage vor Sonnenexposition	Sandoz®	Blockiert eventuell Histaminausschüttung in der Haut
Vitamin D	1.000 µg/Tag	Vigantol®	Unterstützt die Aufnahme von Calcium
Kombintion Calcium, Vitamin C, E +Beta-Carotin	1 Tbl./Tag, 14 Tage vor Sonnenexposition	Calcium Sandoz® Sun	Radikalfänger
Vitamin B_3	1.500–3.000 mg/Tag eine Woche vor Sonnenexposition	Douglas	Zur Vorbeugung

80.7 Homöopathie (Einzelmittel)

Äußerlich empfiehlt sich die zusätzliche Anwendung einer Cardiospermum enthaltenden Salbe (trockene Ekzeme) oder Creme (nässende Ekzeme), z. B. Halicar®.

Arzneiweisende Symptome	Zusatzhinweise	Passende Arznei mit Potenz	Dosierung/Tag
Blassrote, geschwollene, großflächige Quaddeln	Brennende, stechende Schmerzen; besser durch Kälte	Apis D6	Akut stündlich 5 Globuli, dann 3 × 5 pro Tag
Kleine Hautpickel mit wässrigem Sekret, wund und juckend	Schlimmer durch Schwitzen und Überhitzung	Natrium chloratum D6	Akut stündlich 5 Globuli, dann 3 × 5 pro Tag
Kleine, nesselsuchtartige Quaddeln; brennender, Schmerz, Jucken	Juckreiz, besser durch Reiben; bewährt bei Kontakt mit Quallen	Urtica D6	Akut stündlich 5 Globuli, dann 3 × 5 pro Tag

80.8 Homöopathie (Komplexmittel)

Präparate	Dosierung/Tag
Ekzevowen® oral Tropfen (Weber&Weber)	Akut: 5 Tropfen stdl. (max. 6 × tgl.) Chronisch: 1- bis 3-mal tgl. 5 Tropfen
Ekzevowen® derma Creme (Weber&Weber)	1- bis 3-mal tgl. auf die betroffenen Stellen auftragen

80.9 Anthroposophische Medizin

80.9.1 Innere Therapie (oral)

Mittel	Anwendung/Tag	Hinweise
Urtica comp., Globuli velati (Wala)	Kdr. bis 6 J.: 3-mal 5 Globuli velati Erw. und Kdr. ab 6 J.: 1- bis 3-mal tgl. 5–10 Globuli velati	Akutmittel bei Quaddelbildung
Calcium Quercus, Globuli velati (Wala)	bis 3-mal tgl. 5–10 Globuli velati	Bei allergischer Disposition prophylaktische Gabe 1 bis 2 Wochen vor Sonnenexposition

80.9.2 Äußere Therapie

Mittel	Anwendung/Tag	Hinweise
Wund- und Brandgel, Gel (Wala) oder Combudoron® Gel (Weleda)	Im akuten Fall auftragen und eintrocknen lassen	Das Gel nicht einmassieren

80.10 Biochemie/Schüßler-Salze

Mineralstoffe (Nummer)	Dosierung/Tag
3	12
8	12
10	20–30

80.11 Spagyrik

Mischung bei Sonnenallergie, Spagyrik nach Spagyro Naturheilmittel (Menge für 50 ml)	
Cardiospermum D2	15 ml
Belladonna D3	5 ml
Fagopyrum esculentum Ø	5 ml
Propolis D2	10 ml
Vinca minor D2	5 ml
Viola tricolor D1	5 ml
Nr. 10 Natrium sulf. spag. D6	5 ml

Dosierung:
Akut: Alle 10 Min. 2 Sprühstöße in den Mund und auf die Haut
Vorbeugend u. chronisch: 3 × 3 Sprühstöße in den Mund

80.12 Bach-Blüten

Hier sollte der bestehende seelisch-geistige Zustand erfasst werden. Aus bis zu sieben verschiedenen Blüten-Essenzen wird die geeignete Bach-Blüten-Mischung zusammengestellt. Verwenden Sie hierzu die Kurzcharakterisierung der 38 klassischen Bach-Blüten unter ▸ Kap. 1.10.4; Arzneimittelauswahl und die Hinweise zur Herstellung einer Behandlungslösung unter ▸ Kap. 1.10.3.

80.13 Zusatzhinweise

- Langsame Gewöhnung der Haut an die Sonne.
- Fett- und emulgatorfreie Sonnenschutzprodukte mit hohem Schutz gegen UV-A-Strahlen verwenden.
- Abends Reinigung der Haut von Sonnenschutzmittelresten mit milden Hautreinigungsprodukten.
- Prüfen, ob es sich um eine photoallergische Reaktion handelt, im Zusammenhang mit der Einnahme von Medikamenten, der Anwendung von Kosmetika oder bestimmten Lebensmitteln.
- UV-dichte Kleidung tragen und Sonne meiden, Regenschirm als Sonnenschutz nutzen.

81 Sonnenbrand

81.1 Grenzen der Selbstmedikation

Haben sich durch die zu hohe Strahlendosis der Sonnenbestrahlung (bei nicht ausreichend mit hochwertigen Sonnenschutzpräparaten geschützter Haut) Verbrennungen und Blasen gebildet, so ist der Arzt zur Behandlung hinzuzuziehen. Ebenso sollten großflächige Verbrennungen oder Hautveränderungen mit Verdacht auf eine Sonnenallergie (▶Kap. 80) ärztlich abgeklärt werden. Das Gleiche gilt bei Verdacht auf Hitzschlag (Exsikkose und hohe Blutviskosität) oder Sonnenstich (Entzündung der Hirnhäute). Bei zusätzlichen Symptomen wie Fieber und/oder Schüttelfrost verbietet sich eine alleinige Selbstmedikation. Kleine Kinder mit Sonnenbrand gehören aufgrund ihrer anatomischen Gegebenheiten (große Oberfläche!) in die Hand des Arztes.

81.2 Allopathie

81.2.1 Lokale Therapie

Präparate	Wirkstoffe	Wirkstoffgruppe
Azaron® Stick	Tripelennaminhydrochlorid	H_1-Antihistaminikum
Fenistil Kühl Roll-on	Konservierte wässrige, gelige Lsg.	Verdunstungskälte
Fenistil® Gel	Dimetindenmaleat	H_1-Antihistaminikum
Soventol® Gel	Bamipinlactat	H_1-Antihistaminikum
Systral® Kühl-Gel	Chlorphenoxaminhydrochlorid	H_1-Antihistaminikum
Tannolact® Creme/Fettcreme/Lotio/Badezusatz	Phenol-Methanal-Harnstoff-Polykondensat, sulfoniert	Künstlicher Gerbstoff

S

81.3 Phytotherapie

81.3.1 Lokale Therapie

Präparate	Inhaltsstoffe	Dosierung/Tag	Hinweise
PC 30® Liquid	Trockenextrakt aus Kamillenblüten	Mehrmals tgl. auftragen	

81.4 Aromatherapie

Lavendelöl ist das wirksamste Öl bei Verbrennungen aller Art, so auch bei Sonnenbrand. Es kann hierzu auf kleinere Areale pur aufgetragen oder in Lotionen oder kühlende Gele bis zu 10 % eingearbeitet und großflächig verteilt werden.

81.5 Mikrobiom

Keine Angabe.

81.6 Nahrungsergänzungsmittel

Mikronährstoff	Dosierung	Präparat	Hinweise
Vitamin C	500–1.000 mg/Tag	Cetebe®	Hilft der Haut zu regenerieren
Vitamin E	200–500 I. E./Tag	Optovit®-fortissimum	Hilft der Haut zu regenerieren
Zink	10–15 mg/Tag	Zinkorotat-POS®	Unterstützt Heilung

81.7 Homöopathie (Einzelmittel)

Bei intaktem Hautbild kann die Wundheilung mit einer äußerlichen Anwendung eines calendulahaltigen Gels (Calendumed®) unterstützt werden.

Arzneiweisende Symptome	Zusatzhinweise	Passende Arznei mit Potenz	Dosierung/Tag
Blassrote, geschwollene, großflächige Quaddeln	Brennende, stechende Schmerzen; besser durch Kälte	Apis D6	Akut stündlich 5 Globuli, dann 3 × 5 pro Tag
Glühende, knallrote Haut; extrem berührungsempfindlich	Brennende, klopfende Schmerzen; auch bei Sonnenstich	Belladonna D6	Akut stündlich 5 Globuli, dann 3 × 5 pro Tag
Starke brennende Schmerzen mit Blasenbildung der Haut, Unruhe	Auch bei Verbrühung oder Verbrennung 2. Grades; besser durch kaltes Wasser	Cantharis D6	Akut stündlich 5 Globuli, dann 3 × 5 pro Tag
Sonnenbrand mit Hautrötung ohne Blasen, starker Schmerz bei Berührung	Gereizt, will seine Ruhe, großer Durst	Bryonia D6	Akut stündlich 5 Globuli, bei Besserung 3 × 5 Globuli

81.8 Homöopathie (Komplexmittel)

Präparate	Dosierung/Tag
Naranocut comp. Tropfen (Pflüger)	Akut: 5–10 Tropfen stdl. (max. 12 × tgl.) Chronisch: 1- bis 3-mal 5–10 Tropfen
Cutacalmi® Globuli (Heel)	Akut: 5 Globuli stdl. (max. 6 × tgl.) Chronisch: 1- bis 3-mal tgl. 5 Globuli
Cedron Komplex Tropfen (Nestmann)	3 × tgl. 10 Tropfen

81.9 Anthroposophische Medizin

Die Präparate eignen sich auch bei kleinen **Verbrennungen** im Haushalt.

S

81.9.1 Innere Therapie (oral)

Mittel	Anwendung/Tag	Hinweise
Arnica e planta tota D6, Globuli velati (Wala)	bis 3-mal tgl. 5–10 Globuli velati	Die Behandlung erfolgt so lange, bis die Beschwerden nachlassen

81.9.2 Äußere Therapie

Mittel	Anwendung/Tag	Hinweise
Combudoron®, Gel (Weleda) oder Wund- und Brand Gel (Wala)	Das Gel messerrückendick und großzügig auf die betroffenen Stellen auftragen und antrocknen lassen. Nicht einreiben	
Brandessenz, Tinktur (Wala®)	1 EL auf ¼ l Wasser für Umschläge	Bei verbranntem Rücken kann ein T-Shirt mit der verdünnten Lsg. getränkt werden
Combudoron®, Flüssigkeit (Weleda)	Erw. und Kdr. über 6 J.: 1:10 verdünnt, d. h. 1 EL (ca. 15 ml) auf 150 ml Wasser zu Umschlägen verwenden	Bei verbranntem Rücken kann ein T-Shirt mit der verdünnten Lsg. getränkt werden

81.10 Biochemie/Schüßler-Salze

Mineralstoffe (Nummer)	Dosierung/Tag
3	12–20
8	12–20

Unterstützende Anwendung als Breiauflage: Die Mineralstoffe werden mit abgekochtem Wasser breiig angelöst. Die Anzahl der Tabletten hängt von der Größe der Fläche ab. Den Brei auf die betroffenen Hautstellen auflegen und mit Frischhaltefolie abdecken.

81.11 Spagyrik

Mischung bei Sonnenbrand, Spagyrik nach Zimpel/Staufen-Pharma (Menge für 50 ml)	
Belladonna D3	10 ml
Cardiospermum D2	20 ml
Echinacea D2	10 ml
Hypericum D2	5 ml
Chamomilla D2	5 ml

Dosierung:
Akut: Alle 10 Min. 2 Sprühstöße in den Mund
Chronisch: 3 × 3 Sprühstöße in den Mund

Mittel	Dosierung
Cutral spag. Peka Salbe	
Cutro spag. Peka Tropfen	3 × 20 Tr.

81.12 Bach-Blüten

Blüte	Seelische Haltung	Dosierung/Tag	Hinweis
Rescue-Remedy-Tropfen		Äußerlich: Als Umschlag oder Wickel 6 Tr. auf einen ½ l Wasser	

81.13 Zusatzhinweise

- Kühle, feuchte Auflagen lindern den Juckreiz und die Entzündung.
- Meiden von weiterer Sonnenbestrahlung.
- Fettarme, feuchtigkeitsspendende Körpermilch oder Pflegeschaum auftragen, um das Spannungsgefühl zu nehmen.
- Für stärkeren Sonnenschutz sorgen mittels Sonnenschutzpräparaten, Kleidung, Meiden direkter Sonneneinstrahlung.

82 Stumpfe Verletzungen; Bluterguss, Prellung, Verstauchung, Zerrung

82.1 Grenzen der Selbstmedikation

Bei Verdacht auf Fraktur, Bänderriss, Muskelfaserriss oder innere Verletzungen sowie bei großflächigen Verletzungen und Verletzungen im Augen- oder Genitalbereich muss unbedingt ein Arzt aufgesucht werden. Sollte es im Rahmen einer Sportverletzung zu Bewusstseinsverlust gekommen sein (Aufprall auf Hallenboden), so muss an eine Gehirnerschütterung gedacht werden (Übelkeit, Erbrechen, Kopfschmerz). Hier ist eine ärztliche Abklärung notwendig.

Blutergüsse, die wiederholt auftreten ohne erkennbaren Grund, sensorische oder motorische Ausfälle und Blutergüsse im Augen- oder Genitalbereich sollten ärztlich abgeklärt werden. Dies gilt auch für Patienten, die mit Gerinnungshemmern therapiert (Marcumar®, Heparin oder Heparinoide s. c.) werden oder unter chronischen Erkrankungen leiden. Eine ärztliche Abklärung muss ebenso erfolgen, wenn aufgrund der Schwere der Verletzungen von einem massiven Blutverlust ausgegangen werden muss.

Eine ärztliche Abklärung des traumatischen Ereignisses am Gelenk ist notwendig bei einer Schwellung des Gelenks, bei Luxationen (Ausrenkungen von Schulter, Fingergelenk, Ellenbogengelenk), bei akuten Schmerzen und wenn Beschwerden sich bei Selbstmedikation nicht bessern oder sich verschlimmern. Bei sehr starken Beschwerden mit Bewegungseinschränkung könnte z. B. ein Bänderriss oder eine Fraktur vorliegen.

82.2 Allopathie

Bei Sportverletzungen, bei denen Hämatome, Bänderzerrungen/-dehnungen, damit verbundene Schwellungen und Schmerzen im Vordergrund stehen, gilt es, als erste Sofortmaßnahme nach dem „Pech“-Prinzip zu handeln: **P**ause, **E**is, **C**ompression und **H**ochlagern der betroffenen Extremität.

82.2.1 Lokale Therapie

Präparate	Wirkstoffe	Wirkstoffgruppe
Algesal Creme	Diethylammonium-salicylat, Myrtecain	Antiphlogistikum (NSAR)
Dolobene® Ibu 50 mg/g Gel, Ibutop® Schmerzcreme	Ibuprofen	NSAR (Analgetikum, Antirheumatikum)
Dolo-Arthrosenex® N Gel, Dolo-Arthrosenex® M Salbe	Hydroxyethylsalicylat	Analgetikum, Antirheumatikum
Dolobene® Cool Gel	Isopropanol, Mateblätter-Extr., Levomenthol, D-Campher	Abschwellend, antiseptisch
Enelbin® Paste	Zinkoxid, Salicylsäure, Aluminiumsilikate	Abschwellend, antiseptisch, Analgetikum
Hepathrombin® 30000/60000 Gel/Salbe, Thrombareduct® Sandoz® Gel/Salbe 30000/60000/180000 Heparin-Generika-Topika	Heparin-Natrium (Schwein)	Venenmittel mit Heparin, Antithrombotikum Wirkung fraglich (Resorption Makromolekül transdermal nicht zu erwarten!)
Ichtholan 10 %/20 %/50 % Salbe	Ammoniumbituminosulfonat („Ichthyol")	Antiphlogistikum
Lindofluid® 0,5 g/100 g Lsg.	Campher	Kälteleitende Schmerzfasern moduliert
Mobilat® DuoAktiv Schmerzgel	Chondroitinpolysulfat, Salicylsäure	Mucopolysaccharidpolyschwefelsäureester I, NSAR
Reparil® Gel N	Aescin, Diethylammoniumsalicylat	Antiödematosum, Antiphlogistikum
Thrombocid® Gel	Na-Pentosanpolysulfat	Antithrombotikum
Venostasin® Gel Aescin	Aescin	Antiödematös, abdichtend

S

82.2.2 Orale Therapie

Präparate	Wirkstoffe	Wirkstoffgruppe
Phlogenzym® mono	Bromelain 800 FIP	Stoßtherapie bis zu 12 Stk., Cave: Hämophilie- u. Antithrombosemittel, Mischung Phyto- u. Organpräparat
Venoruton® 300, Venoruton® intens 500 mg	0-(β-Hydroxyethyl)-rutoside	Antiödematös, abdichtend
Wobenzym®	Bromelain, Papain, Rutosid-3-Wasser	Erstverschlimmerung b. chron. Erkrankungen als Zeichen der Anregung des Heilungsprozesses möglich, mit der gleichen Dosis weitermachen! Cave: Blutgerinnungsstörungen, strenge Indikationsstellung bei Schwangeren

82.3 Phytotherapie

82.3.1 Orale Therapie

Enzyme aus Ananasstrunk (Bromelain) und Papayaschale (Papain) sind antiödematös, schmerzlindernd und antientzündlich wirksam.

Präparate	Inhaltsstoffe	Dosierung/Tag	Hinweise
Bromelain®-POS	Ananasstamm-Bromelaine	Ab 12 Jahren: 1- bis 2-mal 1	Nicht bei Blutgerinnungsstörungen und bevorstehenden Operationen
Wobenzym® sport magensaftresitente Tab.	Bromelain, Sauerkirsche	Tgl. 2 Tab.	

Pflanzliche entzündungshemmende, antiödematöse und auch die Mikrodurchblutung fördernde Zubereitungen sind angezeigt, um nach Abschluss der Blutgerinnung nach einer traumatischen Verletzung (Prellung, Schlag, Stoß, Quetschung) die Resorption des gebildeten Hämatoms zu beschleunigen bzw. abschwellende und auch schmerzstillende Linderung zu bieten.

82.3.2 Lokale Therapie

Präparate	Inhaltsstoffe	Dosierung/Tag	Hinweise
Arnika Tinktur „Hetterich“ Profelan Salbe n. Dr. Müller-Wohlfahrt doc® Arnika 21,5 % Creme	Tinktur aus Arnikablüten	Zur Bereitung von Umschlägen 3–10-fach mit Wasser verdünnen	Nur äußerliche Anwendung!
Kneipp® Arnika Kühl- & SchmerzGel	Tinktur aus Arnikablüten	2 × tgl. 3 cm langen Gelstrang auf die Haut auftragen und auf handtellergroße Fläche verteilen	Erhöhter Kühleffekt: Lagerung im Kühlschrank
Kneipp® Arnika Salbe S	Öliger Auszug aus Arnikablüten	Mehrmals tgl.	Leichte Streichmassage; auf akut entzündeten Stellen: messerrückendicker Salbenumschlag, keine Massage
Kytta® Schmerz-Salbe Traumaplant® Schmerzcreme	Beinwellwurzel-Fluidextrakt Beinwell-kraut-Presssaft	> 12 J.: 2- bis 4-mal tgl. 4–18 cm Salbenstrang auftragen und einmassieren	Auch als Salbenverband: 10–20 g; nicht auf verletzte Haut!
Retterspitz® äußerlich, Flüss.	Arnikatinktur, Thymianöl, Rosmarinöl	3 × tgl. 2-lagigen Umschlag für 1–2 Std.	Ideal: Retterspitz® Textilien f. Umschläge

S

82.4 Aromatherapie

Zur Heilungsförderung und Schmerzstillung hat sich eine Mischung bewährt aus 1 % Lavendelöl, 1 % Cistrosenöl, 1 % Immortellenöl und Johanniskrautöl oder Ringelblumenöl oder fettem Arnikaöl, die 3 × tgl. leicht massierend aufgetragen wird.

82.5 Mikrobiom

Keine Angabe.

82.6 Nahrungsergänzungsmittel

Mikronährstoff	Dosierung	Präparat	Hinweise
Bromelain	2 × 2 Dragees/Tag nüchtern	Bromelain® POS	Entzündungshemmend, abschwellend, schmerzlindernd
Vitamin C	150–300 mg/Tag	Acerola/Flavonoid Pure encapsulations®	Kollagenbildung
Vitamin D	1.000–2.000 I. E./Tag	Köhler	Stärkt Knochen, Sehnen, Muskeln
Glucosamin + Chondroitin	500–1.000 mg/Tag 300–600 mg/Tag	Chondroitin Zein Pharma	Ernähren geschädigtes Gewebe
Zink	10–15 mg/Tag	Zinkorotat-POS®	Antioxidans

82.7 Homöopathie (Einzelmittel)

Äußerlich; bei intaktem Hautbild empfiehlt sich die zusätzliche Anwendung einer arnikahaltigen Salbe, z. B. Arnica-Salbe N.

Arzneiweisende Symptome	Zusatzhinweise	Passende Arznei mit Potenz	Dosierung/Tag
Mittel der 1.Wahl bei allen Arten von Verletzungen und nach Operationen	Bewährt bei Überanstrengung, nach Sturz, nach Zahnextraktion, nach OP zur besseren Heilung schlimmer durch Berührung, Kälte, Druck; besser durch Ruhe	Arnica D30	Akut alle 10 Min. 5 Globuli, dann 3 × 5 Globuli **CAVE! Nicht nach OP der Augen – Gefahr der Einblutung!**
Verletzungen innerer Organe und tief liegenden Gewebes, nach OP; Hämatome; Zerschlagenheitsgefühl	Schmerzen wie gequetscht, klopfend; oft Folgemittel auf Arnica, wenn Verhärtungen, Schwellungen, Hämatome bleiben	Bellis perennis D6	3 × 5 Globuli
Schwarzgrüne Verfärbung des Blutergusses	Folgemittel von Arnica, bei „blauem Auge"	Ledum D6	3 × 5 Globuli
Akut auftretende, reißende Schmerzen, Gelenksteifigkeit; Ruhelosigkeit	Folge von Überanstrengung oder Verkühlen; schlimmer bei anfänglicher Bewegung und Kälte; besser durch fortgesetzte Bewegung und Wärme	Rhus toxicodendron D12	Akut stündlich 5 Globuli; bei Besserung Abstände verlängern

Arzneiweisende Symptome	Zusatzhinweise	Passende Arznei mit Potenz	Dosierung/Tag
Schmerzen wie wund und zerschlagen; bei Schlag oder Zerrung im Bereich der Sehnen, Bänder und Knochenhaut; HWS-Schleudertrauma, Schleimbeutelentzündung Schwäche der Gelenke	Folgemittel von Arnica (nach 2 Tagen) schlimmer im Liegen, beim Treppensteigen und durch Kälte; besser bei Bewegung und Wärme	Ruta D6	5 × 5 Globuli
Bei Nervenschädigung mit stechend einschießenden Schmerzen, auch nach OP Quetschungen	Bei Schädel-, Wirbelsäulen-, Steißbeinprellungen, Gehirnerschütterung	Hypericum D12	Akut alle 2 Std. 5 Globuli, bei Besserung 3 × 5 Globuli
Prellung der Knochen, Distorsionen, Knochenhautverletzung	Bei „blauem Auge“, umgeknicktem Knöchel, bei Knochenbruch zur Förderung der Kallusbildung	Symphytum D6	3 × 5 Globuli

82.8 Homöopathie (Komplexmittel)

Präparate	Dosierung/Tag
Traumakatt Tabletten (Kattwiga)	1 Tbl. stdl. (max. 12 × tgl.)
Traumeel® S Tabletten (Heel)	1- bis 3-mal tgl. 1 Tbl.
Traumeel® S Salbe (Heel)	1- bis 3-mal tgl. auftragen
Arnica comp. Gel (DHU)	1- bis 2-mal tgl. auftragen

82.8.1 Innere Therapie (oral)

Mittel	Anwendung/Tag
Arnica e planta tota D6, Globuli velati (Wala)	1- bis 3-mal tgl. 5–10 Globuli velati unter der Zunge zergehen lassen. Die Behandlung erfolgt so lange, bis die Schmerzen nachlassen.
Arnica, Planta tota D6, flüssige Verdünnung (Weleda)	1- bis 3-mal tgl. 5–10 Tr., im akuten Stadium alle 2 Std. 5 Tr. mit Wasser verdünnt einnehmen

82.8.2 Äußere Therapie

Mittel	Anwendung/Tag	Hinweise
Arnika Wundtuch (Wala)	Das mit Arnika-Tinktur getränkte Tuch wird auf die betroffene Hautpartie aufgelegt und wie eine Kompresse befestigt. Damit das Tuch nicht zu schnell austrocknet, kann es zwischendurch mit etwas Wasser feucht gehalten werden.	Feuchttücher Das Mittel der Wahl für die schnelle Hilfe unterwegs, da es einfach und schnell anzuwenden ist
Arnika-Essenz (Weleda)	1 EL Arnika-Essenz auf ¼ l Wasser geben. Eine Kompresse oder ein geeignetes Tuch wird mit der verdünnten Essenz getränkt und auf die verletzte Stelle aufgelegt. Der Umschlag wird anfangs viertel- bis halbstündlich, später in größeren Abständen erneuert.	Für Umschläge auf unverletzter Haut
Arnika-Gelee (Weleda)	Das Gel 3- bis 5-mal tgl. bis zum Abklingen der Beschwerden auf die betroffenen Stellen der Haut auftragen. Nicht auf offene Wunden	
Arnika Salbe (Wala)	bis 2-mal tgl. einreiben oder als Salbenverband anwenden	

82.9 Anthroposophische Medizin

82.9.1 Innere Therapie (oral)

Mittel	Anwendung/Tag	Hinweise
Arnica e planta tota D6, Globuli velati (Wala)	bis 3-mal tgl. 5–10 Globuli velati	Die Behandlung erfolgt so lange, bis die Schmerzen nachlassen.
Arnica, Planta tota D6, flüssige Verdünnung (Weleda)	bis 3-mal tgl. 5–10 Tr., im akuten Stadium alle 2 Std. 5 Tr. mit Wasser verdünnt einnehmen	Die Behandlung erfolgt so lange, bis die Schmerzen nachlassen.
Symphytum comp., Globuli velati (Wala)	Kdr. bis 6 J.: 3 × tgl. 5–10 Globuli velati, Erw. und Kdr. ab 6 J.: 3 × tgl. 5–10 Globuli velati	Bei Verletzung der Knochen, knochennahen Gewebe und Bänder

82.10 Spagyrik

Mischung bei Sportverletzung, Spagyrik nach Spagyro Naturheilmittel (Menge für 50 ml)	
Arnica D2	10 ml
Propolis D3	10 ml
Cardiospermum D2	10 ml
Hypericum D2	10 ml
Bryonia D2	5 ml
Aconitum D2	5 ml

Dosierung:
Akut: Alle 10 Min. 2 Sprühstöße in den Mund
Chronisch: 3 × 3 Sprühstöße in den Mund

Mischung bei Prellung, Spagyrik nach Spagyro Naturheilmittel (Menge für 50 ml)	
Arnica D2	10 m
Propolis D3	10 ml
Cardiospermum D2	10 ml
Hypericum D2	5 ml
Ruta graveolens Ø	5 ml
Phytolacca D2	5 ml
Dipsacus sylvestris D2	5 ml

Dosierung:
Akut: Alle 10 Min. 2 Sprühstöße in den Mund
Chronisch: 3 × 3 Sprühstöße in den Mund

Mittel	Dosierung
Flamyar® spag. Peka N Salbe	
Flamyar® spag. Peka N Tropfen	3 × 20 Tr.
Laevul® spag. Peka Salbe	

Mischung bei Bluterguss, Spagyrik nach Spagyro Naturheilmittel (Menge für 50 ml)	
Belladonna D3	5 ml
Cardiospermum D2	10 ml
Achillea millefolium Ø	10 ml
Stellaria media Ø	10 ml
Arnica D2	5 ml
Nr. 3 Ferrum phos. spag. D6	10 ml

Dosierung:
Akut: Alle 10 Min. 2 Sprühstöße in den Mund
Chronisch: 5 × 3 Sprühstöße in den Mund

Mittel	Dosierung
Flamyar® spag. Peka N Salbe	

Mischung bei Verstauchung, Zerrung, Spagyrik nach Spagyro Naturheilmittel (Menge für 50 ml)	
Arnica D2	10 ml
Cardiospermum D2	10 ml
Rhus tox. D4	5 ml
Symphytum officinale Ø	5 ml
Nr. 1 Calcium fluor. spag. D6	10 ml
Nr. 3 Ferrum phos. spag. D6	10 ml

Dosierung:
Akut: Alle 10 Min. 2 Sprühstöße in den Mund
Chronisch: 6 × 3 Sprühstöße in den Mund

Mittel	Dosierung
Phönix® Stellaria spag.	3- bis 4-mal 20 Tr.
Juv 110 Tropfen	3- bis 4-mal 20 Tr.

82.11 Bach-Blüten

Blüte	Seelische Haltung	Dosierung/Tag	Hinweis
Rescue-Remedy-Tropfen	Trauma durch Verletzung, Unfall	Innerlich: Nach der Verletzung 4 Tr. unverdünnt auf die Zunge, in den folgenden Std. 2- bis 3-mal wiederholen Äußerlich: Als Umschlag oder Wickel 6 Tr. auf einen ½ l Wasser	
Rescue-Remedy-Creme	Trauma durch Verletzung, Unfall	Mehrmals tgl. sanft massierend auf die betroffene Stelle auftragen	

82.12 Zusatzhinweise

PECH-Regel beachten:

- (P)ause einlegen, Aktivität sofort unterbrechen.
- (E)is oder andere Kälteanwendung sofort beginnen, um die Schwellung und Hämatombildung möglichst gering zu halten.
- (C) Kompression des betroffenen Körperteils mittels Bandagen oder Verbänden.
- (H)ochlegen des betroffenen Körperteils, um Schwellungen und Einblutungen ins Gewebe gering zu halten.
- Dem Körper genügend Zeit geben, damit der Schaden weitestgehend abgeheilt ist, bevor die Sportart wieder ausgeübt wird.
- Sofortiges Kühlen mit Eis oder Kühlkompressen hilft, das Ausmaß des Blutergusses zu verringern.
- Hochlagerung der betroffenen Extremität.
- Keine kraftvolle Massage.
- In den folgenden Tagen kann der Stoffwechsel durch warme Umschläge angeregt werden, um den Bluterguss schneller abzubauen.

T

83 Tinnitus

83.1 Grenzen der Selbstmedikation

Jede Art von Ohrgeräuschen, die länger als drei Tage anhalten, sollten ärztlich abgeklärt werden. Dies gilt insbesondere für ganz plötzliche, starke Beschwerden mit Gefahr des Hörsturzes. Da eine rasche Intervention bei Hörsturz das Absterben der feinen Nervenzellen des Innenohrs verhindern hilft, sollte frühzeitig ein Arzt aufgesucht werden. Dauernde Ohrgeräusche stellen zudem eine immense nervliche Belastung dar und können in Einzelfällen die Entstehung einer Depression begünstigen, zumindest stellen sie ein Problem für die Entwicklung einer Schlafstörung dar. Frühzeitige Intervention!

83.2 Allopathie

Keine Angabe.

83.3 Phytotherapie

Pflanzliche rheologisch wirkende Arzneimittel stellen die Möglichkeit einer Kompletttherapie des Tinnitus dar. Hierbei ist auf eine ausreichende Dosierung (120 mg–240 mg Ginkgo-biloba-Trockenextrakt, standardisiert) zu achten. Sollte auch nach 3–(6) Monaten Anwendungsdauer keine Verbesserung eingetreten sein, so ist auch nach längerer Behandlung kein Erfolg mehr zu erwarten und die Therapie abzubrechen.

83.3.1 Orale Therapie

Präparate	Inhaltsstoffe	Dosierung/Tag	Hinweise
Gingium® 120, Tebonin® intens 120	Ginkgo-biloba-Blätter-Trockenextrakt 120 mg	1- bis 2-mal 1	
Tebonin® forte, Rökan® 40 mg	Ginkgo-biloba-Blätter-Trockenextrakt 40 mg	3 × 1 oder 2 × 2	
Tebonin® spezial 80, Gingium® 80	Ginkgo-biloba-Blätter-Trockenextrakt 80 mg	2- bis 3-mal 1	
Tebonin® konzent® 240	Ginkgo-biloba-Blätter-Trockenextrakt 240 mg	1 × 1	

83.4 Aromatherapie

Keine Angabe.

83.5 Mikrobiom

Keine Angabe.

83.6 Nahrungsergänzungsmittel

Mikronährstoff	Dosierung	Präparat	Hinweise
Magnesium	300–800 mg/Tag, je nach Verträglichkeit für 3 Monate, dann 400 mg auf Dauer	Magnesium Verla®	Kann bei hoher Dosierung Durchfall verursachen, dann reduzieren, wirkt gefäßerweiternd
Zink	30–50 mg/Tag	Zinkorotat-POS®	Radikalfänger
Coenzym Q10	3 × 6 Hübe – 50–300 mg/Tag	QuinoMit Q10®	Radikalfänger, fördert Energieversorgung der Zelle
Vitamin A	2.500–10.000 I. E./Tag	Innovamulsin®	Radikalfänger
Vitamin-B-Komplex	3 × 2 Kps./Tag	ratiopharm®	Radikalfänger
Folsäure	0,4–1 mg/Tag	ratiopharm®	Radikalfänger
Vitamin C	3 × 1 Kapsel/Tag	Vitamin C mse matrix	Radikalfänger
Vitamin D	2 × 1 Kapsel/Tag	Vitamin D3 mse	Radikalfänger
Vitamin E	200–500 I. E./Tag	Optovit® fortissimum	Radikalfänger
Omega-3-Fettsäuren	1–3 g/Tag	EnzOmega®	Entzündungshemmend
Ginkgo biloba	150–300 mg/Tag	Doppelherz® Ginkgo 120 mg	Durchblutungsfördernd

83.7 Homöopathie (Einzelmittel)

Die hier besprochenen Mittel können nicht bei chronischen Beschwerden eingesetzt werden, sondern nur bei akut auftretenden Problemen mit bekannter Ursache.

Arzneiweisende Symptome	Zusatzhinweise	Passende Arznei mit Potenz	Dosierung/Tag
Erschwertes Hören mit Ohrgeräuschen	Folge eines Knalltraumas oder einer Verletzung	Arnica D6	5 × 5 Globuli
Leichte Ohrgeräusche mit Schwindel; tagsüber müde, abends schlaflos	Folge von Schlafmangel, Jetlag, Schichtarbeit	Cocculus D6	5 × 5 Globuli
Unterschiedliche Ohrgeräusche, schlimmer bei Stress und Anspannung	Folge von Stress, Überarbeitung, sitzender Tätigkeit, ungesunder Ernährung	Nux vomica D6	5 × 5 Globuli
Widerhallende Ohrgeräusche; sehr schreckhaft; benötigt Ruhe	Folge von Infekten, Überanstrengung, Aufregung	Phosphor D12	3 × 5 Globuli

83.8 Homöopathie (Komplexmittel)

Präparate	Dosierung/Tag	Hinweis
Vertigoheel® Tabletten (Heel)	1- bis 3-mal tgl. 1 Tbl.	Regt Mikrozirkulation an
Petroleum F Komplex Tropfen (Nestmann)	3 × tgl. 10 Tropfen	Bei Ohrgeräuschen aufgrund von Funktionsstörungen des Innenohrs
dystoLoges® Tabletten	3 × tgl. 1 Tbl.	Bei stressbedingten Beschwerden

83.9 Anthroposophische Medizin

83.9.1 Innere Therapie (oral)

Mittel	Anwendung/Tag	Hinweise
Scleron®, Tbl. (Weleda)	2-mal tgl. 1 Tbl. über 4 Wochen	Zur Vitalisierung des Nerven-Sinnes-Systems
Aurum/Stibium/ Hyoscyamus, Globuli velati (Wala)	3-mal tgl. 10 Globuli velati	Unterstützt den inneren Rhythmus

83.10 Biochemie/Schüßler-Salze

Differenzierung	Mineralstoffe (Nummer)	Dosierung/Tag
Akut	3	20–50
Allgemein	1	12
	3	12
	4	7
	9	12
	10	12
	11	5–7
Rauschend	1	7
	3	12
Wechselnde Töne	2	12
Hohes Pfeifen	1	7
	4	7
	9	12
	11	7

83.11 Spagyrik

Mischung bei Tinnitus, Spagyrik nach Spagyro Naturheilmittel (Menge für 50 ml)	
Artemisia annua D2	10 ml
Anamirta cocculus Ø	5 ml
Piper meth. D2	10 ml
Ginkgo D2	10 ml
Plumbum aceticum D4	5 ml
Nr. 3 Ferrum phos. spag. D6	5 ml
Hypericum D2	5 ml

Dosierung:
Akut: Alle 10 Min. 2 Sprühstöße in den Mund
Chronisch: 3 × 3 Sprühstöße in den Mund

Mittel	Dosierung
Solunat Nr. 17 Sanguisol	1 × 10 Tr. morgens
Solunat Nr. 9 Lymphatik	2 × 10 Tr. morgens u. abends
Solunat Nr. 18 Splenetik	2 × 10 Tr. morgens u. abends
Solunat Nr. 4 Cerebretik	1 × 10 Tr. spätabends

83.12 Bach-Blüten

Hier sollte der bestehende seelisch-geistige Zustand erfasst werden. Aus bis zu sieben verschiedenen Blüten-Essenzen wird die geeignete Bach-Blüten-Mischung zusammengestellt. Verwenden Sie hierzu die Kurzcharakterisierung der 38 klassischen Bach-Blüten unter ▶Kap. 1.10.4; Arzneimittelauswahl und die Hinweise zur Herstellung einer Behandlungslösung unter ▶Kap. 1.10.3.

83.13 Zusatzhinweise

- Gesunde Lebensführung mit ausreichend Schlaf und Ruhepausen, Bewegung an der frischen Luft und gesunder Ernährung.
- Mindestens 2 l Flüssigkeit am Tag zu sich nehmen (Wasser, verdünnte Fruchtsäfte, Kräutertees).
- Entspannen lässt sich erlernen. Progressive Muskelentspannung, autogenes Training, Selbsthypnose, Atemtherapie, Meditation oder Yoga sind einige bewährte Methoden.
- Erfahrungsaustausch in Selbsthilfegruppen.
- Arbeit an einer positiven Lebenseinstellung.
- Retraining-Therapie, um die Geräusche überhören zu lernen.
- Psychotherapeutische Hilfe.
- Es gibt den ärztlichen Rat, bei Ohrgeräuschen zu singen, um den inneren Tönen etwas von außen entgegenzusetzen.

84 Übelkeit, Erbrechen

84.1 Grenzen der Selbstmedikation

Übelkeit mit auffallenden Begleitsymptomen, wie z. B. Fieber, massiven Krämpfen, Kopfschmerzen, und eine chronische, immer wiederkehrende Übelkeit müssen ärztlich abgeklärt werden. Eine Ursachenabklärung sollte erfolgen, wenn nicht relativ banale Gründe vorliegen (wie verdorbenes Essen, Abneigung gegen bestimmte Speisen, zu viel Alkoholgenuss, Reiseübelkeit, Schwangerschaftserbrechen in normal tolerierbarem Rahmen).

84.2 Allopathie

Präparate	Wirkstoffe	Wirkstoffgruppe
Emesan® Tabletten	Diphenhydraminhydrochlorid	H_1-Antihistaminikum
Superpep® Reisekaudragees/Reisetbl., Vertigo-Vomex® SR retard, Vomacur® 40/70 Supp./Tbl., Vomex A® Sirup/40 Kindersupp./150 Supp./A, Drg. Reisegold® Tabs gegen Reiseübelkeit Reisefit Hennig® Tab. Reisetabletten-ratiopharm® u. a. Generika	Dimenhydrinat	H_1-Antihistaminikum

84.3 Phytotherapie

84.3.1 Orale Therapie

Präparate	Inhaltsstoffe	Dosierung/Tag	Hinweise
Iberogast® classic Tr.	Auszüge aus *Iberis amara* (frische Ganzpflanze), Angelikawurzel, Kamillenblüten, Kümmel, Mariendistelfrüchten, Melissenblättern, Pfefferminzblättern, Schöllkraut, Süßholzwurzel	> 12 J.: 3 × tgl. 20 Tr., 6–12 J.: 15 Tr., 3–6 J.: 10 Tr., 3 Mon.–3 J.: 8 Tr., < 3 Mon.: 6 Tr.	Vor oder zum Essen, b. Reizmagen, Reizdarm, funktionellen u. motilitätsbedingten Magen-Darm-Erkrankungen, Magen- u. Darm-Spasmen, Gastritis nicht bei Lebererkrankungen nicht in Schwangerschaft oder Stillzeit
Ingwertinktur DAC	Ingwerwurzelstock	3 × 20 Tr. vor dem Essen	
ZinghaBon Ingwerbonbons	Ingwer	Verzehrsempfehlung: nach Bedarf tgl. lutschen	Lebensmittel
Zintona® Kps.	Ingwerwurzelstock	3 × 1	
Gasteo® Tropfen	Fluidextrake aus Angelikawurzel, Benediktenkraut, Gänsefingerkraut, Kamillenblüten, Süßholzwurzel	Erw. ab 18 Jahren: 3 × 30 Tropfen	Nicht bei Korbblütlerallergie nicht in Schwangerschaft oder Stillzeit nicht bei entzündlichen Gallenerkrankungen oder Lebererkrankungen

84.3.2 Tee-Tipp

Tee bei Übelkeit (Menge für 100 g)	
Pfefferminzblätter	40,0 g
Melissenblätter	40,0 g
Ingwerwurzelstock	15,0 g
Enzianwurzel	5,0 g

Zubereitung: 1 EL Teemischung mit ¼ l kochendem Wasser überbrühen und 5–7 Min. ziehen lassen, langsam und in kleinen Schlucken trinken
Dosierung: 3- bis 5-mal tgl.

84.4 Aromatherapie

In der Duftlampe kann für eine angenehme Atmosphäre bei Übelkeit eines der folgenden ätherischen Öle verdampft werden: Ingweröl, Pfefferminzöl, Lavendelöl, Zitronenöl, Kamillenöl, Fenchelöl. Für die Prävention von postoperativer Übelkeit ist die Datenlage enttäuschend (Cochrane-Review).

84.5 Mikrobiom

Es können die Präparate (▸ Kap. 68), die bei Reizdarm positioniert sind, probatorisch gegeben werden.

84.6 Nahrungsergänzungsmittel

Mikronährstoff	Dosierung	Präparat	Hinweise
Vitamin B_6	10–50 mg/Tag	Pure encapsulations®	Kann bei Schwangerschaftserbrechen hilfreich sein

84.7 Homöopathie (Einzelmittel)

Arzneiweisende Symptome	Zusatzhinweise	Passende Arznei mit Potenz	Dosierung/Tag
Anhaltendes Erbrechen, entkräftet, Beginn kurz nach Mitternacht	Großer Durst, trinken führt gleich wieder zum Erbrechen	Arsenicum album D12	Akut alle 30 Min. 5 Globuli, bei Besserung 3 × 5 Globuli
Geruchsempfindlich, Abneigung gegen Essen; Übelkeit schon beim Anblick der Speisen	Schlimmer nachts und bei Bewegung; besser in der Ruhe und Wärme	Colchicum D12	Akut stündlich 5 Globuli bis zur Besserung
Übelkeit mit Erbrechen ohne Erleichterung; blass und schwach; Ekel vor dem Essen	Folge von fettem oder zu süßem Essen; Zunge ohne Belag; reichlich Speichelfluss, kein Durst	Ipecacuanha D6	Akut stündlich 5 Globuli bis zur Besserung
Übelkeit mit Würgen mit dem Wunsch zu erbrechen (dies erleichtert); Bauchkrämpfe, reizbar	Folge von zu viel und zu schwerem Essen, Alkohol, Zigaretten, zu viel Arbeit, zu wenig Schlaf oder Schwangerschaft	Nux vomica D6	Akut stündlich 5 Globuli bis zur Besserung
Übelkeit, Sodbrennen, trockener Mund, wenig Durst, weinerlich, launisch	Folge von Durcheinanderessen, von fettem, süßem Essen, besser an der frischen Luft	Pulsatilla D6	Akut stündlich 5 Globuli bis zur Besserung
Sterbensübel mit Kreislaufproblemen und kaltem Schweiß auf der Stirn	Schlimmer durch Tabakrauch; besser durch Entblößen des Bauches	Tabacum D6	Akut stündlich 5 Globuli bis zur Besserung

84.8 Homöopathie (Komplexmittel)

Präparate	Dosierung/Tag
Apomorphinum N Oligoplex® Tropfen (Madaus)	3 × tgl. 10–15 Tropfen
Cocculus Pentarkan® S Tabletten (DHU)	Stdl. 1 Tbl. (max. 6 × tgl.)
Vomistop® Tabletten (Pflüger)	Stdl. 1 Tbl. (max. 6 × tgl.)

84.9 Anthroposophische Medizin

84.9.1 Innere Therapie (oral)

Mittel	Anwendung/Tag	Hinweise
Bolus alba comp., Pulver (Wala)	1 TL Pulver in einer Tasse Wasser verrühren und zwischen den MZ bis zu einmal stündlich einen Schluck trinken	Vor jeder Einnahme kurz umrühren, da sich ein Bodensatz bildet
Gentiana Magen, Globuli velati (Wala)	3-mal tgl. 5–10 Globuli velati	Bitterstoffe lindern die Übelkeit
Amara-Tropfen (Weleda)	Erw. und Jgl. ab 12 J. erhalten als Einzeldosis 10–15 Tr.; Kdr. von 6 bis 11 J.: 5–8 Tr.; Klkdr. von 1 bis 5 J.: 3–5 Tr.	Bitterstoffe lindern die Übelkeit Die Tropfen werden am besten mit Wasser verdünnt eingenommen

84.9.2 Äußere Therapie

Mittel	Anwendung/Tag
Melissenöl, Ölige Einreibung (Wala)	Bis zu 2-mal tgl. mit warmen Händen den Bauch im Uhrzeigersinn einreiben. Anschließend warm halten

84.10 Biochemie/Schüßler-Salze

Differenzierung	Mineralstoffe (Nummer)	Dosierung/Tag
Allgemein	3	7
	5	10
	6	5
	8	7
	10	12
Reiseübelkeit allgemein, Vorbereitung	5	12
	9	12
Reiseübelkeit akut	3	12
Durch Hunger	9	12
Nach dem Essen	4	7
	6	7
Vor Aufregung	6	7
	15	7

84.11 Spagyrik

Mischung bei Übelkeit, Spagyrik nach Spagyro Naturheilmittel (Menge für 50 ml)	
Nux vomica D4	10 ml
Mandragora D2	10 ml
China D2	10 ml
Okoubaka D4	5 ml
Carapichea ipecacuanha Ø	5 ml
Urginea maritima D4	10 ml

Dosierung:
Akut: Alle 10 Min. 2 Sprühstöße in den Mund
Chronisch: 3 × 3 Sprühstöße in den Mund

Mittel	Dosierung
Solunat Nr. 2 Aquavit	2 × 10 Tr. morgens u. abends
Solunat Nr. 8 Hepatik	2 × 10 Tr. morgens u. abends
Phönix® Zincum spag.	3- bis 4-mal 20 Tr.

84.12 Bach-Blüten

Hier sollte bei wiederkehrenden oder anhaltenden Beschwerden der bestehende seelisch-geistige Zustand erfasst werden. Aus bis zu sieben verschiedenen Blüten-Essenzen wird die geeignete Bach-Blüten-Mischung zusammengestellt. Verwenden Sie hierzu die Kurzcharakterisierung der 38 klassischen Bach-Blüten unter ▸Kap. 1.10.4; Arzneimittelauswahl und die Hinweise zur Herstellung einer Behandlungslösung unter ▸Kap. 1.10.3.

84.13 Zusatzhinweise

- Ursache oder Auslöser erforschen und, wenn möglich, beseitigen oder meiden.
- Unverträgliche Lebensmittel meiden. Bei akuter Übelkeit entweder nichts essen oder nur wenig, leicht verdauliche Speisen.
- Stark gewürzte Speisen und Getränke meiden, ebenso starke Gerüche.
- Bonbons zu lutschen kann helfen.
- Bewegung an der frischen Luft.
- Warme Anwendungen auf dem Leibraum: Wärmflaschen, feuchtwarme Wickel.
- Genügend Flüssigkeit in kleinen Schlucken zuführen, allerdings nicht bei akuter Übelkeit.
- Bei psychisch bedingter Übelkeit für Ruhe und Entspannung sorgen. Regelmäßig kleine Mahlzeiten zu sich nehmen und psychotherapeutische Unterstützung suchen.
- Nach dem Erbrechen den Mund gut ausspülen, damit die Zähne nicht noch länger der Säure ausgesetzt sind.

85 Übergewicht

85.1 Grenzen der Selbstmedikation

Eine plötzliche Gewichtszunahme innerhalb kurzer Zeit ohne bekannte Ursache muss ärztlich abgeklärt werden. Eine Gewichtsreduktion bei krankhaftem, sehr hohem Übergewicht sollte ärztlich begleitet werden. Eine Gewichtsreduktion darf nie in Schwangerschaft und Stillzeit erfolgen.

85.2 Allopathie

Die Entstehung und auch der Abbau von Übergewicht stellen ein multifaktorielles Geschehen dar, das gerade in letzter Zeit durch neue Erkenntnisse zur Regulation des Körpergewichts und zur Pathogenese der Übergewichtsentstehung interessante Erkenntnisse gebracht hat. So zeigt auch der Aufbau der Darmflora in neuesten Studien eine positive Wirkung bzgl. des Gewichtsmanagements. Die Entwicklung neuer verschreibungspflichtiger Substanzen ist bzgl. der Sicherheit der Anwendung und des dauerhaften Erfolgs der Gewichtsabnahme noch nicht abschließend zu beurteilen. Menschen mit BMI-Werten >30 (Adipositas) sind in einem interdisziplinären Management zwischen Apotheker (idealerweise in Ernährungsberatung weitergebildet) und Arzt zu betreuen.
Jede Anwendung von „Mitteln" muss immer mit einer Ernährungsberatung hin zu fettnormalisierter gesunder Mischkost begleitet werden. Bei allen Zubereitungen mit quellenden Inhaltsstoffen muss auf Wechselwirkungen mit der Resorption von Arzneistoffen hingewiesen werden. Unter Umständen ist bei Diabetikern eine Auswirkung auf die postprandialen Blutzuckerspiegel festzustellen, was therapieindividuell beachtet werden muss!

U

85.2.1 Orale Therapie

Präparate	Wirkstoffe	Wirkstoffgruppe
Orlistat-Generika, z. B. ratiopharm®	Orlistat	Lipaseblocker
Formoline L112	Chitosan	Quellstoff mit Fettbindungskapazität Medizinprodukt

85.3 Phytotherapie

Zur Beurteilung der meisten Mittel zur Gewichtsreduktion, auch Nahrungsergänzungsmittel und Diäten, siehe Kaspar, Schlenk 2003 (Literatur, Phytotherapie).

85.3.1 Orale Therapie

Präparate	Inhaltsstoffe	Dosierung/Tag	Hinweise
Biofax® classic	Trockenextrakte aus Birkenblättern, Hauhechelwurzeln, samenfreien Gartenbohnenhülsen	3 × 1–2	Schwemmt Wassereinlagerungen aus, Anregung des Stoffwechsels(?)
Konjak-Produkte	Konjac-Mehl (*Amorphophallus konjac*)	1–3 Kps. unzerkaut ½ Std. vor dem Essen	Nicht gleichzeitig mit anderen AM: Abstand von ½–1 Std.

85.4 Aromatherapie

Die Geruchswahrnehmung ist entscheidend bei der Beeinflussung der Nahrungsaufnahme und zur Generierung von Appetit oder Sättigung. So gibt es Erkenntnisse, dass das Inhalieren von Schokoladenduft über den Mund, dem Appetitzentrum suggeriert, man hätte die Schokolade bereits gegessen, wohingegen das Riechen an Schokolade Gelüste weckt, Schokolade essen zu wollen.

Ob das Auftropfen von Pfefferminzöl auf die Zunge wirksam Heißhunger-Attacken bekämpfen kann, mag eher anekdotischer Natur sein. Dies gilt ebenso für das Verdampfen bestimmter ätherischer Öle wie Grapefruit oder Zitrone in der Duftlampe.
Eher mag eine Prägung über das limbische System erfolgen, dass man beim Riechen ausgewählter Öle nichts isst und Appetit ignoriert.

85.5 Mikrobiom

Übergewicht sitzt in der Darmflora! Dies ist valide erforscht, denn bei der fäkalen Mikrobiomtransfer-Therapie (FMT) z. B. bei Clostridien-Infektionen oder Colitis ulcerosa sind aus diesem Grund übergewichtige Menschen von der Stuhlspende ausgeschlossen. Der Stuhlempfänger hätte ein erhöhtes Risiko, ebenfalls Übergewicht zu entwickeln. In Experimenten mit Mäusen ist dieser Zusammenhang klar dargestellt.
Händeringend versucht die Forschung anzüchtbare Keime als Schlankmacherbakterien zu erkennen und als Präparate auf den Markt zu bringen. *Fäkalibakterium prausnitzii* ist ein solcher Kandidat, der sich einer Vermarktung durch schlechte Anzüchtbarkeit in Fermentern aber noch entzieht.
Der Stamm *Hafnia alvei HA4597* ist 2023 von Symbiopharm im Produkt Symbiolife® Satylia zur „Unterstützung eines aktiven Stoffwechsels“ in den Markt eingeführt worden.

Präparate	Inhaltsstoffe	Dosierung/Tag	Hinweise
OMNi-BiOTiC® metabolic, Probiotikum, Btl.	*Lactobacillus salivarius W 57, Lactobacillus casei W 56, Enterococcus faecium W 54, Lactobacillus acidophilus W 71, Lactobacillus rhamnosus W 71, Lactococcus lactis W 58, Lactobacillus plantarum W 62*	1 × 1 Btl. tgl.	
Probiocolon® Dr. Wolz	*Bifidobacterium longum*	3 × tgl. 7 g	Enthält sättigende Quellstoffe

85.6 Nahrungsergänzungsmittel

Mikronährstoff	Dosierung	Präparat	Hinweise
Magnesium	400–600 mg/Tag, je nach Verträglichkeit für 3 Monate, dann 400 mg auf Dauer	Magnesium Verla®	Stimuliert Fettverbrennung
L-Carnitin	2.000–4.000 mg/Tag	Pure encapsulations®	Steigert Glucoseverwertung
Vitamin C	500 mg/Tag	Vitamin C mse matrix	Stimuliert Fettverbrennung
Selen	100 µg/Tag	Cefasel®	Reduziert Heißhunger
Konjugierte Linolsäure	3–5 g/Tag	CLA 1000 mg Pure encapsulations®	Eventuell Förderung der Fettverbrennung und Reduktion der Fettspeicherung

85.7 Homöopathie (Einzelmittel)

Folgende homöopathische Mittel können unterstützend zu weiteren Maßnahmen der Gewichtsreduktion über drei bis sechs Wochen eingenommen werden.

Arzneiweisende Symptome	Zusatzhinweise	Passende Arznei mit Potenz	Dosierung/Tag
Träge, schüchterne Menschen, schwitzen bei jeder Anstrengung, ohne Ausdauer	Abneigung gegen Milch, Kaffee, Fleisch; Verlangen nach Eiern, Zucker; Neigung zu Infekten	Calcium carbonicum D12	2 × 5 Globuli
Träge, faule Menschen; frieren viel; immerzu am Essen	Abneigung gegen Fleisch, Süßigkeiten; Verlangen nach Bier; Neigung zu Hautproblemen	Graphites D12	2 × 5 Globuli

Arzneiweisende Symptome	Zusatzhinweise	Passende Arznei mit Potenz	Dosierung/Tag
Moralische, pflichterfüllte Menschen; schnell erschöpft, schwitzen leicht	Abneigung gegen Brot und Fleisch; Verlangen nach Zucker und Süßigkeiten	Kalium carbonicum D12	2 × 5 Globuli
Große Gelüste auf Süßes	Regt Stoffwechsel an, entbläht	Lycopodium D12	3 × 5 Globuli

85.8 Homöopathie (Komplexmittel)

Präparate	Dosierung/Tag	Hinweise
Cefamadar® Tabletten/ Tropfen (Cefak)	1- bis 3-mal tgl. 1 Tbl. bzw. 5–10 Tropfen	Verringert die Esslust
Cefamagar® Tabletten (Cefak)	1- bis 3-mal tgl. 1 Tbl.	Aktiviert den Stoffwechsel

85.9 Anthroposophische Medizin

Neben diätetischen Maßnahmen kann die allgemeine Verdauung und Stoffwechseltätigkeit angeregt werden. Bitterstoffe bremsen das Verlangen nach Süßem.

85.9.1 Innere Therapie (oral)

Mittel	Anwendung/Tag	Hinweise
Gentiana lutea, ethanol. Decoctum 5 %, Mischung (Weleda)	3-bis 4-mal tgl. 5–10 Tr. mit Wasser verdünnt einnehmen	Bitterstoffe 15 Min. vor dem Essen einnehmen
Enzian Magentonikum, Flüssigkeit (Wala)	bis 3-mal tgl. ½–1 TL	Bitterstoffe Unverdünnt oder mit Wasser verdünnt vor den MZ einnehmen ohne Zucker und Alkohol

85.10 Biochemie/Schüßler-Salze

Mineralstoffe (Nummer)	Dosierung/Tag
4	12
8	10
9	12
10	12
23	7

85.11 Spagyrik

Mischung bei Übergewicht, Spagyrik nach Spagyro Naturheilmittel (Menge für 50 ml)	
Granatum D2	10 ml
Piper meth. D2	10 ml
Cynara D2	8 ml
Mandragora D2	8 ml
Vaccinium myrtillus Ø	7 ml
Raphanus sativus Ø	7 ml

Dosierung:
Chronisch: 6 × 3 Sprühstöße in den Mund

85.12 Bach-Blüten

Hier sollte der bestehende seelisch-geistige Zustand erfasst werden. Aus bis zu sieben verschiedenen Blüten-Essenzen wird die geeignete Bach-Blüten-Mischung zusammengestellt. Verwenden Sie hierzu die Kurzcharakterisierung der 38 klassischen Bach-Blüten unter ▶ Kap. 1.10.4; Arzneimittelauswahl und die Hinweise zur Herstellung einer Behandlungslösung unter ▶ Kap. 1.10.3.

85.13 Zusatzhinweise

- Dauerhafte Hilfe verspricht nur eine Ernährungsumstellung und mehr körperliche Bewegung.
- Nur langsam abnehmen, keine Gewaltaktionen.
- Ernährung von Grund auf analysieren, Ernährungstagebuch führen und die Hauptenergielieferanten aufdecken.
- Ernährung umstellen und mit viel Gemüse, Obst und Salaten anreichern. Auf Vollkornprodukte umsteigen, Fett- und Kohlenhydratzufuhr vermindern.
- Vor dem Essen ein großes Glas Wasser trinken.
- Jeden Bissen sehr gründlich kauen und erst schlucken, wenn er gut zerkleinert und breiig ist.
- Auf kalorienhaltige Getränke verzichten, Mineralwasser oder Kräutertees trinken.
- Keine Süßigkeiten und Snacks zu Hause lagern.
- Viel Flüssigkeit zuführen, mindestens 2 l täglich.
- Regelmäßige Gewichtskontrolle, jedoch am besten nicht täglich.
- Bewegung in den Alltag integrieren: Treppenlaufen, Auto stehen lassen.
- Ausdauersportarten ausüben, dabei bei starkem Übergewicht auf gelenkschonende Sportarten ausweichen wie Schwimmen oder Nordic Walking.
- Bei schneller Gewichtsabnahme durch Fastenkuren ärztliche Betreuung suchen und regelmäßig Harnsäurewerte, Blutdruck, Blutzucker und Blutfette bestimmen lassen.

86 Vaginalmykosen

86.1 Grenzen der Selbstmedikation

Erstmaliges Auftreten, Beschwerden in der Schwangerschaft, bei Frauen unter 18 Jahren und Beschwerden, die häufiger als viermal pro Jahr auftreten, müssen ärztlich abgeklärt werden. Dies gilt ebenso, wenn die Symptome auffallend oder ungewöhnlich sind, z. B. ein blutiger oder bräunlicher Ausfluss. Der Arzt muss hinzugezogen werden, wenn sich unter der Anwendung von Arzneimitteln der Selbstmedikation eine Verschlimmerung zeigt, bei Schmerzen im Bauch oder Unterleib sowie bei Fieber.

86.2 Allopathie

An die Mitbehandlung des Geschlechtspartners muss gedacht werden, ebenso an die Herstellung des natürlichen Scheidenmilieus nach Anwendung verschreibungspflichtiger oder allopathischer Mittel mit Milchsäurebakterien enthaltenden oder pH-milieuverbessernde Zubereitungen. Die Verwendung spezieller Intimwaschlotionen kann in Betracht gezogen werden (z. B. Sagella®, Eucerin® Intim-Schutz, Gynofit®, Vagisan® usw.).

86.2.1 Lokale Therapie

Präparate	Wirkstoffe	Wirkstoffgruppe
Biofanal® 100.000 I. E., Salbe, Vaginaltabletten	Nystatin	Antimykotikum
Antifungol® Hexal® 3 Vaginalcreme, Antifungol® Hexal® 3 Kombi, Canesten® Gyn 3-Tages-Kombi/Vta./Vaginalcreme, Canifug® Vaginalcreme KadeFungin®3 Vaginalcreme, Vag.Tab., Kombi Fungizid-ratiopharm® Creme, 200 mg VTA, Kombi	Clotrimazol	Imidazol-Antimykotikum

Präparate	Wirkstoffe	Wirkstoffgruppe
Fluomizin® 10 mg Vta.	Dequaliniumchlorid	Antiseptikum
vagi-hex® Vta.	Hexetidin	Antiseptikum
Vagisan® Vaginalzäpfchen	Milchsäure	Additivum zur Regulierung des pH-Werts der Scheide

86.3 Phytotherapie

Zellpräparate eignen sich zur Rezidivprophylaxe nach allopathischer Therapie und immer als Prophylaxe bei disponierten Patientinnen bei Anwendung von Antibiotika, die die physiologische Flora sämtlicher Schleimhäute stören.

86.3.1 Lokale Therapie

Präparate	Inhaltsstoffe	Dosierung/Tag	Hinweise
Döderlein Med Vaginalkapseln	*Lactobacillus-gasseri*-Kulturlyophilisat	1 abends tief in die Scheide einführen	Bei Störungen des Scheidenmilieus, zur Nachbehandlung nach antibiotischer bzw. antimykotischer Therapie, Vorbeugung bei Antibiotika-Therapie, b. Fluor vaginalis, Dauertherapie mit 1 × 1 wöchentlich möglich
Vagiflor® Vaginalzäpfchen	Gefriergetrocknete Kulturen von *Lactobacillus acidophilus*	1 abends tief in die Scheide einführen	

86.4 Aromatherapie

Individualrezepturen aus der Apotheke nach der Erstellung eines Aromatogramms im Labor nach Abstrich der Vaginalschleimhautoberfläche durch einen Arzt. Als Vaginalovula mit 1–3 % der am wirksamsten detektierten ätherischen Öle zeigen sich gute Erfolge.

86.5 Mikrobiom

Siehe „Phytotherapie".

86.6 Nahrungsergänzungsmittel

Keine Angabe.

86.7 Homöopathie (Einzelmittel)

Arzneiweisende Symptome	Zusatzhinweise	Passende Arzne mit Potenz	Dosierung/Tag
Weißer, klebriger Ausfluss, Neigung zu Aphthenbildung	Bewährt bei Candida-Infektion, schlimmer nach der Periode	Borax D6	3 × 5 Globuli
Übelriechender weißer Ausfluss, starker Juckreiz; Kratzen verschlimmert	Neigung zu Zahnfleischproblemen; schlimmer nach der Periode	Kreosotum D6	3 × 5 Globuli
Milder, dicker, milchiger Ausfluss; Jucken und Brennen	Beginn vor oder während der Periode	Pulsatilla D6	3 × 5 Globuli

86.8 Homöopathie (Komplexmittel)

Präparate	Dosierung/Tag	Hinweise
Hepar Hevert® Lebertropfen	1- bis 3-mal tgl. 5–10 Tropfen	Die unterstützende 3- bis 10-wöchige Ausleitungstherapie von Leber, Nieren und Lymphsystem kann zeitgleich erfolgen. Viel trinken, keine Genussgifte wie Kaffee, Nikotin oder Alkohol während dieser Zeit.
Solidago Hevert® Complex Tropfen	1- bis 3-mal tgl. 5 Tropfen	
Lymphaden Hevert® Complex Tropfen	3 × tgl. 5–10 Tropfen	

86.9 Anthroposophische Medizin

Die genannten Präparate sind zur Nachbehandlung und bei Neigung zu Vaginalmykosen, besonders auch als Begleitbehandlung bei oraler Antibiotika-Therapie zur Stabilisierung des Scheidenmilieus.

86.9.1 Innere Therapie (oral)

Mittel	Anwendung/Tag	Hinweise
Majorana Vaginalgel (Wala)	bis 3-mal tgl. vaginal und im Vulvabereich auftragen. Im Liegen mittels Dosierrohr in die Scheide einführen. Zur Nachbehandlung nach einer oralen Antibiotika-Therapie und nach Behandlung eines Scheidenpilzes wird es 3-mal wöchentlich zur Nacht angewendet.	Zur Nachbehandlung nach einer Antibiotika- oder allopathischen Candida-Therapie Zu Behandlungsbeginn ist aufgrund des Gehalts an milden ätherischen Ölen ein leichtes vorübergehendes Brennen unmittelbar nach der Applikation möglich, was jedoch nach mehrmaliger Anwendung verschwindet.
Majorana/Melissa, Vaginaltabletten (Weleda)	Abends eine Vta. in die Scheide einführen	Zur Nachbehandlung nach einer Antibiotika- oder allopathischen Candida-Therapie

86.10 Biochemie/Schüßler-Salze

Mineralstoffe (Nummer)	Dosierung/Tag
5	12
6	7–10
8	7
9	7
10	12

86.11 Spagyrik

Mischung bei Vaginalmykosen, Spagyrik nach Spagyro Naturheilmittel (Menge für 50 ml)	
Artemisia annua D2	12 ml
Tropaeolum D2	8 ml
Thuja D2	8 ml
Propolis D3	8 ml
Cardiospermum D2	14 ml

Dosierung:
Akut: Bis zu stdl. 3 Sprühstöße in den Mund
Chronisch: 6 × 3 Sprühstöße in den Mund

Mittel	Dosierung
Solunat Nr. 16 Renalin	1 × 10 Tr. morgens
Solunat Nr. 3 Azinat	2 × 15 Tr. morgens u. abends
Solunat Nr. 9 Lymphatik	2 × 15 Tr. morgens u. abends
Solunat Nr. 6 Dyscrasin	2 × 7 Tr. morgens u. abends
Solunat Nr. 4 Cerebretik	1 × 10 Tr. vor Nachtruhe

86.12 Bach-Blüten

Hier sollte bei wiederkehrenden Beschwerden der bestehende seelisch-geistige Zustand erfasst werden. Aus bis zu sieben verschiedenen Blüten-Essenzen wird die geeignete Bach-Blüten-Mischung zusammengestellt. Verwenden Sie hierzu die Kurzcharakterisierung der 38 klassischen Bach-Blüten unter ▶Kap. 1.10.4; Arzneimittelauswahl und die Hinweise zur Herstellung einer Behandlungslösung unter ▶Kap. 1.10.3.

86.13 Zusatzhinweise

- Zur Reinigung des Intimbereichs nur Wasser verwenden oder spezielle, schonende Reinigungsprodukte zur Intimhygiene.
- Handtücher, Waschlappen und Unterwäsche nur einmal verwenden und dann bei mindestens 60 °C waschen.
- Immunsystem stärken durch gesunde Ernährung, genügend Schlaf, Entspannung und Bewegung an der frischen Luft.
- Durchblutung im kleinen Becken anregen durch Beckenbodengymnastik, Luna-Yoga oder Bauchtanz.
- Bei häufigen Beschwerden die Ursache der Immunschwäche durch den Arzt untersuchen lassen.

87 Venenschwäche

87.1 Grenzen der Selbstmedikation

Krampfadern mit Schwellung und Ödembildung, schlecht heilende Wunden und Durchblutungsstörungen der Beine müssen vor der Selbstmedikation ärztlich abgeklärt werden. Treten Schmerzen und Schwellungen auf, besteht die Gefahr oder der Verdacht einer Thrombose (Gefährdungserhöhung, z. B. bei Eintritt einer Schwangerschaft) oder einer Embolie nach Thrombenbildung (Erkrankungen mit notwendiger Immobilisation: Operation, Bettlägerigkeit allgemein), oder zeigen sich Veränderungen im Sinne chronischer Schäden (Gefahr der Entstehung eines Ulcus cruris), so ist ärztliche Konsultation erforderlich.

87.2 Allopathie

Die Selbstmedikation ist hier v. a. als Primärprävention zu sehen bei vorbelasteten Personen und Risikogruppen (stehender oder sitzender Beruf) sowie zur Prävention nach Operation bei Varikosen. Sie muss als Dauermedikation erfolgen. Lokaltherapeutika sind in den seltensten Fällen, allenfalls bei oberflächlichen Venenentzündungen im Anfangsstadium und zur kosmetischen Begleitbehandlung der meist trockenen Beinhaut des Venenpatienten anzuwenden. Bei Topika muss ihre Wirkung hinterfragt werden, da hydrophile glykosidische Moleküle wie Flavonoidglykoside nicht dermal resorbiert werden. Ebenso können makromolekulares Heparin oder Heparinoide nicht oder allenfalls marginal eindringen, niemals aber bis zur Venenwand.

87.2.1 Orale Therapie

Präparate	Wirkstoffe	Wirkstoffgruppe
Rutinion® 50 mg oder 100 mg Fta.	Rutosid-3-Wasser	Antiödematös, abdichtend
Veno® SL 300 Kps.	Troxerutin	Antiödematös, abdichtend
Venoruton® 300, Intens Kps.	0-(β-Hydroxyethyl) Rutoside	Antiödematös, abdichtend
Wobenzym®	Bromelain, Papain, Rutosid-3-Wasser	Erstverschlimmerung b. chron. Erkrankungen als Zeichen der Anregung des Heilungsprozesses mgl., mit der gleichen Dosis weitermachen! Cave: Blutgerinnungsstörungen, strenge Indikationsstellung bei Schwangeren, Mischung Phyto- u. Organpräparat

87.2.2 Lokale Therapie

Präparate	Wirkstoffe	Wirkstoffgruppe
Hepathrombin® 30000/60000 Gel/Salbe, Thrombareduct® Sandoz® Gel/Salbe 30000/60000/180000, Sportino® 60000 Salbe	Heparin-Natrium (Schwein)	Venenmittel mit Heparin, Antithrombotikum
Thrombocid® Gel	Pentosanpolysulfat-Na, Guajazulen	Antithrombotikum
Venostasin®-Gel Aescin	Aescin	Antiödematös, abdichtend
Hirudoid® forte 445 mg/100 g Creme Hirudoid® 300 mg/100 g Salbe	Chondroitinpolysulfat aus Rindertracheen	Antiödematös, antiphlogistisch

87.3 Phytotherapie

Die Anwendung der Phytotherapeutika stellt eine leitliniengerechte Therapie dar. Sie erfolgt als Dauermedikation. Die Verträglichkeit ist sehr gut. Auf Standardisierung der Präparate im Sinn einer rationalen Phytotherapie ist zu achten. Topika müssen als allenfalls wirkungsarm eingestuft werden, außer Arnikatinktur oder -extrakt enthaltende Zubereitungen. Das kleine, lyophile Molekül Helenalin kann ggf. in Bindegewebsschichten vordringen.

87.3.1 Orale Therapie

Präparate	Inhaltsstoffe	Dosierung/ Tag	Hinweise
Venentabs-ratiopharm® Ret.Tbl., Venostasin® retard Kps. Venoplant® retard S Tab. Venentabletten® Stada® retard Aescusan® retard Tab. Aescuven® 12,5 mg FTA	Rosskastaniensamen-Trockenextrakt (RKSE), entspr. 50 mg 2 × 2 ab 18 Jahren Aescin	2 × 1	Bei chron. Beinveneninsuffizienz, (Schmerzen, Schweregefühl, nächtl. Wadenkrämpfe, Juckreiz und Beinschwellungen)
Antistax® extra Venentabletten/-tropfen	Rote-Weinrebenblätter-Trockenextrakt	1 × 1 Kps. vor dem Essen, unzerkaut, mit Wasser 1- bis 2-mal 30 Tr.	
Venen-Fit® Tee Kräutertee Nr. 13 Salus	Buchweizenkraut Rosskastanienblätter, Lemongrass, Schafgarbenkraut, Brennnesselblätter, Kaktusblüten, Rotes Weinlaub, Pfefferminzblätter	Tgl. 1 Tasse	Über mind. 4 Wochen

87.3.2 Lokale Therapie

Präparate	Inhaltsstoffe	Dosierung/Tag	Hinweise
Antistax® Venencreme	Dickextrakt aus rotem Weinlaub	2 × tgl. die Beine dünn eincremen	Leicht einmassieren, Streichmassage stets vom Fuß Richtung Oberschenkel
Venostasin®-Creme	Rosskastaniensamen-Trockenextrakt	1- bis 3-mal tgl. auftragen	

87.4 Aromatherapie

Keine Angabe.

87.5 Mikrobiom

Keine Angabe.

87.6 Nahrungsergänzungsmittel

Mikronährstoff	Dosierung	Präparat	Hinweise
Vitamin C	200 mg/Tag	Vitamin C axicur®	Stärkt Bindegewebe, Kollagenherstellung
Vitamin E	150–500 I. E./Tag	Optovit® fortissimum	Stärkt Bindegewebe, erhöht Blutfluss
Vitamin-B-Komplex	1 × 1/Tag	B-Complex Pure encapsulations®	Beugt Gefäßschäden vor
Omega-3-Fettsäuren	1–2 g/Tag	Pure encapsulations®	Beugt Venenthrombosen vor

87.7 Homöopathie (Einzelmittel)

Äußerlich hat sich die Anwendung einer hamamelishaltigen Salbe (z. B. Hamamelis-Salbe N DHU) bewährt. Bei venösen Stauungen oder Lymphstauung kann man unterstützend eine sabdariffahaltige Salbe (z. B. Sabdariffa-Salbe N DHU) anwenden.

Arzneiweisende Symptome	Zusatzhinweise	Passende Arznei mit Potenz	Dosierung/Tag
Schießende Schmerzen; Schweregefühl; Kreuzschmerzen, Verstopfung	Schlimmer durch Stehen, am Morgen; besser durch Kälte und Kompression	Aesculus D6	3 × 5 Globuli
Wundheitsgefühl; berührungsempfindlich; in der Schwangerschaft	Schlimmer durch Druck und Berührung; besser durch Liegen	Hamamelis D6	3 × 5 Globuli
Schwere, geschwollene, müde Beine; wechselnde Beschwerden; Entzündungsneigung	Schlimmer durch Wärme, Bettwärme; schlimmer am Abend	Pulsatilla D6	3 × 5 Globuli

V

87.8 Homöopathie (Komplexmittel)

Präparate	Dosierung/Tag
Blutgefäßtropfen Cosmochema®	Akut: stdl. 5 Tropfen (max. 6 × tgl.) Chronisch: 1- bis 3-mal tgl. 5 Tropfen
Venokatt Tbl. (Kattwiga)	3 × tgl. 1 Tbl.
Wibotin HM Tropfen (Pflüger)	Akut: stdl. 5 Tropfen (max. 6 × tgl.) Chronisch: 1- bis 3-mal tgl. 5 Tropfen
Pascovenol® Tropfen (Pascoe)	1- bis 3-mal tgl. 5–10 Tropfen
Aesculus Pentarkan® D Tropfen (DHU)	1- bis 3-mal tgl. 5 Tropfen
Lindaven® Tropfen (Pharma SGP)	Akut: stdl. 5 Tropfen (max. 6 × tgl.) Chronisch: 1- bis 3-mal tgl. 5 Tropfen
Poikiven® Tropfen (Combustin)	1- bis 3-mal tgl. 5 Tropfen

87.9 Anthroposophische Medizin

Alle Präparate sind angezeigt bei varikösem Symptomenkomplex.

87.9.1 Innere Therapie (oral)

Mittel	Anwendung/Tag	Hinweise
Borago comp., Globuli velati (Wala)	bis 3-mal tgl. 5–10 Globuli velati. Im akuten Fall stündlich 5–10 Globuli velati	
Achillea comp., Mischung (Weleda)	bis 3-mal tgl. 10–15 Tr. in Wasser verdünnt einnehmen	Zur Unterstützung des venösen Rückflusses

87.9.2 Äußere Therapie

Mittel	Anwendung/Tag
Venadoron® (Weleda)	bis 2-mal tgl. die betroffenen Gliedmaßen leicht in Richtung Herz einreiben, nicht massieren!
Aesculus/Prunus comp., Essenz (Wala)	Umschläge: 1 EL Tinktur auf ca. ½ l lauwarmes Wasser geben und zu Umschlägen verwenden Waschungen: 1 EL Tinktur auf 1 l Wasser geben Einreibung: mit der unverdünnten Tinktur (nur bei geschlossenen Hautbezirken)
Rosmarin Beinlotion (Dr. Hauschka)	Die Beinlotion wird 2-mal tgl. vom Fußgelenk in Richtung Herz eingerieben.

87.10 Biochemie/Schüßler-Salze

Mineralstoffe (Nummer)	Dosierung/Tag
1	12
4	7
9	12–20
11	7

87.11 Spagyrik

Mischung bei Venenschwäche, Krampfadern, Spagyrik nach Spagyro Naturheilmittel (Menge für 50 ml)	
Aesculus Ø	10 ml
Ruta graveolens Ø	10 ml

V

Mischung bei Venenschwäche, Krampfadern, Spagyrik nach Spagyro Naturheilmittel (Menge für 50 ml)	
Arnica D2	10 ml
Carduus marianus D2	10 ml
Citrullus colocynthis D4	10 ml

Dosierung:
Chronisch: Bis zu 6 × 3 Sprühstöße in den Mund

Mittel	Dosierung
Vestabil spag. Peka Tropfen	3 × 20 Tr.

87.12 Bach-Blüten

Hier sollte der bestehende seelisch-geistige Zustand erfasst werden. Aus bis zu sieben verschiedenen Blüten-Essenzen wird die geeignete Bach-Blüten-Mischung zusammengestellt. Verwenden Sie hierzu die Kurzcharakterisierung der 38 klassischen Bach-Blüten unter ▸Kap. 1.10.4; Arzneimittelauswahl und die Hinweise zur Herstellung einer Behandlungslösung unter ▸Kap. 1.10.3.

87.13 Zusatzhinweise

- Venengymnastik, allgemein viel gehen, bewegen und Ausdauersport treiben.
- Beine im Liegen hochlagern.
- Im Stehen und Sitzen häufiger wippende Bewegungen im Fußgelenk durchführen, um die Muskelpumpe zu aktivieren; allgemein langes Sitzen oder Stehen vermeiden.
- Kalt-warme Wechselduschen, Kneipp-Anwendungen.
- Auf Sauna, Dampfbad verzichten.
- Für weichen Stuhlgang sorgen, damit nicht stark gepresst werden muss (Gefahr der Schädigung von Venenklappen).
- Stütz- oder Kompressionsstrümpfe tragen.
- Rauchverzicht.
- Gewichtsabnahme bei Übergewicht.

88 Verstopfung

88.1 Grenzen der Selbstmedikation

Akute Beschwerden mit Begleitsymptomen, wie z. B. Übelkeit, Krämpfe, starke Schmerzen, Fieber, müssen dringend ärztlich abgeklärt werden. Dies gilt ebenso für chronische Beschwerden ohne erkennbare Ursache. Auch ist die Grenze der Selbstmedikation erreicht bei Kotstau (Koprostase, schafskotartiger Stuhl) oder bei Blutbeimengungen im Stuhl, dann ist an den Arzt zu verweisen. Von ärztlicher Seite abzuklären gilt es, welche Obstipationsform vorliegt (in Abhängigkeit von gemessenen Transitzeiten, TZ): reizdarmassoziiert (normale TZ: Ballaststoffe), „slow transit constipation" (motilitätssteigernde AM, ggf. plus Laxanzien), „outlet obstruction" (Defäkationsstörung, lokale Therapie, Biofeedback). Zu beachten ist immer, welche Grundmedikation (Opiat? Psychopharmaka?) vorliegt, um arzneimittelinduzierte Obstipationen mit Macrogol oder Lactulose (Cave: stärker blähend) zu behandeln. Hierbei sind ärztlicherseits die möglichen Ausnahmeregelungen zur Verordnung apothekenpflichtiger Arzneimittel auf Kassenrezept bei Opiat-Medikation in Betracht zu ziehen. Der Arztbesuch muss auch angeraten werden, wenn sich Durchfall und Verstopfung abwechseln.

88.2 Allopathie

Präparate	Wirkstoffe	Wirkstoffgruppe
Laxoberal® 7,5 mg/ml Abführ-Tbl./5 mg/-Tr. Regulax® Picosulfat Tr. Regulax® Abführwürfel Picosulfat	Natriumpicosulfat	Antiresorptivum, Hydragogum
Bekunis® Drg. Bisacodyl 5 mg, Dulcolax® 5 mg Drg./ Supp., NP Perlen Hemolax 5 mg Tab. Pyrilax® 10 mg Supp. Laxans AL, ratiopharm® und weitere Generika	Bisacodyl	Antiresorptivum, Hydragogum
Bifiteral® 667 g/l, Lactuflor®	Lactulose	Abführmittel, Osmolaxans, pH-Wert-Regulans
Glaubersalz Bombastus oder abgefüllt in Rezeptur	Natriumsulfatdecahydrat	Osmolaxans
Glycilax® f Erw./Kdr. Supp., Milax® 1,0 Supp., Nene-Lax® 0,5 f. Sgl./1,0 f. Klkdr./ Kdr./1,5 f. Schulkdr./Erw. Supp. Glycerin Zäpfchen Rösch	Glycerol 85 %	Osmolaxans
Importal® 1 g/g Pulver	Lactitol	Osmolaxans
Lactulose-Säfte-Generika	Lactulose	Osmolaxans
Bittersalz Bombastus oder Apothekenrezeptur	Magnesiumsulfat-Heptahydrat	Osmolaxans

Präparate	Wirkstoffe	Wirkstoffgruppe
Movicol® Btl./junior DulcoSoft® Lösung Kinderlax® elektrolytfrei Pulver Laxbene® junior Flüssigkeit zum Einnehmen Laxofalk® Pulver Macrogol-Generika mit Geschmack/geschmacksneutral, mit Elektrolyten	Macrogol 3350, Natriumhydrogencarbonat, Kaliumchlorid oder ohne Elektrolyte	Osmolaxans, Gleitmittel
Laxatan® M Btl.	Macrogol, Trimagnesiumcitrat, Calciumcitrat, Kaliumchlorid, Inulin	Osmolaxans
Lecicarbon® Sgl./Kdr./Erw. CO_2-Laxans Supp. Freka-Clyss® Klistier Klistier Fresenius®	Natriumhydrogencarbonat, Natriumdihydrogencarbonat	CO_2-Entwickler, Peristaltikanreger
Microlax® Rektallösung	Natriumcitrat Dodecyl(sulfoacetat), Natriumsalz, Sorbitol-Lösung 70 % (kristallisierend), Glycerol	Osmolaxans, Gleitmittel
Leviaclis pediatric Klistier Leviaclis adult Klistier	Honigzubereitung	Osmolaxans

88.3 Phytotherapie

Ballaststoffhaltige Phytopharmaka wirken nicht gegen Obstipation, wenn als Ursache eine verkürzte Transitzeit vorliegt (30 % Ansprechrate). Auf ausreichende Flüssigkeitszufuhr bei Ballaststoffpräparaten muss geachtet werden. Bettlägerige sollten allopathische Abführmittel präferieren.

V

Bei den anthranoidhaltigen Drogen (v. a. Sennesblätter und -früchte) ist auf einen möglichen Kaliumverlust zu achten und damit auch auf Interaktionen mit Arzneistoffen, z. B. Herzglykosiden.
Rizinusöl (z. B. in Doppelherz Abführ-Kapseln Rizinol) kann als pflanzliches Öl und Gleitmittel appliziert werden. Es wirkt über histaminerge Effekte an der Darmschleimhaut, daher sollten keine Antihistaminika gleichzeitig gegeben werden.
Ungeschroteter Leinsamen kann vorgequollen durch seine gleitfördernde Wirkung das Absetzen von Kot erleichtern.

88.3.1 Flohsamen-Präparate

Präparate	Inhaltsstoffe	Dosierung/Tag	Hinweise
Agiocur® Granulat	Indische Flohsamen und indische Flohsamenschalen	Abends 2 ML (spätestens 1 Std. vor dem Zubettgehen), b. Bedarf zusätzlich vor dem Frühstück 1 ML	Es ist auf reichliche Flüssigkeitszufuhr zu achten (200 ml auf 1 ML), keine Einnahme bei Schluckbeschwerden, bei insulinpflichtigen Diabetikern kann eine Anpassung der Insulindosis notwendig sein.
Metamucil kalorienarm Orange Pulver	Indische Flohsamenschalen	3 × 1 Btl. bei Obstipation. Bei Durchfall: 2- bis 3-mal 2!	
Mucofalk® Apfel/Fit/Orange	Gemahlene Indische Flohsamenschalen, Pulver (*Plantago ovata*)	> 12 J: 2- bis 3-mal 1 Btl./ML Bei Durchfall und Reizdarm: 2- bis 6-mal 1 Btl./ML, bei Hypercholesterinämie: 2- bis 6-mal 1 Btl., Interaktionen mit anderen Arzneimitteln bzgl. Resorption beachten!	

88.3.2 Sennesblätter- und -früchte-Präparate

Präparate	Inhaltsstoffe	Dosierung/Tag	Hinweise
Bekunis® Instant Tee, Ramend® Abführtee N	Wässriger Trockenextrakt aus Tinnevelly- u. Alexandriner-Sennesfrüchten	½–1 TL in eine Tasse Wasser geben	Das Wasser kann heiß oder kalt sein, Dose nach Gebrauch gut schließen!
Bekunis® Kräutertee N Bombastus Sennesblättertee und andere Hersteller	Sennesblätter	½–1 TL mit siedendem Wasser überbrühen, 5–20 Min. ziehen lassen, abgießen	
Midro® Abführ Tbl. Grünwalder Sennalax® Tbl. Ramend® Laxa-Sennesextrakt Dragees	Tinnevelly-Sennesfrüchte	Abends 1–4 Tbl. einnehmen	
Midro® Tee	Tinnevelly-Sennesblätter	Abends ¼–1 TL mit Flüssigkeit einnehmen	
H&S® Abführtee N	Tinnevelly-Sennesfrüchte, Kümmel	Abends 1 Btl. auf 150 ml kochendes Wasser, 10–15 Min. ziehen lassen	
Neda® Früchtewürfel	Sennesblätter-Pulver, Tinnevelly-Sennesfrüchte-Pulver	Erw: ½–1 Würfel kauen, mit ¼ l Wasser schlucken/nachtrinken, anfangs nur ½ Würfel zur Dosisfindung	1 Würfel enth. 50–60 mg Kalium, Wirkung tritt nach 8–12 Std. ein, abends vor dem Schlafengehen nehmen, nicht im Liegen einnehmen

88.3.3 Präparate mit Bakterienauszügen

Präparate	Inhaltsstoffe	Dosierung/Tag	Hinweise
Hylak® N	Wässr. Substrat der Stoffwechselprodukte von *Lactobacillus helveticus*	> 12 J.: 3 × 2 ml in Flüssigkeit Schwangere, Kdr. < 2 J: 3 × 0,5 ml	Nicht in Milch geben! Unterstützung der Darmfunktion. Bei Darmträgheit, bei Durchfall
Hylak® plus acidophilus	Substrat der Stoffwechselprodukte von *Lactobacillus helveticus* und *Lactobacillus acidophilus*	> 12 J.: 3 × 2 ml in Flüssigkeit, Schwangere; Kdr. < 2 J: 3 × 0,5 ml	Nicht in Milch geben! Unterstützung der Darmfunktion, bei Darmträgheit, bei Durchfall
Mutaflor®/ mite	*Escherichia coli* Stamm Nissle	Erw./Jgl.: 1.–4. Tag 1 × 1, danach 2 × 1 Mutaflor®, < 12 J.: gleiches Schema mit Mutaflor® mite	Vor dem Essen, nichts Heißes dazu, auch bei Colitis ulcerosa in der Remissionsphase
Darm activ Dr. Wolz Pulver	*Lactobacillus acidophilus Bifidobacterium longum Bifidobacterium lactis Lactobacillus casei*, Inulin, Lactulose	Aufdosierend von 1 bis dann 3 ML in Wasser	
Omniflora® N	Lyophilisat aus *L. gasseri, Bifidobacterium longum*	Erw: 3 × 1 zum Essen, akuter Durchfall: 3 × 1, Erhaltungsdosis 1 × 1 Kdr. ab dem 1. Lebensjahr: 1- bis 2-mal 1	Wirkung bei gleichzeitiger Antibiotika-Gabe herabgesetzt. Unterstützung der Darmfunktion, bei Darmträgheit, bei Durchfall

Präparate	Inhaltsstoffe	Dosierung/Tag	Hinweise
Paidoflor® Kta.	Trockenpulver aus *Lactobacillus acidophilus*	Erw. 1- bis 3-mal 3, Kdr. 1- bis 2-mal 3, Sgl./Klkdr. 1- bis 2-mal 1	Zerkaut, nach den MZ b. Sgl./Klkdr.: 1- bis 2-mal 1 in trinkwarmer Milch oder handwarmem Brei zerkleinert. Unterstützung der Darmfunktion, bei Darmträgheit, bei Durchfall

88.3.4 Sonstige

Präparate	Inhaltsstoffe	Dosierung/Tag	Hinweise
Agiolax® Granulat	Plantago-ovata-Samen, -schalen, Tinnevelly-Sennesfrüchte	> 10 J: abends nach dem Essen 1–2 TL unzerkaut mit viel Fl.	Interaktionen mit anderen Arzneimitteln bzgl. Resorption beachten!
Legapas® Tbl.	Trockenextrakt aus Cascararinde	1 × 1–1½	
Legapas® Tr.	Fluidextrakt aus Cascararinde	1 × tgl. 30–50 Tr. auf ½ Tasse heißes Wasser	

88.3.5 Tee-Tipp

Tee bei Verstopfung (Menge für 100 g)	
Sennesblätter	35,0 g
Faulbaumrinde	35,0 g
Fenchelfrüchte angestoßen	30,0 g

Zubereitung: 2 TL mit 150 ml Wasser morgens kalt ansetzen und 10 Stunden ziehen lassen. Abends erwärmen, abseihen und 2 Tassen trinken. Wirkung nach circa 8 Stunden. Der Kaltauszug hat eine mildere Wirkung als der ebenfalls mögliche Aufguss.
Ebenso kann Rhabarberwurzeltee angewandt werden, auch bei Kindern ab 6 Jahren. Auf die richtige Zubereitung ist zu achten: den ersten Aufguss verwenden (dieser enthält wasserlösliche Anthranoidglykoside, die abführend wirken). Bei zu langem Ziehenlassen werden die antidiarrhöischen Gerbstoffe aus dem Pflanzenmaterial extrahiert.

88.4 Aromatherapie

Keine Angabe.

88.5 Mikrobiom

Siehe vorhergehende Ausführungen

88.6 Nahrungsergänzungsmittel

Neben Vitaminen und Mineralstoffen empfiehlt es sich, Probiotika einzunehmen.

Mikronährstoff	Dosierung	Präparat	Hinweise
Magnesium	40–800 mg/Tag	Magnesium Diasporal® Granulat	Hält Wasser im Darm, entspannt die Darmmuskulatur
Vitamin B_5			Regt die Darmtätigkeit an
Folsäure			Mangel verstärkt Verstopfung
Vitamin C			Zieht Wasser in den Darm
Vitamin E			Antioxidans
Kombination	1 × 1 Btl./Tag	MensSana Mineraldrink	Zur Regulation der Darmtätigkeit
Jod	100–200 µg	Jodid 100	Bei Mangel eventuell Schilddrüsenunterfunktion mit Verstopfung als Folge

V

88.7 Homöopathie (Einzelmittel)

Arzneiweisende Symptome	Zusatzhinweise	Passende Arznei mit Potenz	Dosierung/Tag
Kein Stuhldrang, harter, trockener, großvolumiger Stuhl; großer Durst	Schmerzen sind schlimmer durch jede Bewegung und besser durch Druck	Bryonia D6	3 × 5 Globuli
Vergeblicher Stuhldrang; Blähungen, Bauchkoliken und Darmgeräusche, Enddarm verkrampft	Schlimmer durch beengende Kleidung; eventuell Scheu vor fremder Toilette	Lycopodium D6	3 × 5 Globuli
Vergeblicher Stuhldrang mit ungenügender Entleerung, krampfartige Verstopfung	Folge von schwerem, reichlichem Essen; Folge von Urlaubsreise	Nux vomica D6	3 × 5 Globuli
Kein Stuhldrang; lähmungsartige Verstopfung; untätiger Darm	Folge von Operationen, Schreck, Schock	Opium D12	2 × 5 Globuli
Verstopfung	Bei Stuhldrang gleitet Stuhl wieder zurück in den Darm	Silicea D12	3 × 5 Globuli

88.8 Homöopathie (Komplexmittel)

Präparate	Dosierung/Tag
Pflügerplex® Alumina 359 Tabletten (Pflüger)	Akut: stdl. 1 Tbl. (max. 6 × tgl.) Chronisch: 1- bis 3-mal tgl. 1 Tbl.
Abrotanum-N-Komplex Tropfen (Hanosan)	Akut: stdl. 5 Tropfen (max. 6 × tgl.) Chronisch: 1- bis 3-mal tgl. 5–10 Tropfen

88.9 Anthroposophische Medizin

Basismedikation zur Regulation der Darmfunktion

88.9.1 Innere Therapie (oral)

Mittel	Anwendung/Tag	Hinweise
Chelidonium Kapseln (Wala)	bis 3-mal tgl. 1 Weichkapsel zu oder nach den MZ mit Fl. einnehmen	Bei Verstopfung aufgrund zu schwacher Gallenfunktion
Digestodoron®, Tabletten/Dilution (Weleda)	Tbl.: Erw. und Jgl. 1- bis 3-mal tgl. 2–4 Tbl. Schulkdr. von 6–11 J.: 1- bis 3-mal tgl. 1–2 Tbl. Klkdr. von 2–5 J.: 1- bis 3-mal tgl. 1 Tbl. Sgl. und Klkdr. unter 2 J.: 1- bis 3-mal tgl. ½ Tbl. Kdr. bis zu 5 J. erhalten die Tbl. zerstoßen oder in Wasser oder Tee aufgelöst. Dilution: Erw. und Kdr. ab 6 J. 1- bis 3-mal tgl. 10–15 Tr.	Als Basismedikation bei chronischer Verstopfung kurmäßig (3 Monate) anzuwenden. Die Tbl. werden ca. eine Viertelstunde vor den MZ mit etwas Wasser eingenommen. Die Tr. werden ca. eine Viertelstunde vor den MZ mit Wasser verdünnt eingenommen.
Aquilinum comp., Globuli velati (Wala)	Vor der MZ 5–10 Globuli velati	Basistherapie zur kurmäßigen Anwendung über 3 Monate zur Harmonisierung der Darmfunktion
Carpellum Mali comp., Plv. (Weleda)	bis 3-mal tgl. 2 Msp.	Bei spastischer Obstipation

88.9.2 Äußere Therapie

Mittel	Anwendung/Tag	Hinweis
Cuprum/Nicotiana, Unguentum (Wala)	Bei Bedarf abends eine Baucheinreibung durchführen. Die Salbe wird kreisförmig eingerieben.	Bei Bauchkrämpfen und Blähungen
Oxalis, Folium 10 %, Salbe (Weleda)	bis 2-mal tgl. den Unterbauch einreiben	Bei Neigung zu Verstopfung regelmäßig anwenden

88.10 Biochemie/Schüßler-Salze

Differenzierung	Mineralstoffe (Nummer)	Dosierung/Tag
	3	10–12
	8	10–12
	10	10
Zusätzlich bei Blähungen	7 als „heiße Sieben"	10

88.11 Spagyrik

Mischung bei Verstopfung, Spagyrik nach Spagyro Naturheilmittel (Menge für 50 ml)	
Mandragora D2	5 ml
Hydrastis D4	10 ml
Paeonia off. Ø	10 ml
Nux vomica D4	10 ml
Bryonia D2	10 ml
Juniperus D2	5 ml

Dosierung:
Akut: 6-mal stdl. 2 Sprühstöße in den Mund
Chronisch: 6 × 3 Sprühstöße in den Mund

Mittel	Dosierung
Defaeton® spag. Peka N Tropfen	3 × 20 Tr.

88.12 Bach-Blüten

Hier sollte bei anhaltenden Beschwerden der bestehende seelisch-geistige Zustand erfasst werden. Aus bis zu sieben verschiedenen Blüten-Essenzen wird die geeignete Bach-Blüten-Mischung zusammengestellt. Verwenden Sie hierzu die Kurzcharakterisierung der 38 klassischen Bach-Blüten unter ▸Kap. 1.10.4; Arzneimittelauswahl und die Hinweise zur Herstellung einer Behandlungslösung unter ▸Kap. 1.10.3.

88.13 Zusatzhinweise

- Für erhöhte Flüssigkeitsaufnahme sorgen, minimal 2 l Wasser am Tag trinken.
- Ein Glas Wasser oder Fruchtsaft (Zimmertemperatur) morgens nüchtern getrunken kann helfen.
- Trockenpflaumen oder Trockenfeigen über Nacht einweichen und morgens mitsamt der Flüssigkeit verzehren.
- Sauerkrautsaft und rohes Sauerkraut können den Darm anregen.
- Ballaststoffe in der Nahrung erhöhen. Gemüse und Obst wie auch Vollkornprodukte enthalten viele Ballaststoffe, auch Frühstückscerealien mit hohem Ballaststoffanteil sind erhältlich.
- Weizenkleie, Haferkleie und Leinsamen in den täglichen Speiseplan einbauen.
- Massage der Bauchdecke in Verlaufsrichtung des Dickdarms.
- Sich Zeit für den Toilettengang nehmen, Toilettenbesuche nicht aufschieben.
- Viel Bewegung kann auch den Darm in Schwung bringen.
- Ein Einlauf ist ein schonendes und sehr wirksames Mittel bei akuter Verstopfung.

89 Virale Infektionen, akut

89.1 Grenzen der Selbstmedikation

Jede die Vitalfunktionen beeinflussende virale Erkrankung muss in ambulante ärztliche, wenn nicht sogar stationäre Behandlung. Ebenso ist an etwaige Meldepflichten (z. B. Influenza, COVID-19, RSV etc.) zu denken. Vulnerable Gruppen, wie z. B. geriatrische oder pädiatrische Patienten, Organtransplantierte oder Immunsupprimierte, müssen aufgrund der Gefahr fulminanter Verläufe besonders betrachtet und einem Arzt vorgestellt werden. Demgegenüber kann immer an eine symptomatische Komedikation mit antiviralen Arzneien oder einer die Fresszellen erhöhenden Arznei der Selbstmedikation gedacht werden – gerade wenn keine kausale allopathische Medikation vorhanden ist.
Meist sind ätherische Öle antiviral, ebenso aber immer die Phytotherapie, die saure Polysaccharide enthält, die als rezeptoranaloge Kohlenhydrate die Aktivität und Zahl der natürlichen Killerzellen (NK-Zellen) und Phagozyten erhöhen.
Im Bereich der Mineralstoffe ist immer an Zinkpräparate zu denken: Zink fördert alle schnell wachsenden Gewebe, so Haut, Haare, Nägel und eben Immunsystem sowie die Hormonsynthese. Da diese Prozesse chronobiologisch nachts stattfinden, ist eine abendliche Einnahme anzuraten.

89.2 Allopathie

Gegen Herpesviren wirkt Lysin als Aminosäure antiviral und hemmt das Andocken von Herpesviren (▸ Kap. 35). Ebenso die dort gelisteten Cremes gegen das Herpesvirus.
Gegen systemische Virusinfektionen, gerade aus dem Bereich der Atemwegsinfekte (z. B. Rhinoviren, Adenoviren, Syncytialviren, Coronaviren), stehen keine freiverkäuflichen allopathischen Wirkstoffe und damit Präparate zur Verfügung. Man arbeitet hier mit die Folgesymptome begrenzenden Wirkstoffen (▸ Kap. 38, 56, 73).

89.3 Phytotherapie

Phytotherapeutika, die bei akuten Infekten der oberen und unteren Atemwege und der Haut eingesetzt werden können, finden sich in folgenden Kapiteln: ▸Kap. 35, 38, 56, 73, 93.

89.4 Aromatherapie

Aromatherapeutika, die bei akuten Infekten der oberen und unteren Atemwege und der Haut eingesetzt werden können, finden sich in folgenden Kapiteln: ▸Kap. 35, 38, 56, 73, 93.

89.5 Mikrobiom

Mikrobiompräparate, die bei akuten Infekten der oberen und unteren Atemwege und der Haut eingesetzt werden können, finden sich in folgenden Kapiteln: ▸Kap. 35, 38, 56, 73, 93.

89.6 Nahrungsergänzungsmittel

Mikronährstoff	Dosierung	Präparat	Hinweise
Selen	200–500 µg/Tag Akut: 1.000 µg p. o.	Cefasel® Selenase® Trinkamp.	Immunmodulation, Cofaktor von Enzymen
Zink	10–30 mg/Tag	Zinkletten Verla® Lutschtabletten	Antioxidans; unterstützt Vitamin-A-Haushalt reduziert Eindringen der Viren in die Zelle
Magnesium	200–300 mg/Tag	Magnesium Verla®	Entsäuert
Calcium	500–1.000 mg/Tag	Calcium Verla®	Entsäuert
Vitamin-B-Komplex	1 × 1/Tag	B-Complex Pure encapsulations®	Stärkt die Immunabwehr

Mikronährstoff	Dosierung	Präparat	Hinweise
Vitamin C	4 × 2–4 Kps./Tag	Vitamin C mse matrix	Kumuliert in Immunzellen
Vitamin A	2.000–5.000 I. E./Tag	Innovamulsin® A	Stärkt Schleimhautabwehr
Vitamin D	2.000–6.000 I. E./Tag	Innovamulsin® D_3	Extremer Mangel bei Patienten zu beobachten; ab 60 Jahren lässt die Vitamin-D-Produktion über die Haut um mehr als 70 % nach!
Vitamin E	100–200 I. E./Tag	Optovit® fortissimum	Antioxidans
Bromelain	2 × 2 Drg./Tag	Bromelain-POS®	Entzündungshemmend
Lysozym	6 × 2 Sprühstöße	InnovaSpray Immun	Schleimhautschutz
Kombination Vitamine, Mineralstoffe, Spurenelemente, Enzyme, Bioflavonoide, Q10	7 Tbl./Tag	Innovazym®	Stärkt das Immunsystem
Omega-3-Fettsäuren	1–3 g/Tag	EnzOmega®	Entzündungshemmend
N-Acetyl-Cystein	3 × 200 mg/Tag	NAC 200	Viren dringen nicht in die Zelle ein, Virenvermehrung wird gestoppt, Abwehr wird gestärkt

Mikronährstoff	Dosierung	Präparat	Hinweise
Glutathion, Vitamine C, E, B_{12}, Folsäure, Zink, Selen, Mangan	2 × 1 Kapsel/Tag nüchtern	Glutathion mse	Schutz und Aktivierung der Mitochondrien
Coenzym Q 10	3 × 10 Hübe=200 mg	QuinoMit Q10®	Antioxidans
L-Lysin	800–2.000 mg/Tag	L-Lysin Pure encapsulations®	Stärkt die Immunabwehr, bewährt bei Herpes simplex
Kombination Lysin, Selen, Zink	2 × 1 Kapsel/Tag	L-Lysin plus Pure encapsulations®	Stärkt die Immunabwehr
Kombination Vitamine, Mineralstoffe	1 × 1/Tag	MensSana Beta-Glucan+Immun	Stärkt die Immunabwehr
Kombination B-Vitamin, Probiotika	1 × 1/Tag	MensSana Biotic Premium	Stärkt die Immunabwehr
Epigallocatechingallat	200–400mg/Tag	Grüntee Extrakt Pure	Bindet Viren und inaktiviert sie

89.7 Homöopathie (Einzelmittel)

Arzneiweisende Symptome	Zusatzhinweise	Passende Arznei mit Potenz	Dosierung/Tag
Zerschlagenheitsgefühl, Fieber, Gliederschmerzen	Beginn plötzlich morgens mit Fieber, eventuell Übelkeit, Durst auf Kaltes	Eupatorium perfoliatum D6	Akut stündlich 5 Globuli, bei Besserung 3 × 5 Globuli
Stürmischer, plötzlicher Beginn, meist um Mitternacht, trockenes Fieber	Patient sehr ängstlich, unruhig beruhigen und frische Luft bessern	Aconitum D6	Akut stündlich 5 Globuli, bei Besserung 3 × 5 Globuli
Schmerzhafter Husten, Kopfschmerz, Erbrechen, Durchfall, Nachtschweiß, trockene, rissige Lippen	Will seine Ruhe, keine Berührung gereizt, ärgerlich	Bryonia D6	Akut stündlich 5 Globuli, bei Besserung 3 × 5 Globuli
Schüttelfrost, Sehstörungen, Schmerzen vom Nacken über den Kopf zur Stirn	Müde, schläfrig, zittert, Gefühl, als ob das Herz stehen bliebe	Gelsemium D6	Akut stündlich 5 Globuli, bei Besserung 3 × 5 Globuli
Frieren und Hitze im Wechsel, Husten, Schnupfen, mäßiges Fieber, Geschmacks- und Geruchsverlust	Jammert, abends schlimmer, besser durch Trost, Bewegung im Freien, kein Durst	Pulsatilla D6	Akut stündlich 5 Globuli, bei Besserung 3 × 5 Globuli

89.8 Homöopathie (Komplexmittel)

Präparate	Dosierung/Tag	Hinweise
Contramutan® Sirup/Tabletten/Tropfen (Klosterfrau)	Sirup: Stdl. 5 ml (max. 12 × tgl.) Tabl.: Stdl. 1 Tbl. (max. 12 × tgl.) Tropfen: Stdl. 5–10 Tropfen (max. 12 × tgl.)	Bei Besserung der Symptome 3 × tgl. 5 ml Sirup bzw. 1 Tbl. bzw. 5 Tropfen
Metavirulent® Tropfen (Meta Fackler)	Stdl. 5–10 Tropfen (max. 12 × tgl.)	Über zwei Tage einnehmen, dann Dosis reduzieren oder absetzen
Nisylen® Tabletten/Tropfen (DHU)	Tabl.: Stdl. 1 Tbl. (max. 6 × tgl.) Tropfen: Stdl. 5 Tropfen (max. 6 × tgl.)	Bei Besserung der Symptome 3 × tgl. 1 Tbl. bzw. 5 Tropfen
toxiLoges® Infekt Tropfen/Tabletten	Tropfen: Stdl. 5 Tropfen (max. 6 × tgl.) Tabl.: Stdl. 1 Tbl. (max. 6 × tgl.)	
Engystol® (Heel)	Stdl. 1 Tbl. (max. 12 × tgl.)	Bei Besserung der Symptome 3 × tgl. 1 Tbl.

89.9 Anthroposophische Medizin

89.9.1 Innere Therapie (oral)

Keine Angabe.

89.10 Biochemie/Schüßler-Salze

Mineralstoffe (Nummer)	Dosierung/Tag
3	20
10	20

89.11 Spagyrik

Im Gegensatz zur Allopathie hat die Erfahrungsmedizin spagyrische Essenzen, die eine antivirale Eigenschaft bieten, wie Artemisia annua, Cistus incanus, Melissa und Rhus toxicodendron, und auch Essenzen wie Vincetoxicum, die Virenreste dann aus dem Körper schleusen.

Mischung bei akuter Vireninfektion, Spagyrik nach Spagyro Naturheilmittel (Menge für 50 ml)	
Aconitum D4	5 ml
Angelica archangelica D2	5 ml
Artemisia annua D2	5 ml
Cistus incanus D2	5 ml
Eupatorium D2	5 ml
Melissa D2	5 ml
Piper methysticum D2	5 ml
Propolis D3	5 ml
Thuja D2	5 ml
Vincetoxicum D2	5 ml

89.12 Bach-Blüten

Keine Angabe.

89.13 Zusatzhinweise

Keine Angabe.

90 Virale Infektionen, chronisch

90.1 Grenzen der Selbstmedikation

▶ Kap. 89

90.2 Allopathie

Keine Präparate vorhanden

90.3 Phytotherapie

Phytotherapeutika, die bei akuten Infekten der oberen und unteren Atemwege und der Haut eingesetzt werden können, finden sich in folgenden Kapiteln: ▶ Kap. 35, 38, 56, 73, 93.

90.4 Aromatherapie

Aromatherapeutika, die bei akuten Infekten der oberen und unteren Atemwege und der Haut eingesetzt werden können, finden sich in folgenden Kapiteln: ▶ Kap. 35, 38, 56, 73, 93.

90.5 Mikrobiom

Mikrobiomtherapeutika, die bei akuten Infekten der oberen und unteren Atemwege und der Haut eingesetzt werden können, finden sich in folgenden Kapiteln: ▶ Kap. 35, 38, 56, 73, 93.

90.6 Nahrungsergänzungsmittel

Sind virale Infektionen chronisch geworden, das heißt, dass die Viren im Körper verblieben sind, können sie eine sogenannte Silent Inflammation auslösen. Das sind stille Entzündungen, die je nach Zustand des Patienten immer wieder aufflammen können. Daher ist es wichtig, das Immunsystem so zu fördern, dass es das erneute Aufflammen der Infektion verhindern kann. Hierbei muss man sehr vorsichtig vorgehen, da ein Zuviel an Antioxidanzien genau das Gegenteil bewirken kann.
Es empfiehlt sich hierbei, eine Blut- bzw Speichelkontrolle vor Gabe von Nahrungsergänzungsmitteln zu machen. Dann kann gezielt das gegeben werden, was dem Patienten fehlt. Daher erklären sich die großen Spannen bei den nachfolgend aufgeführten Dosierungen.

Eine neue Virusinfektion kann auf diesem Weg auch eine alte Virusinfektion, die bis dahin „geschlummert“ hat, wieder aktivieren. Dies wurde bei COVID-19 in Bezug auf den Epstein-Barr-Virus beobachtet, sodass Beschwerden nach COVID-19 auch durchaus eine andere Virusinfektion als Ursache haben können.

Mikronährstoff	Dosierung	Hinweise
Vitamin C	200–500 mg/Tag	Antioxidans; entzündungshemmend
Vitamin D	1.000–5.000 I. E./Tag	Entzündungshemmend, antioxidativ, antiviral
Vitamin B_6	10–100 mg/Tag	Antikörperproduktion
Vitamin B_{12}	100–1.000 µg/Tag	Mangel könnte Ursache für Chronifizierung sein
Vitamin B_3	20–1.000 mg/Tag	Antioxidans
Folsäure	0,4–1 g/Tag	Erhöht Antikörperproduktion; Mangel könnte Ursache für Chronifizierung sein
Coenzym Q10	30–100 µg/Tag	Fördert gestörte Energieproduktion und verringert oxidativen Stress
s-Adenosyl-Methionin (SAM)	400–600 mg/Tag	Mangel könnte Ursache für Chronifizierung sein
L-Carnitin	1–3 g/Tag	Wichtig für die Energiegewinnung; Antioxidans
Selen	50–200 Mikrogramm/Tag	Unterstützt Funktion der NK-Zellen und Leukozyten
Zink	2,5–50 mg/Tag	Aktiviert T-Zellen
Eisen	50–100 mg/Tag	Verbessert die Funktion zytotoxischer T-Zellen
Kupfer	1–3 mg/Tag	Erhöht Antikörperproduktion
L-Tryptophan	0,5–4 g/Tag	Wichtig für die Serotoninbildung
Omega-3-Fettsäuren	1–3 g/Tag; 10–100 mg/Tag	Entzündungshemmend

90.7 Homöopathie (Einzelmittel)

Ist durch eine chronische Erkrankung bereits eine irreversible Schädigung an den Organen entstanden, ist es kaum möglich, mit Homöopathie das Organ wiederherzustellen, wie es vor der Erkrankung war. Es können dann die Begleiterscheinungen behandelt werden, sodass der Patient Linderung erfährt. Hier muss man die einzelnen Beschwerden erfragen, die je nach Erkrankung sehr verschieden sein können. In manchen Fällen kann man auch das Fortschreiten der Erkrankung verhindern. Hierzu sollte man aber einen Homöopathen aufsuchen.

90.8 Homöopathie (Komplexmittel)

Präparate	Dosierung/Tag	Hinweise
Lymphdiaral® Basistropfen SL (Pascoe)	1- bis 3-mal tgl. 5 Tropfen	Regt Lymphfluss an und aktiviert Immunsystem
Lymphaden Hevert® Complex Tropfen	3 × tgl. 5–10 Tropfen	Regt Lymphfluss an und aktiviert Immunsystem
Echinest® Nr. 160 Tabletten (Nestmann)	1- bis 3-mal tgl. 1 Tbl.	Stärkung des Immunsystems
Toxikatt Tropfen (Kattwiga)	1- bis 3-mal tgl. 5 Tropfen	Bei chronischen Infekten

90.9 Anthroposophische Medizin

90.9.1 Innere Therapie (oral)

Mittel	Anwendung/Tag	Hinweise
Prunuseisen, Globuli velati (Wala)	3–4-mal tgl. 5–10 Globuli velati	Fatigue-Syndrom nach Covid-19 Zur Stärkung der Abwehrkräfte
Levico comp., Globuli velati (Wala) bzw. Ampullen	Erw.: 1–2-mal tgl. 10–20 Globuli velati oder 3-mal/Woche 1 Amp. per os.	Fatigue-Syndrom, postinfektiös. Nach Covid-19 Infektion. Auch bei Long-covid
Cardiodoron® mite Dilution (Weleda)	Erw. u. Jgdl. ab 12 J. 1–3-mal tgl. 15–20 Tr.	Zur Stärkung des Herz-Kreislaufsystems nach Infektionskrankheiten

90.9.2 Äußere Therapie

Mittel	Anwendung/Tag	Hinweise
Malvenöl, Ölige Einreibung (Wala)	1–2-mal tgl. den Oberkörper einreiben	Regt die regenerierenden Wärmeprozesse an.

90.10 Biochemie/Schüßler-Salze

Mineralstoffe (Nummer)	Dosierung/Tag
3	12
4	7
6	7
10	12
21	5

90.11 Spagyrik

Bei chronischen Beschwerden versuchen wir in der Spagyrik, zusätzlich Schwermetalle auszuleiten und Weizenprodukte und Eier möglichst zu meiden.

Mischung bei chron. Virusinfektion, Spagyrik nach Spagyro Naturheilmittel (Menge für 50 ml)	
Acidum arsenicosum D4	5 ml
Artemisia annua D2	5 ml
Cistus incanus D2	5 ml
Cardiospermum D2	5 ml
China D2	5 ml
Hydrargyrum bichloratum D6	5 ml
Thuja D2	5 ml
Nr. 2 Calcium phos. spag D6	5 ml
Nr. 5 Kalium phos. spag D6	5 ml
Nr. 7 Magnesium phos. spag. D6	5 ml

Mittel	Dosierung
Siehe Erkältungskrankheiten	z. B. Infragil® Peka Tropfen

90.12 Bach-Blüten

Keine Angabe.

90.13 Zusatzhinweise

Keine Angabe.

91 Virale Infektionen, Langzeitfolgen

91.1 Grenzen der Selbstmedikation

Langzeiterkrankte Patienten müssen in ein rehabilitatives Konzept integriert werden, wie es z. B. im Rahmen der Long-COVID-Symptome nach einer COVID-19-Infektion an speziellen Zentren (z. B. Universität Erlangen-Nürnberg) etabliert wurde. Zudem können in der Selbstmedikation symptomatisch Präparate, die in ▶Kap. 29, 31, 50, 57 genannt werden, ergänzend in Erwägung gezogen werden, ohne dass bisher valide Studien hierzu oder gar Zulassungen vorliegen. Mit einem rationalen Approach lässt sich jedoch ein Einsatz probatorisch in Betracht ziehen.

91.2 Allopathie

Siehe die jeweiligen Kapitel zu den vom Patienten geschilderten Symptomen

91.3 Phytotherapie

Siehe die jeweiligen Kapitel zu den vom Patienten geschilderten Symptomen

91.4 Aromatherapie

Siehe die jeweiligen Kapitel zu den vom Patienten geschilderten Symptomen

91.5 Mikrobiom

Siehe die jeweiligen Kapitel zu den vom Patienten geschilderten Symptomen

91.6 Nahrungsergänzungsmittel

Es sollte eine Basisversorgung mit Vitaminen, Mineralstoffen und Spurenelementen erfolgen. Ziel ist es, das Immunsystem zu stärken – aber moderat, nicht überstimulierend. Es ist sehr sinnvoll, durch Bluttests herauszufinden, welche Nährstoffe fehlen, um diese dann gezielt zu ergänzen. Langzeitfolgen haben eine sehr große Bandbreite, die berücksichtigt werden muss. Häufig entsteht im Körper ein Mangel an L-Tryptophan,

V

der dann zu Müdigkeit, Aufmerksamkeitsstörungen, Schlafstörungen, Depressionen oder Angststörungen führen kann. Zusätzlich sollten Probiotika ergänzt werden.

Mikronährstoff	Dosierung	Präparat	Hinweise
Magnesium	400 mg/Tag	Magnesium Verla®	Radikalfänger
Calcium	600–1.000 mg/Tag	Calcium Verla®	Radikalfänger
Selen	100–200 µg/Tag	Cefasel®	Immunmodulierend
Zink	10–20 mg/Tag	Zinkorotat-POS®	Radikalfänger
Kupfer	1–2 mg/Tag	Pure encapsulations®	Wichtige Funktion in der mitochondrialen Atmungskette
N-Acetylcystein	3 × 200 mg/Tag	ACC Hexal®	Entscheidend für die Energieproduktion
Coenzym Q10	3 × 6 Hübe/Tag	QuinoMit Q10®	Wichtige Funktion in der mitochondrialen Atmungskette
Vitamin B_{12}	100–1.000 µg/Tag	Ankermann®	Steigert Energiestoffwechsel
Folsäure	0,4–1 mg/Tag	ratiopharm®	Bei Schwäche, Müdigkeit
Vitamin C	1–3 g/tag	Cetebe®	Antioxidans
Vitamin D	1.000–3.000 I. E./Tag	Innovamulsin® D_3	Stärkt Immunabwehr
Bromelain	2 × 2 Drg./Tag	Bromelain-POS®	Entzündungshemmend, abschwellend

Mikronährstoff	Dosierung	Präparat	Hinweise
Lysozym	6 × 2 Hübe/Tag auf die Schleimhaut im Mund aufbringen	Innova Spray Immun	Schleimhautschutz
Kombination Vitamine, Mineralstoffe, Spurenelemente, Enzyme, Bioflavonoide, Q10	7 Tbl./Tag	Innovazym®	Reguliert das Immunsystem
Taurin	1.000–4.000 mg/Tag	Pure encapsulations®	Antioxidans
L-Carnitin	1–3 g/Tag	Pure encapsulations®	Müdigkeit bei Mangel
Omega-3-Fettsäuren	1–3 g/Tag	EnzOmega®	Entzündungshemmend
Pycnogenol	50–200 mg/Tag	Pure encapsulations®	Immunmodulierend
Kombination Vitamine, Mineralstoffe, Spurenelemente, Enzyme		MensSana Immuno akut + MensSana Enzyme akut	Basisversorgung + entzündungshemmende Enzyme
S-Adenosyl-Methionin	600–1.600 mg/Tag Zu Beginn 2–4 × 200 mg SAM	Pure encapsulations®	Unter ärztlicher Kontrolle des Adrenalin- bzw. Noradrenalinspiegels
5-Hydroxytryptophan	100–400 mg/Tag Zu Beginn 50 mg	Pure encapsulations®	Unter ärztlicher Kontrolle des Serotoninspiegels
Eisen	50–100 mg Eisen (II)	Pure encapsulations®	Unter ärztlicher Kontrolle des Ferritins

V

91.7 Homöopathie (Einzelmittel)

Auch hier ist es erforderlich, die Beschwerden zu erfragen und diese dann entsprechend zu begleiten.

91.8 Homöopathie (Komplexmittel)

Je nach Art der Beschwerden werden diese symptomatisch behandelt. Falls es der Gesundheitszustand des Patienten zulässt, kann zudem eine Entgiftung (▶ Kap. 20) durchgeführt werden.

91.9 Anthroposophische Medizin

91.9.1 Innere Therapie (oral)

Mittel	Anwendung/Tag	Hinweise
Cardiodoron® mite, Dilution (Weleda)	Erw. u. Jgdl. ab 12 J. 1–3-mal tgl. 15–20 Tr.	Bei Herzbeschwerden zur Stabilisierung des Rhythmus im Herz- Kreislaufsystems
Prunuseisen, Globuli velati (Wala)	3–4-mal tgl. 5–10 Globuli velati	Fatigue-Syndrom nach Covid-19 oder Grippe Zur Stärkung der Abwehrkräfte
Levico comp., Globuli velati (Wala) bzw. Ampullen	Erw.: 1–2-mal tgl. 10–20 Globuli velati, oder 3-mal/Woche 1 Amp. per os.	Fatigue-Syndrom, postinfektiös. Nach Covid-19 Infektion. Auch bei Long-Covid
Ferrum sidereum D20, Tbl. (Weleda)	1–2-mal tgl. 1 Tbl.	Bei Ängsten und depressiver Verstimmung
Camphora D1, Tropfen (Weleda)	1–3-mal 5–10 Tr. auf Zucker oder ein Stück Brot	Bei auffallenden Kältegefühlen und Kreislaufschwäche wirken sie rasch kräftigend und wärmend
Verbascum comp., Tropfen (Weleda)	3-mal-tgl. 20 Tr.	Bei anhaltendem Reizhusten und roborierend
Scleron®, Tbl. (Weleda)	1–2-mal tgl. 1 Tbl.	Bei „Brain Fog", kognitiver Schwäche und Störungen (Merkfähigkeit, Konzentrationsfähigkeit)

91.9.2 Äußere Therapie

Mittel	Anwendung/Tag	Hinweise
Solum Öl, Ölige Einreibung (Wala)	1-mal tgl. den Rücken einreiben	Wärmend und einhüllend
Aurum/Lavandula comp., Creme (Weleda)	1–2-mal tgl. die Herzregion einreiben	Bei Störung mentaler Funktionen, „Brain Fog" bei funktionellen Herzbeschwerden, Angst
Aconit Schmerzöl, Ölige Einreibung (Wala)	1–2-mal tgl. einreiben	Bei Gelenk- und Muskelschmerzen

91.10 Biochemie/Schüßler-Salze

Mineralstoffe (Nummer)	Dosierung/Tag
3	10
5	7
6	5
8	7
10	10
21	5

91.11 Spagyrik

Mischung bei Langzeitfolgen viraler Erkrankung (Long COVID), Spagyrik nach Spagyro Naturheilmittel (Menge für 50 ml); zusätzlich ist eine Schwermetallausleitung zu empfehlen	
Artemisia annua D2	5 ml
Cistus incanus D2	5 ml
Propolis D3	5 ml
Eupatorium D2	5 ml
Ginkgo D2	5 ml
Plumbum aceticum D4	5 ml
Eleutherococcus D2	5 ml
Crataegus D2	5 ml
Juniperus D2	5 ml
Echinacea D2	5 ml

91.12 Bach-Blüten

Keine Angabe.

91.13 Zusatzhinweise

Keine Angabe.

92 Völlegefühl

92.1 Grenzen der Selbstmedikation

Völlegefühl ohne übermäßige Nahrungsaufnahme oder begleitet von auffallenden Symptomen wie z. B. Fieber, akuter Durchfall oder akute Obstipation sollte sofort ärztlich abgeklärt werden. Das Symptom Völlegefühl ist vergesellschaftet mit sehr vielen Grunderkrankungen, daher muss bei erfolglosen Versuchen der Selbstmedikation eine Diagnosestellung durch den Arzt erfolgen (z. B. Reizdarm, Intoleranz von Nahrungsmitteln, Kohlenhydratmalabsorption, Lactoseintoleranz, Zöliakie usw.).

92.2 Allopathie

Völlegefühl tritt häufig auf bei zu geringer Magensaftproduktion, daher werden hier zur Unterstützung Acida und Enzyme eingesetzt.

92.2.1 Orale Therapie

Präparate	Wirkstoffe	Wirkstoffgruppe
Sab® Simplex Tropfen, Tabetten Lefax® intens 250 mg Flüssigkapseln, Lefax® Tab., Lefax® Liquid Espumisan® Perlen 40 mg Velgastin®Tropfen Simeticon Stada® 280 mg Kps. und andere Generika	Simeticon	Entschäumer
Pepsin-Wein Blücher-Schering	Pepsin-Pulver	Enzym
Cholecysmon® Silberperlen	Rindergallenextrakt	Enzym, als NEM
Pankreatan® 25 000, 10 000 Tab. u. a. Pankreatin-Präparate	Pankreas-Pulver vom Schwein	Enzym

92.3 Phytotherapie

Um die Verdauungsleistung zu verbessern, sind Bittermittel wie Amara aromatica und Amara acria angezeigt, die über eine Anregung der Verdauungssaft-Produktion das Gefühl der Völle mit Begleiterscheinungen wie Blähungen reduzieren helfen.

92.3.1 Orale Therapie

Präparate	Inhaltsstoffe	Dosierung/Tag	Hinweise
Iberogast® classic Tr.	Schleifenblumen-Fluidextrakt, Angelikawurzel-Fluidextrakt, Kamillenblüten-Fluidextrakt, Kümmel-Fluidextrakt, Mariendistelfrüchte-Fluidextrakt, Melissenblätter-Fluidextrakt, Pfefferminzblätter-Fluidextrakt, Schöllkraut-Fluidextrakt, Süßholz-Fluidextrak	Kdr. 3–5 Jahre: 3 × 10 Tr. 6–12 Jahre: 3 × 15 Tr. ab 12 Jahren: 3 × 20 Tr.	Nicht bei Lebererkrankungen, nicht in Schwangerschaft und Stillzeit Ohne Arzt nicht länger als 1 Woche
Iberogast® advance Tropfen	Schleifenblumen-Fluidextrakt, Angelikawurzel-Fluidextrakt, Kamillenblüten-Fluidextrakt, Kümmel-Fluidextrakt, Melissenblätter-Fluidextrakt, Pfefferminzblätter-Fluidextrakt, Süßholz-Fluidextrakt	Ab 12 Jahren: 3 × 20 Tr.	
Amara-Pascoe® Tinktur	Tinktur aus Chinarinde, Enzianwurzel, Pomeranzenschale, Zimtrinde	15–20 Tr. ½ Std. vor den MZ	
Sidroga Gastrophyt® 250 mg FTA	Schafgarbenkraut-Trockenextrakt		

Präparate	Inhaltsstoffe	Dosierung/Tag	Hinweise
Carminativum-Hetterich Balance Tr.	Pomeranzenschalenextrakt, Kümmelfrüchteextrakt, Fenchelfrüchteextrakt, Pfefferminzblätterextrakt, Kamillenblütenextrakt		
Montana Haustr.	Ethanol. Auszug aus Kardamomen, Zimtrinde, Tausendgüldenkraut, Kümmel, Pomeranzenschale, Pfefferminzblätter, Enzianwurzel	1–1½ TL in Wasser nach den MZ	Bei Appetitlosigkeit vor den MZ nehmen, nicht auf Zucker nehmen, sonst geht reflektorische Wirkung der Bitterstoffe verloren!
Pascoventral® Flüssigkeit	Fluidextrakte aus Pfefferminzblättern, Kamillenblüten, Kümmel	> 12 J.: 3 × 30–40 Tr.; Sgl./Klkdr. bis 6 J.: 3 × 5–10 Tr. Kdr. 6–12 J.: 3 × 15–20 Tr.	Vor oder während den MZ; Klkdr./Sgl. ins Fläschchen geben, in Tee oder Saft
Schwedentrunk® Elixier	Ethanol. Auszug aus Angelikawurzel, Baldrianwurzel, Enzianwurzel, Kardamomensamen, Zimtrinde	> 12 J: 3 × 10 ml vor dem Essen	Cave: Photo-sensibilisierung möglich
Gastritol® Tropfen	Auszüge aus Kamillenblüten, Gänsefingerkraut, Süßholzwurzel, Angelikawurzel, Benediktenkraut, Wermutkraut	Erw.: 3 × 30 Tr. Nicht länger als 2 Wochen	Nicht bei Einnahme von auf den GABA-Stoffwechsel wirkenden AS (z. B. Benzodiazepine) nicht bei Krampfleiden mit AS (z. B. Carbamazepin)

V

Präparate	Inhaltsstoffe	Dosierung/Tag	Hinweise
Carmenthin® bei Verdauungsstörungen Kps.	Pfefferminzöl, Kümmelöl	Ab 12 Jahren: 2 × 1 Kps.	Nicht bei Überempfindlichkeit gegen die Inhaltsstoffe, stark verminderter Magensaftproduktion, Leberschäden, Gallensteinleiden, Gallenwegsentzündungen, Gallenwegserkrankungen
Gastrovegetalin® 225 mg Kps.	Melissenblätter-Trockenextrakt	Ab 12 Jahren 2 × 2 Kps.	
Gasteo® Tr.	Angelikawurzel-Fluidextrakt, Benediktenkraut-Fluidextrakt, Gänsefingerkraut-Fluidextrakt, Kamillenblüten-Fluidextrakt, Süßholz-Fluidextrakt, Wermut-Fluidextrakt	Erw.: 3 × 30 Tr.	Nicht anwenden bei Überempfindlichkeit (allergisch), Verschluss des Gallenganges, Entzündung der Gallengänge und Lebererkrankungen, nicht in Schwangerschaft und Stillzeit nicht bei Kindern und Jgl. unter 18 Jahren
Gastricholan®-L Tropfen	Auszüge aus Pfefferminzblättern, Kamillenblüten, Fenchelfrüchten	Ab 12 Jahren: 5× 55 Tr. Bei starken Beschwerden 5 × 70 Tr.	NEM

Präparate	Inhaltsstoffe	Dosierung/Tag	Hinweise
Yamato®Gast FTA	Ginsengwurzelstock, Atractylodes-japonica-Wurzelstock, Poria-Fruchtkörper, Pinellia-Rhizom, Citrus-unshiu-Fruchtschale, Jujube-Früchte, Süßholzwurzel und Ingwerwurzelstock	Ab 18 Jahren 3 × 3 FTA, nicht länger als 2 Wochen	Eine Einnahme zusammen mit Diuretika (Wassertabletten), Herzglykosiden, Corticosteroiden, stimulierenden Abführmitteln oder anderen Arzneimitteln, die einen Einfluss auf den Elektrolythaushalt haben, wird nicht empfohlen.
Rowachol® Kps.	Levomenthol, (-)-trans-Menthon, alpha-Pinen, beta-Pinen, endo-Borneol, Camphen, Cineol	Ab 12 Jahren: 3- bis 4-mal 1 Kps.	Anregung der Gallentätigkeit Nicht bei: ■ Überempfindlichkeit gegen die Inhaltsstoffe ■ Eingeschränkte rLeberfunktion ■ Gallenblasenentzündung ■ Gallenwegsverschluss ■ Darmverschluss
H&S® Magentee bitter	Schafgarbenkraut, Tausendgüldenkraut, Enzianwurzel, Wermutkraut	Ab 12 Jahren mehrmals tgl. eine Tasse	

92.3.2 Tee-Tipp

Tee bei Völlegefühl (Menge für 100 g)	
Wermutkraut	30,0 g
Schafgarbenkraut	30,0 g
Angelikawurzel	15,0 g
Kalmuswurzel	15,0 g
Bitterorangenschale	10,0 g

Zubereitung: 2 TL auf 150 ml siedendes Wasser, 5 Min. köcheln, 5 Min. weiterziehen lassen, abseihen
Dosierung: 3 × tgl. 1 Tasse lauwarm in kleinen Schlucken zum Essen
Grundsätzlich können Teemischungen der verschiedenen Hersteller mit Anis/Fenchel/Kümmel, Pfefferminze, Bitterstoffdrogen wie Enzian, Löwenzahn, Tausendgüldenkraut und Wermut angewendet werden (ebenso Mischung in der Apothekenrezeptur herstellen).

92.4 Aromatherapie

Alle ätherischen Öle sind calciumantagonistisch an der glatten Muskulatur wirksam und damit spasmolytisch auch am GIT. Auch bei Babys können Mischungen bei Völlegefühl und Flatulenz/Schmerzen angewandt (z. B. Babybäuchlein-Öle verschiedener Hersteller) oder selbst in der Apothekenrezeptur gemischt werden (z. B. 1 % von Anisöl, Fenchelöl, Kümmelöl in süßem Mandelöl).

92.5 Mikrobiom

Um die Verdauung zu beeinflussen und damit auch ein Völlegefühl zu modulieren, sind die unter ▸ Kap. 68, Reizdarm, genannten Probiotika sinnvoll. Gerade für Babys empfiehlt sich das Nahrungsergänzungsmittel BiGaia® Tropfen mit dem *Limosilactobacillus reuteri*-Stamm DSM 17983 (syn. *Lactobacillus reuteri*).

92.6 Nahrungsergänzungsmittel

Mikronährstoff	Dosierung	Präparat	Hinweise
Huminsäure	3 × 2 Kps./Tag	Activomin®	Bei Schadstoffbelastung und gastroenteritischen Störungen
Cholin, Bitterstoffe	2 × 1 Kps./Tag	Metacare Leber	Fördert den Fettstoffwechsel
Kombination L Glutamin, Bitterstoffe, Lecithine, Vitamin B6, B12 Zink, Molybdän	3 × 2 Kps./Tag	Metacare Colon Lecithin	Regt den Stoffwechsel an; ernährt die Darmschleimhaut
L Glutamin, Vitamine, Mineralstoffe,	2 Kps./Tag	Metacare Darmfit	Ernährt die Darmschleimhaut, fördert Ansiedlung der Darmbakterien, verhindert leaky-gut dadurch
L Glutamin Fenchel	2–4 Kps./Tag	Metacare L Glutamin	Bei schwer verdaulichen Speisen; Unterstützt Ernährung der Darmschleimhaut
Zeolith mit Calcium- und Magnesiumcarbonat	1–2 × 1 Stick/Tag in Wasser, ½ Std. vor dem Essen	Toxaprevent Medi Plus	Stärkt die Darmwandbarriere bei Störungen infolge Nahrungsmittelunverträglichkeiten

92.7 Homöopathie (Einzelmittel)

Arzneiweisende Symptome	Zusatzhinweise	Passende Arznei mit Potenz	Dosierung/Tag
Zunge dick belegt, pappiger Geschmack; Magenschmerzen, Sodbrennen, Aufstoßen	Folge von zu viel Wein, saurem oder fettem Essen; häufiges Überessen	Stibium sulfuratum nigrum D6	Akut stündlich 5 Globuli bis zur Besserung
Völlegefühl mit Blähungen und Atembeklemmung, Schwäche und Schwindel	Folge von reichlichem oder schwerem Essen; Verlangen nach frischer Luft, Luftaufstoßen	Carbo vegetabilis D6	Akut stündlich 5 Globuli bis zur Besserung
Völlegefühl mit dem Wunsch zu erbrechen (dies erleichtert); Bauchkrämpfe, reizbar	Folge von zu schwerem, reichlichem Essen, Alkohol, Medikamenten	Nux vomica D6	Akut stündlich 5 Globuli bis zur Besserung
Aufstoßen und Sodbrennen trockener Mund, wenig Durst, weinerlich, launisch	Folge von Durcheinanderessen, fettem, süßem Essen, besser an der frischen Luft	Pulsatilla D6	Akut stündlich 5 Globuli bis zur Besserung

92.8 Homöopathie (Komplexmittel)

Präparate	Dosierung/Tag	Hinweise
Nuxal comp Tabletten (Pflüger)	Akut: 6 × tgl. 1 Tbl. Chronisch: 1–3 × tgl. 1 Tbl.	
Spasmovowen® (Weber & Weber)	Akut: stdl. 5 Tropfen (max. 6 × tgl.) Chronisch: 1–3 × tgl. 5 Tropfen	Bei Völlegefühl und Krämpfen
Digesto Hevert® Verdauungstropfen	3–4 × tgl. 30 Tropfen nach dem Essen	Bei Verdauungsschwäche
Payagastron® Tropfen (Weber & Weber)	Akut: stdl. 5–10 Tropfen (max. 12 × tgl.) Chronisch: 1–3 × tgl. 5–10 Tropfen	Normalisierung der Verdauungstätigkeit

92.9 Anthroposophische Medizin

92.9.1 Innere Therapie (oral)

Mittel	Anwendung/Tag	Hinweise
Gentiana Magen, Globuli velati (Wala)	3-mal tgl. 5–10 Globuli velati	Bitterstoffe
Amara-Tropfen (Weleda)	Erw. und Jgl. ab 12 J. erhalten als Einzeldosis 10–15 Tr., Kdr. von 6 bis 11 J. 5–8 Tr., Klkdr. von 1 bis 5 J. 3–5 Tr.	Bitterstoffe Die Tropfen werden am besten mit Wasser verdünnt eingenommen.
Enzian Magentonikum, Flüssigkeit (Wala)	bis 3-mal tgl. ½–1 TL	Bitterstoffe Unverdünnt oder mit Wasser verdünnt vor den MZ einnehmen. Ohne Zucker und Alkohol

92.9.2 Äußere Therapie

Mittel	Anwendung/Tag	Hinweise
Melissenöl (Wala)	Bis zu 2-mal tgl. mit warmen Händen den Bauch im Uhrzeigersinn einreiben	Anschließend warm halten. Melissenöl wirkt entkrampfend.
BauchWickel Kamille (Wachswerk)	Wärmende Wachs-Öl-Wickel zum Auflegen auf den Bauch	Durchwärmend

92.10 Biochemie/Schüßler-Salze

Mineralstoffe (Nummer)	Dosierung/Tag
6	7
10	7

92.11 Spagyrik

Mischung bei Völlegefühl, Spagyrik nach Spagyro Naturheilmittel (Menge für 50 ml)	
Mandragora D2	10 ml
Hydrargyrum bichloratum D6	10 ml
Nux vomica D4	10 ml
Absinthium D2	10 ml
Carum carvi D2	10 ml

Dosierung:
Akut: Alle 10 Min. 2 Sprühstöße in den Mund

92.12 Bach-Blüten

Hier sollte bei anhaltenden Beschwerden der bestehende seelisch-geistige Zustand erfasst werden. Aus bis zu sieben verschiedenen Blüten-Essenzen wird die geeignete Bach-Blüten-Mischung zusammengestellt. Verwenden Sie hierzu die Kurzcharakterisierung der 38 klassischen Bach-Blüten unter ▶ Kap. 1.10.4; Arzneimittelauswahl und die Hinweise zur Herstellung einer Behandlungslösung unter ▶ Kap. 1.10.3.

92.13 Zusatzhinweise

- Weniger essen, leichte fettarme Kost bevorzugen.
- Wärmflasche auf den Bauch legen.
- Spaziergänge nach dem Essen, insgesamt für viel Bewegung sorgen.
- Blähungsfördernde Lebensmittel meiden (Zwiebeln, Knoblauch, Kohlgemüse, Hülsenfrüchte, Rohkost).
- Keine kohlensäurehaltigen Getränke konsumieren.
- Auf ausreichende Flüssigkeitszufuhr achten.
- Ballaststoffe langsam in die Ernährung einführen, plötzliche Umstellung auf ballaststoffreiche Kost kann zu Blähungen führen.
- In Ruhe essen und gut kauen.
- Mehrere kleine Mahlzeiten zu sich nehmen.
- Entspannungsmethoden erlernen wie progressive Muskelentspannung, autogenes Training, Yoga.

93 Warzen

93.1 Grenzen der Selbstmedikation

Warzen im Anogenital-Bereich und auf Schleimhäuten, Feigwarzen sowie Warzen, die sich auffallend verändern oder bluten, müssen ärztlich abgeklärt werden. Der Arzt soll hinzugezogen werden bei einem Lebensalter über 45 Jahre, um das Vorliegen von Hautkrebs auszuschließen. Hat der Patient gegen Warzen bereits selbst Mittel ohne Erfolg angewandt, so ist auch für ihn der Arztbesuch anzuraten (Vereisung, Hochfrequenzstrom, Chirurgie).

93.2 Allopathie

Vor eigenen Manipulationen ist zu warnen, da aus Verletzungen austretendes Blut infektiöse Viren enthält. Vereisungssprays (z. B. Wartner®, Wortie®, EndWarts®) als Medizinprodukte haben sich ebenso als sehr wirkungsvoll erwiesen.

93.2.1 Lokale Therapie

Präparate	Wirkstoffe	Wirkstoffgruppe
Clabin® N Lösung, Clabin® plus Lösung, Duofilm® Lösung	Milchsäure, Salicylsäure	Keratolytikum
InfectoDell® Lösung	Kaliumhydroxid	Keratolytikum
Verrucid® Lösung	Salicylsäure	Keratolytikum

93.3 Phytotherapie

Es sind keine Phytotherapeutika zu diesem Zweck zugelassen. Annähern kann man sich aber über die in ▸Kap. 40, Immunsystem, genannten pflanzlichen Arzneimittel.

93.4 Aromatherapie

Teebaumöl kann probatorisch angewandt werden. Es kann direkt auf die Warzen aufgetupft werden.

93.5 Mikrobiom

Da Warzen eine Infektion mit Viren darstellen, ist eine allgemeine Modulation der Abwehr mit den unter ▶ Kap. 40, Immunsystem, genannten Probiotika denkbar, vor allem wenn Warzen immer wiederkehrend entstehen.

93.6 Nahrungsergänzungsmittel

Mikronährstoff	Dosierung	Präparat	Hinweise
Zink	10–15 mg/Tag	Zinkorotat-POS®	Stärkt das Immunsystem
Selen	100–200 µg/Tag	Cefasel®	Immunmodulierend
Vitamin D	1.000–2.000 I. E./Tag	Köhler	Stärkt das Immunsystem
Vitamin C	500–1.000 mg/Tag	Cetebe®	Stärkt das Immunsystem
Kombination Mineralstoffe, Vitamine, Beta-Glucan	1 × 1 Kapsel/Tag	Zink Verla® immun Kautabs	Stärkt das Immunsystem

93.7 Homöopathie (Einzelmittel)

Eine äußerliche Behandlung ist mit der jeweiligen Urtinktur des Mittels möglich (bei Thuja: Thuja extern). Dosierung: 2 × tgl. auf die Warze auftupfen.

Arzneiweisende Symptome	Zusatzhinweise	Passende Arznei mit Potenz	Dosierung/Tag
Harte, hornige Dornwarze, vorwiegend an den Fußsohlen, Zehen, Fingern, Handflächen	Oberfläche ist flach, glatt, brüchig, oft schwarzer Punkt in der Mitte	Stibium sulfuratum nigrum D12	2 × 5 Globuli

Arzneiweisende Symptome	Zusatzhinweise	Passende Arznei mit Potenz	Dosierung/Tag
Harte, gezackte, gestielte Warze an Händen, Fingern, Gesicht, Nase	Sehr berührungsempfindlich; leicht blutend	Causticum D12	2 × 5 Globuli
Weiche Warze an Körperöffnungen, Händen, Augenlidern	Zackige, raue Oberfläche; blutet sehr leicht	Acidum nitricum D12	2 × 5 Globuli
Weiche, fleischige Warze, diverses Aussehen, an Fingern, Händen, Hals, Gesicht, Rücken	Rissige, dunkle, gelbbraune Oberfläche, meist einzeln stehend; berührungsempfindlich	Thuja D12	2 × 5 Globuli Thuja als Urtinktur auch äußerlich zusätzlich anwendbar!

93.8 Homöopathie (Komplexmittel)

Präparate	Dosierung/Tag
Thuja F Komplex Tropfen (Nestmann)	3 × tgl. 10 Tropfen einnehmen und zusätzlich einige Tropfen auf die Warze auftragen

93.9 Anthroposophische Medizin

93.9.1 Innere Therapie (oral)

Mittel	Anwendung/Tag	Hinweise
Thuja e summitatibus D6, Globuli velati (Wala)	Kdr. bis 6 J. 1- bis 3-mal tgl. 3–5 Globuli velati. Erw. und Kdr. ab 6 J. 1- bis 3-mal tgl. 5–10 Globuli velati	

93.9.2 Äußere Therapie

Mittel	Anwendung/Tag
Thuja-Essenz (Wala)	Umschlag: 2-mal tgl. 1–2 TL Thuja-Essenz auf ca. 1/4 l Wasser geben und zu Umschlägen verwenden. Dauer: 10 Min.

93.10 Biochemie/Schüßler-Salze

Differenzierung	Mineralstoffe (Nummer)	Dosierung/Tag
	4	12
	10	12–20
Zusätzlich bei Verhärtungen	1	7

Unterstützende äußerliche Anwendung: Die Mineralstoffe in Wasser auflösen und Warze betupfen.

93.11 Spagyrik

Mischung bei Warzen, Spagyrik nach Spagyro Naturheilmittel (Menge für 50 ml)	
Chelidonium D2	10 ml
Thuja D2	10 ml
Vincetoxicum D2	10 ml
Artemisia annua D2	10 ml
Propolis D2	10 ml

Dosierung:
Chronisch: 3 × 3 Sprühstöße in den Mund
2 × tgl. auf die Haut sprühen und gut trocknen lassen.

Mittel	Dosierung
VER-EX Tropfen äußerlich	Äußerlich

93.12 Bach-Blüten

Hier sollte bei anhaltenden Beschwerden der bestehende seelisch-geistige Zustand erfasst werden. Aus bis zu sieben verschiedenen Blüten-Essenzen wird die geeignete Bach-Blüten-Mischung zusammengestellt. Verwenden Sie hierzu die Kurzcharakterisierung der 38 klassischen Bach-Blüten unter ▶Kap. 1.10.4; Arzneimittelauswahl und die Hinweise zur Herstellung einer Behandlungslösung unter ▶Kap. 1.10.3.

93.13 Zusatzhinweise

- Nicht an Warzen herumschneiden oder -drücken, durch das Blut entstehen leicht neue Warzen in der Nachbarschaft.
- Berührung der Warzen vermeiden.
- Für guten Hautzustand sorgen, Hautreinigung mit pH-neutralen Produkten, Hautpflege dem Hautzustand anpassen.
- Tragen von Badeschuhen in öffentlichen Badeeinrichtungen, Saunen oder Gemeinschaftsbädern.
- Keine gemeinsame Benutzung von Handtüchern, Waschlappen, Hautcremes.
- Auf gute Durchblutung von Händen und Füßen achten.

94 Wechseljahresbeschwerden

94.1 Grenzen der Selbstmedikation

Erstmalig auftretende Beschwerden müssen ärztlich abgeklärt werden. Wenn nach Eintritt der Wechseljahre (ein Jahr retrospektiv keine Blutung) erneut Blutungen auftreten, muss der Arzt konsultiert werden. Auch können vorher bestehende Zyklusunregelmäßigkeiten durch u. a. Bestimmung des Hormonstatus abgeklärt werden.

94.2 Allopathie

Keine Angabe.

94.3 Phytotherapie

Bei Einnahme von Traubensilberkerzen-Produkten sollte in regelmäßigen Abständen eine Kontrolle der Leberwerte durchgeführt werden (Enzyminduktion). Für Traubensilberkerzen-Produkte gibt es Studien über zwei Wochen bzgl. Sicherheit im Hinblick auf Veränderungen an der Gebärmutterschleimhaut (bioptisch keine Veränderungen).

94.3.1 Orale Therapie

Präparate	Inhaltsstoffe	Dosierung/ Tag	Hinweise
Klimadynon® Tbl., Remifemin® mono Tbl. Femikliman® uno FTA Feminon® C FTA Sinei® Kps. 6,5 mg	Trockenextrakt aus Cimicifuga-Wurzelstock (Traubensilberkerzenwurzelstock)	2 × 1	Nicht bei estrogenabhängigen Tumoren. Die Einnahme am Abend hat sich bewährt.

Präparate	Inhaltsstoffe	Dosierung/ Tag	Hinweise
Cimicifuga AL® und andere Generika	Trockenextrakt aus Cimicifuga-Wurzelstock (Traubensilberkerzenwurzelstock)	1 × 1 oder 1 × 20–25 Tr. (1 ml)	Nicht bei estrogenabhängigen Tumoren. Die Einnahme am Abend hat sich bewährt.
femiLoges® Tab.	Rhapontik-Rhabarberwurzel-Trockenextrakt	1 × tgl. 1	Magensaftresistente Zubereitung, nicht zusammen mit Antacida. KI: estrogenabhängige Tumoren, Schwangerschaft
Remifemin® plus Fta.	Stand. Johanniskraut-Extrakt, stand. Traubensilberkerzenwurzelstock-Extrakt	2 × 1, bei Bedarf 2 × 2	Cave: Enzyminduktion durch Johanniskraut, potenzielle Interaktionen mit Arzneistoffen

94.4 Aromatherapie

In einigen Studien haben sich folgende ätherischen Öle in Duftlampe/Diffusor (5 Tropfen) oder als regelmäßige Aromamassagen (1–3 % in fettem Trägeröl) als hilfreich und modulierend auf das Beschwerdebild der Menopause auf körperlicher und psychischer Ebene gezeigt: Lavendelöl, Muskatellersalbeiöl, Neroliöl, Rosengeranienöl, Geranienöl, Kamillenöl, Pfefferminzöl und Ylang-Ylang.

94.5 Mikrobiom

Keine Angabe.

94.6 Nahrungsergänzungsmittel

Mikronährstoff	Dosierung	Präparat	Hinweise
Vitamine A, B_6, B_9, B_{12}, C, D, E, K_2, Mineralstoff Zink und Spurenelement Selen, Iso- und Bioflavonoide	Zu Beginn 2 Kps./Tag, bei Besserung 1 Kapsel/Tag	MensSana Isoflavon	Bewährt bei Wechseljahresbeschwerden wie Hitzewallungen, Müdigkeit, depressive Verstimmungen

94.7 Homöopathie (Einzelmittel)

Arzneiweisende Symptome	Zusatzhinweise	Passende Arznei mit Potenz	Dosierung/Tag
Hitzewallung ohne Schwitzen; linksseitige Nacken-Schulter-Arm-Schmerzen	Depressiv, antriebslos, hastiges Reden im Wechsel mit gleichgültigem Schweigen	Cimicifuga D12	2 × 5 Globuli
Hitzewallung mit Schwitzen; mag nichts Enges am Hals; Neigung zu venösen Beschwerden	Geschwätzig, ständig im Redefluss; misstrauisch, eifersüchtig, sehr emotional	Lachesis D12	2 × 5 Globuli
Schwitzen ohne Hitze; Neigung zu Blasenentzündung; friert viel, mag aber keine Wärme	Gefühlsbetont, sanft und gutmütig; gibt nach, braucht Harmonie; weinerlich und anhänglich	Pulsatilla D12	2 × 5 Globuli

Arzneiweisende Symptome	Zusatzhinweise	Passende Arznei mit Potenz	Dosierung/Tag
Schwitzen ohne Hitze; Senkungsbeschwerden; heiße Hände, kalte Füße oder umgekehrt	Erschöpft und ausgebrannt; sucht Ruhe und Distanz von der Familie; reizbar mit plötzlichen Wutausbrüchen	Sepia D12	2 × 5 Globuli
Hitze und Schwitzen, heiße Handflächen und Fußsohlen; schlimmer in der Bettwärme	Egoistisch und selbstbezogen; voller Pläne und Tatendrang, dann wieder antriebslos und depressiv	Sulfur D12	2 × 5 Globuli

94.8 Homöopathie (Komplexmittel)

Präparate	Dosierung/Tag	Hinweise
Bomaklim Hevert® Tropfen	Akut: stdl. 20 Tropfen (max. 12 × tgl.) Chronisch: 3 × tgl. 35 Tropfen	Bei Hitzewallungen, depressiver Verstimmung, innerer Unruhe, Herzklopfen und Schlafstörungen
Cefakliman® S Tabletten (Cefak)	Akut: stdl. 1 Tbl. (max. 6 × tgl.) Chronisch: 1- bis 3-mal tgl. 1 Tbl.	
Klimaktoplant® N Tabletten (DHU)	3 × tgl. 1 Tbl.	
Steirofemin® Tropfen (Steierl)	Akut: stdl. 5 Tropfen (max. 6-mal tgl.) Chronisch: 1- bis 3-mal tgl. 5 Tropfen	

94.9 Anthroposophische Medizin

94.9.1 Innere Therapie (oral)

Mittel	Anwendung/Tag	Hinweise
Ovaria comp., Globuli velati (Wala)	bis 3-mal tgl. 10 Globuli. Dieses Präparat sollte als Basismittel über mehrere Monate eingenommen werden.	Allgemeine Regulation der hormonellen Umstellung im Klimakterium
Cimicifuga comp., Dilution (Weleda)	bis 3-mal tgl. 10–20 Tr. mit Wasser verdünnt vor den MZ einnehmen	Bei Hitzewallungen, Stimmungslabilität und Kreislaufstörungen, innerer Unruhe, „Herzrasen" Das Präparat sollte über mehrere Monate angewendet werden.
Sepia comp., Mischung (Weleda)	3-mal tgl. 10–15 Tr. mit Wasser verdünnt einnehmen	Bei seelischen Beschwerden in den Wechseljahren, Antriebsschwäche, depressive Verstimmungen, Stimmungsschwankungen, Herzklopfen, Schlaflosigkeit. Das Präparat sollte über mehrere Monate angewendet werden.
Aurum/Apis regina comp., Globuli velati (Wala)	bis 3-mal tgl. 10 Globuli velati	Bei Stimmungsschwankungen
Sambucus comp., Globuli velati (Wala)	bis 3-mal tgl. bis zweistündlich 5–10 Globuli velati	Bei übermäßigem Schwitzen im Klimakterium
Melissa/Sepia comp., Globuli velati (Wala)	bis 3-mal 10 Globuli velati	Hitzewallungen, Reizbarkeit, Erschöpfung

W

94.9.2 Äußere Therapie

Mittel	Anwendung/Tag	Hinweise
Solum Öl, Ölige Einreibung (Wala)	bis 2-mal tgl. je nach Körperstelle mit 2–3 ml Öl einreiben, danach mit einem Wolltuch umhüllen, das die wohltuende Wärme bewahrt	Anregung der Wärmeorganisation und Harmonisierung der seelischen Labilität in den Wechseljahren
Solum Badezusatz (Wala)	Bad: 2- bis 3-mal wöchentlich ein Bad nehmen. Auf ein Vollbad 2 EL (ca. 30 ml) Badezusatz geben, auf ein Sitzbad 1 EL (ca. 15 ml). Die Badetemperatur soll zwischen 35 °C und 37 °C liegen, die Dauer des Bades bei etwa 20 Min.	Anregung der Wärmeorganisation und Harmonisierung der seelischen Labilität in den Wechseljahren
Aurum/Lavandula comp., Creme (Weleda)	bis 2-mal tgl. (abends und ggf. morgens) einen Salbenstrang von 2–3 cm Länge in der Herzgegend in die Haut einreiben	Bei Herzklopfen und Herzangst in den Wechseljahren

94.10 Biochemie/Schüßler-Salze

Mineralstoffe (Nummer)	Dosierung/Tag
2	7
3	7
4	7
5	7
7	10
8	10
9	12
21	7

94.11 Spagyrik

Mischung bei Wechseljahresbeschwerden, Spagyrik nach Spagyro Naturheilmittel (Menge für 50 ml)	
Humulus lupulus D2	5 ml
Melissa D2	5 ml
Artemisia annua D2	5 ml
Cistus incanus D2	5 ml
Cimicifuga D2	5 ml
Rheum D2	5 ml
Hypericum D2	5 ml
Piper meth. D2	5 ml
Salvia D2	5 ml
Granatum D2	5 ml

Dosierung:
Chronisch: 6 × 3 Sprühstöße in den Mund

Mittel	Dosierung
Phönix® Argentum spag.	3- bis 4-mal 20 Tr.
Phönix® Cimicifuga spag.	3- bis 4-mal 20 Tr.
Klife spag. Peka Tropfen	3 × 20 Tr.

94.12 Bach-Blüten

Hier sollte bei anhaltenden Beschwerden der bestehende seelisch-geistige Zustand erfasst werden. Aus bis zu sieben verschiedenen Blüten-Essenzen wird die geeignete Bach-Blüten-Mischung zusammengestellt. Verwenden Sie hierzu die Kurzcharakterisierung der 38 klassischen Bach-Blüten unter ▸ Kap. 1.10.4; Arzneimittelauswahl und die Hinweise zur Herstellung einer Behandlungslösung unter ▸ Kap. 1.10.3.

W

94.13 Zusatzhinweise

- Ausdauersport treiben: Schwimmen, Nordic Walking, Radfahren.
- Gesunde, leichte und abwechslungsreiche Ernährung.
- Viel Flüssigkeit zuführen.
- Genügend schlafen und Ruhepausen einlegen.
- Entspannungsmethoden erlernen, wie progressive Muskelentspannung, autogenes Training, Selbsthypnose, Yoga, Therapeutische Eurythmie, insbesondere Toneurythmie.
- Beckenboden-Training.
- Sich Zeit nehmen für Tätigkeiten, die Freude bereiten; Neues wagen und ausprobieren.
- Die eigene Einstellung zu den Wechseljahren überprüfen und ein positives Bild dieser Zeit entwickeln und fördern.
- Auf Nicotin verzichten. Genussmittel wie Alkohol oder Kaffee nur in kleinen Mengen zu sich nehmen.

95 Wetterfühligkeit

95.1 Grenzen der Selbstmedikation

Auffallend starke Beschwerden sollten ärztlich abgeklärt werden.

95.2 Allopathie

Wetterempfindlichkeit ist selbst keine Erkrankung, sondern tritt als Begleitsymptom bei anderen Erkrankungen auf und verstärken deren Symptomatik. Somit ist vorrangig die Behandlung der Grunderkrankung, soweit möglich, erforderlich (Kopfschmerz/Migräne, Menstruationsstörungen, Herzerkrankungen, Rheuma, Schlafstörungen, Depressionen usw.). **Wetterfühligkeit** (Meteorotropie) hingegen betrifft bis zu 30 % der Bevölkerung und ist nicht mit Wetterempfindlichkeit gleichzusetzen. Sie tritt unabhängig von bestehenden anderen Grunderkrankungen auf. Probatorisch je nach Symptomatik eingesetzt werden (s. dort) Kopfschmerz- und Migränemittel, Herzmittel, Magnesium, Melisse und auch Leinöl. Eine allgemein gesunde Lebensführung (Kneipp'sche Wasseranwendungen, Bewegung an der frischen Luft, gesunde Ernährung, nicht rauchen) wirkt sich positiv aus. Eigens positionierte Allopathika oder Phytopharmaka gibt es für diese Indikation nicht (Unmöglichkeit, valides Studienmaterial bei diffuser Symptomatik zu erbringen. Gibt es Barorezeptoren beim Menschen mit der Möglichkeit pharmakologischer Beeinflussung?).

95.3 Phytotherapie

Keine Angabe.

95.4 Aromatherapie

Es bieten sich kreislaufanregende ätherische Öle wie Rosmarinöl, Pfefferminzöl, aber auch ausgleichende Öle wie Lavendelöl oder Rosenöl in der Duftlampe oder als Roll-on an den Schläfen an.

95.5 Mikrobiom

Keine Angabe.

95.6 Nahrungsergänzungsmittel

Mikronährstoff	Dosierung	Präparat	Hinweise
Magnesium	400–600 mg/Tag, je nach Verträglichkeit für 3 Monate, dann 400 mg auf Dauer	Magnesium Verla®	Vor allem bei Migräne zur Vorbeugung Kann bei hoher Dosierung Durchfall verursachen, dann reduzieren
Kombination Vitamine, Mineralstoffe, Spurenelemente		Mineraldrink MensSana All-in-one Pure encapsulations®	Verbessert Resilienz gegen Wetterfühligkeit senkt Blutdruck, gleicht Elektrolytverlust aus
Vitamin D	2.000–4.000 I. E./Tag	Köhler, Innovamulsin® Vitamin D3	Bei Winterdepression
L-Tryptophan	1–3 g/Tag	L-Tryptophan Pure encapsulations®	Steuert Stimmungslage, Schlaf-wach-Rhythmus
Vitamin-B-Komplex	1 × 1/Tag	MensSana B12 lingua	Kopfschmerzen, Reizbarkeit, Erschöpfung
Mineralstoffkombination	3 × 1 Kapsel/Tag	MensSana Basen	Entsäuert, bei Muskelkrämpfen durch vermehrtes Schwitzen, bei Muskelverspannungen, bei Rheuma
Magnesium + Vitamin D	Akut 2 Sticks, dann 1 Stick/Tag	MensSana Magnesium-Citrat + D direkt	Bei Muskelkrämpfen Verspannungen, Herzrhythmusstörungen, Migräne
Vitamine, Mineralstoffe	1- bis 2-mal 1 Stick/Tag	MensSana BetaGlucan+immun	Bei Infektanfälligkeit

95.7 Homöopathie (Einzelmittel)

Arzneiweisende Symptome	Zusatzhinweise	Passende Arznei mit Potenz	Dosierung/Tag
Innere Kälte; generell Neigung zu Infekten, Blasenentzündung	Wechsel zu Feuchtigkeit und Kälte	Dulcamara D6	3 × 5 Globuli
Rheumatische Beschwerden; Steifigkeit, Kribbeln; besser durch Wärme und Bewegung	Wechsel zu Feuchtigkeit und Kälte	Rhus toxicodendron D12	3 × 5 Globuli
Schmerzen in Gesicht und Nacken, Bedürfnis nach Wärme (Kopf einhüllen), alte Narben schmerzen	Wechsel zu Wind und Zugluft	Silicea D12	3 × 5 Globuli
Müde, schlapp, energielos; Kopfschmerzen; Schlafzimmerblick	Wechsel zu Hitze und Föhn	Gelsemium D6	3 × 5 Globuli

W

95.8 Homöopathie (Komplexmittel)

Präparate	Dosierung/Tag	Hinweise
Phytolacca Komplex Tropfen (Nestmann)	3- bis 5-mal tgl. 10 Tropfen	Bei Kaltluft
Viscum album Komplex Tropfen (Nestmann)	3 × tgl. 10 Tropfen	Bei Warmluft
Ruta Komplex Tropfen (Nestmann)	3- bis 6-mal tgl. 10 Tropfen	Bei Sturm
Nemased® Tropfen (Nestmann)	3 × tgl. 25–30 Tropfen	Bei Gewitter
Rheumatropfen (Nestmann)	3- bis 5-mal tgl. 15–20 Tropfen	Bei nasskaltem Wetter und rheumatischen Beschwerden
Diacard® Tropfen (Meda Pharma)	Stdl. 5 Tropfen (max. 6 × tgl.)	Bei Kreislaufbeschwerden
Antimigren® SL Tabletten (Pascoe)	Stdl. 1 Tbl. (max. 6 × tgl.)	Bei Kopfschmerzen

95.9 Anthroposophische Medizin

Wetterfühligkeit kann zu unterschiedlichen Symptomen führen.

95.9.1 Innere Therapie (oral)

Mittel	Anwendung/Tag	Hinweise
Solum, Globuli velati (Wala)	Für eine Basisbehandlung 1- bis 3-mal tgl. 10 Globuli velati. Bei starken Beschwerden kann die Dosierung vorübergehend auf bis zu stündlich 10 Globuli velati erhöht werden. Bei Schmerzzuständen bis zu 5-mal 30 Globuli velati	Bei Neuralgien, unterstützend bei Wirbelsäulenbeschwerden, Wetterfühligkeit allgemein. Auch geeignet zur prophylaktischen Einnahme vor einem Wetterwechsel.

95.9.2 Äußere Therapie

Mittel	Anwendung/Tag	Hinweise
Solum Öl, Ölige Einreibung (Wala) Solum Salbe (Wala)	Öl: 1- bis 2-mal tgl. je nach Körperstelle mit 2–3 ml Öl einreiben, danach mit einem Wolltuch umhüllen, das die wohltuende Wärme bewahrt. Salbe für die kleinflächige Anwendung: 1- bis 2-mal tgl. lokal einreiben	Bei rheumatischen Beschwerden, Neuralgien, Gelenkbeschwerden Wetterfühligkeit allgemein
Solum Badezusatz, flüssig (Wala)	Bad: 2- bis 3-mal wöchentlich ein Bad nehmen. Auf ein Vollbad 2 EL (ca. 30 ml) Badezusatz geben, auf ein Sitzbad 1 EL (ca. 15 ml). Die Badetemperatur soll zwischen 35 °C und 37 °C liegen, die Dauer des Bades bei etwa 20 Min.	Bei rheumatischen Beschwerden, Neuralgien, Gelenkbeschwerden. Bei Jet-lag. Wetterfühligkeit allgemein

W

95.10 Biochemie/Schüßler-Salze

Differenzierung	Mineralstoffe (Nummer)	Dosierung/Tag
Allgemein	2	12
Bei Nässe und Kälte	3	7
	5	7
	8	7
	10	12
Bei Föhn	2	12
	3	12
	5	12
Bei trockener Hitze	3	12
	8	12
Bei feuchter Wärme	6	7
	10	7

95.11 Spagyrik

Mischung bei Wetterfühligkeit, Spagyrik nach Spagyro Naturheilmittel (Menge für 50 ml)	
Eleutherococcus D2	10 ml
Angelica archangelica D2	10 ml
Rhus tox. D4	10 ml
Paanax ginseng rubrum Ø	10 ml
Acidum arsenicosum D4	10 ml

Dosierung:
Chronisch: 6 × 3 Sprühstöße in den Mund

95.12 Bach-Blüten

Hier sollte der bestehende seelisch-geistige Zustand erfasst werden. Aus bis zu sieben verschiedenen Blüten-Essenzen wird die geeignete Bach-Blüten-Mischung zusammengestellt. Verwenden Sie hierzu die Kurzcharakterisierung der 38 klassischen Bach-Blüten unter ▶ Kap. 1.10.4; Arzneimittelauswahl und die Hinweise zur Herstellung einer Behandlungslösung unter ▶ Kap. 1.10.3.

95.13 Zusatzhinweise

- Anpassungsfähigkeit des Körpers trainieren durch Kneipp-Anwendungen, Wechselduschen, Saunabesuche, Trockenbürsten.
- Viel Bewegung im Freien, an der frischen Luft.
- Stress, schweres Essen, Nicotin und Alkohol meiden.
- Für ausreichend Schlaf und Entspannung sorgen.
- Gesunde vollwertige Mischkost.
- Ausreichende Flüssigkeitszufuhr.
- Entspannungsmethoden erlernen.
- Tiefe Atemzüge vor geöffnetem Fenster bei Müdigkeit.

96 Windeldermatitis

96.1 Grenzen der Selbstmedikation

Beschwerden, die gehäuft auftreten, sollten ärztlich abgeklärt werden. Bei superinfizierten Hautarealen und bei reduziertem Allgemeinzustand des Säuglings (Fieber?) muss der Kinder- oder Hautarzt kontaktiert werden. Auch bei blutender Haut muss eine ärztliche Abklärung erfolgen sowie bei sich verschlechterndem Hautzustand unter Selbstmedikation.

96.2 Allopathie

96.2.1 Lokale Therapie

Präparate	Wirkstoffe	Wirkstoffgruppe
Retterspitz® Zinksalbe Zinksalbe Dialon® Zinksalbe BW Zinksalbe Dentinox®	Zinkoxid	Heilungsfördernd
Candio-Hermal® Softpaste Lederlind® Heilpaste Nystatin acis® Creme, Paste Nystatin Holsten Softpaste Nystaderm® Creme Adiclair® Salbe	Nystatin	Antimykotisch wirkendes Antibiotikum
Mirfulan® Salbe, Salbenspray N	Zinkoxid, Hilfsstoffe: Harnstoff, Lebertran, Hamamelisrinde-Destillat	Heilungsfördernd
Tannolact® 40 % Badezusatz Beutel, Tannosynt ® Flüssig Tannolact® Creme	Künstlicher Gerbstoff	Schutzstoff
Mykoderm® Miconazolcreme	Miconazolnitrat	Imidazol-Antimykotikum

Präparate	Wirkstoffe	Wirkstoffgruppe
InfectoSoor® Zinksalbe, Micotar® ZP 20 mg/g + 200 mg/g Paste, Miconazol acis® Zinkpaste	Miconazolnitrat, Zinkoxid	Imidazol-Antimykotikum, heilungsfördernd
Multilind® Heilsalbe mit Nystatin, Mykundex® Heilsalbe Mykoderm® Heilsalbe	Zinkoxid, Nystatin	Wundheilungsfördernder Mineralstoff, antimykotisch wirkendes Antibiotikum

W

96.3 Phytotherapie

96.3.1 Lokale Therapie

Präparate	Inhaltsstoffe	Dosierung/ Tag	Hinweise
Cefabene® Salbe	Trockenextrakt aus Bittersüßstängel	3- bis 5-mal tgl. auftragen	Anticholinerg (schweißhemmend), antibakteriell, antimykotisch, adstringierend, antiphlogistisch Kosmetikum
Neuroderm® Mandelölbad	Mandelöl	2–3 Voll-, Teil- oder Duschbäder wöchentlich	Nur abtupfen, kann auch unverdünnt auf den angefeuchteten Körper aufgetragen werden Kosmetikum
Hametum® Wund- und Heilsalbe	Hamamelisblätter-u. -zweige-Frischdestillat	Mehrmals tgl.	
Kamillosan® Salbe/ Konzentrat, Kamillan® supra	Kamillenblütenextrakt	Mehrmals tgl.	Entzündungshemmend
Linola® Gamma Creme	Nachtkerzensamenöl	Mehrmals tgl.	

96.4 Aromatherapie

Korianderöl hat nach Augustin („Phytotherapie in der Dermatologie") eine sehr hohe Effektivität gegen *Candida ssp.* Es empfiehlt sich, eine Mischung mit 1 % Korianderöl in Pasta Zinci oder Pasta Zinci mollis 3 × tgl. dünn auf den betroffenen Bereich aufzutragen (ätherische Öle bei Kindern unter 30 Monaten nie in Nase-Mund-Bereich bringen).

96.5 Mikrobiom

Es empfiehlt sich, eine Sanierung/einen Aufbau des ggf. ebenso betroffenen Gastrointestinaltrakts vorzunehmen, z. B. mit BiGaia® Tropfen (*Lactobacillus reuteri*-Stamm DMS 17938, syn. *Limosilactobacillus reuteri DSM 17938)* oder OMNi-BiOTiC® Panda Pulver (*Lactococcus lactis W 58, Bifidobacterium bifidum W 23, Bifidobacterium lactis W 52*).

96.6 Nahrungsergänzungsmittel

Mikronährstoff	Dosierung	Präparat	Hinweise
Zinkoxid	Als Salbe, mehrmals am Tag, beim Windelwechsel	Mirfulan®	Protektiv, sekretbindend
Dexpanthenol	Als Salbe, mehrmals am Tag, beim Windelwechsel	Bepanthen®	Protektiv, sekretbindend

96.7 Homöopathie (Einzelmittel)

Arzneiweisende Symptome	Zusatzhinweise	Passende Arznei mit Potenz	Dosierung/Tag
Hochroter Po, gelb-grüner Zahnungsdurchfall, sehr unruhig beim Wickeln	Folge von Zahnen; quengeliges, schreiendes Kind, will getragen werden	Chamomilla D6	5 × 5 Globuli
Wundheilungsmittel	Quengelndes Baby	Calendula D6	3 × 5 Globuli

Arzneiweisende Symptome	Zusatzhinweise	Passende Arznei mit Potenz	Dosierung/Tag
Frühes Wundsein; sauer riechender Stuhl und Schweiß; Infektanfälligkeit	Spätentwickler, pflegeleicht, immer hungrig; verträgt keine Milch	Calcium carbonicum D12	3 × 5 Globuli
Nässender, übel riechender Ausschlag; klebrige Absonderungen	Trockene, rissige Haut, neigt zu Verstopfung, ist faul und träge	Graphites D12	3 × 5 Globuli

96.8 Homöopathie (Komplexmittel)

Präparate	Dosierung/Tag	Hinweise
Osanit® Zahnungskügelchen	Akut: Stdl. 2 Globuli (max. 6 × tgl.) Chronisch: 3 × tgl. 2 Globuli	Windeldermatitis aufgrund von Zahnungsbeschwerden
Cutacalmi® Globuli (Heel)	Akut: Stdl. 2 Globuli (max. 6 × tgl.) Chronisch: 3 × tgl. 2 Globuli	Zur Hautberuhigung
Ekzevowen® derma Salbe (Weber&Weber)	1- bis 3-mal tgl. dünn auftragen	Gegen Rötung und Juckreiz

96.9 Anthroposophische Medizin

Es ist wichtig, möglichst viel Luft an den Windelbereich zu lassen und das Kind so oft wie möglich zu wickeln. Pilze lieben es feucht. Die Haut sollte somit trocken gehalten bzw. vor Feuchtigkeit geschützt werden. Haut nur mit Wasser reinigen und anschließend gut trocknen lassen. Mit Calendula-Pflegeöl (Weleda) einölen.

96.9.1 Äußere Therapie

Mittel	Anwendung/Tag	Hinweise
Calendula Essenz, Tinktur (Wala oder Weleda) Calendula Wundsalbe, Salbe (Weleda)	1:10 mit abgekochtem Wasser verdünnen. Ein weiches Tuch tränken und den Windelbereich reinigen. Anschließend mit Calendula Wundsalbe eincremen.	Bei starker Rötung
Calendula-Babycreme (Weleda) oder Rosatum Heilsalbe, Salbe (Wala)	Nach dem Waschen auftragen	tgl. Pflege und bei leichter Rötung

96.10 Biochemie/Schüßler-Salze

Mineralstoffe (Nummer)	Dosierung/Tag
3	7
9	12

96.11 Spagyrik

Mischung bei Windeldermatitis, Spagyrik nach Spagyro Naturheilmittel (Menge für 50 ml)	
Chamomilla D2	10 ml
Cardiospermum D2	10 ml
Calendula officinalis Ø	10 ml
Viola tricolor D2	5 ml
Propolis D3	5 ml
Arnica D2	5 ml
Urtica urens D2	5 ml

Dosierung:
Chronisch: 6 × 1 Sprühstoß in den Mund, evtl. in Tee geben

Mittel
Laevul® spag. Peka N Salbe

96.12 Bach-Blüten

Hier sollte bei anhaltenden Beschwerden der bestehende seelisch-geistige Zustand erfasst werden. Aus bis zu sieben verschiedenen Blüten-Essenzen wird die geeignete Bach-Blüten-Mischung zusammengestellt. Verwenden Sie hierzu die Kurzcharakterisierung der 38 klassischen Bach-Blüten unter ▶Kap. 1.10.4; Arzneimittelauswahl und die Hinweise zur Herstellung einer Behandlungslösung unter ▶Kap. 1.10.3.

96.13 Zusatzhinweise

- Kinderpo trocken halten, das heißt die Windel häufiger überprüfen und bei Bedarf schnell wechseln.
- Bei Windelwechsel den Po nur mit Wasser reinigen und dann vorsichtig trocken föhnen (nicht zu heiß!) oder mit Rotlicht trocknen.
- Hochwertige, gut verträgliche Windeln verwenden.
- Möglichst oft das Baby ohne Windeln strampeln lassen, damit frische Luft an die Haut kommt.
- pH-neutrale, hypoallergene Reinigungs- und Pflegeprodukte für die Babyhaut verwenden.
- Auf Zusammenhang mit der Ernährung des Babys bzw. der stillenden Mutter achten. Saure Fruchtsäfte können die Beschwerden verschlechtern.
- Windeleinlagen aus Seide oder Heilwolle können Linderung bringen.
- Wundschutzcremes verwenden.

97 Wundversorgung

97.1 Grenzen der Selbstmedikation

Große Wunden, Wunden mit starkem Blutverlust, infizierte Wunden oder Wunden mit dem Verdacht auf eine innere Verletzung müssen nach der akuten Versorgung im Notfall sofort ärztlich weiterbehandelt werden. Bei Risiko-Patientengruppen, wie z. B. Diabetiker, Marcumar®-Patienten oder Patienten mit peripherer arterieller Verschlusskrankheit, ist ein Arzt aufzusuchen. Ebenfalls muss ein ausreichender Tetanus-Impfstatus abgeklärt werden!

97.2 Allopathie

Kleine flache Wunden (Schürfwunden) sind einer Selbstmedikation durchaus zugänglich. Abzuraten ist von ungeeigneten Hausmitteln wie Mehl (Pilzsporen!), Haushaltshonig (Sporen, Bakterien) oder Melkfett (Vaseline, oft mit Osmaron B, einem allergisierenden Konservierungsstoff), das einen negativen Okklusionseffekt hat. Mittel der Wahl sind stadiengerechte Wundauflagen, deren Applikation nach ärztlicher Verordnung idealerweise von Wundmanagern und kundigen Pflegern betreut wird. Bei größeren Wunden muss in das Konzept der optimalen interdisziplinären Versorgung des Patienten eine fundierte Ernährungsberatung miteinbezogen werden (Zink, Eiweiß).

97.2.1 Lokale Therapie

Präparate	Wirkstoffe	Wirkstoffgruppe
Bepanthen® Lösung	Dexpanthenol	Vitamin, Adjuvans bei Läsionen
Bepanthen® antiseptische Wundcreme	Dexpanthenol, Chlorhexidindigluconat	Vitamin, Antiseptikum
Bepanthen® Wund- und Heilsalbe	Dexpanthenol	Vitamin, Adjuvans bei Läsionen
Betaisodona® Salbe/Lösung/Gaze, PVP-Generika Salben	Povidon-Jod	Antiseptikum

Präparate	Wirkstoffe	Wirkstoffgruppe
Brand- und Wundgel Medice®	Benzethoniumchlorid, Polidocanol, Harnstoff	Antiseptikum, Desinfektionsmittel, quartäre Ammoniumverbindung
Rivanol®	Ethacridinlactatlösung 0,1 %	Antiseptikum
Lavanid® Wundspüllösung, Prontosan® Wundspüllösung	Polyhexanid, Kaliumchlorid, Calciumchlorid, Macrogol 4000	Antiseptikum, Mittel der 1. Wahl zur Wundspülung stört Wundheilung nicht
Mirfulan® Wund- und Heilsalbe	Lebertran, Zinkoxid, Harnstoff, Hamamelisextrakt	Tierisches Fett, Mineralstoff Feuchthaltemittel, Wundrand, Prophylaxe
Mirfulan® Spray N	Zinkoxid, Levomenol	Protektivum, Antiphlogistikum
Multilind® Mikrosilber Creme	Silber und pflanzliche Extrakte (Nachtkerzenöl, Jojoba, Ballonrebe, Sonnenblumenöl, Echiumöl, Wein)	Antiseptikum, antientzündliche Bestandteile
Tyrosur® Gel, Wundpuder	Tyrothricin	Lokalantibiotikum

W

97.3 Phytotherapie

Phytotherapeutische Zubereitungen sollten nur bei Bagatellwunden, also kleinsten Hautverletzungen, zum Einsatz kommen, da die Datenlage bei größeren Wunden lückenhaft oder fehlend ist und durch die Vielstoffgemische, wie sie Phytopharmaka darstellen, eine Gefahr der Allergisierung bestehen kann. Zudem sind Wundverbände (stadiengerecht: Hydrokolloide, Silberauflagen, Silikonfolien, Alginate usw.) oder bei großen Wunden die VAC-Therapie® (Vakuum über der Wunde) Therapieverfahren der 1. Wahl! Probatorisch kann aber eine Add-on-Medikation mit entzündungshemmenden oder durchblutungsfördernden oralen Phytotherapeutika angedacht werden.

97.3.1 Lokale Therapie

Präparate	Inhaltsstoffe	Dosierung/Tag	Hinweise
Teebaumöl	Teebaumöl		Auch bei Sonnenbrand, Cave: Allergie
Echinacin® Salbe Madaus	Presssaft aus frischem blühendem Purpursonnenhut-Kraut	Erw.: 2- bis 3-mal tgl. einen Salbenstrang von 1–2 cm Länge dünn und gleichmäßig auftragen	Traditionell zur Unterstützung der Wundheilung
Hametum® Creme	Destillat aus frischen Hamamelisblättern u. -zweigen	Mehrmals tgl. dünn auftragen, leicht einmassieren	Auch für Stadium I–II von Hämorrhoiden
Kamillosan® Creme	Standard. ethanol. Extrakt aus Kamillenblüten	3 × tgl. dünn auftragen	Nach Besserung 2 × tgl. zur Nachbehandlung einer lokalen Corticoid-Behandlung
Kamillosan® Salbe	Trockenextrakt aus Kamillenblüten	1 × oder mehrmals tgl. auftragen	
L-mesitran® Wundsalbe	Bienenhonig	2- bis 3-mal tgl.	Nur bei kleinen Bagatellwunden
Medihoney®	Bienenhonig, standardisiert	2- bis 3-mal tgl.	Antibakterieller Bienenhonig, Studien vorhanden

97.4 Aromatherapie

Zur Förderung der Wundheilung können auf betroffenen Arealen in Gelen und Lotionen zu 1–3 % eingebrachtes Lavendelöl, Teebaumöl (beide auf kleinere Wunden auch direkt und pur auftragbar) angewendet werden. Zudem eignen sich unterstützend Myrtenöl und Manukaöl sowie mit schwächeren Effekten Öle aus Benzoe, Bergamotte, Eukalyptus, Geranium, Römischer Kamille, Kampfer, Patschuli, Rosmarin, Wacholder, Weihrauch oder Ysop.

97.5 Mikrobiom

Da viele immunologische und stoffwechselbezogene Effekte der Haut über das Darmmikrobiom mitbestimmt werden, ist es durchaus rational, mit *Lactobacillus*-Multistrain-Präparaten die Wundheilung zu unterstützen. Man kann an UK 10 Darmflora oder OMNi-BiOTiC® 10 Pulver neben vielen weiteren denken.

97.6 Nahrungsergänzungsmittel

Mit Mikronährstoffen kann man die Wundheilung unterstützen.

Mikronährstoff	Dosierung	Präparat	Hinweise
Zink	Akut 25–50 mg/Tag bis 4 Wochen, dann 15–25 mg/Tag	Zinkorotat-POS®	Fördert Zellteilung und -stoffwechsel
Vitamin C	500–1.000 mg/Tag	Cetebe®	Fördert Kollagenbildung
Kupfer	1 mg/Tag	Pure encapsulations®	Fördert Kollagenbildung
Vitamine B_5, B_6, B_{12}, Biotin, Folsäure	1–2 Tbl./Tag	MensSana B12 lingua	Fördern Reparaturprozesse
Vitamin A	25.000 I. E./Tag	Innovamulsin® A	An Epithelisierung der Wunde beteiligt
Vitamin D	1.000–2.000 I. E./Tag	Köhler, Innovamulsin® Vitamin D3	Senkt Infektionsrisiko

Mikronährstoff	Dosierung	Präparat	Hinweise
Bromelain	2 × 2 Drg./Tag	Bromelain-POS®	Entzündungs-hemmend, abschwellend
L-Arginin	2 g/Tag	Pure encapsulations®	Fördert Bildung von Kollagen
L-Glutamin		Pure encapsulations®	Wehrt Keime ab

97.7 Homöopathie (Einzelmittel)

Bei intaktem Hautbild kann die Wundheilung mit der äußerlichen Anwendung eines calendulahaltigen Gels oder einer calendulahaltigen Salbe (Calendumed®) unterstützt werden.
Viele Arzneien können mit Arnica kombiniert werden, dann bitte abwechselnd geben mit mindestens 15 Min. Abstand zueinander.

Arzneiweisende Symptome	Zusatzhinweise	Passende Arznei mit Potenz	Dosierung/Tag
Stumpfe Verletzungen; Quetschungen, Blutergüsse, nach Operationen	Auch unterstützend bei Schnitt- und anderen Verletzungen	Arnica D6	Akut alle 15 Min. 5 Globuli, bei Besserung 3 × 5 pro Tag weitergeben
Traumen, stumpfe Verletzungen, Hämatome	Folgemittel von Arnica, wenn noch Hämatome da sind und Knötchen im Gewebe	Bellis perennis D6	3 × 5 Globuli
Schürfwunden, Risswunden Hundebiss	Oberflächliche Hautwunden mit Neigung zur Eiterbildung	Calendula D6	5 × 5 Globuli

Arzneiweisende Symptome	Zusatzhinweise	Passende Arznei mit Potenz	Dosierung/Tag
Quetschungen, Nervenverletzungen; nach Operationen	Bei Verletzung von Nervengewebe auch in Kombination mit Arnica	Hypericum D6	Akut alle 15 Min. 5 Globuli, bei Besserung 3 × 5 pro Tag weitergeben
Punktförmige Verletzung (Bisse, Stiche), schlecht heilende Blutergüsse (blaues Auge)	Bei Blutergüssen: Folgemittel von Arnica, bei anderen Verletzungen in Kombination mit Arnica	Ledum D6	5 × 5 Globuli
Schnittverletzung z. B. durch OP	In Kombination mit Arnica	Staphisagria D6	3 × 5 Globuli

97.8 Homöopathie (Komplexmittel)

Präparate	Dosierung/Tag	Hinweise
Calendumed® Creme (DHU)	3 × tgl. auf betroffene Stellen auftragen	Bei Defekt-, Risswunden und schlecht heilenden Wunden
Arnica Pentarkan® S Tropfen (DHU)	Akut: stdl. 5 Tropfen (max. 6 × tgl.) Chronisch: 3 × tgl. 5 Tropfen	Förderung der Wundheilung

97.9 Anthroposophische Medizin

Vor dem Auftragen einer Salbe ist die „feuchte" Behandlung mit Calendula-Essenz sehr empfehlenswert. Die Wunde kann so optimal gereinigt werden, besonders Schürfwunden. Die Salbe kann dann im Anschluss aufgetragen werden.

97.9.1 Innere Therapie (oral)

Mittel	Anwendung/Tag
Arnica e planta tota D6, Globuli velati (Wala)	bis 3-mal tgl. 5–10 Globuli velati unter der Zunge zergehen lassen. Die Behandlung erfolgt so lange, bis die Schmerzen nachlassen.
Arnica, Planta tota D6, flüssige Verdünnung (Weleda)	bis 3-mal tgl. 5–10 Tr., im akuten Stadium alle 2 Std. 5 Tr. mit Wasser verdünnt einnehmen

97.9.2 Äußere Therapie

Mittel	Anwendung/Tag	Hinweise
Calendula-Essenz (Wala oder Weleda)	Tinkturen für den äußerlichen Gebrauch. Für Wundverbände und Spülungen 1–2 TL auf ¼ l abgekochtes Wasser geben. Bei Anwendung als Kompresse diese mit der Lsg. tränken und 1- bis 2-mal tgl. für 15 Min. auf das betroffene Hautareal legen. Für Mundspülungen bei Schleimhautverletzungen ½ TL auf ein halbes Glas warmes Wasser geben. 2- bis 3-mal tgl. den Mundraum für jeweils 2–3 Min. spülen.	Behandlung von Wunden und oberflächennahen Entzündungen, auch bei verzögerter Wundheilung und Neigung zu Vereiterung; Spülung von Wundhöhlen und entzündeten Schleimhäuten. Calendula-Essenz eignet sich zur Erstversorgung aller offenen Verletzungen. Sie sollte mit abgekochtem Wasser verdünnt werden.

Mittel	Anwendung/Tag	Hinweise
Calendula Wundsalbe (Weleda) oder Calcea Wund- und Heilcreme (Wala)	Mehrmals tgl. auf die betroffenen Hautstellen auftragen Zum Schutz gegen neue Verletzungen die Wunde eventuell anschließend verbinden bzw. mit einem Pflaster abdecken	Behandlung von Wunden und oberflächennahen Entzündungen, auch bei verzögerter Wundheilung und Neigung zu Vereiterung
Mercurialis Salbe (Wala)	bis 3-mal tgl. auf die Wunde auftragen	Bei schlecht heilenden Wunden und Neigung zu Vereiterung

97.10 Biochemie/Schüßler-Salze

Mineralstoffe (Nummer)	Dosierung/Tag
3	12
5	12
8	12
21	7

97.11 Spagyrik

Mischung bei Wundversorgung, Spagyrik nach Spagyro Naturheilmittel (Menge für 50 ml)	
Belladonna D3	10 ml
Cardiospermum D2	20 ml
Echinacea D2	10 ml
Propolis D3	10 ml

Dosierung:
Chronisch: bis zu 6 × 3 Sprühstöße in den Mund

Mittel	Dosierung
Phönix® Urtica-Arsenicum spag.	3- bis 4-mal 20 Tr.
Phönix® Juv 110 Tropfen.	3- bis 4-mal 20 Tr.
Laevul® spag. Peka N Salbe	

97.12 Bach-Blüten

Blüte	Seelische Haltung	Dosierung/Tag	Hinweis
Rescue-Remedy-Tropfen	Trauma durch Verletzung, Unfall	Innerlich: Nach der Verletzung 4 Tr. unverdünnt auf die Zunge, in den folgenden Std. 2- bis 3-mal wiederholen	

97.13 Zusatzhinweise

- Brandwunden mindestens 15 Minuten lang kühlen, keine Hausmittel auf die Brandwunde (Mehl, Öl, Puder). Steril abdecken.
- Eventuell verschmutzte Wunden desinfizieren und steril abdecken.
- Je nach Wundart für passende Wundabdeckung sorgen. Sezernierende Wunden benötigen saugende Auflagen, zu Trockenheit neigende Wunden heilen schneller mit einer Wundabdeckung, die für ein feuchtes Wundheilungsklima sorgt.
- Verklebung der Wundabdeckung mit der Wunde durch aluminiumbeschichtete Kompressen, imprägnierte Wundgaze oder Ähnliches vermeiden.
- Bei Verbandwechsel eventuelle Verklebungen mit isotonischer Kochsalzlösung erweichen und vorsichtig lösen.
- Reinigung der Wunde am besten mit isotonischer, steriler Kochsalzlösung.

98 Wurmerkrankungen

98.1 Grenzen der Selbstmedikation

Der Verdacht auf eine Wurmerkrankung (Juckreiz im Analbereich, Wurmeier im Stuhl, Heißhunger, Appetitlosigkeit, Übelkeit, Erbrechen usw.) muss unbedingt ärztlich abgeklärt werden.

98.2 Allopathie

98.2.1 Orale Therapie

Präparate	Wirkstoffe	Wirkstoffgruppe
Molevac® Suspension	Pyrviniumembonat	Anthelminthikum (Oxyuriasis: Enterobius vermicularis)

98.3 Phytotherapie

Keine Angabe.

98.4 Aromatherapie

Keine Angabe.

98.5 Mikrobiom

Nach einer oralen Wurmbehandlung empfiehlt es sich durchaus, einen Aufbau der Darmbesiedlung vorzunehmen. *Lactobacillus*-Multistrain-Präparate wie UK 10 Darmflora oder OMNi-BiOTiC® 10 Pulver bieten sich beispielsweise an.

98.6 Nahrungsergänzungsmittel

Keine Angabe.

98.7 Homöopathie (Einzelmittel)

Homöopathische Mittel können unterstützend zu einer schulmedizinschen Behandlung angewendet werden.

Arzneiweisende Symptome	Zusatzhinweise	Passende Arznei mit Potenz	Dosierung/Tag
Band- oder Spulwürmer	Begleitend zur chemischen Wurmkur	Cuprum oxydatum nigrum D4	3 × 1 Tbl.
Fadenwürmer	Begleitend zur chemischen Wurmkur	Ratanhia D6	3 × 5 Globuli
Zur Sanierung der Darmflora	Nach einer Wurmkur, eine Woche lang	Okoubaka D3	3 × 5 Globuli

98.8 Homöopathie (Komplexmittel)

Präparate	Dosierung/Tag
Cina F Komplex Tropfen (Nestmann)	3 × tgl. 15 Tropfen vor dem Essen

98.9 Anthroposophische Medizin

Die hier angegebene Begleitbehandlung dient der konstitutionellen Stärkung.

98.9.1 Innere Therapie (oral)

Mittel	Anwendung/Tag	Hinweise
Eucalyptus comp., Globuli velati (Wala)	bis 5-mal tgl. 5–10 Globuli velati	Prophylaxe und Begleitbehandlung bei Darmparasiten
Aquilinum comp., Globuli velati (Wala)	3-bis 5-mal tgl. 5–10 Globuli velati	Prophylaxe und Begleitbehandlung bei Darmparasiten

98.10 Biochemie/Schüßler-Salze

Mineralstoffe (Nummer)	Dosierung/Tag
9	12–15
10	10
19	7

98.11 Spagyrik

Mischung bei Wurmerkrankungen, Spagyrik nach Spagyro Naturheilmittel (Menge für 50 ml)	
Absinthium D2	10 ml
Allium cepa D2	10 ml
China D2	5 ml
Raphanus sativus Ø	10 ml
Tropaeolum D2	5 ml
Dryopteris filix-mas D4	10 ml

Dosierung:
Chronisch: 6 × 3 Sprühstöße in den Mund

98.12 Bach-Blüten

Hier sollte bei wiederkehrenden Beschwerden der bestehende seelisch-geistige Zustand erfasst werden. Aus bis zu sieben verschiedenen Blüten-Essenzen wird die geeignete Bach-Blüten-Mischung zusammengestellt. Verwenden Sie hierzu die Kurzcharakterisierung der 38 klassischen Bach-Blüten unter ▶Kap. 1.10.4; Arzneimittelauswahl und die Hinweise zur Herstellung einer Behandlungslösung unter ▶Kap. 1.10.3.

98.13 Zusatzhinweise

- Hygieneregeln beachten.
- Unterwäsche täglich wechseln und auskochen. Bettwäsche häufig wechseln.
- Handtücher und Waschlappen nie gemeinsam benutzen.
- Aftergegend mit Seife und warmem Wasser mehrmals täglich reinigen und mit Vaseline eincremen.
- Hände und Fingernägel nach jedem Stuhlgang gründlich mit Seife und Bürste reinigen. Fingernägel kurz halten.
- Fußboden möglichst staubfrei halten.
- Keine Gegenstände in den Mund nehmen. Fleisch oder Fisch gut durchgaren. Rohkost gut waschen oder meiden.
- Für Reisen in die Tropen gilt: kein Leitungswasser trinken oder zum Mundspülen verwenden. Lebensmittel nicht mit Leitungswasser waschen und nur gut gegarte und frisch zubereitete Speisen zu sich nehmen. Auf Rohkost und Salate verzichten. Obst schälen. Süßgewässer meiden und nicht im Freien barfuß laufen. Sich vor Moskitostichen schützen.

99 Zahnfleischentzündung

99.1 Grenzen der Selbstmedikation

Länger andauernde Beschwerden oder sehr schmerzhafte Entzündungen und häufiges Zahnfleischbluten müssen ärztlich abgeklärt werden. Haben sich bereits tiefe Taschen gebildet (Parodontose) oder ist die Schleimhaut stark geschwollen und blutet auf die geringste mechanische Belastung (Zahnbürste) hin, so muss der Zahnarzt konsultiert werden. Das Gleiche gilt für Vereiterungen (mit heftigem Mundgeruch) und bei starken Schmerzen. Hingewiesen sei auf die Pathogenität der Mundkeime bzgl. generalisierter Arteriosklerose und Rheuma oder Gelenkbeschwerden.

99.2 Allopathie

Die richtige Mundhygiene muss vermittelt werden (Verwendung von Zahnseide usw.).

99.2.1 Lokale Therapie

Präparate	Wirkstoffe	Wirkstoffgruppe
Kamistad® Gel	Lidocainhydrochlorid, Kamillenblütenextrakt	Lokalanästhetikum, wundheilungsfördernd
Kamistad® Mundspüllösung, Chlorhexamed® Fluid, forte 0,2 %, alkoholfrei Chlorhexamed® Mundgel 10 mg/g Dynexidin® forte 2 % Lösung Meridol® med CHX 0,2 % Lsg. Generika Chlorhexamed® tägliche Mundspülung 0,6 % Lsg.	Chlorhexidindigluconat	Antiseptikum, Desinfektionsmittel
Dynexan Mundgel®	Lidocainhydrochlorid	Lokalanästhetikum

Präparate	Wirkstoffe	Wirkstoffgruppe
Recessan® Creme	Macrogollaurylether	Lokaler Schmerzstiller
InfectoGingi® Mundgel	Lidocainhydrochlorid, Salbeiblätter-Fluidextrakt, Kamillenblüten-Extrakt	Anästhetikum, heilungsfördernd
Hexoral® 0,1 % Lösung	Hexetidin	Antiseptikum
Octenident® antiseptic 1 mg/ml Lsg. zur Anwendung in der Mundhöhle	Octenidin	Antiseptikum
Tantum® verde Lutschtabletten, Lösung, Spray 1,5 mg/ml	Benzydamin	Antiphlogistikum

99.3 Phytotherapie

99.3.1 Lokale Therapie

Präparate	Inhaltsstoffe	Dosierung/Tag	Hinweise
Weleda Pflanzen Zahngel	Extrakte aus Ringelblumenblüten, Ratanhiawurzel, Myrrhe, Natriumalginat, Krauseminze- u. Pfefferminzöl	Nach dem Essen	Pflegt Zahnfleisch beim Putzen
Salviathymol® N Lsg.	Salbeiöl, Eucalyptusöl, Pfefferminzöl, Zimtöl, Nelkenöl, Bitterfenchelöl, Sternanisöl, Levomenthol, Thymol	3 × tgl. 20 Tropfen in Wasser, Mundraum spülen	
Kamillosan® Mund- und Rachenspray	Kamillenextrakt	Mehrmals tgl. einsprühen	

Präparate	Inhaltsstoffe	Dosierung/Tag	Hinweise
Myrrhentinktur Hofmann's® oder Apothekenrezeptur	Myrrhentinktur	Mehrmals tgl. einpinseln	
Pyralvex® Lösung	Rhabarberwurzel-Trockenextrakt, Salicylsäure	3 × tgl. ein-pinseln bzw. auftragen	

99.4 Aromatherapie

Vor allem ätherisches Nelkenöl bietet sich an, um direkt in kleinsten Mengen auf die Affektion des Zahnfleisches aufgetragen zu werden. Es wirkt antibakteriell, antimykotisch und antiviral und zudem lokalanästhetisch. Aber auch 5 Tropfen Pfefferminzöl und/oder Teebaumöl können zu Mundspülungen verwendet werden.

99.5 Mikrobiom

Das Mundmikrobiom kann mit den unter ▶ Kap. 33 sowie ▶ Kap. 51 und 52 genannten Probiotika gestärkt werden.

99.6 Nahrungsergänzungsmittel

Bei akuten Entzündungen sind Omega-Fettsäuren und Bromelain hilfreich als entzündungshemmende Mittel. Um vorzubeugen und gesundes Zahnfleisch zu fördern bzw. bei Entzündungen zu unterstützen, sind die nachfolgend aufgeführten Vitamine und Mineralstoffe bewährt.

Mikronährstoff	Dosierung	Präparat	Hinweise
Omega-3-Fettsäuren	1–3 g/Tag	EnzOmega®	Bewährt bei allen Entzündungen in der Zahnheilkunde
Bromelain	2 × 2 Drg./Tag ½ Std. vor dem Essen	Bromelain-POS®	Bewährt bei allen Entzündungen in der Zahnheilkunde, auch bei Extraktionen; abschwellend, entzündungshemmend

Mikronährstoff	Dosierung	Präparat	Hinweise
Vitamin A	2.400–3 000 I. E./Tag	Innovamulsin® A	Schleimhautmittel, Schutzfunktion
Vitamin B_6	10–50 mg/Tag	Pure encapsulations®	Entzündung kann Hinweis sein auf Mangel an B_6 –Zunge kann austrocknen
Vitamin C	500–1.000 mg/ Tag	Cetebe®	Reduziert parodontale Entzündung
Vitamin D + K_2	1.000–4.000 I. E./Tag	Köhler	Reduziert parodontale Entzündung
Calcium	100–400 mg/Tag	Sandoz®	Stärkt Immunabwehr
Magnesium	300–400 mg/Tag	Magnesium Verla®	Vorbeugend, fördert Vitamin-D-Aufnahme
Calcium-Magnesium Kombination	2–4 Kps./Tag	Calcium-Magnesium Pure encapsulations®	
Zink	10–15 mg/Tag	Zinkorotat-POS®	Optimale Heilung
Eisen (+ Vitamin C)	20–40 mg/Tag	Mens Sana Ferro	Je nach Blutwert dosieren; stärkt Immunabwehr
Kupfer	1–2 mg/Tag	Pure encapsulations®	Stärkt Immunabwehr
Selen	100–200 µg	Cefasel®	Immunabwehr stärkend

99.7 Homöopathie (Einzelmittel)

Arzneiweisende Symptome	Zusatzhinweise	Passende Arznei mit Potenz	Dosierung/Tag
Akute Entzündung, stechende Schmerzen, blass, hellrot geschwollen	Schlimmer durch warme Getränke, besser durch kalte Getränke	Apis D6	Akut stündlich 5 Globuli, später 3 × 5 pro Tag
Akute Entzündung, brennende, pochende Schmerzen, knallrote Schwellung	Schlimmer durch kalte Getränke, besser durch warme Getränke	Belladonna D6	Akut stündlich 5 Globuli, später 3 × 5 pro Tag
Häufiger Probleme; starker Speichelfluss; Mundgeruch; leicht blutendes Zahnfleisch	Schlimmer nachts und durch Kälte und Wärme; besser in der Ruhe	Mercurius solubilis D12	2 × 5 Globuli
Häufiger Probleme; Zahnfleischschwund; Neigung zu Fistelbildung	Schlimmer durch kalte Getränke; besser durch warme Getränke	Silicea D12	2 × 5 Globuli

Z

99.8 Homöopathie (Komplexmittel)

Präparate	Dosierung/Tag	Hinweise
Odonton Echtroplex® Tropfen (Weber&Weber)	3-mal tgl. 40 Tropfen	Einnehmen und auf betroffene Stellen im Mund einmassieren
Dontikatt Globuli (Kattwiga)	3-mal tgl. 2 Globuli	Mundschleimhautentzündungen infolge von Zahnung

99.9 Anthroposophische Medizin

99.9.1 Innere Therapie (oral)

Mittel	Anwendung/Tag	Hinweis
Silicea comp., Globuli velati (Wala)	Erw. u. Kdr. ab 6 J. 3 × 5–10 Globil velati	Bei Entzündungen im Mundraum
Argentum nitricum comp., Globuli velati (Wala)	Erw. u. Kdr. ab 6 J. 3 × 5–10 Globil velati. In akuten Fällen ein- bis zweistündlich.	Auch bei chronisch rezidivierenden Entzündungen der Schleimhaut

99.9.2 Äußere Therapie

Mittel	Anwendung/Tag
Ratanhia comp., Lösung (Weleda)	Mehrmals tgl. ca. 15 Tr. auf ½ Glas Wasser geben und die verdünnte Lsg. 2–3 Min. im Mund bewegen, anschließend ausspucken Erw. und Jgl. können auch mehrmals tgl. mit der unverdünnten Lsg das Zahnfleisch massieren.
Mundbalsam, Gel (Wala)	Nach dem Zähneputzen auf die betroffenen Stellen der Mundschleimhaut auftragen oder in das Zahnfleisch einmassieren
Mundbalsam flüssig, Mischung (Wala)	Mehrmals tgl. verdünnt den Mund spülen
Echinacea Mund- und Rachenspray (Wala)	bis 3-mal tgl. auf das Zahnfleisch sprühen

99.10 Biochemie/Schüßler-Salze

Mineralstoffe (Nummer)	Dosierung/Tag
3	12
5	7
7	7

99.11 Spagyrik

Mischung bei Zahnfleischentzündung, Spagyrik nach Spagyro Naturheilmittel (Menge für 50 ml)	
Belladonna D3	10 ml
Salvia D2	10 ml
Hydrargyrum bichloratum D6	20 ml
Propolis D3	20 ml
Chamomilla D2	10 ml

Dosierung:
Akut: Alle 10 Min. 2 Sprühstöße in den Mund
Chronisch: 3 × 3 Sprühstöße in den Mund

Mittel	Dosierung
Vulpur® spag. Peka N Tropfen	3 × 20 Tr.

99.12 Bach-Blüten

Hier sollte bei anhaltenden Beschwerden der bestehende seelisch-geistige Zustand erfasst werden. Aus bis zu sieben verschiedenen Blüten-Essenzen wird die geeignete Bach-Blüten-Mischung zusammengestellt. Verwenden Sie hierzu die Kurzcharakterisierung der 38 klassischen Bach-Blüten unter ▸Kap. 1.10.4; Arzneimittelauswahl und die Hinweise zur Herstellung einer Behandlungslösung unter ▸Kap. 1.10.3.

99.13 Zusatzhinweise

- Reinigung der Zähne mit Zahnbürste, Zahnseide und Interdentalbürstchen.
- Morgens Zunge mit Zungenschaber reinigen.
- Geeignete Zahnpasta verwenden.
- Keine harte Zahnbürste verwenden, sondern weiche oder mittelharte. Jeden Monat Zahnbürste und Interdentalbürstchen wechseln.
- Auf zahnfleischschonende Zahnputztechnik achten.
- Professionelle Zahnreinigung durchführen lassen.
- Auf guten Sitz von Zahnspangen und Zahnprothesen achten und eventuell anpassen lassen.
- Antibakterielle Mundspülungen.

100 Zahnschmerzen

100.1 Grenzen der Selbstmedikation

Eine Selbstmedikation sollte nur nach erfolgter Zahnbehandlung oder zur Überbrückung bis zum Zahnarztbesuch erfolgen, denn eine Karies kann nicht heilen, der Zahnarztbesuch ist unumgänglich. Das Gleiche gilt bei Wurzel- und Zahnmarksentzündungen. Ebenfalls müssen immer wiederkehrende, nicht ausheilende Zahnfleischentzündungen in ärztliche Behandlung, ebenso wie Abszessbildungen.

100.2 Allopathie

Schmerzstillende Arzneimittel überbrücken nur die Zeit bis zum Zahnarztbesuch. Es sollte darauf geachtet werden, dass keine blutverdünnenden Schmerzmittel (ASS) vor zu erwartenden chirurgischen Eingriffen eingenommen werden.

100.2.1 Orale Therapie

Präparate	Wirkstoffe	Wirkstoffgruppe
Aktren®/forte, Tispol® Ibu DD Fta. Pfeil Zahnschmerz-Tabletten® forte Generika	Ibuprofen	Analgetikum, Antipyretikum, Antiphlogistikum
Aspirin® 0,5/direkt/Effect/Migräne, Togal® ASS 400 Generika	Acetylsalicylsäure	Analgetikum, Antipyretikum, Antiphlogistikum
Dolormin® Schmerztabletten/extra Fta., Ibu-ratiopharm® Lysinat Schmerztbl. 500 Generika	Ibuprofen, DL-Lysinsalz	Analgetikum, Antipyretikum, Antiphlogistikum
ben-u-ron® Kps./Saft/Tbl./1000 Kaps. Generika	Paracetamol	Analgetikum, Antipyretikum

Präparate	Wirkstoffe	Wirkstoffgruppe
Voltaren® Dolo 25 mg Tbl. Generika	Diclofenac	Analgetikum (Antipyretikum), Antiphlogistikum
Naproxen-Generika	Naproxen	Analgetikum, Antipyretikum, Antiphlogistikum

100.2.2 Lokale Therapie

Keine Angabe.

100.3 Phytotherapie

Keine Angabe.

100.4 Aromatherapie

Kurzfristig kann zur Überbrückung bis zum Zahnarztbesuch ätherisches Nelkenöl aufgetragen werden. Es ist mit seiner lokalanästhesierenden Wirkung etwas beschwerdelindernd.

100.5 Mikrobiom

Keine Angabe.

100.6 Nahrungsergänzungsmittel

Mikronährstoff	Dosierung	Präparat	Hinweise
Omega-3-Fettsäuren	1–3 g/Tag	EnzOmega®	Bewährt bei allen Entzündungen in der Zahnheilkunde
Bromelain	2 × 2 Drg./Tag	Bromelain-POS®	Bewährt bei allen Entzündungen in der Zahnheilkunde entzündungshemmend, abschwellend

100.7 Homöopathie (Einzelmittel)

Arzneiweisende Symptome	Zusatzhinweise	Passende Arznei mit Potenz	Dosierung/Tag
Plötzliche, heftige Schmerzen, die pochen und klopfen; sehr berührungsempfindlich	Schlimmer durch Bewegung, Erschütterung; besser in der Ruhe	Belladonna D6	Akut alle 30 Min. 5 Globuli bis zu Besserung
Unerträglich starke Schmerzen, die wütend machen; betroffene Seite rot, heiß, geschwollen, die andere blass und kalt	Schlimmer nachts und durch Wärme; besser durch Kälte	Chamomilla D6	Akut alle 30 Min. 5 Globuli bis zu Besserung
Stechende, zuckende, Nervenschmerzen; große Unruhe und Schlaflosigkeit	Schlimmer nachts und durch Wärme; besser durch Kälte	Coffea D6	Akut alle 30 Min. 5 Globuli bis zu Besserung
Eitrig entzündet, Stechender Schmerz wie Holzsplitter	Hält die Backe warm	Hepar sulfuris D12	5 × 5 Globuli
Blitzartiger, einschießender Nervenschmerz	Schlimmer durch Kälte und leichte Berührung; besser durch Wärme und festen Druck	Magnesium phosphoricum D12	Akut alle 30 Min. 5 Globuli bis zur Besserung

100.8 Homöopathie (Komplexmittel)

Präparate	Dosierung/Tag	Hinweise
Odonton Echtroplex® Tropfen (Weber&Weber)	3 × tgl. 40 Tropfen	Bei entzündlichen Beschwerden
Traumeel® Tabletten (Heel)	3 × tgl. 1 Tbl.	Zahnschmerzen nach operativen Eingriffen
Diluplex® Tropfen (Steierl)	3 × tgl. 5 Tropfen	Bei Nervenschmerzen

100.9 Anthroposophische Medizin

100.9.1 Innere Therapie (oral)

Mittel	Anwendung/Tag	Hinweis
Silicea comp., Globuli velati (Wala)	10 Globil velati am Abend	Bei empfindlichen Zahnhälsen
Pulpa dentis Gl D30, Amp. (Wala), mit Silicea comp., Amp. (Wala)	Beide Am. vorsichtig öffnen und 1- bis 3-mal tgl. trinken (auf einen Löffel schütten)	Zur Schmerzlinderung bei Pulpitis
Aurum/Stibium/Hyoscyamus, Globuli velati (Wala)	10 Globuli velati vor der Behandlung	Angst vor der Behandlung beim Zahnarzt

100.9.2 Äußere Therapie

Mittel	Anwendung/Tag	Hinweise
Mundbalsam, Gel (Wala)	Lokal nach dem Zähneputzen auftragen	Empfindliche Zähne und Zahnhälse

100.10 Biochemie/Schüßler-Salze

Mineralstoffe (Nummer)	Dosierung/Tag
3	20–30
5	7–12
7	12
8	12
21	7

100.11 Spagyrik

Mischung bei Zahnschmerzen, Spagyrik nach Spagyro Naturheilmittel (Menge für 50 ml)	
Aconitum D4	10 ml
Chamomilla D2	10 ml
Bryonia D2	10 ml
Paeonia off. Ø	10 ml
Cannabis sativa D2	10 ml

Dosierung:
Akut: Alle 10 Min. 2 Sprühstöße in den Mund

Mittel	Dosierung
Vulpur® spag. Peka N Tropfen	3 × 20 Tr.

100.12 Bach-Blüten

Hier sollte bei anhaltenden oder wiederkehrenden Beschwerden der bestehende seelisch-geistige Zustand erfasst werden. Aus bis zu sieben verschiedenen Blüten-Essenzen wird die geeignete Bach-Blüten-Mischung zusammengestellt. Verwenden Sie hierzu die Kurzcharakterisierung der 38 klassischen Bach-Blüten unter ▶Kap. 1.10.4; Arzneimittelauswahl und die Hinweise zur Herstellung einer Behandlungslösung unter ▶Kap. 1.10.3.

100.13 Zusatzhinweise

- Ursache vom Zahnarzt abklären lassen.
- Für gute Mund- und Zahnhygiene sorgen. Regelmäßig 2- bis 3-mal täglich Zähne putzen, Interdentalräume mit Bürstchen und Zahnseide reinigen. Morgens Zungenschaber benutzen.
- Bei Zahnschmerzen ohne feststellbaren Grund für Stressreduktion und Entspannung sorgen. Entspannungsmethoden erlernen und Stressfaktoren abbauen.

101 Zahnungsbeschwerden

101.1 Grenzen der Selbstmedikation

Zahnungsbeschwerden mit auffallenden Begleitsymptomen wie z. B. Fieber >39 °C, Trinkschwäche, starkem Durchfall oder Erbrechen mit Gefahr der Exsikkose müssen ärztlich abgeklärt werden. Auch wenn nicht sicher ist, ob das Beschwerdebild zahnungsbedingt ist, sollte ein Arzt aufgesucht werden.

101.2 Allopathie

Wegen der Gefahr einer bakteriellen Verunreinigung sollten getrocknete Veilchenwurzelstücke nicht mehr als schmerzstillende Kauhilfe verwendet werden. Eisbeißerle nicht zu kalt, sonst erfolgt reflektorisch eine Durchblutungserhöhung der Schleimhaut mit möglicher Verstärkung der Schmerzsymptomatik. Ideal ist das Massieren mit speziellen „Silikonfingerhüten".

Präparate	Wirkstoffe	Wirkstoffgruppe
Alle Paracetamol-Zäpfchen mit 75 mg und 125 mg Wirkstoff (Liste ▶Kap. 24)	Paracetamol	Analgetikum, Antipyretikum

101.2.1 Lokale Therapie

Präparate	Wirkstoffe	Wirkstoffgruppe
Dentinox®-Gel N Zahnungshilfe	Kamillentinktur, Lidocainhydrochlorid	Antiphlogistikum, Lokalanästhetikum
Kamistad® Baby	Kamillentinktur, Polidocanol	Antiphlogistikum, Lokalanästhetikum

101.3 Phytotherapie

Keine Angabe.

101.4 Aromatherapie

Keine Angabe.

101.5 Mikrobiom

Keine Angabe.

101.6 Nahrungsergänzungsmittel

Keine Angabe.

101.7 Homöopathie (Einzelmittel)

Arzneiweisende Symptome	Zusatzhinweise	Passende Arznei mit Potenz	Dosierung/Tag
Rotes, heißes Gesicht; knallrotes, geschwollenes Zahnfleisch	Gerötete Bindehaut, unruhiges, schreiendes Kind, will Wärme	Belladonna D6	Akut alle 10 Min. 1–2 Globuli bis zur Besserung
Unerträgliche Schmerzen; betroffene Seite oft rot und heiß, andere blass und kalt	Oft von Durchfällen begleitet; wütendes, aggressives Kind, wirft sich herum, will getragen werden	Chamomilla D6	Akut alle 10 Min. 1–2 Globuli bis zur Besserung
Blitzartig einschießende Schmerzen; Verlangen, auf Dingen zu kauen	Schlimmer durch Berührung; besser durch festen Druck	Magnesium phosphoricum D12	Akut alle 10 Min. 1–2 Globuli bis zur Besserung
Wenig auffallende Beschwerden; Kind klagt und winselt, ist anhänglich und trostbedürftig	Schlimmer in warmen, stickigen Räumen, besser an der frischen Luft	Pulsatilla D6	Akut alle 10 Min. 1–2 Globuli bis zur Besserung

101.8 Homöopathie (Komplexmittel)

Präparate	Dosierung/Tag
Osanit® Zahnungskügelchen (Hermes)	Akut: stdl. 2 Globuli (max. 6 × tgl.) Chronisch: 3 × tgl. 2 Globuli
Dontikatt Globuli (Kattwiga)	3 × tgl. 2 Globuli

101.9 Anthroposophische Medizin

101.9.1 Innere Therapie (oral)

Mittel	Anwendung/Tag	Hinweise
Chamomilla e radice D3, Globuli velati (Wala)	mehrmals tgl. 2–4 Globuli velati	

101.9.2 Äußere Therapie

Mittel	Anwendung/Tag	Hinweise
Fieber- und Zahnungszäpfchen (Weleda)	2-bis 4-mal tgl. ein Zäpfchen in den Mastdarm einführen	Zäpfchen für Kdr. ab 1. Lebensjahr
Kupfer Salbe rot (Wala)	Abends die Füßchen einreiben	

Z

101.10 Biochemie/Schüßler-Salze

Mineralstoffe (Nummer)	Dosierung/Tag
1	7
2	7
3	7
5	7
8	7

101.11 Spagyrik

Mischung bei Zahnungsbeschwerden, Spagyrik nach Spagyro Naturheilmittel (Menge für 50 ml)	
Chamomilla D2	20 ml
Aconitum D4	20 ml
Colocynthis D4	10 ml

Dosierung:
Akut: Bis zu stdl. 1 Sprühstoß in den Mund; evtl. in Tee geben.

Mittel	Dosierung
Zahnungsglobuli – Spagyro Naturheilmittel Werden nur in Spagyro-Apotheken verkauft	Akut: Alle 10 Min. 1 Globulus Chronisch: 5-mal 2 Globuli

101.12 Bach-Blüten

Blüte	Seelische Haltung	Dosierung/Tag	Hinweis
Rescue-Remedy-Tropfen	Trauma durch Verletzung, Unfall	Eine Behandlungslösung herstellen wie unter ▶Kap. 1.10.3 beschrieben. Davon 3-mal tgl. 5 Tr. eingeben	

101.13 Zusatzhinweise

- Beißringe, auch kühlbare Gel-Beißringe, bringen Erleichterung.
- Harte Speisen zum Kauen anbieten: Möhren, hartes Brot oder Zwieback.

Sachregister

A

α-Pinen 160
Ablagerungsprozesse 29
abnobaVISCUM® 23
Abrotanum 130, 198
Abrotanum N Komplex 131, 831
Absinthium 132, 185, 248 f., 282, 489, 762, 862, 901
Abtei Nachtruhe 695
Acantholid 365
ACC Hexal® 437, 848
ACC® 399
Acetyl-Cystein 837
Acetylcystein 399, 848
Acetylsalicylsäure 251, 284, 459 ff. 503, 662, 677, 705 ff. 714, 911
Achillea comp., Mischung 351, 820
Achillea millefolium 784
Aciclovir 374
Acidum arsenicosum 275, 385, 440, 500, 533, 846, 882
Acidum nitricum 123, 866
Acidum phosphoricum 130, 182, 272, 343, 517, 613
Acidum-sulfuricum-Komplex flüssig 344
Acimethin® 155, 162
Acimol® 155
Ackerschachtelhalm 433
Aconit Ohrentropfen 590
Aconit Schmerzöl 541, 688 f., 711, 755, 851
Aconitum 114, 165, 264, 286, 290, 511, 588, 685, 699, 783, 839, 841, 915, 920
Aconitum comp., Globuli velati 710
Aconitum/China comp., Globuli velati 288
Aconitum/China comp., Suppositorien für Kinder 263, 289
Activogland® 341
Activomin® 496, 859
ADHS 83
ADOL spag. Peka 469, 511, 712
Adonis 383
Aerius® 103
Aescin 309, 751, 775, 816 f.
Aesculus 200, 206, 349, 684, 819, 821
Aesculus off 352
Aesculus Pentarkan® 820
Aesculus/Prunus comp., Essenz 821
Afa-Alge 83
Agaricus 86
Agaricus comp./Phosphorus, Mischung 598
Agiocur® 826
Agiolax® 829
Agnolyt® 94, 220, 616
Agnucaston® 94, 220, 616
Agnus castus *siehe* Mönchspfeffer
Agnus Hevert femin 223
Agnus Hevert® femin 223, 620
Agrimony 70, 90
Agropyron, Globuli velati 560, 724
Ähnlichkeitsprinzip 14

Akazienfasern 515
Akne 92
– Gesichtsdampfbad 99
– Gesichtsmaske 99
– Kapseln 99
– Wasser 99
Aknederm® 93
Aknefug® oxid mild 93
Akneroxid® 93
Aknichthol® soft 93
AktivaDerm® ND 454, 575
Aktivanad® 267
Aktivon Hevert® Kreislauftropfen 425
Aktren® 218, 308, 662, 677, 706, 911
Alchemie 53, 55
Alexandriner-Sennesfrüchte 827
Alfatradiol 341
Alflorex® Inbiotys 654
Algeldrat 492, 757
Algesal 775
Alka Seltzer® 284
Alkala® 492
Alkaloide 7
Allantoin 446, 547
allergo-Loges® 106
Allergodil® 389
Allergoval® 388
Allium cepa 393, 397, 722, 726, 901
Allopathie 3 ff.
Alluna® 694
Almasilat 492
Almotriptan 503
Aloe vera 189, 587
– Gel 715
Alopexy® 341
Alpenfrauenmantelkraut 334
Alpha-Liponsäure 191, 244
Alpha-Pinen 857
Alumina 138
Aluminium-Magnesium-Silikat 492, 757
Aluminiumacetattartrat 365
Aluminiumchlorid 355
Aluminiumkaliumsulfat 146, 365
Aluminiumsilikate 309, 536, 751, 775
Aluminiumtriformiat 119
Alvita® Ohrreinigerspray 586
Amantia muscaria 89
Amara-Pascoe® 128, 854
Amara-Tropfen 131, 488, 499, 526, 606, 762, 798, 861
Ambra 182, 303
Ambroxolhydrochlorid 355, 400 f.
Aminexil 341
aminoplus® Tryptophan 618
Ammoniumbituminosulfonat 292, 309, 365, 745, 775
Ammoniumchlorid 406
Amorolfin 601
Amylmetacresol 355
Anaesthesulf® 103
Anagallis comp., Globuli velati 488
Anamirta cocculus 648, 743, 792
Andronkraut-Fluidextrakt 409
Anethol 160
Angelica archangelica 117, 153, 185, 248, 500, 569, 621, 762, 841, 882
Angelikawurzel 147, 493, 651, 758, 795, 854 f. 858

– -öl 719
Angin-Heel® 359
Anginetten® 354
Angocin® 158, 253, 717
Angst 110
Anis 95, 121, 148, 149
– /Pyrit, Tabletten (Weleda) 360
– -früchte 719
– -öl 129, 149, 161, 357, 406, 485, 496, 523, 617, 653, 858
Antall® 402
Anthracycline 45
Anthroposophie
– Ernährungs- und Diätlehre 22
– Menschen- und Naturverständnis 24
– Potenzwahl 34
– Rudolf-Steiner-Pädagogik 22
Anthroposophische Medizin 22 ff.
– Anwendungsarten 34
– Arzneimittel-Codex 29, 36
Anti Brumm® forte 442
Antibiotika 39 f.
Antiepileptika 45
Antifungol® 601, 809
Antihydral® 745
Antimigren® 466, 509, 880
Antimonium spag 422, 501, 712
Antiscabiosum® 477
Antisept Lutschtabletten 356
Antistax® 817 f.
Antlitzanalyse 48
Apfelsinenschalenöl 717
Aphthen 119
Apis 32, 105, 143, 162, 294, 315, 321, 336, 358, 369, 447, 765, 771, 907
– Apis Belladonna, Globuli velati 360, 736
– Apis F Komplex 10 447
– Apis mellifica 588
– Apis regina comp., Globuli velati 304
– Apis/Belladonna cum Mercurio, Globuli velati 124, 295, 322, 360
– Apis/Levisticum II, Globuli velati 589
Apomorphinum N Oligoplex® 798
Apoprostat ® forte 624
Appetitlosigkeit 127
Aqua ad injectabilia 716
Aqualibra® 159
Aquavit 427, 733, 800
Aquilinum comp., Globuli velati 247, 659, 832, 900
Aralia racemosa 397, 421
Aralis Hustentabletten 418
Araniforce® arthro 316
Archangelica comp., Globuli velati 419
Arctuvan® 157
Ardeyhepan® 241, 483
Ardeynephron® 159
Ardeysedon® 695
Areutid spag. Peka N 544, 675, 691
Argenin 191
Argentum nitricum comp., Globuli velati 114, 214, 497, 567, 656, 908
Argentum spag 185, 265, 570, 691, 875

Argentum/Quarz, Globuli velati 370, 580
Arginin 383, 516, 612, 894
Arktis® Grow Akazienfaser 113
Arnica 200, 248 f. 296, 317, 338, 345, 362, 385, 421, 527, 540, 544, 552 f. 685, 690, 754, 756, 779, 783 ff. 790, 822, 888, 894
– Arnica comp. Gel 781
– Arnica comp./Cuprum, Ölige Einreibung 542
– Arnica e planta tota D30, Globuli velati 288
– Arnica e planta tota D6, Globuli velati 205, 541, 772, 781, 783, 896
– Arnica Pentarkan® 895
– Arnica spag 296
– Arnica, Planta tota D6, flüssige Verdünnung 541, 781, 783, 896
– Arnica/Plumbum mellitum, Globuli velati 205, 304
– Arnica/Symphytum comp., Salbe 316, 755
Arnika 309 ff., 711
– Essenz 289, 467, 711, 782
– Gelee 782
– Massageöl 542, 711
– Öl 669, 778
– Salbe 667, 711, 752, 755, 777, 782
– Tinktur 292, 365, 446, 538, 777
– Wundtuch 782
Arnikablüten 311 f., 446, 537 f., 667, 682
– Arnikablüten-Tinktur 752, 777
– Arnikablütenöl 681
– Arnikablütentinktur 537, 667, 681
Arsenicum album 114, 123, 214, 343, 518, 567, 722, 730, 797
Arsenicum spag 216, 290, 501
Arsenum jodatum 51
Artelac® 134
Artemisia annua 193, 264, 305, 323, 378, 421, 440, 449, 533, 582, 591, 608, 630, 726, 792, 813, 841, 846, 852, 867, 875
Arthro Lechner 314
arthroLoges® comp 673
Arthrotabs® 666
Artischocke 245, 279, 486
– Blätter 127, 241, 483
Arum Nasentropfen S 220 560, 723
Arundo 393
Arzneikürbis 168
Arzneimittelprüfung 13
Arzneipaprika 452
Ascorbinsäure 706
Aspecton® 402, 403
Aspen 70, 118, 186, 571, 703
Aspirin® 284, 459, 662, 677, 705, 911
– Complex 251, 714
– Migräne® 503
ASS *siehe* Acetylsalicylsäure
Asthma 39
Asthmaphön 397
Asto spag. Peka 501
Astralleib 31 ff.
Astronomia 55
Ätherleib 31 ff.
Atractylodes-japonica-Wurzelstock 857

Audispray® 586
Aufbaukalk 598
Auflagen 32
Auge
– trockenes 134
– Tropfen 19, 28, 144
Augentrost-Tinktur 142
Augentrost-Kraut 389
Aurum chloratum natronatum 51
Aurum comp., Globuli velati 641
Aurum comp., Salbe 647
Aurum D10/Ferrum sidereum Amp 115
Aurum metallicum praeparatum D 12 Trit 115
Aurum spag 385
Aurum Valeriana, Globuli velati 115, 647, 742
Aurum/Apis regina comp., Globuli velati 88, 183, 467, 568, 873
Aurum/Lavandula comp. Creme 116
Aurum/Lavandula comp., Creme 384, 647, 851, 874
Aurum/Stibium/Hyoscyamus Globuli velati 88, 791, 914
Ausleitung 238
– Ausleitungsset Steierl 641
Avena comp., Globuli velati 701
Avena sativa 700, 702
Azaron® Stick 445, 451, 769
Azelastinhydrochlorid 389
Azinat 101, 265, 362, 422, 427, 608, 813
– Salbe 236
Azur® 705

B

β-Pinen 160
B12 Ankermann® 190
Babix® Baby Thymianbad 255
Babix® Inhalat N äther. Öl 410
Babybäuchlein-Öl 149, 858
Bach, Edward 66
Bach-Blüten 66
– Essenzen 67
– Therapie 66
Bach-Nosoden 66
Bacteroidetes 327, 697
BactoFlor® 113, 231, 472
Bäder 32
Balance 147
Baldrian 110 ff., 269, 514, 695
– Dispert® 110 f., 695
– Dispert® Nacht 564
– Dispert® Tag 563
– Baldrian Schlafdragees 695
– Trockenextrakt 110, 563, 564, 694 f.
– -wurzel 176, 270, 381, 495, 563 ff., 652, 695 ff., 855
– -wurzeltinktur 564, 696
Baldriparan® 694
Ballonrebe 365, 891
Balneo Thymian Ölbad 255
Balneum Hermal® 229, 452
balsamischer Melissengeist 426, 742
Bamipinlactat 103, 445, 452, 769
Bärentraubenblätter 11, 157, 159 f.
Barium carbonicum 303
Basenpulver Verla® 605
Basilikum 177

- -öl 129, 149, 286, 293, 443, 485, 496, 669, 740
Basodexan® 573, 632
Batrafen® 602
BäuchleinWickel Fenchel 152
BauchWickel Kamille 152, 215, 224, 499, 862
BauchWickel Schafgarbe 131, 247, 489, 621
Beech 70
Befelka Öl 366
Behandlung, konstitutionelle 16
Behandlungslösungen 73
Beinwell 538
- -kraut 777
- -Pressaft 312
- -wurzel-Fluidextrakt 312, 537, 538, 664, 667 f., 679, 682, 752, 777
Bekunis® 824, 827
Belladonna 140, 143, 145, 222, 286, 290, 294, 296, 315, 323, 359, 362, 369, 371, 415, 421, 449, 464, 468, 553, 562, 588, 591, 767, 771, 773, 784, 897, 907, 909, 913, 918
Bellis perennis 779, 894
ben-u-ron® 218, 285, 459, 662, 677, 706, 911
Benediktenkraut 493, 795, 855
Benfotiamin 678
Benzalkoniumchlorid 355, 522
Benzethoniumchlorid 364, 891
Benzocain 355
Benzoe-Öl 270, 565
Benzoylperoxid 93
Benzydamin 904
Benzydaminhydrochlorid 356
Benzylbenzoat 477
Benzylnicotinat 195
Bepanthen® 226, 364, 368, 546, 886, 890
- Augen- und Nasensalbe 136
Berberil N® 141
Berberis 336
Berberis/Prostata comp., Globuli velati 629
Berberis/Quarz, Globuli velati 395
Bergamottöl 113, 177, 286, 443, 565, 617, 669
Bernsteinsäure 716
Beta-Carotin 765
Beta-Glucan 437, 605, 865
Beta-Pinen 857
Betadorm® 694
Betaisodona® 364, 890
Betula alba 248, 582, 675
Betula/Mandragora comp., Globuli velati 673
Bibrocathol 319
Bienenhonig 892
Bifidobacterium 804
- acidophilus 454
- animalis 122, 392, 436, 505, 654
- BB-12® 392, 435
- bifidum 212, 301, 392, 435, 454, 472 f., 486, 566, 577, 654, 733, 886
- breve 435, 472, 577
- infantis 300, 577
- lactis 212, 368, 392, 435, 454, 472 f., 486, 566, 575, 577, 733, 828, 886

– longum 122, 212, 231, 301, 392, 435, 454, 472 f., 505, 575, 577, 654, 828
Bifiteral® 824
Bifonazol 602
Bifon® 602
BiGaia® 75, 150, 858, 886
Bilisan® duo 241
Bindehautreizung 141
Biochemie nach Dr. Schüßler 46 ff.
Biofanal® 809
Biofax® 160, 803
Biofeedback-Therapie 91, 118, 173
Bioflavonoide 871
Bioflutin® 423
BioLactis® 122, 505
Biolectra® Magnesium 535
Biomagnesin® 535
Biotin 342, 655, 729, 893
biotische Intensivcreme 576
Birke-Cellulite-Öl 331
Birken Rheumaöl, ölige Einreibung 674
Birkenblätter 158 ff., 242, 335, 366, 665, 668, 803
Birkenkohle comp 152, 215
Birkenöl 242
Bisacodyl 824
Bismutgallat, basisches 347
Bismutum Pentarkan® 761
Bitter-Elixier 131, 526
bitterer Fenchel 413
Bitterfenchelöl 904
Bitterorangenschale 127, 858
Bittersalz 824
Bitterstoffe 483
Bittersüßstängel 104, 228 ff., 366, 574, 885
Blähungen 146
Blasenentzündung 155
Blasenschwäche 167
BlasenWickel Eucalyptus 164
Blaubeerextrakt 135
Bluterguss 774
Blutgefäßtropfen Cosmochema® 820
Blutgefäßtropfen N 198
Blutwurzextrakt 523
Bockshornkleesamen 189
Bolus alba 216, 248, 449, 500, 591, 762
Bolus alba comp., Pulver 215, 762, 798
Bolus Eucalypti comp., Pulver 361
Bomaklim Hevert® 872
Bombastus 53
Bombastus® Gallentee M 485
Borago comp., Globuli velati 820
Borax 123, 531, 605, 811
Borax N Synergon 44 Tropfen 531
Borretsch 572
– -öl 231
Boswellia serrata Extrakt 311
Boswelliasäure 574, 665, 708
Boxagrippal® 252, 714
Brand- und Wundgel Medice® 364, 891
Brandessenz 772
Brassica nigra *siehe* Senfmehl
Braunovidon® 364
Brennnessel 245

--blätter 127, 242, 334, 335, 665, , 817
--Extrakt 311, 627, 666, 680
--tee 93
--wurzel 624 f.
Brombeerblätter 177, 210
Bromelain 259, 314, 320, 437, 556 ff., 587, 671, 709, 721, 752 f, 776, 778, 816, 837, 848, 894, 905, 912
Bromhexin 399
Bronchalis-Heel® 417
Bronchi Plantago, Globuli velati 418
Bronchialbalsam, ölige Einreibung 419
Bronchialtee 407
Bronchicum® 403 ff.
Bronchipret® 401 ff.
Bronchiselect® 418
Bronchitis 399
Broncho-Sern® 405
Bronchobini® 417
Bronchoforton® 256, 410 f.
Bronchopas® 418
Bronchostop® 405
Bronchoverde® 408
Brustentzündung 732
Bryonia 125, 138, 260, 315, 317, 416, 464, 497, 540, 672, 684, 690, 754, 756, 771, 783, 831, 833, 839, 915
Bryophyllum 50 %, Pulver 568
Bryophyllum Argento cultum Rh D3 115
Bryophyllum comp., Globuli velati 620
Buchweizenkraut 817
Buenoson® 366
Buer® Lecithin 267
Bullrich Salz® 492, 757
Bundesamt für Verbraucherschutz und Lebensmittelsicherheit 41
Bundesministerium für Ernährung und Landwirtschaft 41
Burn-out 174, 266
Buscomint® 651
Buscopan® 155, 650
-plus 155, 218, 492
Butylscopolaminiumbromid 155, 218, 492, 650

C

C-Potenzen 15
Cajeput 300
--öl 197, 203, 242, 424, 443
Calcea Wund- und Heilcreme 370, 378, 549, 897
Calcilac® 594
Calcimagon® 594
Calcium 105, 328, 335, 393, 539, 594, 596, 604, 618, 634, 655, 670, 683, 734, 746, 753, 760, 765, 836, 848, 906
Calcium carbonicum 51, 330, 619, 730, 747, 805, 887
Calcium fluor. spag 50, 172, 200, 630, 785
Calcium phos. spag 50, 543, 553, 691, 846
Calcium Quercus, Globuli velati 107, 233, 395, 455, 580, 766
Calcium sulfuratum 51

Calcium sulfuricum 51
Calciumcarbonat 492, 594, 758
Calciumchlorid 716
Calciumcitrat 825
Calcivit D® 594
Calcoheel® 597
Calendula 548, 886 ff., 894
– -Essenz 295, 371, 378, 888, 896
– Wundsalbe 370, 549, 888, 897
Calendumed® 770, 894 f.
Calicumpantothenat 340
Calmalaif® 695
Calmedoron® 568, 701
Calmvalera® 114, 182, 568, 700
Calmy Hevert 87
Camellia sinensis 209
Camphen 160, 857
Campher 197, 203, 256, 313, 382, 664, 679, 718, 740, 775
– racemisch 255 f.,, 308, 401, 663, 679, 716, 751
Camphoderm® 308, 663, 679, 751
Camphora D1, Tropfen 850
Camphora spag 422
Candida 529 ff.
Candio Hermal® 530, 884
Canephron® 156 f.
Canesten® 601
– Extra 602
– Gyn 809
Canifug® 809
Cannabis sativa 172, 317, 338, 468, 511, 582, 675, 690, 711, 915
Cantharis 162, 771
Cantharis Blasen, Globuli velati 163, 170
Capsaicin 103, 451 f.
Capsicum 760
Carapichea ipecacuanha 800
Carbaldrat 492, 757
Carbo vegetabilis 150, 860
Carbomer 134
Cardiodoron® mite 845, 850
Cardiospermum 108, 145, 232, 236, 296, 317, 369, 371, 397, 449, 457, 578, 582, 630, 675, 756, 767, 773, 783 ff., 813, 846, 888, 897
Cardiospermum halicacabum 104
Carduus marianus 282, 352, 487, 489, 822
Carmellose-Natrium 135
Carmenthin® 148, 651, 856
Carminativum-Hetterich Balance 128, 147, 855
Carnitin 179, 197, 271, 329, 382, 516, 843, 849
Carpellum Mali comp., Pulver 832
Cartilago comp. Globuli velati 316
Cartilago comp. Salbe 674
Cartilago/Mandragora comp., Globuli velati 316, 673
Cartilago/Mandragora comp., Unguentum 316
Carum carvi 132, 153, 489, 501, 862
– Kinderzäpfchen 152
Carvomin® 493
Cascararinde 829
Cassia-Zimt 189
Causticum 169, 181, 866

Cayennepfeffer-Dickextrakt 667, 681
Ceanothus Synergon 57 344
Cedron Komplex 771
Cefabene® 104, 229, 366, 574, 885
Cefadysbasin® SE 198, 204
Cefagil® 613
Cefagrippin® 287
Cefakliman® 872
Cefamadar® 330, 806
Cefamagar® 806
Cefamig® 466
Cefarheumin® S 336
Cefasel® 232, 836
Cefasept® Echinacea 438
Cefasinu® 559, 723
Cefavora® Cor 383
Centaury 70, 276, 521
Centesimalpotenzen 15
Cerato 70
Cerebellum comp., Globuli velati 205, 742
Cerebretik 117, 185, 206, 225, 275, 305, 385, 501, 570, 622, 702, 792, 813
Cerulysin Ohrenspray 586
Cerustop® 586
Cetebe® 105, 162, 286, 605
Cetiol® CC 718
Cetirizin 103
Cetirizinhydrochlorid 388
Cetrimoniumbromid 355
Cetylpyridiniumchlorid 354, 355
Ceylon-Tee 230
Chamomilla 125, 153, 214, 216, 222, 287, 474, 497, 588, 591, 657, 660, 711, 762, 773, 886, 888, 909, 913, 915, 918, 920
Chamomilla Cupro culta, Radix Rh D3, wässrige Verdünnung 659
Chamomilla e radice D3, Globuli velati 919
Chelidonium 140, 249, 487, 489, 599, 867
Chelidonium comp. Augentropfen 139
Chelidonium Rh D4, Augentropfen 139
Chelidonium, Kapseln 281, 635, 832
Cherry Plum 67, 70, 90, 570, 703
Chestnut Bud 70, 90
Chiasamen 515
Chicory 70, 186
China 130, 140, 150, 248, 272, 275, 648, 749, 800, 846, 901
Chinarinde 128, 854
Chitosan 803
Chlorhexamed® 354, 903
Chlorhexidindigluconat 354, 890, 903
Chlorophyllin 524
Chlorophyllin-Kupfer-Komplex-Natriumsalz 523
Chloroquin 92
Chlorphenamin 251, 400
Chlorphenaminhydrogenmaleat 714
Chlorphenoxaminhydrochlorid 769
Cholecysmon® 853
Choleodoron®, Mischung 281
Cholin 244, 267, 280, 486, 859
Cholspasmin® 241

Chondro MensSana 314
Chondroitin 314, 778
Chondroitinpolysulfat 664, 751, 775, 816
Chrom 190, 280, 734
Ciclopirox 602
Cimicifuga 685, 699, 737, 869, 871, 875
Cimicifuga comp., Dilution 748, 873
Cimicifuga spag 225, 622, 875
Cina F Komplex Tropfen 900
Cineol 160, 256, 400 ff., 557, 714, 857
Cinnabaris 559
Cinnabsin® 559, 723
Cisplatin 45
Cistrosenöl 778
Cistus 249, 675
Cistus incanus 108, 125, 165, 264, 290, 362, 378, 397, 421, 562, 841, 846, 852, 875
Citronella 443
Citronenöl *siehe* Zitronenöl
Citronensäure 146, 365
Citrullin 612
Citrullus colocynthis 224, 475, 501, 543, 621, 822
Citrus-unshiu-Fruchtschale 857
Clabin® 864
Clauparest® spag. Peka N 200
Clemastinfumarat 388
Clematis 66, 67, 70, 90, 306
Clioquinol 365
Clobutinol 3
Clostridieninfektion 39
Clotrimazol 601, 809
Cocculus 518, 645, 741, 790
Cocculus Pentarkan® 646, 798
Coenzym Q10 85, 179, 259, 271, 382, 463, 506, 515, 539, 566, 634, 670, 740, 789, 838, 843, 848
Coffea 248, 427, 520, 567, 699, 702, 913
Coffein 251, 460–461, 513, 705 ff., 714
Coffeinum® 513
Colchicin 8
Colchicum 336, 735, 797
Colchicum autumnale 338
Colibiogen® 208, 391, 576, 653
– Kinder 228
– oral 228
Colina® 3 g Pulver 207
Collinsonia 350
Colocynthis 222, 497, 657, 685, 920
Combudoron® 107, 448, 766, 772
Conium 628, 741
Conjunctiva comp., Globuli velati 395
Contractubex® 547
Contrallergia Hevert® 394
Contramigren Hevert® 466, 509
Contramutan® 261, 438, 840
Convallaria 383, 385
Corallium 352
Cordiak 117, 385, 422, 427, 570, 702
Cormagnesin® 535
Cosmochema® 198, 498
COVID-19 843
Crab Apple 70, 101, 118, 126, 237, 379

Cralonin® 383
Cranberry 156
– Saft 100% 158
Crataegus 249, 264, 275, 305, 381, 383, 385, 427, 520, 852
Crataegus comp., Dilution 426
Crataegus Tropfen, Dilution 384
Crataegus/Cor comp., Globuli velati 384
Crataegutt® 381, 423
CRI-regen® spag. Peka 345
Cromoglicinsäure 388
Cuprum arsenicosum 51
Cuprum metallicum 540
Cuprum metallicum praeparatum 0,4 %, Salbe (Weleda) 164, 171, 215, 224, 499, 724
Cuprum oxydatum nigrum 900
Cuprum sulf 200, 543, 630
Cuprum/Nicotiana Unguentum 659
Cuprum/Nicotiana, Unguentum 199, 833
Curcuma Pure 671
Curcumin 671
Curcumin-Loges® 245, 671
Cutacalmi® 771, 887
Cutral spag. Peka 236, 296, 372, 583, 773
Cutro spag. Peka 101, 296, 372, 636
– Salbe 236
– Tropfen 236
Cyclamen 469, 508, 511
Cynara 193, 282, 332, 807
Cystin 340, 342
Cystinol akut® 157
Cysto Fink® mono 158

D

D-Campher 251, 257, 309, 380, 401, 423, 536, 538, 663, 751, 775
D-Fenchon 160
D-Glucosamin-Hemisulfat 308
D-Potenzen 15
Daktarin® 602
Daktar® 2 % Mundgel 530
Damiana 613
Darm activ Dr. Wolz 828
Darm pro RDS Dr. Wolz 150, 654
Darm-Care® Biotic Reizdarm 654
Darmflora 113
Darmflora plus select Dr. Wolz 243, 258, 271, 294
Decoderm® Basiscreme 573
Defaeton® spag. Peka N 834
Demeter 22
Dental repair Probiotika 506
DentaSan® ProbioPROTECT 122, 505
Dentinox® 917
depressive Verstimmungen 174
– nach Geburt 732
Dequaliniumchlorid 355, 522, 810
Dequonal® 522
Derivatio, Tabletten 245
Dermaplant® 104
Dermatix® Ultra Gel 546
Dermatodoron® 235, 581
Dermi-Cyl® L, Tropfen 635
Deseo® 613
Desloratadin 103, 388
Destillieren 33
Deutsche Gesellschaft für Ernährung 42

DEV 8
Dexpanthenol 135, 136, 226, 364, 368, 546, 586, 715, 886, 890
Dextromethorphan 400
Dextromethorphanhydrobromid 252, 400
Dezimalpotenzen 15
Diabetes 188
Diabetruw 189
Diacard® 880
Diarrheel® SN 214, 474
1,2-Dichlorbenzylalkohol 355
Diclac® Schmerzgel 537, 679
Diclofenac 308, 309, 461, 537, 663 f., 677 ff., 707, 912
Diethylammoniumsalicylat 309, 751, 775
Diethyltoluamid 442
Digerieren 33
Digesto Hevert® 861
Digestodoron® 658, 832
Digitalis 628
– purpurea 630
Dillöl 149, 485, 496
Diluplex® 686, 914
Dilutionen 19, 29
Dimenhydrinat 644, 739, 794
Dimeticon 146, 477
Dimetindenmalaet 103
Dimetindenmaleat 102 f., 388, 445, 451, 769
Dioscorea 317, 544, 599, 621
Dioskurides 4
Diphenhydramin 252
Diphenhydraminhydrochlorid 644, 694, 739, 794
Dipsacus sylvestris 100, 338, 449, 784
Disci comp. cum Argento, Globuli velati 687
Disci comp. cum Stanno, Globuli velati 687
Distelöl 230
Diuretika 44
Dobendan® direkt 354
Dobensana® Junior 355
Docusat-Natrium 586
Doc® Arnika 21,5 % Salbe 667
Doc® Ibuprofen Schmerzgel 663
Dolgit® 536, 678 f.
Dolo-Arthrosenex® 536, 678 f., 775
– Gel 308
– Salbe 308
Dolo-Cyl® Öl 537, 667, 681
Dolo-Dobendan® 355
Dolobene® 775
Dolobene® Cool Gel 309, 536, 751
Dolobene® Ibu 50 mg/g 308
Dolormin® 308, 460, 663, 911
– extra 219
– für Frauen 219, 706
– GS 308, 677, 706
– Migräne 503
Doloteffin® 310, 666
Dolphiner™ 586
Dona® 308
Dontikatt 907, 919
Doregrippin® 252, 714
Dorisol® 686
Dorithricin®, Halstabletten 355

Doxylaminsuccinat 252, 400, 694
Dreigliederung, funktionale Zusammenhänge 24
Droge-Extrakt-Verhältnis 8
Dropropizin 399
Drosera 416, 421
Drosera Phcp® 422
Dryopteris filix-mas 743, 901
Duftgeranienöl 177
Dulcamara 162, 377, 879
Dulcolax® 824
DulcoSoft® 825
Duofilm® 864
Duoval 707
Durchblutungsstörungen
– der Beine 195
– des Gehirns 202
Durchfall 207
Dynexan Mundgel® 119, 903
Dynexan® Herpescreme 374
Dyscrasin 236, 583, 608, 813
Dysmenorrhö 218
dystoLoges® 87, 114, 182, 568, 700, 790

E

Ebenol® 226, 364, 445, 451, 573, 764
EBM *siehe* Evidence Based Medicine
Echinacea 165, 249, 275, 296, 323, 431, 433, 440, 524, 773, 852, 897
Echinacea angustifolia Rh D3, wässrige Verdünnung 370
Echinacea Mund- und Rachenspray 361, 908
Echinacea Quarz comp., Augentropfen 144, 322, 396
Echinacea Stada® 254
Echinacea-pallida 254
Echinacea-ratiopharm® 254
Echinaceaextrakt 230
Echinacin® 254, 432, 892
Echinest® Nr. 160 844
Echtes Goldrutenkraut 310, 665, 680
Echtronerval® 182, 568, 700
Econazol 602
Ectoin 135
Edeltanne Erholungsbad 274
Efalex® 83
Efeu 401
– -blätter 405, 408 f.
Effortil® 423
Eibisch 430
– -wurzel 254, 357, 402, 405, 407, 413, 433
Eichen
– -blätter 433
– -rinde 254
Eicosapen® 278
Eifelfango 495, 682
Einreibungen, ölige 28
Einzelmittel 20
Eisen 180, 267, 271, 656, 734, 747, 843, 849
Eisenkraut 556 f., 717
Ekzem 226
Ekzevowen® 887
– derma 233
– oral 233

Ekzevowen® derma 106, 369, 455, 579, 766
Ekzevowen® oral 106, 369, 455, 579, 766
Elacur® M hot Creme 309, 536, 663, 679
Elacutan® 573, 632
Elementenlehre 28
Eleu Curarina® 268, 433, 514
Eleutherococcus 89, 249, 275, 305, 440, 514, 520, 852, 882
– -senticosus-Wurzel *siehe* Taigawurzelfluidextrakt
Elevit 735
Elicina Creme 546
Ell-Cranell® 341
Elm 70, 520, 571
Elotrans® 207, 213
Emesan® 644, 739, 794
Emser®
– Inhalationslösung 401
– Nasensalbe 715
– Nasenspray 715
– Pastillen 355
– Salz 355, 401, 715
– Sole Inhalat 715
Encephabol® forte 298
endo-Borneol 160, 857
Enelbin® Paste 309, 536, 751, 775
Engelwurzbalsam 413, 557, 719
Engystol® 261, 840
Ens Astrale 56
Ens Deale 56
Ens Naturale 56
Ens Spirituale 56
Ens Venale 56
Enterobact® metabolic 327
Enterococcus faecalis 434, 639, 720, 729
Enterococcus faecium 212, 327, 392, 654, 804
Enterococcus Ferment Lysat 576
Entgiftung 238
Enzian 366
– Magentonikum 331, 806, 861
– -wurzel 127 ff., 495, 556 f., 717, 796, 854 f., 857
EnzOmega® 97, 105, 197, 221, 280
Ephedrinhemisulfat 252, 400
Ephepect® 406
Epi-Pevaryl® 602
Epigallocatechingallat 838
Epstein-Barr-Virus 843
Equisetum 100, 165, 169, 172, 249, 345, 599, 630
Equisetum arvense silicea cultum D2, Dilution 598
Erbrechen 794
Erdbeerblätter 177
Erdnussöl 229, 452
Erkältung 251
Erschöpfung 266
Erstverschlimmerung 17
Erweiterungsmittel 47
Esberitox® 253, 433
Eschenrinde 310, 665, 680
Escherichia coli 228, 434 f.
– -Autolysat 654
– inaktiviert 729
– Lysat 576

–lysiert 208, 391, 653
–Nissle 211, 828
Espeletia 198
Esprico 85
Espumisan® 853
Essenzen 28
Essigsäure 586
Ethacridinlactat 207, 213, 365, 891
Ethyldiglycol 586
Etilefrinhydrochlorid 423
Eu-Med® 460
Eucabal® 255, 405, 410
Eucabal® Kinderbad 255
Eucalyptus 121, 300
Eucalyptus citriodora-Öl 443
Eucalyptus comp., Globuli velati 900
Eucalyptusöl 11, 94, 104, 203, 242, 255 ff., 256, 309, 367, 401, 406 f., 410 ff., 414, 424, 434, 478, 523, 537, 557, 667 ff., 681, 708, 717 ff., 904
Eucerin® 10 % UreaRepair Plus Lotion 632
Eudorlin® 707
Euminz® 462, 708
Eupatorium 260, 264, 839, 841, 852
Euphorbium comp. Nasentropfen 560
Euphorbium compositum®-Heel Nasenspray 723
Euphrasia Augentropfen 144 396
Euphrasia S Synergon Nr. 39 139, 143, 322
Euspongia off 421, 385, 614
Euvegal® 694 f.
Euviril complex N 612
Evidence Based Medicine 3
Eviprostat® S 625
Exoderil® 602

F

Fagopyrum esculentum 767
Fagusan® 399
Faktu® lind 348 f.
Fangotherm® 495, 682
Faulbaumrinde 829
Feigenkaktus-Extrakt 758
Fel-Tauri-N-Komplex-Hanosan 281
Femibion 735
Femikliman® 869
femiLoges® 870
Feminon® 869
Fenchel 95, 121, 147 ff.
– -extrakt 128
– -früchte 829, 855 f.
– -öl 129, 149, 161, 406, 485, 496, 523, 617, 645, 653, 733, 796, 858
– -samenextrakt 655
FeniHydrocort® 103, 226, 364, 445, 451, 573, 764
Fenistil® 102, 388, 445, 451 f., 769
FEPYR® spag. Peka 290
Fermentatio 60
ferro sanol® 271
Ferrum Pentarkan® H 273
Ferrum phos. spag 290, 553, 591, 784 f., 792
Ferrum phosphoricum 50, 260, 287, 358, 588
Ferrum sidereum D20, Tabletten 850
Ferrum-Quarz, Kapseln 466, 509

Fettsäuren, ungesättigte 227, 573
Fettstoffwechselstörungen 278
Fichtennadelöl 242, 300, 313, 410 f., 414, 557, 708
Fieber 284
Fieber- und Zahnungszäpfchen 289, 919
Filipendula 145
Filipendula ulmaria 200, 457, 543, 756
Finalgon® 536, 663, 679
Firmicutes 327, 697
Fischöl 83
Flamyar® spag. Peka 675, 756, 784, 785
– Salbe 318, 338
– Tropfen 318, 338
Flatulini® 474, 658
Flavonoide 483
Flohsamenschalen, indische 240, 279, 348, 515, 651, 826
Floradix® 267
Fluomycin® 810
Flurbiprofen 354
Folsäure 180, 191, 204, 302, 382, 596, 634, 640, 670, 699, 734, 789, 843, 848
Formica D6 Dilut. (Weleda) 304
Formigran® 503
Formoline L112 803
Franzbranntwein 663
Frauenmantelkraut 221
Frauenmanteltee 220
Freka-Clyss® 825
Froximun Toxaprevent
– Halistop 524
– Medipure 524
Frubiase® Calcium 594
Früchtewürfel 827
Fruchtwasser 74
Fucus-vesiculosus-Komplex flüssig (Hanosan) 281
Functional Food 6
Fungizid-ratiopharm® 809
Funktionsbereich der Wesensglieder 29
Funktionsmittel
– biochemische 47
– Schüßlersalze 47
Furocumarine 8
Furunkel 292
Fußbad
– ansteigendes 263, 439, 561, 725
– ausleitendes 250
– Ingwer 164
– mit Senfmehl 510
Fußbalsam (Weleda) 192
Fußpilz 601

G

Galactomannan 639
Gallenbeschwerden 481
Galloselect® 488
Galphimia glauca 394
Gamma-Linolensäure 85, 231, 368, 578, 618, 634, 729
Gänseblümchen
– -kraut 230
– -tee 93
– -tinktur 93

Gänsefingerkraut 795, 855
Gartenbohnenhülsen 159, 160, 803
Gartensauerampferkraut 556 f., 717
Gasteo® 795, 856
Gastricholan® 856
Gastricumeel® 151, 498, 710, 736, 761
Gastritis Hevert® 498, 761
Gastritol® 855
Gastro Hevert® 498
Gastroplex® 498, 641
Gastrovegetalin® 652, 758, 856
Gaviscon® 492, 757 f.
Gedächtnisleistung, nachlassende 298
Gelbwurzextrakt 241
Gelenkschmerzen 307
Gelo Bronchial® 403
GeloBacin® 586
GeloMyrtol® 401, 407, 556, 717
GeloProsed® 714
Gelositin® 718
Gelsemium 117, 260, 287, 465, 468, 511, 614, 684, 691, 737, 741, 743, 839, 879
Gelsemium comp. Hevert® 377, 754
Gelsemium comp., Globuli velati 377, 467
Gelsemium/Bryonia comp., Mischung 467
Gelum® Tropfen 482
Gelusil Lac® 492, 757
Gemütszustände 67 f.
Gencydo® 0,1 %, Augentropfen 396
GenTeal® 134
Gentian 70, 186
Gentiana lutea, ethanol. Decoctum 5 %, Mischung 331, 806
Gentiana Magen, Globuli velati 131, 152, 234, 246, 474, 499, 526, 532, 606, 647, 736, 798, 861
Geranienöl 390, 443, 611, 639, 870
Geraniol 478
Geraniumöl 478
Gerbstoff 209
– künstlicher 884
– synthetischer 227
Gerstenkorn 319
Gesundheitsförderung 23
Gewichtsreduktion 325
Gewürzsumach 168
Gicht 334
Giftsumach 538
Gilbert, Jack 77
Gingium® 83, 196, 203, 299, 739, 788
Ginkgo 89, 206, 305, 427, 743, 792, 852
Ginkgo biloba comp. Hevert 304
Ginkgo-biloba-Blätter-Trockenextrakt 83, 196, 203, 299, 739, 787 ff.
Ginkobil® 83, 299
Ginseng 268 f.
Ginsengwurzel 514, 857
Gintec® Roter Imperial Ginseng 268
Girheulit® HOM 336
Glauber, Johann Rudolph 53
Glaubersalz 53, 824
Gleiches mit Gleichem 57
Globuli 19, 28
Glonoinum 508

Glückselig-Spagyrik 63
Glucocorticoide 45
Glucosamin 314, 778
Glucosaminhydrochloid 308
Glucose 207
Glureg spag. Peka 193
Glutamin 516, 894
Glutamin Verla® 267
Glutaminsäure 267
Glutathion 180, 244, 838
Glycerol 586, 824, 825
Glycilax® 824
Gnaphalium 685
Goldgeist® forte 477
Goldrutenkraut, echtes 158 ff., 242, 310, 665, 680
Gorse 71, 186, 704
Gothaplast Capsi-med® 664
Granatapfelextrakt 626
Granatum 332, 614, 807, 875
Granu Fink® 624, 626
– Blase 168
– Femina 168
Grapefruitöl 84, 129, 177, 300, 515, 639
Graphites 233, 330, 578, 634, 730, 805, 887
Gräserpollen-Extraktgemisch 624
Griffonia 181
Gripp-Heel® 261
Grippostad® 251, 400, 714
Grünwalder 827
Guaifenesin 252, 399
Guajazulen 816
Guarbohnenmehl 515
Gum® PerioBalance 122, 505
Gum® PerioBalance® 505
Gundelrebenkraut 389

H

H&S® Abführtee 827
H&S® Blasen-und Nierentee 159
H&S® Magentee bitter 857
H&S® Schlaf- u. Nerventee 111, 564, 695
Haarausfall 340
Habifac® spag. Peka N 457
Haenal® akut 347
Haenal® fact 348
Haenal® Hamamelis 348
Haferkleie 515
Haferkraut 334
Hafnia alvei 804
Hagebuttenschalen 127, 258
Hahnemann 3, 13, 15, 66
Halbmond® 694
Halicar® 105, 232, 578
Halsbeschwerden 354
Hamamelis 229, 350, 552, 819
– -blätter 121, 348, 367, 885, 892
– -rinde 348
– -Salbe N DHU 819
– virginiana 94
Hametum® 94, 229, 348 f., 367, 885, 892
Hämorrhoidalzäpfchen 350 f.
Hansaplast Narben Reduktion, Pflaster 546
Hansaplast® med ABC Wärme-Pflaster 664

Haplopappus 425
Harnstoff 227, 364 f., 573, 632, 891
Harntee 400 TAD® 159
Harpavit 666
Hauhechelwurzel 159 f., 803
Hausmittel 6
Haut
– Biochmie nach Dr. Schüßler 52
Hautentzündungen 364
Hautfunktionstabletten N Cosmochema® 98, 730
Hautkur Bad 454
Heather 71, 90, 186
HECHOCUR® 250
Hedelix® 408 f.
Hedrin 477
Hefe, medizinische 340
Heilen, sympathisches 58
Heilerde 494, 757, 760
Heilsalbe 370, 737
Heinz-Spagyrik 54
Heiserkeit 354
heiße Sieben 49
Helenalin 365, 446, 817
Helichrysumöl 639
Helix aspersa Muller 546
Helixor® 23
Hepa-Merz® 6000 Granulat 482
HepaBesch® 241, 483
Hepaplex® 488, 641
Hepar Hevert® Lebertropfen 246, 281, 488, 606, 812
Hepar sulfuris 98, 294 f., 321, 559, 913
Hepar-SL® 241, 279, 483 f.
Heparanox® 488
Heparin 547, 775
Heparin-Natrium 227, 374, 816
Heparstad® 486
Hepathrombin® 775, 816
Hepatik 89, 185, 275, 318, 338, 583, 675, 738, 800
Hepatodoron® 234, 246, 488, 580, 641
Hepatos® 241
Hepeel® 488
Herba Vision®
– Augenbad plus 142
– Augentropfen 142
Herpes labialis 373
Herpes-Gastreu® R 68 377
Herzgespannkraut 381
Herz
– -glykoside 7
– -schwäche 380
– -tabletten 383
HerzwärmeWickel 384
Hetterich® 147
Heumann Blasen- u. Nierentee Solubitrat® 158
Heumann Magentee Solu-Vetan® 493
Heuschnupfen 387
Heuschnupfen-Weliplex® S 394
Heuschnupfenmittel DHU 394
Heuschnupfenspray 396
Hevertotox® Erkältungstabletten 261
Hexamidindiisetionat 356, 602
Hexetidin 355, 522, 810, 904
Hexoral® 355, 522, 904
Hildegard von Bingen 5

Hildegard-Medizin 5
Himbeerblätter 221, 270
Hippokrates 4, 40
Hirse 342
Hirseextrakt 340
Hirtentäschelkraut 220 f., 616
Hirudo comp., Globuli velati 351
Hirudoid® 816
Histidin 626
Hochpotenzen 16
Hoggar® Night 694
Holly 71
Holunderblüten 258, 285, 556 f., 717
Homocysteinspiegel 43
Homöopathie
– Arzneimittelanwendung 21
– Arzneimittelauswahl 21
– Einzelmittel 13
– Komplexmittel 20
Honeysuckle 71, 90, 186, 306, 704
Honig 270, 825
Hopfen 695
– -Trockenextrakt 564
– -zapfen 112, 270, 366, 563 ff., 695 f.
– -zapfen-Trockenextrakt 111, 168, 694
Hormeel® SNT 223
Hornbeam 71, 276, 306, 520, 571
Horphagen® 625
hot Thermo dura® 667, 681
Hovnizym Tropfen 295, 369, 377
Hox alpha® 680
Huminsäure 496, 859
Humoval® 641
Humulus lupulus 224, 702, 875
Husteel® 417
Husten 399
HustenBrustWickel Eucalyptus 419
HustenBrustWickel Thymian 419
Hustenelixier 413
Hyaluronsäure 625
Hyanit® Urea 10 % 632
Hydrargyrum bichloratum 125, 140, 172, 236, 264, 352, 457, 475, 501, 527, 533, 562, 726, 846, 862, 909
Hydrargyrum spag 200, 318, 338, 544
Hydrastis 352, 533, 660, 833
Hydrochinon 10[illegible]
Hydrocortison 103, 226, 364, 445, 451, 573, 764
Hydrocortison-ratiopharm® 364
Hydrocortisonacetat 445, 451, 573, 764
Hydrocotylidis herba *siehe* Wassernabelkraut
Hydrocutan® 364, 573
Hydrotalcit 492, 758
Hydroxyethylsalicylat 308, 536, 678 f., 775
Hydroxypropyl Guar 135
Hydroxypropylmethylcellulose 716
5-Hydroxytryptophan 566, 849
Hylak® plus acidophilus 211, 828
Hylak® N 828
Hylo Night® 136
Hyoscyamin 8
Hyperforat® 176
Hypericum 117, 185, 249, 468, 569, 690, 702, 773, 780, 783, 784, 792, 875, 895

Hypericum Auro cultum Rh D3, Flüssige Verdünnung 183
Hypotonie 423
Hypotonie-Gastreu® R 44 425
Hypromellose 134
Hysan® 558

I

I3.1 150
Iberis amara 147, 493, 651
Iberogast®
– advance 148, 494, 652, 854
– classic 147, 493, 651, 758, 795, 854
Ibiotics med Mikrobiotiotische Intensivcreme 576, 633
Ibiotics med Tinktur 729
Ibuprofen 218, 252, 284, 308, 460 f., 503, 536, 662 f., 677 f., 706 f., 714, 775, 911
– DL-Lysinsalz 219, 285, 308, 663, 677, 707, 911
– -Lysinat 460
Ibutop® 536, 663, 678 f., 775
Icaridin 477
Ich-Organisation 28 ff.
Ichtho-Bad® 745
Ichthoderm® 728
Ichtholan® 292, 365, 775
Ichtholan® spezial 85 % 309
Ichthosin® 227
Ichthraletten® 92
Ichthyol 92, 227, 728, 775
Ichthyol® Flüssigkeit 292
Ignatia 130, 181, 699
Ilon® Salbe classic 94, 293, 367
Imazol® Creme plus 602
Immortellenöl 547, 778
immunLoges® 558
Immunschwäche 429
Imodium® 207
Impatiens 66 ff., 71, 90, 276, 520, 570, 703
Imperatoria 153, 193, 248, 489, 520, 749
Importal® 824
Imupret® 119, 254, 433
Indische Flohsamenschalen 279, 348, 651, 826
InfectoDell® 864
InfectoDiarrstop® LGG® mono 211
InfectoGingi® 904
Infectopedicul® 477
InfectoSoor® 530, 602, 885
Infiderm® 635
Infinerval® 518, 568, 700
Infludoron® 262, 288, 724
Infludo® 262, 288
Infragil® Peka 533, 591, 846
Infundieren 33
Ingwer 524, 732, 795
– -öl 611, 645, 669, 708, 733, 796
– -tinktur DAC 795
– -wurzel 644, 732, 740, 795 f., 857
Injektion 29
Innova Balance® 683
Innovall® AID 212
Innovall® ATOP 104, 137, 231, 391, 454, 576, 764
Innovall® Microbiotic AID 161
Innovall® Microbiotic RDS 150, 654

Insektenschutz 442 ff.
Insektenstich 445
Intensiv Creme Mittagsblume 235, 581, 635
Intest® 210
Inulin 79, 113, 496, 515,
Ipecacuanha 416, 735, 797
Iris 193
Iris versicolor 468, 507, 511, 711, 760
Iris-cyl® L Augen-Complex 139, 143
Iscador® 23
Ischiasschmerzen 677
Iscucin® 23
Isländisch Moos 402, 413
Isla® 402
Isobornylacetat 664, 679
Isoflavonoide 871
Isopropanol 309, 536, 751, 775
Isopropylalkohol 586
Isopropylmyristat 227
Isorel® 23
ITIRES® 250

J

Jaborandi Pentarkan® S 748
Jacutin® Pedicul 477
Jalapa comp 214, 658
Jarsin® 176
Jasminöl 611, 697
Javanische Gelbwurz 357, 485
JHP® Rödler 255
Jod 328, 734
Johannisbeerblätter 335
Johannisbrotkernmehl 127
Johanniskraut 112, 175 ff., 269 f., 367, 514
– -blüten 366
– -extrakt 4, 870
– -öl 366, 537, 667, 681, 778
– -trockenextrakt 176, 514, 564
JohannisÖl Kompresse 542
Jojoba 365, 575, 891
Juckreiz 451
Jucurba® 310, 656, 680
Juglans regia 98
Jujube-Früchte 357
Juniperus 224, 248, 338, 642, 833, 852
Juniperus/Berberis comp., Kapseln 337
Juve-Cal® spag. Peka NR 132

K

Kacinokatt® S 597
KadeFungin® 809
KadeZyklus
– bei Krämpfen 220, 616
– bei starken Blutungen 220, 616
Kaffee 18, 49, 79
Kaffeekohle 210
Kaktusblüten 317
Kalium 382, 539, 597, 753
Kalium aceticum comp. D6 Trit. (Weleda) 205
Kalium arsenicosum 51
Kalium bichromicum 51, 559, 722
Kalium bromatum 51
Kalium carbonicum 330, 806
Kalium chlor. spag 193, 200, 332

Kalium chloratum 50
Kalium jodatum 51
Kalium phos. spag 290, 527, 608, 691, 846
Kalium phosphoricum 50, 272, 517, 525
Kalium sulf. spag 193, 544, 608
Kalium sulfuricum 50
Kalium-Aluminium sulfuricum 51
Kalium-Eisen(III)-Phosphat-Komplex 482
Kaliumchlorid 715, 716, 825
Kaliumhydrogencarbonat 757
Kaliumhydroxid 864
Kalmuswurzel 858
Kalophonsalbe 352
Kamillan® 293, 367
Kamille 11, 286, 430, 587
Kamillenblüten 119 ff., 147 f., 210, 229 f., 254, 293, 349, 357, 366, 433, 493 ff., 651 f., 719, 732, 758 f., 770, 795, 854 ff.,
– -extrakt 95, 128, 855, 885, 903 f.
– -trockenextrakt 210, 367, 892
Kamillenöl 368, 669, 733, 740, 796, 870
Kamillentee 6
Kamillentinktur 142, 917
Kamillin-Extern Robugen 293, 349
Kamillosan® 95, 120, 229, 293, 367, 885, 892
Kamillosan® Mund- und Rachenspray 357, 904
Kamistad® 119, 903, 917
Kampfer, weißer 443
Kaolinum spag 362, 422, 726
Kapuzinerkressekraut 717
Kapuzinerkressenkraut 156, 158, 253, 717
Kardamom 127, 855
Karoshi 513
Kattwiderm 579
Kattwiderm® 98, 369, 455, 579, 606, 635
Kava-Kava 61, 110
Kephalodoron® 5 %, Tabletten 509
Keratin 340
Ketoconazol 602, 728
Ketozolin® 728
Kiefernnadelöl 255 ff., 300, 410 ff., 719
Kieselerde 232
Kieselsäure 627
Kijimea® Reizdarm 654
Kijimea® Reizmagen 496
Kinderlax® 825
Klife spag. Peka 875
Klimadynon® 595, 869
Klimaktoplant® 872
Klosterfrau Melissengeist 111, 563
Klosterfrau Arnika Schmerz-Salbe 667
Kneipp® Arnika Salbe 312, 446, 538, 667, 682
Kneipp® Arnika Kühl-und Schmerzgel 312
Kneipp® Erkältungsbad spezial 257
Knoblauchzwiebel 366
Kochmethode 67, 73
Kochsalzlösung, isotonisch 715

Kohle, medizinische 209
Kohle-Compretten® 209
Kohlensäurebad 195
Kokosnussöl 478
Kompensan® 492, 757
Komplementärmedizin 3 ff.
Komplex 438
Komplexmittel 20
Königskerzenblüten 357
Konjak 803
Kontrazeptiva, orale 45
Kopfschmerzen 14, 459
Koriander 149
Korianderöl 95, 121, 129, 149, 231, 242, 293, 434, 496, 530, 575, 603, 653, 728, 886
Korodin Herz-Kreislauf-Tropfen® 380, 423, 740
Krankheit
– merkurielle 58
– salhafte 58
– sulfurische 58
Krankheitsentstehung 23
Krauseminzöl 904
Kreon® 146
Kreosotum 811
Kümmel 147 ff., 210, 485, 493 ff., 651 f., 758, 795, 827, 854 f.
– -extrakt 128
– -früchte 855
– -öl 129, 148 f., 161, 485, 496, 617, 651, 653, 856
– -samen 127
Kupfer 437, 516, 597, 671, 698, 747, 843, 848, 893, 906
Kupfer Salbe rot (Wala) 164, 171, 215, 224, 499, 724, 919
Kupferanwendung 31
Kürbis
– -kerne 625
– -kernextrakt 626
– -samen 168
– -samen-Dickextrakt 624
– -samen-Pulver 624 f.
– -samenöl 624
Kurkuma 245
Kytta® Schmerzsalbe 312, 538, 667, 679, 752, 777
Kytta® Sedativum 111 f., 563, 696
Kytta® Wärmebalsam 537, 664, 668, 682

L

L-(+)-Milchsäure 482
L-Arginin 611 f.
L-Carnitin 735, 805
L-Glutamin 655, 859
L-Tryptophan 618, 699
Lac-Ophtal® 134
Lachesis 465, 619, 871
Lacri-Vision® 134
Lacrimal® 134
Lactase 470
Lacteol® 211
Lactitol 824
Lactobacillen 75 ff.
Lactobacillus
– acidophilus 211 f., 231, 327, 368, 392, 435, 472 f., 486, 566, 577, 639, 654, 804, 810, 828 f.

– brevis 486
– casei 231, 327, 435, 454, 472, 486, 566, 639, 654, 669, 804, 828
– delbrueckii 211, 435, 436
– fermentum 104, 211, 231, 391, 454, 576
– gasseri 327, 454, 575, 577, 639, 810, 828
– helveticus 122, 211, 327, 505, 577, 828
– johnsonii 454, 575
– lactis 327, 368, 454, 472, 639, 733
– paracasei 104, 212, 231, 327, 368, 391, 392, 435, 454, 472, 566, 575 ff.
– plantarum 212, 279, 327, 392, 435, 454, 472, 566, 575, 577, 639, 654, 804
– reuteri 122, 150, 436, 454, 472, 505 f., 575, 577, 654, 669, 858, 886
– rhamnosus 122, 211 f., 231, 327, 392, 435 f. 454, 472 f., 505, 575, 577, 639, 669, 804
– salivarius 122, 212, 327, 392, 454, 472 f., 486, 505 f., 524, 531, 566, 639, 654, 804
Lactobacillus-Extrakt 576, 729
Lactobact® Kapseln 212, 280, 472
Lactobact® Premium 113, 243, 258, 271, 294, 435
Lactobiogen® 435
Lactococcus lactis 327, 368, 392, 454, 472, 486, 566, 577, 654, 804, 886
Lactose 19
Lactoseintoleranz 470
LactoStop 470
Lactrase® 470
Lactulose 482, 824, 828
Laevul® spag. Peka Salbe 784, 889, 898
Laif® 176
Laluk® 470
Lamisil® 602
Larch 71, 118, 186
Lärchenöl 414
Lärchenterpentin 94, 293, 367
Larylin® 399
Laryngomedin® N Spray 356
Laryngomedin® Octenidin 356
Laryngsan® 251
Lasea® 110 f.
Latschenkiefernöl 242, 258, 313, 414, 537, 557, 663, 667, 681 f., 708
Lauromacrogol 400 *siehe* Polidocanol
Läusebefall 476
Lavandin 443
Lavanid® 891
Lavendel
– -blüten 111, 270, 652, 697
– -Entspannungsbad 620
– -öl 10 %, ölige Einreibung 88, 152, 289, 419, 542, 569, 607, 688, 701
– -öl 113, 286, 293, 368, 390, 414, 443, 446, 453, 478, 496, 505, 565, 575, 617, 669, 697, 708, 728, 733, 740, 770, 778, 796, 870, 877, 892
– -ölextrakt 111
Laxanzien 44
Laxatan® 825
Laxbene® junior 825

Laxoberal® 824
Laxofalk® 825
Leaky-Gut-Syndrom 300
Lebensleib 28
Leber-Galle-Tee Salus 485
Leberbeschwerden 481
Lebertran 365
Lechner Immun 358
Lecicarbon® 825
Lecithin 269, 280, 486, 655, 859
Ledum 336, 447, 672, 779, 895
Ledum-Komplex-Hanosan 754
Lefax® 146, 853
Legalon® 241, 483
Legapas® 829
Leib-Seele-Zusammenhang 30
Leistungsschwäche 513
Lemocin® 355
Lemongrass 817
Lemongrassöl 390, 443, 478, 515
LentoNit® 136
Leviaclis 825
Levico comp., Globuli velati 183, 273, 439, 519, 845, 850
Levisticum Ohrentropfen 590
Levocabastin 389
Levodropropizin 400
Levomenol 227
Levomenthol 121, 197, 256 f., 309, 355, 401, 523, 536, 538, 716, 718 f., 751, 775, 857, 904
Levothyroxin 45
Licener® Shampoo 478
Lidocain 347
Lidocainhydrochlorid 119, 355, 903 f., 917
Lidrandentzündung 319
Liebstöckel 156, 157
Lien comp., Globuli velati 247, 377, 438
Limettenöl 515, 639
Lindaven® 350, 820
Lindenblüten 253, 285
Lindofluid® 775
Lingumelt® 207
Linicin® 477
Linola® 573
– akut 226
– Fett 227, 573
– Gamma 230, 367, 574, 885
– Hautmilch 227
– plus 230
– sept 365
– Urea 227, 632
Linolsäure, konjugiert 805
Lioran® 269, 695
Lippenzoster 373
Lithium chloratum 51
Litsea-cubeba-Öl 515
Litseaöl 443
Livocab® direkt 389
LM-Potenzen 15
Lobelia inflata 642
Lobelia Phcp® 422
Loceryl® 601
LOGiC® PLUS 113
Lomaherpan® 375
Long-COVID 266, 513, 847 ff.
Loperamidhydrochlorid 207

Lorano® 102 f., 388
Loratadin 102, 388
Lorbeeröl 720
Lösnesium® 535
Löwenzahn 95, 245, 433, 484 f.
--blätter 242
--extrakt 486
--kraut 127, 254
--tee 93
--wurzel 335
Luffa 722
Luffeel ®Heuschnupfenspray 394
Luvased® 694
Luvos® Heilerde 494, 757, 760
Lycopodium 86, 151, 303, 330, 343, 487, 657, 806, 831
Lygal® Kopfsalbe 728
Lymphaden Hevert® 246, 438, 606, 812, 844
Lymphatik 89, 236, 527, 583, 608, 792, 813
Lymphdiaral® Basistropfen SL 438, 844
Lymphdiaral® DS Salbe 548
Lymphdiaral® Halstabletten 359
Lysin 376, 838
Lysozym 837, 849

M

Maaloxan® 492, 757
Macrogol 825
Macrogollaurylether 573, 632, 904
Mädesüßkraut 258, 285, 668
Magaldrat 492, 758
Magen-Darmtropfen 498
Magenschmerzen 491
Magnerot® CLASSIC 536
Magnerot® N 535
Magnesiocard® 536
Magnesium 44 f., 85, 97, 169, 180, 190, 221, 259, 382, 415, 436, 463, 506, 515, 539, 566, 595, 612, 617, 626, 656, 683, 698, 709, 721, 734, 753, 789, 805, 830, 848, 878
Magnesium Diasporal® 536
Magnesium phosphoricum 49 f., 222, 540, 543 f., 630, 691, 846, 913, 918
Magnesium phosphoricum acidum D6, Dilution 541
Magnesium phosphoricum comp., Globuli velati 541, 687
Magnesium Verla® 85, 97, 221, 878
Magnesiumaspartat 536
Magnesiumcarbonat 536, 758
-leichtes basisches 535
-schweres basisches 492
Magnesiumcitrat 536
Magnesiumhydrogencitrat 535
Magnesiumhydrogenphosphat 535
Magnesiumhydroxid 492, 757
Magnesiumorotat 536
Magnesiumoxid 535 f.
Magnesiumsulfat 535
Magnesiumsulfat-Heptahydrat 824
Magnesorot® 536
Mahonia 633 ff.
Mais 624
Majorana Vaginalgel 812
Majorana/Melissa, Vaginaltabletten 812

Majorana/Melissa, Zäpfchen 629
Majoranöl 639, 653, 719
Mallebrin® 355
Malve 587
--nblätter 210, 357, 759
--nöl 184, 263, 274, 845
Mandarinenöl 84, 129, 177, 300
Mandelöl 575, 586, 885
Mandragora 153, 248, 474, 501, 543, 569, 614, 660, 675, 737, 800, 807, 833, 862
Mangan 327, 342, 597, 671, 838
Manganum sulfuricum 51
Manuia® 273, 518
Marcumar® 9
Margosaextrakt 478
Mariendistel 486
Mariendistelfrüchte 147, 241, 483 ff., 493, 651, 758, 795, 854
Marmor D6/Stibium D6 aa Mischung 553
Marrubin® 409
Massage 538
Mastitis *siehe* Brustentzündung
Mastodynie 218
Mastodynon® 620
Mastu® 347
Mateblätter-Extrakt 309, 536, 751, 775
Matrigen I 225, 622
Mazerieren 33
Medihoney® 892
Meditonsin® 359
Medyn® forte 302
Meerrettichwurzel 156, 158, 253, 717
Meerwasser, isoton 586, 715
Megalac® 492
Mehrfachdestillate 61
Meisterwurzwurzel 389
Melaleuca alternifolia 95
Melissa 117, 125, 132, 378, 533, 569, 841, 875
Melissa Cupro culta Rh D3, Dilution 710
Melissa/Phosphorus comp. Dilut 620
Melissa/Sepia comp., Globuli velati 873
Melisse 110 ff., 177
--nblätter 147 f., 270, 357, 381, 493 f., 563 ff., 651, 695 ff., 732, 758, 795 f., 854
--nblätter-Dickextrakt 696
--nblätter-Trockenextrakt 357, 652, 695, 856
--nfluidextrakt 564, 696
--ngeist 111, 563
--nöl 121, 152, 224, 375, 499, 565, 653, 659, 711, 799, 862
Melrosum® 407
Menodoron®, Tropfen 223, 620
MensSana Immuno 437
MensSana Isoflavon 507, 618, 871
Menthol 203, 313, 451 ff.
Mercurialis perennis 10 %, Salbe 295
Mercurialis Salbe (Wala) 295, 370, 737, 897
Mercurius solubilis 123, 525, 531, 907
Merkur 57
Metaanalysen 3

MetaCare® Colon Lecithin 655
MetaCare® L-Glutamin 655
Metakaveron® 114
Metamucil 826
Metatussolvent 417
Metavirulent® 261, 287, 840
Meteoreisen, Globuli velati 124, 262, 273, 377, 439
Meteozym® 146
Metformin 39, 43
Methenamin 745
Methionin 155, 162, 180, 244, 843
Methotrexat 44
Methylnicotinat 537, 664, 668, 679
Methylsalicylat 664, 679
Methylsulfonylmethan 683
Miconazolnitrat 530, 602, 884 f.
Micotar® 602
Microlax® 825
Midro® 827
Migräne 503
Migräne-Echtroplex® 466
Migräne-Kranit® 504
Mikrobiom 39 f.
– -lenkung 74
– -therapie 74 ff.
– -therapie, leitliniengerecht 40
– -veränderung 75
Mikrobolom 39
Mikrokosmos 25
Mikrozystine 83
Milchsäure 810, 864
Milgamma® 678
Milneuron® 678
Mimulus 66, 71, 118, 570, 703
Mineralien 207
Mineralsalzgemisch 61
Mineralstoffe 45
– Bedarf 47
– -haushalt 47
– nach Schüßler 46
– -präparate, orthomolekulare 51
– -tabletten 49
– Stoffwechsel 49
Minerasol® 715
Minoxicutan® 341
Minoxidil 341
Minzöl 255
Mirfulan® 365, 884, 886, 891
Mischungen, spagyrische 59
Mistelkraut 381
Misteltropfen 381
Mittelohrentzündung 585
Mobilat® 664, 751, 775
Molevac® 899
Molybdän 859
Mometason 387 ff.
Mometasonfuroat 389
Momordica Komplex Nestmann 184 525
Monapax® 417
Mönchspfeffer 100, 219 f., 224, 345, 599, 614, 619, 621
– -früchte 220, 616
Montana Haustropfen 127, 855
Moronal® 530
Mosquito® Läuse 477 f.
Mosquito® med Läuseshampoo 478
Movicol® 825
MS (Multiple Sklerose) 39

MSM *siehe* Methylsulfonylmethan
Mucoangin® 355
Mucodual® 402
Mucofalk® 240, 348, 651, 826
Mucosolvan® 400
Müdigkeit 513
Multiple Sklerose (MS) 39
Multilind® 885
Multilind® Heilsalbe 365, 452, 601
Multilind® Mikrosilber Creme 365, 891
Multistrain-Therapie 80
Mundbalsam (Wala) 124, 908, 914
Mundgeruch 522
Mundsoor 529
Muskatellersalbeiöl 113, 611, 617, 870
Muskelbeschwerden 535
Muskelkrämpfe 535
Mustard 71, 185
Mutaflor® 211, 828
MyBiotik® Balance RDS 150
MyBiotik® pur 454
Mykoderm® Heilsalbe 601
Mykoderm® Miconazolcreme 884
Mykoderm® Mundgel 530
Mykosert® 602
Myristica sebifera 294
Myristica sebifera comp., Globuli velati 295, 560
Myrrha comp. D8/Belladonna, Radix D10 aa 88
Myrrhe 120, 210, 904
– -nextrakt 523
– -ntinktur 120, 905
Myrrhinil-Intest® 210, 213
Myrte 524
Myrtecain 775
Myrtenöl 717, 720
Myrtol 556

N

N-Acetylcystein 437
Nachtkerzenöl 83, 231, 365, 891
Nachtkerzensamenöl 230, 367, 574 f., 885
Nachzulassungsverfahren 3
Nackenschmerzen 677
Naftifin-Hydrochlorid 602
Nahrungsergänzungsmittel 6, 9, 40 ff.
– Definition 41
– gesetzliche Vorschriften 41
– -verordnung 41
Naphazolinnitrat 715
Naproxen 219, 308, 461, 504, 662, 677, 912
Naproxen-Natrium 706
Narano-opt 143, 322
Naranocut comp 455, 771
Naranocut H 455
Naratriptanhydrochlorid 503
Narben Gel (Wala) 549
Narben Pflege Öl Bergland® 547
Narbenbehandlung 546
Nasenbalsam 561, 724
– für Kinder 396, 724
Nasenbluten 551
Nasennebenhöhlenentzündung 555
Nasensalbe 156

Nasic® 715
Nasivin® 555, 715
Naso-Heel® SNT 723
Nasulind® 556, 718
Natrium bicarbonicum 51
Natrium chlor. spag 200, 553, 608
Natrium chloratum 50, 105, 181, 376, 508, 579, 765
Natrium phos. spag 51, 200, 332, 544, 608
Natrium sulf. spag 51, 193, 332, 608, 767
Natrium-Carboxymethylcellulose 135
Natrium-Pentosanpolysulfat 775
Natriumalginat 492, 757, 758, 904
Natriumbituminosulfonat *siehe* Ichthyol
Natriumchlorid 401, 715, 716
Natriumcitrat 825
Natriumdihydrogencarbonat 825
Natriumhyaluronat 135
Natriumhydrogencarbonat 195, 492, 757, 758, 825
Natriumhypochlorit 586
Natriumpantothenat 267
Natriumpicosulfat 824
Natriumselenit 45
Natriumsulfatdecahydrat 824
Natuprosta® 625
Naturweisheit Meine Haare, Wimpern & Nägel (Weleda) 344
Nausyn® 646
Neda® 827
Neemsamenextrakt 478
Nelken 121
– -blüten 366
– -öl 293, 443, 478, 523, 639, 904 f., 912
Nemased® 880
Nene-Lax® 824
neo-angin® 355
Neodolor® 466, 508
Nephroplex® 641
Neroliöl 870
Nerven-Sinnes-System 30
Nerventee 695
Nervoregin® 87, 182, 518, 568, 700
Nervosität 563
Neurapas® 176, 269, 514
Neureg spag. Peka 145, 275
Neurexan® 568, 641, 658, 700
Neuro STADA uno 678
neuro-B forte biomo® 678
Neurobion® N 678
Neurodermitis 39, 572
Neuroderm® Mandelölbad 885
Neurodoron® 115, 183, 273, 519, 568, 736
neuroLoges® 686, 710
Neuropathie 43
Neuroplant® 176
Niacin 280
Niacinamid 179, 734
Niaouliöl 720
Nicoboxil 536, 663, 679
Nicorette® 638
Nicotiana comp., Globuli velati 152, 223, 499
Nicotiana tabacum 642, 648

Nicotin-Polyacrilin 638
Nicotinamid 267, 463
Nicotinell® 638
Niendorfs Narbenöl 548
Nierentonikum Sirup Wala 163, 247, 337, 673
Nierentropfen Cosmochema 163
Nisylen® 261, 840
Nizoral® 602
Nobite® 442
Nonivamid 536, 663, 664, 679
Normison 586
Novel Food 6
Nubral® 573
Nupure probadent 524
Nupure Probaderm 453, 576
Nupure probaflor 113, 472, 577
Nupure probariasis 633, 729
Nupure probaskin 577
Nupure probaslim 639
Nupure® Probadent 122, 506, 531
Nurofen® 663, 706
Nux vomica 86, 106, 151, 350, 465, 487, 498, 498, 501, 619, 628, 640, 642, 657, 660, 684, 700, 722, 726, 735, 737, 761 ff., 790, 797, 800, 831, 833, 860, 862
Nuxal comp 151, 861
Nyda® 477
Nystaderm® 530
Nystatin 365, 452, 530, 601, 809, 884 f.

O

O-(β-Hydroxyethyl)rutoside 776
Oak 71, 186, 276, 521, 571
Octenident® 904
Octenidin 522, 904
Octenidindihydrochlorid 356
Octenisept® 522
Odonton-Echtroplex® 123, 907, 914
Ohrenschmerzen 585
Ohrentropfen 28
Ohrsäckchen 590
Okoubaka 214, 216, 248, 282, 330, 474 f., 498, 642, 657, 800, 900
Öl, ätherisches 11, 77
Oleum aethereum Rosmarini 199, 426, 519
Olive 71, 186, 276, 306, 520
Olivenöl 587
OlyGrippal® 252, 714
Olynth® 715
Omega-3-Fettsäuren 85, 97, 105, 138, 180, 191, 197, 204, 221, 231,280, 302, 314, 368, 383, 487, 507, 517, 539, 612, 618, 634, 640, 670, 683, 709, 729, 734, 789, 818, 837, 843, 849, 905, 912
Omega-6-Fettsäuren 572 ff., 574
Omeprazol 44, 492, 757
OMNi-BiOTiC® 6 150, 654
OMNi-BiOTiC® 10 161, 212, 243, 258, 271, 294, 375, 392, 473, 698
OMNi-BiOTiC® Hetox 486
OMNi-BiOTiC® metabolic 327, 639, 804
OMNi-BiOTiC® Metatox 486

OMNi-BiOTiC® Panda 577, 733, 886
OMNi-BiOTiC® POWER 113
OMNi-BiOTiC® SR-9 113, 178, 566
OMNi-BiOTiC® immunD 122
Omniflora® 208, 828
OPC 327
Ophtalmin® N 141
Opium 831
Opsonat® spag. Peka 440
Optiderm® 573, 632
OptiFibre® plus 113
Optovit® 259, 314, 437, 670, 789
orale Kontrazeptiva 45
Oralpädon® 213
Orangenblütenöl 515, 565
Orangenöl 84, 129, 177, 300, 523, 565, 617, 639
Oreganoöl 478
Orlistat 325, 803
Ornithin-Aspartat 482
Oroxid® forte 524
Orthomol Arthro 314
Orthomol Cholin plus 244
Orthomol Immun 358
Orthomol immun 358, 437
Orthomol Natal 735
Orthomol Osteo 597
Orthomol vital m/f 517
orthomolekulare Medizin 40
Orthosiphonblätter 159
Osanit® 887, 919
Ossofortin® 594
Ost.heel® 597
Osteoplex® 597
Osteoporose 45, 593
Otalgan® 586
Otidoron® 590
Otimed® 589
Otitex® 586
Otodolor® direkt 586
Otofren® 589
Otosan® 587
Otovowen® 589
Otowaxol® 586
Otriven® 715
Ovaria comp., Globuli velati 873
Oxacant® Sedativ 381
Oxalis folium Salbe 711, 833
Oxymetazolinhydrochlorid 555

P

P-sta spag. Peka 117, 570, 702
Paanax ginseng rubrum 882
Paeonia officinalis 172, 216, 352, 630, 833, 915
Paidoflor® 211, 829
Palmarosaöl 177, 286
Panaceo 243, 328, 656
Panax Ginseng Urtinktur Hanosan® 268
Pankreas-Pulver 146, 853
Pankreatan® 853
Pantoprazol 44, 492, 757
Pantostin 341
Pantothensäure 734
Pantovigar® 340, 342
Papain 752, 776, 816
Paracelsus 53
– Alchimia 55
– Astronomia 55

– fünf Krankheitsursachen 55
– Heilkunst 54
– Philosophia 55
– Tugend/Virtus 55
Paracetamol 155, 218, 251, 252, 285, 400, 459, 461, 492, 662, 677, 705 ff., 714, 911, 917
Paraffin
– dickflüssiges 227, 452
– dünnflüssiges 229
Paraffinöl 586
Pascallerg® 394
Pascofemin® 620
Pascoflair® 111, 269, 514, 695
Pascovenol® 820
Pascoventral® 148, 855
Passiflora 567, 700 f.
Passionsblume 110 ff., 269, 514, 695
– -nkraut 176, 270, 563 f., 696, 697
– -Trockenextrakt 695
Patchouli-Öl 270, 443, 611
Payagastron® 761, 861
PC 30® Liquid 770
Pectovowen® 417
Pekana 59, 250
Pelargonium-sidoides-Wurzel-Trockenextrat 409
Penaten® Erkältungsbad 255
Penciclovir 374
Pencivir 374
Pentosanpolysulfat-Natrium 816
Pentoxyverincitrat 400
Pepsin 853
Percoffedrinol® 513
Perenterol® 94, 96, 209
Permethrin 477
Pernionin® Thermo 195
Perocur® 96, 208
Pertussin® 403 f.
Pestwurz 504, 708
Petadolex® 504, 708
Petasites 397, 468, 511
Petersilienöl 129, 242
Petroleum 645
Petroleum F Komplex 790
Petroleum rectificatum 579
Petroselinum 169
Pfefferminze 121, 300, 484, 695
– Blätter 111 f., 147 f., 159, 270, 484 f., 493 ff., 564 f., 651 f., 696, 732, 758, 795, 796, 817, 854 ff.
– Öl 84, 95, 104 149, 197, 203, 242, 258, 293, 326, 424, 446 453, 496, 504, 515, 523, 645, 653, 669, 708, 720, 733, 740, 796, 804, 870, 877, 905
Pferdesalbe 196, 313, 669, 708
Pflanzenheilkunde 4
Pflügerplex® Alumina 359 831
Pflügerplex® Cuprum 145 H Tropfen 540
Pflügerplex® Euphrasia 130 H 143
Pharmacopoea spagyrica 53
Phenazon 460, 504, 586
Phenol-Methanal-Harnstoff-Polykondensat 227, 355, 452, 745, 769
Phenolsulfonsäure-Phenol-Urea-Formaldehyd-Kondensat 573
Phenylephedrinhydrochlorid 714
Phenylephrinhydrochlorid 252

Philosophia 55
Phlogenzym® 556, 776
Phönix Basiskonzept Haut 101
Phönix Entgiftungskur 250
Phönix Haut-Konzept 372
Phönix Hydrargyrum spag 125
Phönix Juv 110 108, 145
Phönix Solidago spag 166
Phönix® Entgiftungskur 675
Phönix® Entgiftungstherapie 397, 636
Phönix® Urtica-Arsenicum spag 562
Phönix® Valeriana spag 117
Phönohepan 352
Phosphatidylcholin *siehe* Lecithin
Phospholipide 267
Phosphor 86, 114, 517, 790
Phosphorus 272, 552
physischer Leib 28
Physostigmin 8
Phytobronchin® 406, 408
Phytodolor® 310, 665, 680
Phytohustil® 402
Phytolacca 352, 359, 449, 591, 621, 675, 735, 784, 880
Phytopharmaka
– Anwendungszeitraum 10
– Dosierung 9
– Erstattungskatalog der GKV 5
– Grundsätze und Anforderungen 5
– Risiken 10
– Sekundärstoffe 7
– Zulassungsstatus 9
Phytosterol 624
Phytotherapie 4
Pilocarpus jaborandi 749
Pilzerkrankungen der Haut 601
Pine 71, 186, 703
Pinellia-Rhizom 857
Pinimenthol® 257, 410 ff., 719
Pinimenthol® Erkältungsbad 255
Piper methysticum 89, 100, 110, 117, 172, 185, 248, 332, 378, 475, 489, 511, 569, 614, 621, 630, 642, 648, 660, 690, 702, 737, 762, 792, 807, 841, 875
Plantago Bronchialbalsam 419
Plantago Hustensaft 419
Plantago ovata *siehe* indische Flohsamenschalen
Plantago Urtinktur 640
Plantago-ovata
– Samen 829
– Schalen 829
PlasmaLiquid Ohrentropfen-Gel 586
Plumbum aceticum 153, 200, 206, 743, 792, 852
Plumbum spag 153
PMS *siehe* prämenstruelles Syndrom
Podophyllotoxin 8
Poikiven® 820
Polidocanol 103, 119, 364, 891, 917
Polio-elan® 682
Pollicrom® 388
Pollival® 389
Pollstimol® 624
Polyhexanid 891
Polypathik 117, 305, 385, 570, 702
Polyvinylalkohol 135

Pomeranzenschale 112, 128 f., 147, 495, 565, 854 f.
Pomeranzenschalen 147
Poria-Fruchtkörper 857
Posiformin® 319
Posterine® 348
Posterisan®akut 347
Potenzierung 15 ff.
Potenzstörungen 610
Povidon 134
Povidon-Jod 364, 890
Präbiotika 76
prämenstruelles Syndrom (PMS) 615
Prellung 774
Primelwurzel 401, 404, 407
Primula Muskelnähröl, ölige Einreibung 542
Priorin® 340, 342
Pro Symbioflor® 434
Proal spag. Peka N 108, 125, 397
Probikehl® 243, 258, 271, 294, 473
ProBio-Cult® Duo 113, 392, 437
ProBio-Cult® Pur 113, 150
Probiocolon® Dr. Wolz 804
Probiotik® Balance RDS 150
Procainhydrochlorid 586
Profelan® 667, 681, 752, 777
Proff® Schmerzcreme 308
Prontosan® 891
Propolis 108, 125, 216, 236, 249, 317, 362, 371, 378, 397, 421, 449, 533, 544, 608, 675, 690, 726, 756, 767, 783 f., 813, 841, 852, 867, 888, 897, 909
Propylnicotinat 309, 536, 663, 679
proSan® Osteo 597
Prosil 477
Prospan® 408 f.
Prosta Urgenin® 625, 627
Prostacalman® 629
Prostagutt® 625, 627
Prostamed® 624, 625
Prostatabeschwerden 623
Prostavital® 626
Prostess® 625
Prosturol® 625
Protitis® comp 629
Prunuseisen, Globuli velati 273, 439, 845, 850
Pseudoephedrinhydrochlorid 251, 388, 714
Psoriasis 632
Psorimed® 728
Psychobiom 300
Pulmo Hevert® Bronchialcomplex 417
Pulmonik 422
Pulpa dentis Gl D30, Amp. (Wala) 914
Pulsatilla 163, 465, 588, 722, 747, 797, 811, 819, 839, 860, 871, 918
Purpur-Sonnenhut-Kraut 253, 254, 431–433, 892
Purpursonnenhutkraut 431 ff.
Pycnogenol 612, 849
Pyralvex® 120, 905
Pyrethrumblütenextrakt 477
Pyridoxin 267
Pyridoxinhydrochlorid *siehe* Vitamin B6

Pyrit/Zinnober, Tabletten 360
Pyritinolhydrochlorid 298
Pyroglutaminsäure 716
Pyrrolizidinalkaloide 10
Pyrviniumembonat 899

Q

Q-Potenzen 15
Quarz D6 Trit 344
Quassiarinde 401
Queckenwurzelstock 160
Quendel 285
Quercetin 105
Quercus Hämorrhoidalzäpfchen 351
Quercus-Salbe 351
Quercus-Essenz 234, 581
Quimbo® 400
Quinisocainhydrochlorid 347
Quinquagiesmillesimal-Potenz 15

R

Racecadotril 207
racemischer Campher 663
Ramend® 827
Ranocalcin® 315, 597, 686
Raphanus sativus 132, 282, 332, 807, 901
Ratanhia 900
– comp., Lösung 124, 908
– -Mundwasser 526, 532
– -holzextrakt 523
– -wurzel 120, 904
Ratiogrippal® 252
Raucherentwöhnung 638
Ravensaraöl 434
Reactine® 388
Recessan® 119, 904
Red Chestnut 71, 186, 571, 703
Refluthin® 758
Regaine® 341
REGULATESSENZ® 327
Regulatpro® metabolic 327
Regulax® 824
Rehydratation 207
Reisefit Hennig® 644
Reisegold® 644, 794
Reisekrankheit 644
Reisetabletten-ratiopharm 644
Reiz- und Regulationstherapie 14
Reizdarmsyndrom 40, 650
Rekonvaleszenz 266
RELIX® 250
Remifemin® 595, 869, 870
Renalin 89, 166, 173, 225, 236, 318, 338, 583, 608, 622, 675, 813
Rennie® 492, 758
Reparil® 309, 751, 775
Repellent 442 ff.
Repha-OS® 120, 523
Rephalgin® N 466, 508, 710
Rescue Remedy 67, 70
Rescue-Remedy-Creme 69, 449, 550, 785
Rescue-Remedy-Tropfen 372, 449, 457, 712, 773, 785, 898, 920
Resveratrol 683, 709
Retinolpalmitat 136
Retterspitz® 453
– äußerlich 292, 365, 446, 777
– innerlich 146

- Quick Muskelcreme 538
- Vitamin Gelee 603
Revitensin® 344
Rh-Dilutionen 29
Rhabarberwurzel 120, 870
- -tee 830
Rheubalmin® Bad 664, 679
Rheum rhaponticum 224, 599, 749, 875
Rheuma 39, 662
Rheuma-Heel® 673
Rheuma-Hek® 311, 666, 680
Rheuma-Hevert® N 673
Rheumakatt 673
Rheumaselect 316, 686
Rheunervol® 308, 663, 679, 751
Rhinex® 715
Rhinodoron® 715, 725
Rhinomer® 715
Rhinopront® 714
Rhinospray® 715
Rhodanid 341
Rhodioloa 269
RhodioLoges® 270
Rhododendron 672
Rhus comp. Gel N 673
Rhus toxicodendron 106, 145, 233, 260, 315, 376, 457, 540, 636, 648, 672, 684 f., 754, 779, 785, 879, 882
Rhus toxicodendron comp., Globuli velati 710
Rhus-Rheuma-Gel N 538
Rhythmisieren 33
Rhythmussystem 30
Riboflavinphosphat 267
Ricura® spag. Peka N 562, 726
Rindergallenextrakt 853
Ringelblume 587
- -nblüten 121, 210, 221, 230, 366, 759, 904
- -nöl 778
Ringerlösung, isotonisch 716
Riopan® 492, 758
Rivanol® 891
Rivoltan® 310, 666
Robinia comp., Globuli velati 641, 761
Robinia pseudoacacia 642, 761
Rock Rose 67, 72, 118, 703
Rock Water 72, 276, 521
Roggen 624
Rökan® 83, 196, 203, 788
römische Kamille 113, 505, 639 *siehe auch* Kamille
Rosatum Heilsalbe 235, 370, 456, 581, 737, 888
Rosenblüten 285
Rosengeranienöl 740, 870
Rosenöl 113, 177, 270, 286, 293, 368, 375, 565, 575, 611, 697, 877
Rosenwurz 5, 270
Rosmarin 31
- -Aktivierungsbad 192, 426, 519
- Beinlotion 821
- -blätter 112, 156, 157, 564, 695, 696
- -öl 313 382, 424, 443, 478, 515, 669, 708, 740, 877
- Salbe 10 % 607
- Rosmarinsäure 374

Rosmarinus off 132, 249, 345, 427, 520, 527
Rosmarinus spag 385, 427
Rosmarinus, Oleum aethereum 10 % Badezusatz (Wala) 192
Rosskastanien
– -blätter 817
– -samen 4, 817, 818
Rösten 33
roter Ginseng 514
rotes Weinlaub 817 f.
Rotkleeextrakt 626
Rotöl Jukunda 367
Rowachol® 857
Rowatinex® 160
RubaXX® Gicht Tropfen 336
Rubisan® 633 ff.
Rückenschmerzen 677
Rumex 416
Ruta 138, 754, 780, 784, 821
Ruta Komplex Tropfen 880
Rutinion® 816
Rutosid 557, 752, 776, 816

S

S-Adenosyl-Methionin 180, 843, 849
Sab simplex® 146
Sabal 628
Sabalvit® 625
Sabdariffa-Salbe N DHU 819
Saburgen® 629
Sab® Simplex 853
Saccharomyces boulardii 80, 94, 209, 213
Saccharomyces cerevisiae 39, 79f., 94, 208, 654
Sägepalme 627
– -nfrucht-Extrakt 624
– -nfrüchte 625
Sal 57
Salbe 537
Salbei 121
– Curarina® 746
– -blätter 745, 904
– -blätter-Fluidextrakt 746
– -blätter-Trockenextrakt 745 f.
– -iöl 231, 286, 293, 443, 523, 575, 728, 740
Salicylsäure 120, 309, 536, 664, 728, 751, 775, 864
Salus Echinacea-Tropfen 254
Salvia 562, 749, 875, 909
Salvia off 527
Salviathymol® 121, 523, 904
Salvysat® 745
SAM *siehe* s-Adenosyl-Methionin
Sambucus comp., Globuli velati 748, 873
Sandelholzöl 547
Sanguinaria 508
Sanguisol 185, 265, 275, 305, 362, 427, 792
Saponine 8
Sauerkirsche 776
Schachtelhalm
– -kraut 159, 254, 665
– -tee 93
Schafgarbe 484

– -nkraut 220 f., 254, 484, 616, 817, 854, 857 f.
– -nöl 708
– -ntee 128
Schieferöl, sulfoniertes 93
Schlafschön Wickel 569, 701
Schlafstörungen 693
Schleifenblume 147, 758, 854
– Fluidextrakt 652
Schlüsselblumenblüten 556, 557, 717
Schmerzen 705
Schnecke, chilenische 546
Schnupfen 713
– -creme 561, 724
Schöllkraut 147, 493, 651, 758, 795, 854
Schulmedizin 3
Schuppen,
– Kopf- 728
– -flechte 632
Schüßler, Wilhelm Heinrich 46
Schwangerschaft 732
– Erbrechen 732
Schwarznesselkraut-Trockenextrakt 695
Schwarztee 209, 230
Schwindel 739
Schwitzen, übermäßiges 745
Scientific Cooperation on Phytotherapy 9
Scleranthus 72, 90
Scleron® 304, 791, 850
Scopoderm 644
Secale/Bleiglanz comp., Globuli velati 199
Secale/Quarz, Globuli velati 509
Secalosan N 350
Secelo spag. Peka 89
Sedakatt® 700
Sedanest® 695
Sedariston® 112, 176, 564, 696
Sedaselect® 518
SEDinfant® gastro 696
Sedotussin® 400
Seelenleib 28
Sehnenscheidenentzündung 751
Seidenpuder 456, 748
Seifenblume 401
Sekundärstoffe 7
Selbstheilungskräfte 14
Selbstregulation des Körpers 23
Selen 179, 232, 244, 259, 314, 376, 393, 415, 437, 558, 612, 670, 698, 735, 747, 805, 836, 843, 848, 865, 906
Selenase® 836
Selendisulfid 728
Selenium 51, 613
Selergo® 602
Selsun® 728
Senecio comp., Globuli velati 170
Senf
– -mehl 510
– -öl 8
Sennalax® 827
Sennesblätter 827, 829
Sensicutan® 227
Sepia 169, 272, 619, 735, 872 f.
Septolete® 356
Sertraconazol 602

Sesamöl 718
Sidroga Gastrophyt® 854
Sidroga® Anis Fenchel Kümmel Tee 148
Sidroga® Blasen Nieren Spültee 159
Sidroga® Melissenblättertee 696
Sidroga® Schlaf- u. Nerventee 112, 564, 696
Sidroga® Verdauungs- und Gallentee 484
Sikapur® 342
Silber 365, 891
Silexan® 110
Silicea 51, 98, 294, 605, 831, 879, 907
Silicea colloidalis comp., Hautgel 456, 581, 606
Silicea comp., Globuli velati 589, 908, 914
Silicium 232, 342
Siliciumdioxidhydrat 546
Silicone 546
Silimarit® 241
Silomat® 400
Silybum spag 132, 250, 282, 332
Silymarin 245, 483
Silymarin Stada® 245, 486
Silymarin-Ct 241
Silymarin-Loges® 241
Simagel 492
Simeticon 146, 207, 853
Sinei® 869
Sinfrontal® 560
Sinolpan® 714
Sinuc® 408
Sinudoron®, Mischung 560
Sinupas® N 723
Sinupret® 556 f., 717
Sinuselect® N 559, 723
Sinusitis Hevert® SL 559, 723
Sinuvowen® 560
Siozwo 715 f.
Skorbut 41
Skorodit Kreislauf, Globuli velati 426
Smektit, dioktaedrischer 207
Sodbrennen 757
Sogoon® 310, 666, 668, 680
Soja-Nahrungsergänzungsmittel 7
Sojaöl 229, 478
Sole-Zahncreme 526
Soledum® 256, 400 ff., 557, 714
Solidago 165, 172, 248, 636
Solidago Hevert® 163, 246, 606, 812
Solidago spag 173, 250
Solidago Steiner® 242
Solidago virg 193, 332, 642
Solubifix® 407
Solum Badezusatz 467, 874, 881
Solum Öl 88, 184, 274, 510, 569, 701, 851, 874, 881
Solum Salbe 881
Solum, Globuli velati 647, 881
Soluna 54
Solunate 59
Sonnenallergie 764
Sonnenblume 365
Sonnenbrand 769
Sonnenmethode 67, 73
Sorbitol 825
Soventol® 103, 226, 445, 452, 573, 764, 769

Soventol® Hydrocort 364, 445, 451
Spagyrik 52 ff.
– Wirkprinzip 57
Spalt® 460
Spalt® Migräne 503
Spargel 753
Spascupreel® 223, 658, 710
Spasmovowen® 151, 861
Speiklavendelöl 443
Spezialextrakt, standardisiert 6
Spigelon® 466, 508
Spirulina 753
Spissum-Extrakt 504, 708
Spitzwegerichblätter 357, 405, 413
Splenetik 275, 318, 338, 385, 675, 792
Sponwiga® 686
Sportino® 816
Squamasol® 728
Standardisierung 8
Staphisagria 321, 443, 548, 628, 895
Star of Bethlehem 67, 72, 118, 186, 704
Stat comp 280
Statine 44
Staufen-Pharma 54
Steiner, Rudolf 22
Steirocartil® 686
Steiroderm® 579
Steirofemin® 872
Stellaria media 200, 544, 690, 711, 784
Stellaria spag 318, 675, 690, 785
Sternanisöl 256, 523, 904
Stibium sulfuratum nigrum 860, 865
Stiefmütterchen 95, 228, 230, 366, 368
Stillzeit 732
Stockbottle 68
Stoffwechsel-Gliedmaßen-System 31
Stomachik I 153, 501, 527, 533
Stozzon® 523, 524
Strahtmeyer, Walter 54
Streptococcus salivarius 121, 524, 531
Streptococcus thermophilus 435, 454, 472, 575
Stress 563
Strogen® 625
Strohblume austral 625
Strophantus comp 383
Styptysat® 220, 616
Sulfur 57, 98, 232, 321, 343, 579, 730, 747, 872
Sumatriptan 504
Sumpfporst 538
Superpep® 644, 794
Süßholz 160, 357, 407, 413, 493, 494, 668, 759,
Sweatosan® 746
Sweet Chestnut 72, 185, 703
Symbioflor® 1 434, 720
Symbioflor® 2 435, 654
SymbioLact® Cholesterin Control 279
SymbioLact® comp 113, 368
SymbioLact® plus 392
Symbiolife® Satylia 804
Symbio® Dermal 576, 729
Symphytum 780, 788

Symphytum officinale 785
Synerga® 391
Synergon 100 Gelsemium 687
Synergon 36 Myrtillus N 192
Synergon 89 Rhododendron 687
Synofen 707
Systane® 135
Systral® 445, 451, 573, 769
Syxyl Basosyx® Classic 539, 683, 753, 760
Syxyl Basosyx® Hepa 245, 487
Syxyl Harnsäuretropfen F 336

T

T-Helferzellen, Modulation 39
Tabacum 198, 425, 640, 645, 797
Taigawurzel 268, 433
Talcid® 492, 758
Talidat® 492, 758
Tannacomp® 207, 213
Tannalbuminat 207
Tannenöl 242, 258, 300, 557
Tanninalbuminat 213
Tannolact® 227, 365, 452, 745, 769, 884
Tannosynt® 573, 745
Tannosynt® Lotio 573
Tantum® verde 356, 904
Taraxacum 193, 248, 282, 338, 489, 636
Taraxacum off 489
Tartarus 206, 248, 338
Tartarus stibiatus 416
Taumea® 742
Taurin 382, 516, 849
Tausendgüldenkraut 127, 129, 156, 157, 495, 855, 857
Tavegil® 388
Taxol 8
Tears again® 136
Tebonin® 83, 196, 203, 299, 739, 788
Tee 18, 79
– Sidroga® 494
– Tipps für die Beratung 11
Teebaum 625
– -öl 95, 293, 368, 375, 446, 453, 547, 575, 720, 728, 864, 892, 905
Tendo/Allium cepa comp., Globuli velati 755
TensioLoges® 612
Terbinafinhydrochlorid 602
Terpene 7
Terpenoide 8
Terpentinöl 94, 255–256, 293, 367, 401, 718
Terzolin® 602, 728
Tetesept® Erkältungszeit Bad 255
Tetryzolinhydrochlorid 141
Teufelskralle
– -Loges® 310
– -nwurzel 310, 666, 680
– -ratiopharm 310
Thallium 343
Thiamin 340
Thiamindisulfid *siehe* Vitamin B6
Thiaminhydrochlorid *siehe* Vitamin B1
Thiazide 44
Thomapyrin® 460–461, 707
Thoth 53

Thrombareduct® 775, 816
Thrombocid® 775, 816
Thuja 248, 323, 440, 630, 730, 813, 841, 846, 866 f.
– e summitatibus D6, Globuli velati 866
– -Essenz 867
– extern 865
– F Komplex 866
– -Lachesis spag 250, 323, 440
– occidentalis 433
Thymian 285, 413
– -blätter 210
– -Flavonoide 7
– -Fluidextrakt 403
– -kraut 403–405, 719
– Li-iL Erkältungs-Arzneibad 255
– -Myrte-Balsam 413, 557, 720
– -öl 121, 197, 231, 255 ff. 293, 414, 434, 478, 557, 575, 720, 728
Thymol 256, 292, 365, 446, 453, 523, 538, 603, 718, 904
Tiefpotenzen 16
Tigerbalm® rot 197
Tigoderm 453
Timothy-gras 624
Tinnevelly-Sennesblätter 827
Tinnevelly-Sennesfrüchte 827, 829
Tinnitus 787
Tispol® Ibu DD 218
TO-EX® 250
Togal® 460, 707
Tondinel® 518
Tonkabohnen-Öl 177, 270
Tonsiotren® 359
Tonsipret® 359, 710
Topinamburpulver 577
Tormentilla comp., Globuli velati 553
Tormentillwurzelstock 120
Toxikatt 844
toxiLoges® 261, 287, 840
Trachilid® 355
Tramazolinhydrochlorid 715
(-)-trans-Menthon 857
Transpulmin® 256, 401, 410
Traubensilberkerzenextrakt 7
Traubensilberkerzenwurzelstock 595, 869
Traumakatt 781
Traumaplant® 312
Traumeel® 315, 686, 754, 781, 914
Triglyceride 586
Trillium S 58 Tropfen 552
Trimagnesiumcitrat 825
Tripelennaminhydrochlorid 445, 451, 769
Triprolidinhydrochlorid 714
Triturationen 19, 28
Tromcardin® 382, 539
Tropaeolum 100, 165, 216, 248, 264, 290, 362, 440, 562, 582, 813, 901
Tropfen 246, 254
Troxerutin 816
trunk® Elixier 355
Trypsin 557
Tryptophan 843, 878
Trytophan 843
Tugend/Virtus 55
Tumarol® 401, 412
Tussamag® 409

Tussovowen® 417
Tyrosur® 365, 891
Tyrothricin 355, 365, 891

U

Übelkeit 794
Übergewicht 802
UK Darmflora 10 75, 96, 142, 150, 161, 243, 258, 271, 294, 375, 391, 434, 472, 587
Umckaloabo® 409
Unizink® Immun 558
Unruhe 563
Urbitter® Bio Granulat Pandalis 127
Urea 573
Urea acis® 573
Urginea maritima 249, 421, 489, 648, 726, 800
UROinfekt® 160
Uroselect 170
Urtica comp., Globuli velati 107, 447, 455, 766
Urtica urens 106, 345, 582, 608, 765, 888
Urtica-Arsenicum spag 236, 250, 338, 583, 750, 898
Urtinktur, spagyrische 59 ff.
Uvalysat® 157
Uzarawurzel 210
Uzara® 210

V

Vaccinium myrtillus 807
vagi-hex® 810
Vagiflor® 810
Vaginalmykosen 809
Vaginaltabletten 28
Vagisan® 810
Vanilleöl 177, 270, 326
Vaprino® 207
Velgastin®Tropfen 853
Venadoron® 821
Venen-Fit® Tee 817
Venenschwäche 815
Venentabs-ratiopharm® 817
Venentherapie 10
Venokatt 736, 820
Venoplant® 817
Venoruton® 776, 816
Venostasin® 775, 816 ff.
Veno® SL 816
VER-EX Tropfen 868
veraschen 33, 61, 65
Veratrum album 214, 222, 425, 741, 747
Veratrum comp., Globuli velati 641
Verbascum comp., Tropfen 850
Verbena off 185, 275, 543
Verbenaöl 286
Verdünnung 15
verkohlen 33
Verreibungen 19
Verrucid® 864
Verschüttelung 15
Verstauchung 774
Verstopfung 823
Vertigo Hennig® 742
Vertigo Hevert® 742
Vertigo-Vomex® 739, 794
Vertigoheel® 646, 742, 790

Vertigopas® 646, 742
Vervain 72, 276, 521
Vestabil spag. Peka 822
Vetiveröl 697, 708
Vichy Dercos Shampoo 341
Vidisept® 134
Vidisic® 134
Vielstoffgemische 6
Viergliederung 25
Vigantolvit® 597
Vigantol® 765
VigoLoges® 302, 517
Vinblastin 8
Vinca minor 108, 206, 236, 371, 457, 636, 767
Vinca-Alkaloide 45
Vincetoxicum 125, 264, 378, 726, 841, 867
Vine 72
Viola tricolor 100, 108, 236, 296, 371, 457, 527, 582, 636, 767, 888
Viragil® 613
virale Infektion
– akut 835
– chronisch 842
– Langzeitfolgen 847
Virudermin® 374
Viscum album 89, 206, 743, 880
Visine® Yxin® 141
Visiodoron Calendula® 144
Visiodoron Euphrasia comp.®, Augensalbe 322, 396
Visiodoron Malva® 139
VitaGerin® 267
Vitamin A 162, 259, 358, 415, 436, 634, 729, 734, 739, 837, 893, 906
Vitamin B Komplex 244, 259, 271, 342, 382, 436, 516, 539, 566, 595, 618, 655, 683, 699, 709, 729, 753, 818, 836, 878
Vitamin B1 43, 130, 191, 698, 734
Vitamin B12 44, 130, 180, 190, 204, 267, 302, 596, 612, 655, 698, 734, 843, 848
Vitamin B2 43, 506, 734
Vitamin B3 130, 506, 698, 765, 843
Vitamin B5 97, 340, 698, 893
Vitamin B6 43, 35, 97, 180, 190, 204, 302, 506, 617, 698, 734, 796, 843,906
Vitamin B9 871
Vitamin C 105, 179, 259, 286, 314, 358, 376, 415, 463, 516, 558, 566, 605, 640, 655, 670, 709, 721, 734, 765, 770, 778, 789, 805, 818, 837, 838, 843, 848, 865, 893, 906
Vitamin D 105, 169, 179, 191, 259, 271, 314, 358, 415, 436, 516, 524, 594, 596, 605, 618, 634, 655, 670, 683, 709, 721, 729, 734, 765, 778, 789, 837, 843, 848, 865, 871, 878, 893, 906
Vitamin E 197, 259, 314, 437, 548, 670, 734, 770, 789, 818, 837
Vitamin Gelee 453
Vitamin K 197, 596, 616, 670, 734
Vitango® 269
Vividrin® 388 f.
Vivimed® 459, 705 f.
Vivinox® 112, 694

Völlegefühl 853
Vollmers® präparierter grüner Hafertee 334
Voltaflex® 308
Voltaren® 308 f., 461, 537, 663 f., 677 ff., 707, 912
Vomacur® 644, 739, 794
Vomex® A 644, 739, 794
Vomistop® 646, 736, 798
Voskolix Ohrenspray 587
Vulpur® spag. Peka 79, 527, 909, 915

W

Wacholder
– -beeren 366
– -öl 242, 443, 537, 667, 681
Walnussblätter 254, 433
Walnut 72
Wärmeorganismus 29, 31
Warze 864
Wasserdampfdestillation 62
Wasserglas-Methode 68
Wassernabel, indischer 625
Wassernabelkraut 547
Water Violet 72
Wecesin® Puder 456
Wechseljahre 7
– Beschwerden 869
Wechselwirkungen 45
Wegwartenkraut 127
Weidenrinde 478, 668
– Shampoo 478
Weihrauch 389, 625
– -Extrakt 311, 665, 671, 708
– -öl 113, 669, 697
Weinsäure 365
Weißdornbeeren 380, 423, 740
Weißdornblätter 270, 423
– Weißdornblätter mit Blüten Trockenextrakt 4, 380 f., 695
– Weißdornblüten 423
Wekomed® 443
Wermut
– -blätter 485
– -kraut 129, 495, 855, 857, 858
Wesensglieder des Menschen 25, 28
Wetterfühligkeit 877
White Chestnut 72, 90, 306, 571, 703
Wibophorin H 425
Wibotin HM 198, 350, 820
Wick
– DayMed® 252
– DayNait® 252
– Erste Abwehr 716
– Inhalierstift 716
– MediNait 400
– Medinait® 252
– Sulagil 355
– VapoRub 256, 718
– Vaporub 401
Wickel 32
Widmer Lipactin® 374
Widmer® Carbamid 573
Wild Oat 72
Wild Rose 72, 186, 306
Willensimpulse 30
Willow 72, 186
Windeldermatitis 884
Windsalbe 149, 161
Wintergrünöl 309, 669

Wobenzym® 557, 752, 776, 816
wohlriechendes Veilchen 177
Wollblumenblüten 402
Wund- und Brandgel 107, 448, 456, 766, 772
Wundversorgung 890
Wurmerkrankung 899
Wurmfarnblüten 366
Wyethia helenoides 394

X

Xylometazolinhydrochlorid 715

Y

Yamato® Gast 857
Ylang-Ylang-Öl 113, 177, 270, 611, 639, 870
Yohimbe 305, 613 f.
Yomogi® 209
Ysopkraut 389

Z

Zahn
--creme 18
--fleischentzündung 903
--pasta 49
--schmerzen 911
--ungsbeschwerden 917
Zäpfchen 28
Zappelin® N 87
Zaubernuss 94
Zedan® 443
Zedernholz 443
Zedernöl 256, 390, 443, 697, 718
Zeel® 315, 673, 686
Zeolith 243, 328, 524, 656, 859
Zerrung 774
Zimpel, Carl Friedrich 53
Zimt 121, 127, 188 f.
--öl 129, 478, 523, 904
--rinde 128, 129, 495, 854, 855
--rindenöl 434
Zincum chloratum 51
Zincum metallicum 86
Zincum spag 501, 570, 660, 738, 800
Zincum valerianicum 700
ZinghaBon 644, 732, 795
Zink 85, 97, 122, 180, 190, 213, 232, 259, 302, 314, 342, 358, 368, 376, 393, 415, 436, 486, 539, 548, 558, 567, 578, 597, 612, 618, 656, 671, 698, 721, 734, 747, 753, 770, 778, 789, 836, 843, 848, 865, 893, 906
-Verla® 671, 865
--letten Verla® 836
--orotat-POS® 85, 97, 232, 539
--oxid 309, 365, 536, 601 f., 751, 775, 884 ff., 891
--salbe 884
--sulfat 374
Zintona® 644, 740, 795
Zistrosenöl 434
Zitrone 289, 587
-Halswickel 351
--nöl 129, 177, 286, 300, 434, 478, 515, 639, 733, 796
Zitterpappel 310
--blätter 665, 680
--rinde 665, 680
Zodin® Omega 3 278

Zovirax® 374
Zwiebelextrakte 547
Zwiebelwickel 590
Zypressenöl 390
Zyrtec® 103, 388

Die Autoren

Margit Schlenk

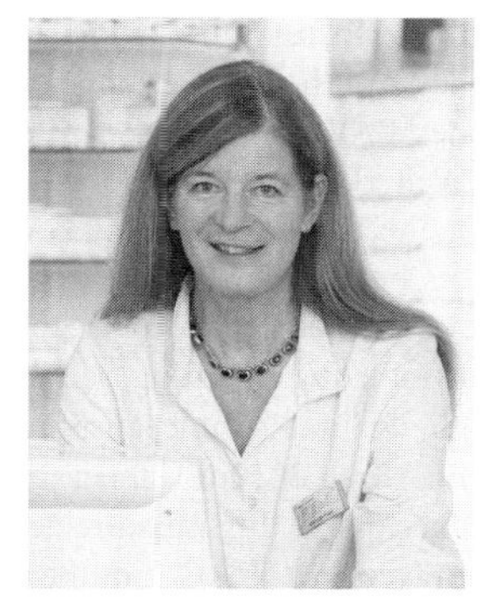

Autorin der Teile Allopathie, Phytotherapie, Mikrobiom und Aromatherapie

Studium der Pharmazie am Institut für Pharmazie und Lebensmittelchemie der Friedrich-Alexander-Universität Erlangen-Nürnberg. Mehrere Jahre Tätigkeit als angestellte Apothekerin, seit 1999 Inhaberin der Moritz-Apotheke in Nürnberg und seit 2009 zudem der NM Vital Apotheke in Neumarkt.

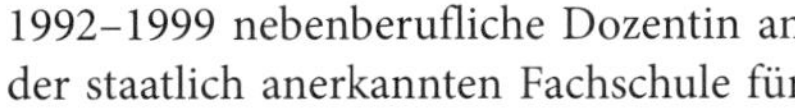

1992–1999 nebenberufliche Dozentin an der staatlich anerkannten Fachschule für Altenpflege und Altenpflegehilfe in Neunkirchen am Sand im Fach Arzneikunde/Medikamentenlehre; 1998–2009 freiberufliche Schulungsreferentin für Apotheken bei der APOMAXX GmbH (Haut [Beiersdorf], Vitamine/Mineralstoffe, Verkaufsgespräche). Bis heute Fachreferentin für Gesundheitsthemen, v. a. Phytopharmaka, zu den Themen „Atemwegstherapeutika, Venen, Prämenstruelles Syndrom, Schmerz, Wechseljahre, Harnwege, Vitamine, Mineralstoffe"; zertifiziert zur pharmazeutischen Betreuung von Asthmatikern, Diabetikern und Neurodermitikern. Referentin für die Bayerische Landesapothekerkammer und andere Apothekerkammern, seit 2002 in der dezentralen Fortbildung, Weiterbildung Ernährungsberatung, Weiterbildung Homöopathie und Naturheilverfahren, Weiterbildung Prävention und Gesundheitsförderung; Dozentin für die Bayerische Landesapothekerkammer bei der Weiterbildung zur Zusatzbezeichnung „Ernährungsberatung", Thema: „Bewertung von Diäten und Diätprodukten" (Buch-Veröffentlichung Deutscher Apotheker Verlag mit gleichem Titel); Dozentin für die Apothekerkammern Nordrhein und Baden-Württemberg seit 2004 (Dozentin in der Weiterbildung „Apotheker für Naturheilkunde und Homöopathie" für den Part „Phytotherapie"), in Bayern seit 2007, Westfalen-Lippe und Thüringen seit 2009, Berlin seit 2011; Bereichsbezeichnung „Ernährungsberatung"

seit 2004, Homöopathie und Naturheilverfahren, Prävention und Gesundheitsförderung, Präventionsmanager WIPIG in 2009; „Fachapothekerin für Offizin-Pharmazie“, 2005; Berufung zur Pressesprecherin der Apotheken der Stadt Nürnberg, Juni 2006; Fortbildungsbeauftragte des BAV Mittelfranken; Berufung zum Mitglied in die Arbeitsgruppe Weiterbildung des Vorstandes der Bayerischen Landesapothekerkammer, 2006–2010, und AG Weiterbildung der Bundesapothekerkammer bis heute; Mitglied im Prüfungsausschuss Weiterbildung Offizin-Pharmazie, seit Juli 2006; Stellvertreterin im Prüfungsausschuss Bereich Ernährungsberatung, seit Juli 2006, seit 2010 Ordentliches Mitglied; Mitglied im Prüfungsausschuss Prävention und Gesundheitsförderung BLAK ab 2010; Prüferin der PTA-Prüfung in Nürnberg seit 2008; Sprecherin des Institutsdirektoriums des Wissenschaftlichen Instituts für Prävention im Gesundheitswesen der Bayerischen Landesapothekerkammer WIPIG, 2008–2010, danach Mitglied im Direktorium ab 2010 bis 2014; Referentin IHK „Fachkraft für Phytotherapeutische Beratung“ seit 2007; Weiterbildung Geriatrische Pharmazie 2012; Weiterbildung zum „Medikationsmanager BaKlinPharm“ 2014; Pressesprecherin der Nürnberger Apotheker; Dozentin an der Universität Basel, Thema „Mikrobiom“, und der FAU Erlangen-Nürnberg „OTC-Arzneimittel“ und „Kommunikation“; Athina-Tutorin bei versch. Kammern; Mitgründerin Apomondo GmbH (Telepharmazie) 2020, Geschäftsführerin; Referentin TelePTA (IHK), Apotheker für angewandte Telepharmazie (IHK) seit 2020; Referentin Darmberater (IHK) seit 2018; Referentin Phyto-PTA (IHK), Apotheker für angewandte Phytotherapie (IHK) seit 2004.
Veröffentlichungen: „Adipositas“ Kasper/Schlenk, Govi Verlag; „Naturheilkunde und Phytotherapie“ Keller/Schlenk/Jorek/Wiesenauer, Deutscher Apotheker Verlag, „Komplementärmedizin für Kinder“, Deutscher Apotheker Verlag; div. Artikel in PTA heute

Gerald Bauer

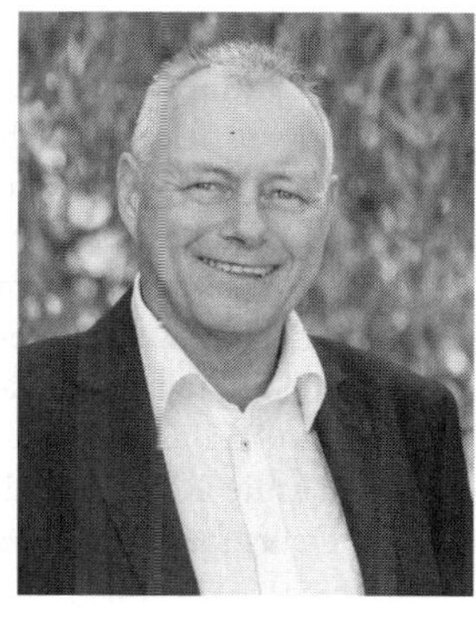

Autor des Teils Spagyrik

Geboren 1961 in München. Ausbildung zum Chemisch-technischen Assistenten sowie gepr. Pharmareferent. 10 Jahre Pharmaaußendienst.

Ausbildung zum Heilpraktiker, seit 1992 in eigener Praxis mit den Schwerpunkten Spagyrik, Nosoden, Kinesiologie, Chiropraktik und Gesprächstherapie tätig.

Dozent am ZFN (Zentrum für Naturheilkunde) in München von 1993–2015. Leiter des Instituts für angewandte Naturheilkunde in München (IAN). Übernahme des Spagyro® Systems von der Firma Staufen Pharma im Jahre 2015. Autor der Fachbücher „Spagyrik nach Dr. C. F. Zimpel“ und „Arzneimittellehre nach Dr. Zimpel und Glückselig“.

Helen Blaschke

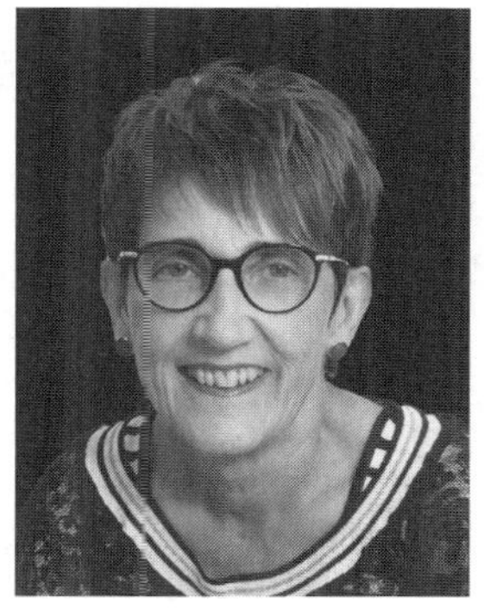

Autorin der Teile Homöopathie (mit Daniela Haverland), Bachblüten (mit Matthias Eisele) und Nahrungsergänzungsmittel

Geboren 1951 in Geisenheim am Rhein. Studium der Pharmazie in Saarbrücken, selbstständig als Apothekerin von 1987–2020.

Weiterbildung zur Apothekerin für Offizinpharmazie; 1999 3-tägiges Seminar zu Diabetes mellitus; Fortbildung zur Heilpraktikerin 2000–2002; 2002 Zulassung als Heilpraktikerin als Nebentätigkeit; 2003 Fortbildung in Orthomolekularer Fachberatung in der Apotheke; 2006 Ausbildung zum Thalasso-plus-Algologie-Therapeut; 2006–2013 Fortbildungen in Biologischer und Komplementärer Krebstherapie in der Akademie Pro Leben in

Greiz, Thüringen; 2006/2008 Intensivfortbildung Homöopathie, Apothekerkammer; 2009 Abschluss zur geprüften Venenfachberaterin; 2008 Ausbildung zur ganzheitlichen Körperpflegerin – entsäuern und entgiften; 2011–2013 Homotoxikologie; 2012–2022 Fortbildung in MitoMedizin International Mitochondrial Medicine Association, in Bad Homburg; 2012–2016 Teilnahme am Qualitätszirkel für Naturheilverfahren; 2013/14/15 Naturheilkunde-Symposium in Belek; 2014 Mikronährstoffe in der Onkologie, Klinik Bad Trissl; 2014 Intensivkurs Schüßler Therapie; 2014/2016 Basisseminar Darm, Bad Orb Antje Rössler; 2015 Labormedizin Antje Rössler; 2015/16/17 Homöopathie für Fortgeschrittene bei der Deutschen Akademie für Homöopathie und Naturheilverfahren auf Kos; 2016 Mikronährstoffexperte Akademie Dr. med. Lechner; 2019 Abschluss zur Darmtherapeutin, Akademie für Darmgesundheit mit jährlichen updates. 1987–2019 Vorträge für Laien zu naturheilkundlichen Themen.
Ab 2020 weitere Tätigkeit als Heilpraktikerin in eigener Praxis, Autorin für Fachzeitungen und Fachbücher

Birgit Emde

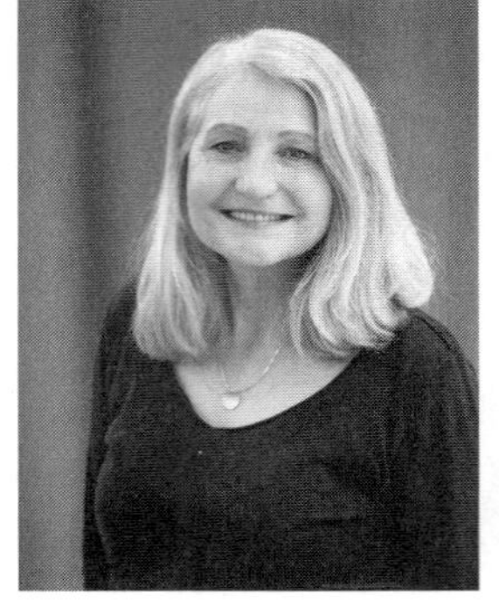

Autorin des Indikationsteils zur Anthroposophischen Medizin (mit Michaela Glöckler) und Grenzen der Selbstmedikation
Studium der Pharmazie in Berlin. Approbation 1998. Seit 2002 weitergebildete „Apothekerin und Referentin für Anthroposophische Pharmazie (GAPiD)“. Referentin zum Themenbereich Anthroposophische Medizin und Komplementärmedizin für Apothekerkammern, Verlage, Firmen, PTA- und Heilpraktikerschulen, Kindergärten und Endverbraucher. Autorin in „Anthroposophische Arzneitherapie für Ärzte und Apotheker“, „Komplementärmedizin für Kinder“, „Anthroposophische Arzneimittel“, „Das große PTA-heute-Handbuch“, erschienen in der Wissenschaftlichen Verlagsgesellschaft mbH

Stuttgart, und Fachzeitschriften. Angestellt in einer öffentlichen Apotheke. Ehrenamtliche Tätigkeit im GAPiD e. V. (Gesellschaft für Anthroposophische Pharmazie in Deutschland).

Dr. med. Michaela Glöckler

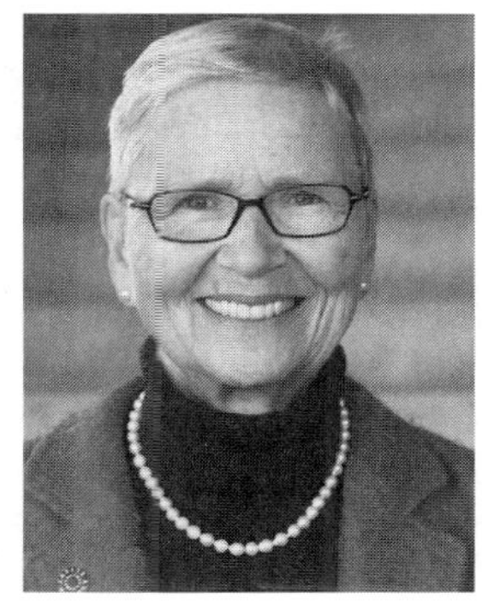

Autorin des Allgemeinen Teils zur Anthroposophischen Medizin (mit Birgit Emde)

Dr. med. Michaela Glöckler, Kinderärztin. Ab 1979 Mitarbeit in der Kinderabteilung des Gemeinschaftskrankenhauses Herdecke; 1988–2016 Leitung der Medizinischen Sektion am Goetheanum/Schweiz; Mitbegründerin der Alliance for Childhood und der Europäischen Allianz von Initiativen angewandter Anthroposophie/ELIANT. Internationale Vortrags- und Seminartätigkeit. Publikationen: Was ist Anthroposophische Medizin? Kita, Kindergarten und Schule als Orte gesunder Entwicklung, Kindersprechstunde (zusammen mit Wolfgang Goebel und Karin Michael), Macht in der zwischenmenschlichen Beziehung, Meditation in der Anthroposophischen Medizin, Ethik des Sterbens – Würde des Lebens u. a.

Margit Müller-Frahling

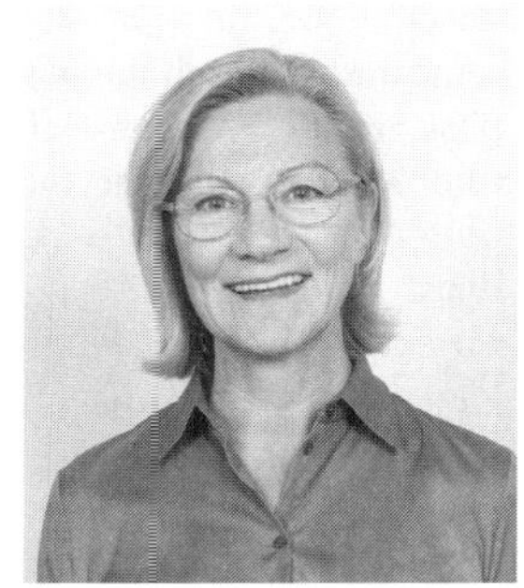

Autorin des Teils Biochemie/Schüßler-Salze

Referentin, Ausbilderin und Fachjournalistin im Themenbereich „Biochemie nach Dr. Schüßler“. Sie hält Vorträge und bietet seit 2002 zertifizierte Ausbildungsreihen hierzu für Apothekenfachpersonal, Hebammen, Heilpraktiker und Ärzte an. Seit 2004 leitet sie das deutsche und das europäische Institut für Biochemie nach

Dr. Schüßler. Autorin der mindCards Schüßler-Salze „Basismittel“ und „Ergänzungsmittel“, des Hörbuchs „Schüßler-Salze aus der Apotheke“, der Grundlagenwerke mit B. Kasperzik „Biochemie nach Dr. Schüßler, Grundlagen, Praxis und Antlitzanalyse“ und „Ergänzungsmittel in der Biochemie nach Dr. Schüßler“, Autorin der Werke „Schön und schlank mit Schüßler-Salzen“, „Im-Puls des Lebens. Mineralstoffe nach Schüßler“, „Aufbruch in ein leichteres Leben“, „Schüßler-Salze für Körper, Geist und Seele“, „Schüßler-Salze in Schwangerschaft und Stillzeit“, „Schüßler-Salze für Bewegung und Fitness“. Autorin von Artikeln in PTAheute, PTA Magazin, PTA in der Apotheke, Natürlich gesund und munter, Co. med Fachmagazin für Komplementärmedizin, Der Heilpraktiker – Fachzeitschrift für Natur, Die Naturheilkunde.

Nicole Schlesinger

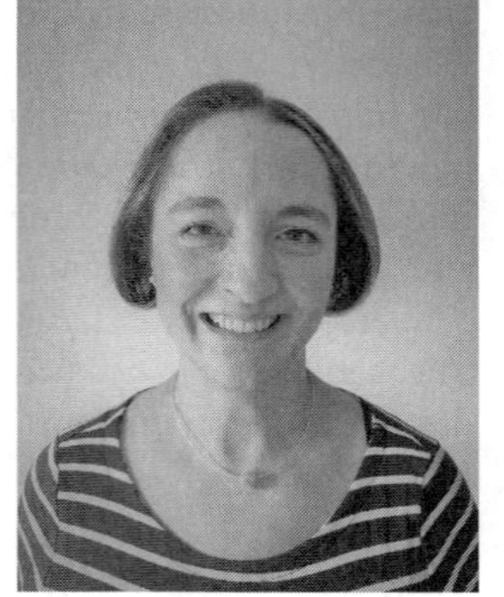

Autorin des Teils Komplexhomöopathie
Studium der Pharmazie an der Ludwig-Maximilians-Universität München. Nach der Approbation im Jahr 2000 als angestellte Apothekerin in öffentlichen Apotheken tätig. Seit 2005 staatlich geprüfte Heilpraktikerin mit Schwerpunkt Homöopathie, Spagyrik und anthroposophische Medizin. 2016 Abschluss als Fachjournalistin an der Freien Journalistenschule Berlin. Freie Autorin für PTAheute und Teamschulung. Mitautorin von „Das große PTAheute-Handbuch“, Deutscher Apotheker Verlag, Stuttgart.